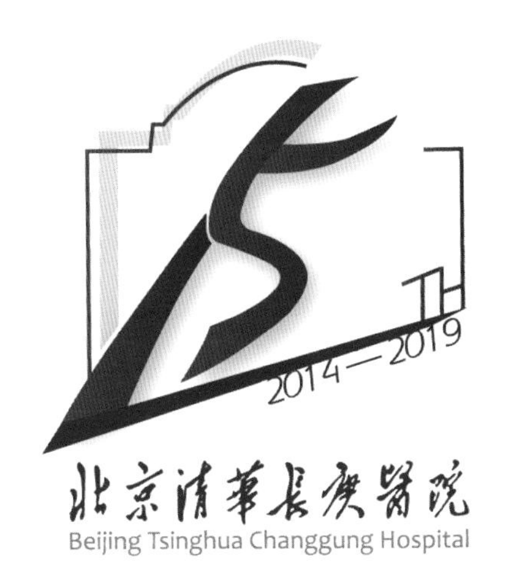

谨以此书向北京清华长庚医院建院 5 周年献礼！

清华长庚临床病例精粹

外科学分册

董家鸿　王　劲　李建兴　主编

清華大學出版社
北　京

内容简介

本书精选了清华大学附属北京清华长庚医院自2014年建院5年以来，临床病例中的85个精粹病例，均为临床各专科的疑难、危重、罕见病例。本书简明地概括了北京清华长庚医院专家组对病例的讨论及点评，目的是使临床医师在疾病诊疗过程中树立整体观。通过病例资料收集、分析、诊断、治疗决策、治疗结果反馈，总结每个病例诊治过程中的正、反经验，培养、提高临床医师的临床系统思维能力。本书内容翔实，实用性强，有助于外科各级专科医师，尤其是年轻医师开阔思路、提高临床诊治水平。

图书在版编目（CIP）数据

清华长庚临床病例精粹. 外科学分册 / 董家鸿，王劲，李建兴主编 .— 北京：清华大学出版社，2019.11
ISBN 978-7-302-54045-8

Ⅰ. ①清…　Ⅱ. ①董… ②王… ③李…　Ⅲ. ①临床医学－病案②外科学－病案　Ⅳ. ① R4

中国版本图书馆CIP数据核字（2019）第239925号

责任编辑： 李　君　周婷婷
封面设计： 何凤霞
责任校对： 王淑云
责任印制： 丛怀宇

出版发行： 清华大学出版社
网　　址： http://www.tup.com.cn, http://www. wqbook. com
地　　址： 北京清华大学学研大厦A座　　**邮　　编：** 100084
社 总 机： 010-62770175　　**邮　　购：** 010-62786544
投稿与读者服务： 010-62776969, c-service@tup.tsinghua.edu.cn
质量反馈： 010-62772015, zhiliang@tup.tsinghua.edu.cn
印 装 者： 三河市龙大印装有限公司
经　　销： 全国新华书店
开　　本： 185mm×260mm　　**印　　张：** 21　　**插　　页：** 1　　**字　　数：** 485千字
版　　次： 2019年11月第1版　　**印　　次：** 2019年11月第1次印刷
定　　价： 198.00元

产品编号：084477-01

《清华长庚临床病例精粹》专家委员会名单

《清华长庚临床病例精粹——外科学分册》编者名单

主　　编　董家鸿　王　劲　李建兴

副 主 编　罗　斌　李元新　卢　倩　吴巍巍　肖嵩华　潘勇卫
胡卫国　陈东红　杨建民　王贵怀　沈冬焱　杨　帆

编　　者　（按姓氏拼音排序）

曹加顺　陈　强　陈　松　陈鹿嘉　崔晓征　邓玖征　董　生
郭　毅　郭丽婧　韩东冬　何大炜　胡　冬　胡　娟　霍东方
季午阳　姜除寒　蒋　超　李薇薇　梁士凯　刘安阳　刘伯涛
刘宇保　吕宪利　容　威　石　军　孙孝文　孙长鲛　汤　睿
汤洁莹　唐宇哲　田金翌　王　峰　王　良　王学栋　项灿宏
肖　博　徐　凯　闫　军　杨　宇　杨世伟　杨世忠　袁　野
张　刚　张　鹏　张　童　张培海　张世红　张晓磊　章　薇
赵宏伟　赵俊来　赵克强　朱剑津　朱伟鹏

编写组秘书　杨　帆

General Preface 总序言

正值北京清华长庚医院5周年院庆之际，《清华长庚临床病例精粹》丛书第一辑问世。

作为借鉴台湾长庚纪念医院先进经验的大型综合性公立医院，北京清华长庚医院汇聚了一批杰出的海内外专家，整体医疗服务已达到国内一流水平，开业5年来形成具有清华长庚特色的诊疗疾病谱。作为国家住院医师规范化培训基地、国家专科医师规范化培训试点基地，北京清华长庚医院在为各类患者提供高效、优质、经济的诊疗服务的同时，积攒了大量临床教学病例和丰富的诊疗经验。为了帮助住院医师、青年主治医师更好地提升临床诊疗水平，培养科学严谨的临床诊疗思维能力，医院组织各科资深骨干师资遴选了典型的常见病、多发病病例，汇集成册，希望成为年轻医师手边的工具书。

《清华长庚临床病例精粹》丛书第一辑包括7个分册，分别收集了内科学、外科学、肝胆胰外科、妇产科学、神经病学、急重症暨感染病学、放射影像学的典型病例300余例。每一病例大致从病历摘要、临床决策、讨论与总结、专家点评、亮点精粹几大方面详细阐述，无不凝聚了全体编者的心血。

本丛书的编写、出版得到业界领导与专家的大力支持，在此表示衷心感谢。由于时间有限，本丛书中的内容及篇幅有待完善，希望对广大的医疗同仁有所裨益。

2019年11月8日

于北京清华长庚医院

Foreword 前言

北京清华长庚医院外科部自 2014 年 11 月开院以来，就是医院重点发展的部门，致力于成为国际一流的外科中心。成立之初，就具有完备的肝胆外科、胃肠外科、普通外科（甲乳疝方向）、血管外科、骨科、泌尿科、胸外科、心外科、神经外科、整形外科的科室配置。本院网罗一批国内外优秀的科室带头人，如董家鸿院士，王劲、李建兴、王贵怀、李元新、罗斌、肖嵩华、吴巍巍、杨建民、陈东红、沈冬焱教授等。

北京清华长庚医院外科开院至今，门诊、急诊、住院、手术量逐年攀升，科室各位专家享誉国内外，全国不同地区的疑难重症患者纷纷来我院求医，故此，收集、积累了大量典型、疑难、重症外科病例。回顾 5 年来的诊疗过程，这些病例是我院最好的经验财富，全面展示了外科专家的临床诊治思维，其中凝聚了清华长庚每位外科医疗人员的集体智慧、心血，是年轻医师的最好老师。

临床医学具有鲜明的经验与实践性特征，只有通过反复日积月累的临床实践才能形成一套严谨、科学的思维方式。病例报告，无论是对人类新发生的疾病或临床事件的首例报告，还是临床上常见的典型病例，或是涉及多学科协作的疑难病例，均对临床实践具有重要的参考价值。时至今日，国际知名的临床医学期刊，无不刊登丰富的临床病例报告，受到了临床医师欢迎。我们清华长庚外科人借开院 5 周年之际，贡献出这些宝贵的资料供志同道合的医疗人员学习，共同提高临床诊治水平。

本病例集在董家鸿院士、王劲副院长，外科部李建兴部长的主导下，历经 1 年完成，外科部各科室的每位成员都积极参与病例的挑选、写作、编辑，经过数次整改成书，在此，感谢外科部全体医护人员的付出。由于时间有限，本书中不妥之处欢迎同行批评指正。

编　者

2019 年 10 月 30 日

Contents 目录

第12章

第13章

第 1 章 甲状腺及甲状旁腺疾病

病例 1 CEA 升高的少见病例——甲状腺髓样癌的处理

一、病历摘要

男性，43 岁，体检发现 CEA 升高 1 个月。

患者于 1 个月前体检时查 CEA 升高：216.9ng/ml，无腹痛，无腹胀，无腹泻，无大便习惯改变，就诊于当地医院行胃镜、肠镜未见明显异常，腹部增强 CT 提示：左侧肾上腺腺瘤。1 周前自行就诊于北京协和医院泌尿外科，查血醛固酮、尿 24h 肾上腺素、去甲肾上腺素、多巴胺、皮质醇未见明显升高，泌乳素、促甲状腺素 / 生长激素等正常，降钙素明显升高。行甲状腺超声提示双侧甲状腺结节，恶性可能性大。

家族史：父亲健在，母亲 56 岁因糖尿病合并症去世，舅舅因高血压去世，小姨 55 岁左右去世，死因不详，姐姐 50 岁时行甲状腺髓样癌手术。

既往：体健，无高血压病史。

查体：体温：37℃，脉搏：92 次 / 分，呼吸：19 次 / 分，血压：116/63mmHg。双侧甲状腺轻度肿大未及结节，颈软无抵抗，未见颈动脉异常搏动或颈静脉怒张。气管居中未受压，双侧颈部未明显肿大淋巴结。

辅助检查：甲状腺 B 超（外院）：甲状腺左侧结节大小约 1.6cm×1.1cm×1.4cm，右侧叶结节大小为 2.0cm×1.4cm×1.6cm，边界不清，形态不规则，其内可见多个点状强回声。

腹部增强 CT（外院）：左侧肾上腺结合部 13mm×10mm 结节，腺瘤可能。余无异常。

降钙素（外院）：＞1500pg/ml。

尿 24h 肾上腺素 / 去甲 / 多巴胺（外院）：正常。

泌乳素、促甲状腺素、生长激素（外院）：正常。

二、临床决策

1. 诊断

甲状腺髓样癌。

依据：CEA 及降钙素升高；胃肠道检查未见异常；颈部超声特点：甲状腺多发结节，实性、低回声、微小钙化等特点，淋巴结恶性特点；以上可诊断为甲状腺髓样癌。

2. 鉴别诊断

（1）散发型髓样癌：散发性髓样癌主要是指散发型甲状腺髓样癌多数为单侧发病，且没有家族史。该患者目前髓样癌合并肾上腺瘤，到底是同时存在两种疾病还是一种病的表现。因该患者髓样癌多发，有家族史，同时合并肾上腺肿瘤，故偏向考虑 MEN-2 的可能性大。

（2）MEN-2：MEN-2 分为两种类型，MEN-2A 相对较多，占 95%，其特征是髓样癌（90%），肾上腺肿瘤（50%），甲状旁腺瘤（50%）。MEN-2B 相对较少：特征是 髓样癌（＞90%），嗜铬细胞瘤瘤（40%～50%），没有甲状旁腺瘤，但可能有其他表现。该患者双侧甲状腺同时发病，加上腹部 CT 左侧肾上腺腺瘤，另外一级亲属姐姐有髓样癌病史，母亲、舅舅、姨妈因病早逝，受当时医疗条件限制，死因不详，但考虑可能跟家族遗传病相关。

3. *术前评估*

术前完善影像学检查，评估肿瘤分期及可切除性。

颈部增强 CT：双侧甲状腺肿瘤，未见累及气管，中央区及双侧Ⅱ / Ⅲ / Ⅳ区多发肿大淋巴结，有强化。如图 1-1-1。

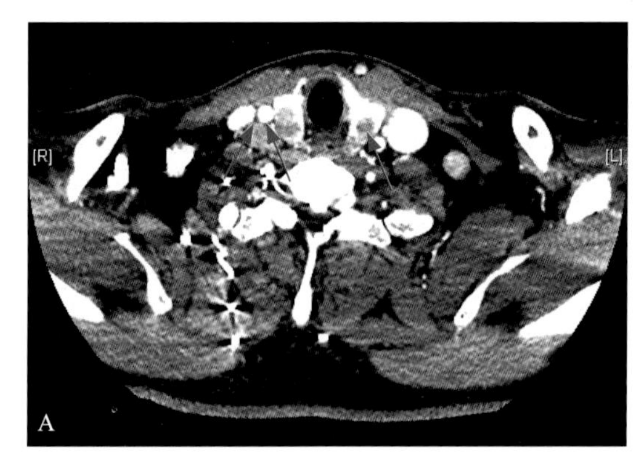

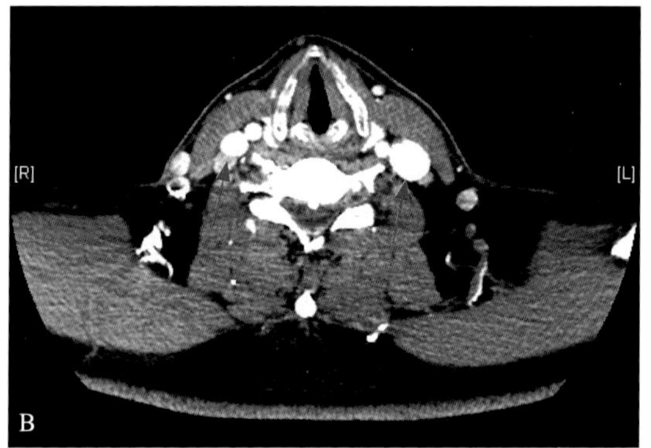

图 1-1-1　颈部 CT

A. 箭头示甲状腺双叶肿瘤及Ⅵ区转移淋巴结；B. 箭头示双侧颈Ⅲ区肿大淋巴结

甲状腺超声及周围淋巴结超声：双侧甲状腺结节，甲状腺左侧结节大小约 1.6cm×1.1cm×1.4cm，右侧叶结节大小为 2.0cm×1.4cm×1.6cm，伴低回声，点状强回声、纵横比大于 1。见图 1-1-2。双侧颈内静脉外侧多发肿大淋巴结，大者约 3cm，皮髓质结构不清。

胸部 CT：胸部及纵隔未见占位及肿大淋巴结。

腹部增强 CT：肝胆及胃肠未见异常。左侧肾上腺可见约 1cm 占位。

骨扫描：未见异常放射性浓聚病灶。

因不能除外 MEN-2A，安排血样 RET 基因检测，结果：RET 基因中检测出一个错义突变 c.1902C＞G（p.Cys634Trp）。为 MEN-2A 较为特异的致病性突变。

其他手术常规检查：无明显异常。

综上：

术前诊断：MEN-2A：髓样癌 cT1N1bM0，左侧肾上腺瘤（无功能）。

4. 手术决策

患者 MEN2A，目前甲状腺髓样癌及肾上腺瘤发病，但肾上腺瘤尚无生化表现，可先行甲状腺手术。因颈部增强 CT 提示双侧甲状腺肿瘤，双侧中央区及侧颈区均有淋巴结转移，降钙素＞1500pg/ml，肿瘤负荷较大，手术范围：双侧甲状腺全切＋双侧 VI 区＋双侧Ⅱ～Ⅳ区淋巴结清扫。具体过程不详叙。对于旁腺，因目前尚未发病，术前 PTH 正常范围，尽量保护。

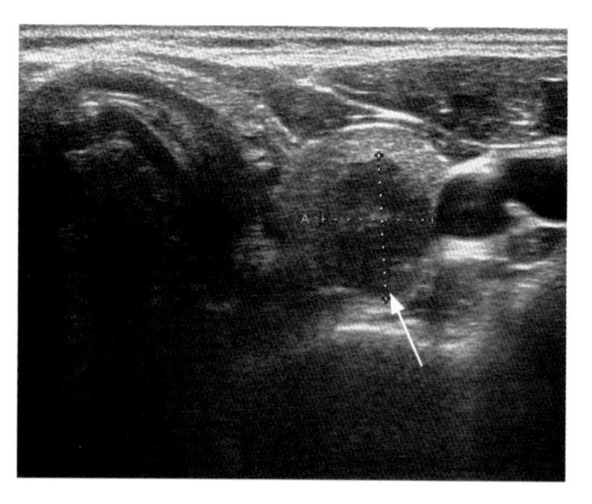

图 1-1-2 甲状腺超声

（箭头示：左侧甲状腺实性、低回声结节，纵横比＞1，伴有钙化）

术后病理：双侧均为甲状腺髓样癌，左侧肿瘤呈两灶分布，大者 1.6cm×1cm×1cm，小者 0.5cm×0.4cm×0.3cm，侵透甲状腺被膜。右侧肿瘤呈两灶分布，大者 2cm×1.5cm×1cm，小者 0.4cm×0.4cm×0.5cm，癌组织局灶钙化，侵透甲状腺被膜。双侧中央区及侧颈区均有淋巴结转移（38/91）。pT1N1bM0，Ⅳa 期（AJCC 第 8 版分期）。

5. 术后治疗及随访

术后通常定期化验 CEA 及降钙素来反映体内肿瘤负荷。

术后 50d 复查：降钙素降至 30pg/ml，CEA 降至 11pg/ml。见图 1-1-3。

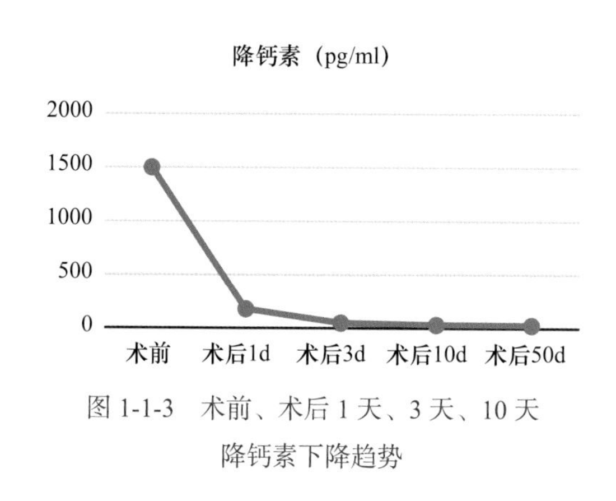

图 1-1-3 术前、术后 1 天、3 天、10 天降钙素下降趋势

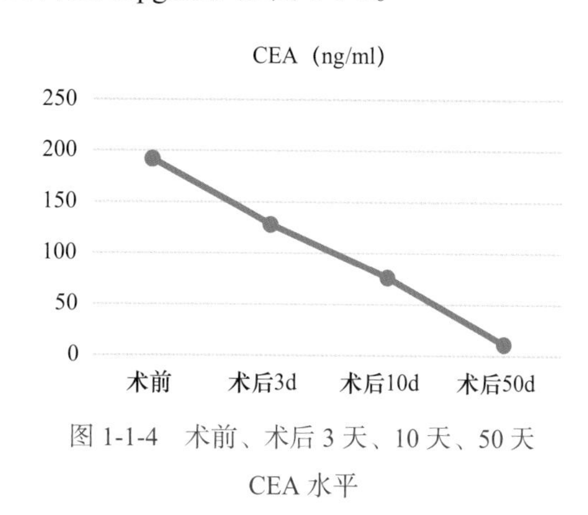

图 1-1-4 术前、术后 3 天、10 天、50 天 CEA 水平

三、讨论与总结

在成人中，CEA 升高常见原因是胃肠道肿瘤，尤其是结直肠肿瘤，但在另外一些肿瘤，比如甲状腺髓样癌、乳腺癌、胰腺癌、肺癌中也可以升高。如果体检发现 CEA 升高，男性患者要考虑到甲状腺髓样癌，通过查体、颈部 B 超、降钙素等简单的检查可快速诊断，可避免很多不必要的有创检查。

甲状腺髓样癌诊断并不难，结合 CEA、降钙素及 B 超基本可确诊，但患者发病相对较年轻，且双侧多发，结合其家族史要想到 MEN 的可能。临床表现主要是多发内分泌器官（甲状腺、肾上腺、甲状旁腺）同时受累，因为该病为常染色体显性遗传病，通常累及 10 号染色体上的 RET 原癌基因，该患者基因监测结果是 RET 基因中检测出一个错义突变 c.1902C>G（p.Cys634Trp），该突变导致 RET 基因编码蛋白第 634 位氨基酸由半胱氨酸突变为色氨酸，为高危致病突变，有文献报道该位点突变髓样癌的外显率 90% 以上，嗜铬细胞瘤及甲状旁腺的外显率在 20% 左右。

治疗上需要根据各器官的病情考虑患病器官的处理顺序。通常如果髓样癌及嗜铬细胞瘤同时发病，通常先处理嗜铬细胞瘤。该患者影像学发现甲状腺双侧肿瘤及单侧肾上腺瘤，但该患者无高血压，生化检查儿茶酚胺及皮质醇均在正常范围，可先行甲状腺手术。对于甲状腺的手术方式采用全切，对于淋巴结的清扫范围需要结合降钙素水平及影像学表现。

因髓样癌对化疗及放疗均不敏感，无须化疗及放疗，另区别于分化型甲状腺癌，^{131}I 治疗及 TSH 抑制治疗无效，术后仅需给予甲状腺素替代治疗。

术后随访：CEA 及降钙素可反映体内肿瘤负荷，可评价手术效果及判断预后，按照甲状腺髓样癌 ATA 指南，术后需要根据病情进行每 3 个月到半年复查 CEA、降钙素及颈部超声。降钙素术后最低值在 3 个月左右，通常选择此时间复查作为评价肿瘤疗效指标，并作为基线值，CEA 和降钙素倍增时间是预后不良的评价指标。

另因该患者存在嗜铬细胞瘤及甲状旁腺功能亢进的风险，在随访过程中需要同时要监测肾上腺相关激素水平及 PTH 水平。

因该病为常染色体显性遗传，该患者又为杂合突变，故其子女有同样基因突变的概率为 50%，故应该对其子女进行 RET 基因检测，因该突变患者髓样癌患病概率很高，若其子女有突变，可预防性甲状腺切除。

四、专家点评（罗斌）

本文讲述的是一例因 CEA 异常升高意外诊断 MEN-2A 患者，临床上并不常见，同时发现甲状腺髓样癌、旁腺瘤、肾上腺瘤时要考虑该病，本患通过 RET 基因检测 P.Cys634Tyr 突变确诊，治疗主要靠手术治疗。该患者合并髓样癌及无功能性肾上腺瘤，先行甲状腺癌手术。根据术前评估肿瘤范围，对该患者进行甲状腺全切、双侧中央区及双侧Ⅱ～Ⅳ淋巴结清扫。术后降钙素明显降低，反映治疗效良好。因患者 RET 基因检测 P.Cys634Tyr 突变，嗜铬细胞瘤和甲状旁腺功能亢进外显率在 20% 左右，今后仍需要对旁腺及肾上腺定期随访。另其子女也要检查 RET 基因，如有突变，需要密切随访。该患者是一例典型的 MEN-2A 病例，诊断思路逻辑性强，治疗比较规范。

参考文献

宁志伟，王鸥，裴育，等. RET 基因 Cys634 Trp 突变致多发性内分泌腺瘤 2A 型 [J]. 中国医学科学院学报，2006，(6)：799-802.

PUÑALES M K, GRAF H, GROSS J L, et al. RET codon 634 mutations in multiple endocrine neoplasia type 2: variable clinical features and clinical outcome [J]. J Clin Endocrinol Metab, 2003, 88 (6): 2644-2649.

RAUE F, FRANK-RAUE K. Genotype-phenotype relationship in multiple endocrine neoplasia type 2. Implications for clinical management [J]. Hormones (Athens) 2009, 8 (1): 23-28.

WELLS S A Jr, ASA S L, DRALLE H, et al. Revised American Thyroid Association guidelines for the management of medullary thyroid carcinoma [J]. Thyroid, 2015, 25 (6): 567-610.

（刘安阳）

病例 2 高血钙 - 甲状旁腺瘤

一、病历摘要

女性，66 岁，体检发现血钙升高 5 个月（2019 年 4 月入院）。

患者 5 个月前（2018 年 12 月）因“胃溃疡”于我院消化科住院，生化提示血钙 2.66mmol/L，查甲状旁腺激素 80.23ng/L，颈部超声检查见：甲状腺右叶中段后方可见一低回声结节。无头痛、乏力、淡漠，无食欲减低、恶心、呕吐、便秘，无烦渴、多饮、多尿。进一步就诊于普外科门诊，行甲状旁腺核素显像：甲状腺右叶后方放射性增高灶，考虑为功能亢进的甲状旁腺组织可能性大。

既往：高血压病史 20 年；胃溃疡病史 10 年；肾结石病史，自行排出。双手关节疼痛数年，原因不明。

查体：无阳性体征。

辅助检查：

血钙：2.66mmol/L，PTH：80.23ng/L。

颈部超声（我院 2019 年 12 月 20 日）：甲状腺大小形态如常，实质回声均匀，CDFI：甲状腺内未见异常血流信号。甲状腺右叶下极背侧可见一低回声结节，大小约 1.6cm×0.4cm，边界清，形态规则，CDFI：血流信号丰富。双侧颈部甲状腺引流区域未见明显异常肿大淋巴结。甲状腺右叶后方结节，考虑甲状旁腺来源。

MIBI 平面显像：静脉注射 ^{99m}Tc-MIBI 20mci，15min 及 2h 行甲状旁腺前位采集，15min 甲状腺显影，甲状腺右叶见放射性浓聚区；2h 甲状腺影部分消退，上述放射性浓聚区较前变化不明显，同机 CT 示甲状腺右叶后方见一类圆形低密度影，边界欠清；颈部及胸骨后区域未见明显异常放射性增高区。甲状腺右叶后方放射性增高灶，结合临床：考虑为功能亢进的甲状旁腺组织可能性大。

二、临床决策

1. 诊断

高钙血症，原发性甲状旁腺功能亢进。

依据：①无意间高钙血症，既往胃溃疡及肾结石病史；② PTH 升高；③影像学检查：B 超及 MIBI 检查均发现右侧甲状腺后方结节，考虑旁腺。综上：原发性甲状旁腺功能亢进诊断明确。

2. 鉴别诊断

（1）恶性肿瘤或恶性肿瘤合并骨转移：肿瘤性高钙血症主要由肿瘤细胞所分泌的 PTHrP 引起，后者的受体结合域氨基酸序列与 PTH 相同，能结合 PTH 受体，但血 PTH 降低。另大量骨溶解也是造成高钙血症的原因之一。肿瘤性高钙血症并非一定伴有骨转移，病变以多发性骨髓瘤、转移性乳腺癌及肺、食管、皮肤、肾脏、胰腺、肝脏、结肠或卵巢癌多见。该患者无肿瘤病史，且 PTH 升高，不考虑该诊断。

（2）继发性甲状旁腺功能亢进：该病是由于各种原因导致的高磷，高磷导致低钙血症，刺激甲状旁腺增生，分泌过多 PTH 所致，比如慢性肾病、维生素 D 缺乏等疾病，通常血钙低，该患者血钙高，可排除该病。

3. 手术指征

甲状旁腺功能亢进根据处理方式不一分为有症状的甲状旁腺功能亢进和无症状的甲状旁腺功能亢进，有症状的甲状旁腺功能亢进均需要手术，该患者有胃溃疡、肾结石病史及不明原因的双手关节痛，考虑为甲状旁腺功能亢进引起的症状，手术指征明确。另无症状性甲状旁腺功能亢进手术指征主要包括：①血清钙浓度比正常值上限高 1.0mg/dL（0.25mmol/L）以上；②肾小球滤过率小于 60mL/min；③髋、腰椎或桡骨远端的骨密度比峰值骨量低 2.5 个标准差以上（T 评分＜－2.5）和 / 或既往发生无症状椎骨骨折（由 X 线摄影、CT、MRI 或椎体骨折评估发现）；④ 24h 尿钙大于 400mg/d（＞10mmol/d）。⑤ X 线摄影、超声或 CT 显示肾结石或肾钙沉着；⑥年龄小于 50 岁。

4. 术前检查

研究表明，有 8%～30% 的散发性甲状旁腺功能亢进为多发病灶，且术前单个病灶的阳性影像学结果也不能排除多发可能，这是导致术后复发的常见原因。所以术前精准定位联合术中快速 PTH 监测可降低手术难度，避免不必要的探查，同时提高手术成功率。

术前定位：首选的定位方法是高频超声和 MIBI 显像。

MIBI 显像，也就是 ^{99m}Tc-MIBI，其在甲状旁腺中富含线粒体的嗜酸性细胞中停留的时间长于在甲状腺组织中停留的时间，通常在注入 ^{99m}Tc-MIBI 后 15min 及 2h 时获取平面图像，该患者图像如图 1-2-1、图 1-2-2 所示。平面 MIBI 闪烁成像的敏感性约为 75%，而加用 SPECT 将识别异常甲状旁腺的敏感性提高至 90% 以上。

如图 1-2-1 所示。

另外，高频超声也是常用的检查方法，其敏感性在 72%～89%。该患者的超声表现如图 1-2-3 所示。

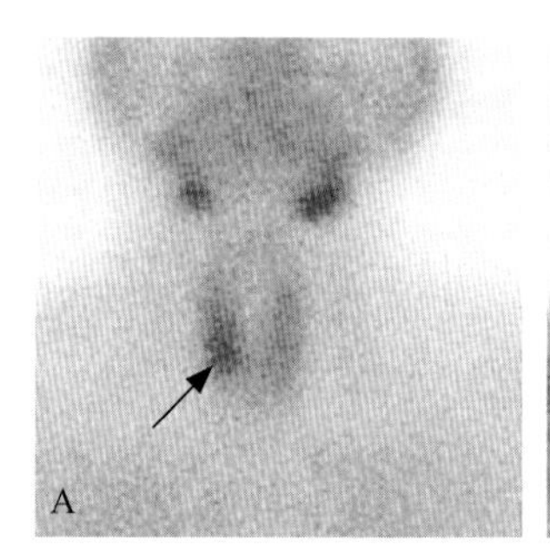

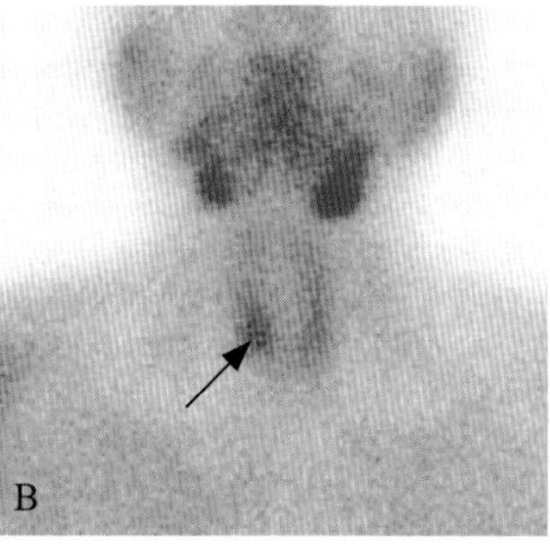

图 1-2-1　为平面显像：A 为即刻相（15min），B 为延迟相（2h 后）：15min 甲状腺显影，甲状腺右叶见放射性浓聚区；2h 甲状腺影部分消退，右下放射性浓聚区较前无明显变化

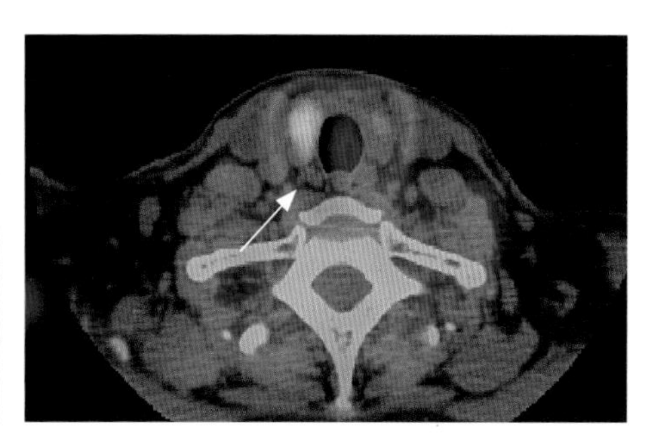

图 1-2-2　为 SPETCT：箭头所示右侧甲状腺后方放射性浓聚区域

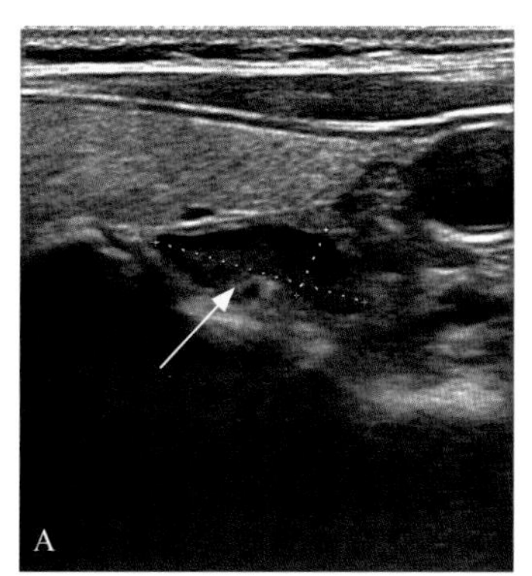

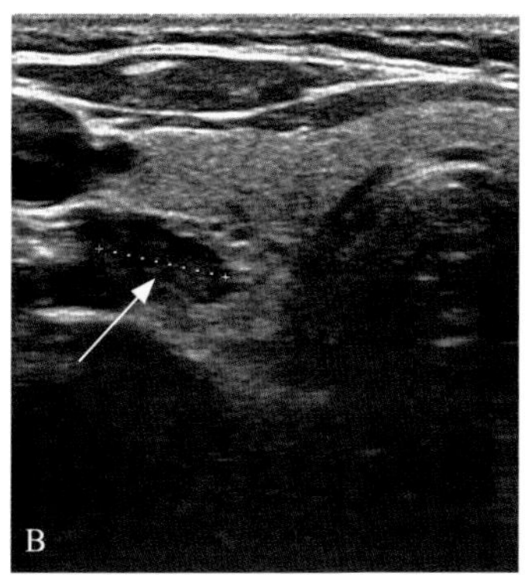

图 1-2-3　甲状腺右叶下极背侧可见一低回声结节，大小约 1.6cm×0.4cm，边界清，形态规则，CDFI：血流信号丰富（A、B）

5. 手术方式

甲状旁腺功能亢进的传统标准手术方式为双侧探查，但随着目前检查技术进步，如果术前定位明确，针对性微创腺瘤切除术联合术中 PTH 监测可达到相同效果，另有研究表明，如果术前超声及 MIBI 同时阳性且吻合，说明是单个旁腺瘤的概率很高，单纯针对性微创腺瘤切除术成功率在 98.3%，可避免术中快速 PTH 监测，进一步缩短手术时间。

因该患者术前定位比较明确，两种影像学检查均提示右侧下旁腺腺瘤，我们于 2019 年 4 月 29 日对该患者进行了右侧甲状旁腺腺瘤切除，用快速 PTH 试纸证实为甲状旁腺组织（剪掉部分组织剁碎后盐水稀释后滴到试纸上，两条线为阳性），代替冰冻病理，缩短手术时间。另外，因 PTH 的半衰期非常短（3～5min），我们于术前、切除旁腺后 10min、30min 三个时间段抽取外周血化验 PTH 下降超过 50% 后，未进一步探查对侧，减小手术创伤，缩短了手术时间。见图 1-2-4，图 1-2-5。

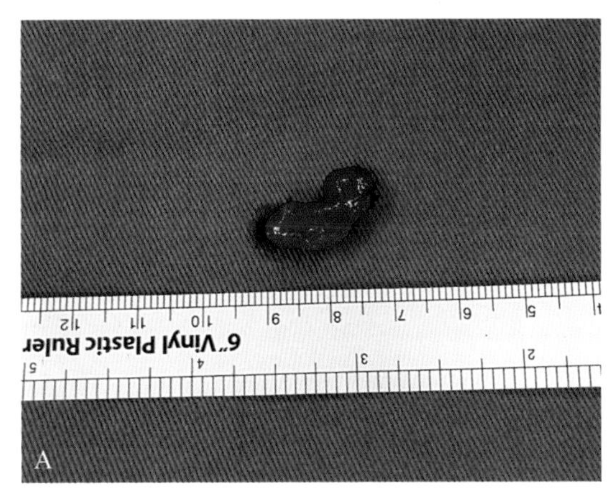

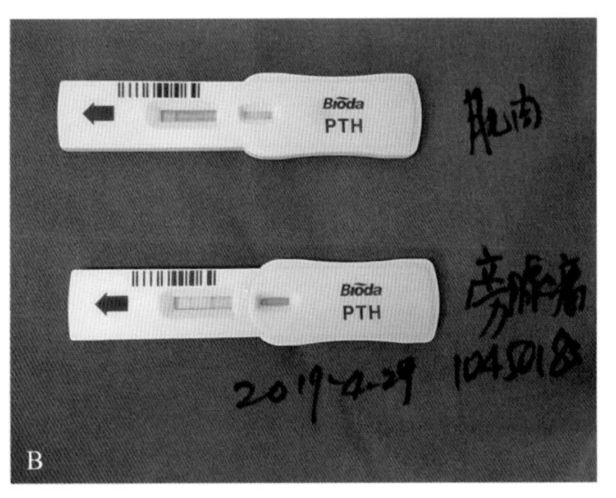

图 1-2-4　A 为切除的甲状旁腺，B 为 PTH 试纸监测剪碎的旁腺组织洗脱液和脂肪对照

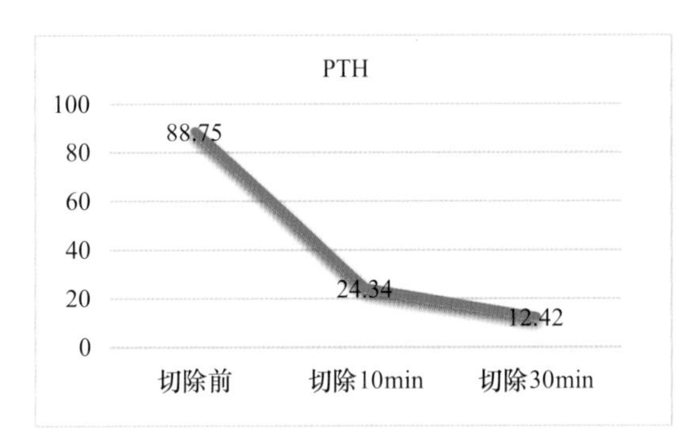

图 1-2-5　术中外周血 PTH 值（分别为切除前，切除 10min，切除 30min）

三、讨论与总结

（1）高钙血症的病因较多，但近 90% 的高钙血症是由原发性甲状旁腺功能亢进和恶性肿瘤引起。原发性甲状旁腺功能亢进是门诊高钙血症最常见的病因，多数无症状，容易被忽视，少数也可引起严重的高钙血症。它以高血钙伴 PTH 升高为特征，女性多见，高发年龄在 50～60 岁，80% 左右为单个甲状旁腺瘤；并有多发性内分泌腺瘤Ⅰ型或Ⅱ型，仅有 1% 的甲状旁腺功能亢进由甲状旁腺癌引起。恶性肿瘤是住院患者高钙血症最常见的病因，其高钙血症由肿瘤细胞所分泌的 PTHrP 引起。

（2）原发性甲状旁腺功能亢进最常见的临床表现是无症状高钙血症，反过来，临床发现血钙升高时要警惕该病可能。PHPT 的临床表现主要由高钙血症引起，可引起多系统症状：烦渴和多尿、肾结石、肾钙沉着症、骨质疏松、骨折、胰腺炎、消化性溃疡、乏力、抑郁以及明显的神经系统症状。虽然一些患者没有明显症状，但可能是存在一些不容易被发现的非特异性轻微症状，比如乏力、抑郁、易激惹、焦虑，或记忆损害等。

（3）诊断甲状旁腺功能亢进并不难，仅需要化验血液中的 PTH 即可诊断。

（4）手术是治疗甲状旁腺功能亢进的首选方案，术前精准定位可明显降低探查手术的盲目性，高频超声和 MIBI 联合是目前常用且敏感性较高的检查定位方法，但单个影像学阳性病灶不能完全排除临床多发病灶的可能，此时结合术中 PTH 监测（降低超过 50% 提示手术成功），可避免双侧探查，减小创伤，若降低不超过 50%，仍需要对侧探查。但若 B 超及 MIBI 两个影像学检查同时阳性，提示单个腺瘤可能性大，此时单纯针对性微创腺瘤切除成功率为 98%，可不用进行术中 PTH 监测，大大缩短手术时间。

四、专家点评（罗斌）

该病例介绍里一例由高钙血症发现的甲状旁腺瘤患者，反映出高钙血症在非肿瘤患者中的常见原因是甲状旁腺功能亢进，进一步化验 PTH 升高可明确为原发性甲状旁腺功能亢进。该患者由胃溃疡及肾结石病史，手术指征明确。术前定位是手术成功的关键，首选的定位手段是 B 超及 MIBI 检查，两个影像学检查同时阳性时，单纯切除定位的腺瘤成功率高，可不用对侧探查及术中 PTH 监测，减小创伤的同时大大缩短手术时间。该病例很好地反映了高钙血症的诊疗思路及甲状旁腺功能亢进的手术策略。

参 考 文 献

宋怀东．高钙血症的病因［J］．国外医学，1994，（1）：18-21.

朱利国，邹贤，范俊，等．甲状旁腺激素荧光免疫层析定量检测技术的研制及应用研究［J］．现代免疫学，2018，38（1）：31-35.

BARCZY N SKI M, BRÄNSTRÖM R, DIONIGI G, et al. Sporadic multiple parathyroid gland disease——a consensus report of the European Society of Endocrine Surgeons (ESES) [J]. Langenbecks Arch Surg, 2015, 400 (8): 887-905.

HABER R S, KIM C K, INABNET W B. Ultrasonography for preoperative localization of enlarged parathyroid glands in primary hyperparathyroidism: comparison with (99m) technetium sestamibi scintigraphy [J]. Clin Endocrinol (Oxf) , 2002, 57 (2): 241-249.

SMIT P C, BOREL RINKES I H, van DALEN A, et al. Direct, minimally invasive adenomectomy for primary hyperparathyroidism: An alternative to conventional neck exploration [J]. Ann Surg, 2000, 231 (4): 559-565.

SULIBURK J W, SYWAK M S, SIDHU S B, et al. 1000 minimally invasive parathyroidectomies without intra-operative parathyroid hormone measurement: lessons learned [J]. ANZ J Surg, 2011, 81 (5): 362-365.

（刘安阳）

第2章　疝和腹壁外科疾病

病例1　TAPP手术治疗腹股沟绞窄疝

一、病历摘要

患者男性，50岁，主因“右侧腹股沟可复性包块4年，无法还纳伴疼痛4天”入院，患者右侧腹股沟可复性包块4年，未予治疗，包块较前逐渐增大。4天前出现包块无法还纳伴疼痛，不伴有发热，腹胀腹泻，恶心呕吐，停止排气排便。急诊入院，查体：腹平软，无压痛，反跳痛，肠鸣音4次/分，右侧腹股沟类圆形包块，12cm×10cm，未坠入阴囊，伴有压痛。术前化验检查正常，急诊CT提示右侧嵌顿疝，内容物为网膜。急诊行腹腔镜探查＋坏死大网膜切除＋腹腔镜下腹股沟疝修补术（transabdominal preperitoneal，TAPP）（图2-1-3）。术后5天治愈出院。

二、临床决策

1. *术前评估*

（1）术前查体：T37.3℃，P109次/分，R18次/分，BP160/96mmHg，身高172cm，体重69kg，腹平软，无压痛，反跳痛，肠鸣音4次/分，右侧腹股沟类圆形包块，12cm×10cm，未坠入阴囊，伴有压痛。

（2）化验检查：CRP＜1mg/L，WBC 9.30×10^9/L，HGB 170g/L，Neu 65.5%，PLT 275×10^9/L，ALT 26.9U/L，Alb 46.7g/L，K 4.12mmol/L，Na 141.3mmol/L，INR 0.97，D-dimer 0.51mg/LFEU（0-0.55）。

（3）术前CT：右侧腹股沟嵌顿疝，内容物为大网膜，疝囊内可见积液。

（4）患者目前右侧腹股沟嵌顿疝病史4天，不除外疝内容物坏死可能，但是病史、体格检查均未见肠梗阻表现，实验室检查基本正常，术前CT右侧腹股沟嵌顿疝，内容物为大网膜可能，疝囊内可见积液。见图2-1-1。目前考虑患者右侧绞窄性腹股沟疝，疝内容物为大网膜，大网膜坏死可能，因疝内容物非小肠，所以未引起肠梗阻、肠坏死、感染中毒性休克表现。

2. *治疗方案*

（1）嵌顿性/绞窄性腹股沟疝是否需要急诊手术？

尽管目前尚无针对这一问题的RCT研究，但是有类似的队列研究表明症状发作24h内手术和24h以上手术患者肠切除率显著增加（29% *vs* 49%，P＝0.047）。就诊和治疗的

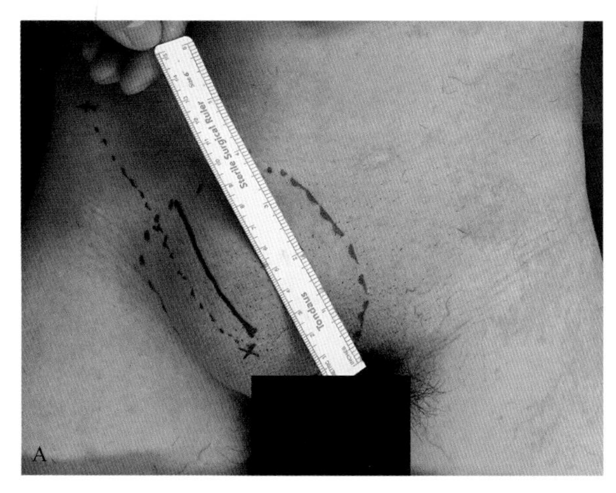

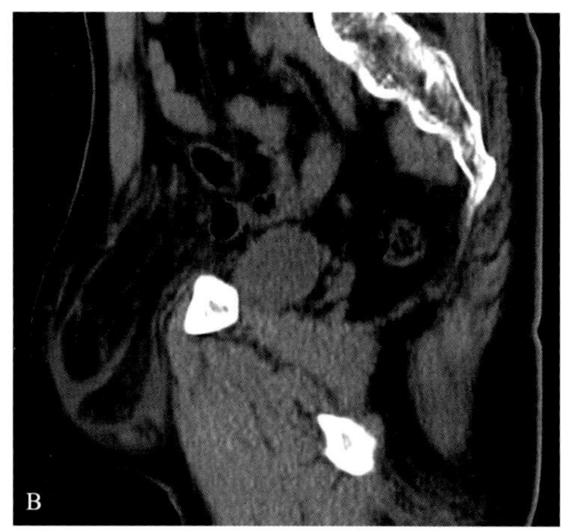

图 2-1-1　A．右侧腹股沟嵌顿疝体表包块；B．CT 可见疝内容物为脂肪密度，疝囊内可见渗出

延误，嵌顿时间延长都与嵌顿性 / 绞窄性腹股沟疝并发症发生率、病死率增加相关。因此一旦不能还纳，应该尽早手术。

（2）急诊手术方式选择——腹腔镜手术 *vs* 开放手术。

腹股沟嵌顿疝和绞窄疝的治疗方式依赖于患者的症状，合并疾病，诊断，资源可及性和外科医生的训练及经验。开放前路修补、开放后路修补、腹腔镜修补在嵌顿性 / 绞窄性腹股沟疝治疗中均有报道。由于目前没有证据支持或提出一种正确的手术方式，所以嵌顿性 / 绞窄性腹股沟疝的治疗应该根据具体情况个体化决定。对于绞窄性腹股沟疝，诊断性腹腔镜检查要优于开腹探查手术，在清洁 - 污染环境（如合并肠切除）使用合成补片的术后并发症发生率也相对较低。有报道指出，嵌顿性 / 绞窄性腹股沟疝腹腔镜修补与传统开放修补相比，有更低的肠切除率 3% *vs* 23%，术后并发症发生率和普通择期腹腔镜腹股沟疝修补手术相似，但低于传统开放修补手术。但是嵌顿性 / 绞窄性腹股沟疝行腹腔镜修补手术有一定的中转开放率，报道的中转开放原因包括闭孔疝，医源性肠管损伤，网膜切除，肠管扩张造成的显露困难，致密腹腔内粘连。

（3）是否可以同时使用合成补片进行无张力疝修补手术？

不同于传统择期疝修补手术属于清洁手术，嵌顿性 / 绞窄性腹股沟疝手术多属于清洁 - 污染或污染手术，在这样的手术区域使用合成补片修补缺损是否安全呢？ 2014 年 1 篇有关绞窄性腹股沟疝是否应用聚丙烯补片修补的 meta 分析指出，补片组手术部位感染（SSI）$OR=0.25$（95% $CI=0.08\sim0.72$）。补片修补组单独分析是否同时行肠切除，结果同时行肠切除组和未行肠切除组 SSI 无显著性差异。同时分析术后复发率，补片组复发率明显低于单纯修补组。所以，嵌顿性 / 绞窄性腹股沟疝不伴有术区严重污染，弥漫性腹膜炎患者，即便同时行肠切除手术，使用聚丙烯补片修补安全且复发率更低。

（4）如果使用合成补片，补片材料的选择？

正如前文所讲，在嵌顿性 / 绞窄性腹股沟疝病例中，除外弥漫性腹膜炎、明显的术区污染情况下，即便在同时合并肠切除肠吻合手术（手术切口分类属于清洁或清洁 - 污染），使用合成补片修补也是安全可靠的。对于术后疼痛而言，2018 年国际腹股沟疝治疗指南推荐使用所谓的轻量补片，尽管这种术后疼痛的差别可能仅仅存在于术后短期。2016 年一项单中心 RCT 研究，入组初发单侧腹股沟疝行 TEP 修补患者 950 例进行随访观察，随访两年发现术后 1 年疼痛评分轻量补片组反而高于常规重量补片组 2.9% *vs* 0.7%（$P=0.01$），术后 2 年疼痛评分仍然轻量补片组高于常规重量补片组（$P=0.03$），复发率方面轻量补片组显著高于常规重量补片组 0.8% *vs* 2.7%（$P=0.03$），生活质量，异物感两组之间没有显著性差异。2018 年国际腹股沟疝治疗指南推荐在腹股沟疝急诊手术中，清洁或清洁 - 污染情况下，使用单丝聚丙烯轻量大网孔补片修补（图 2-1-2、图 2-1-3）。

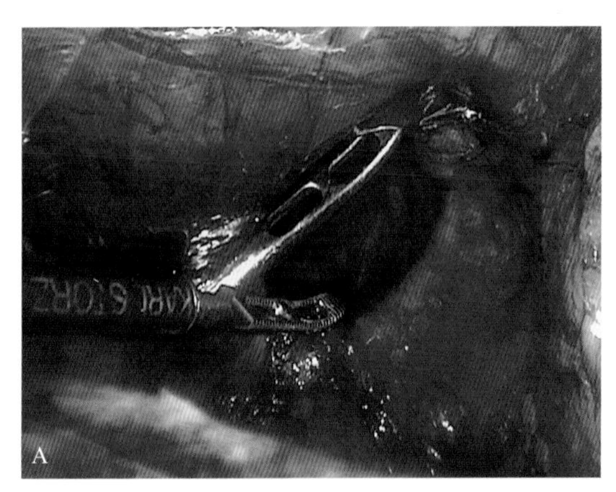

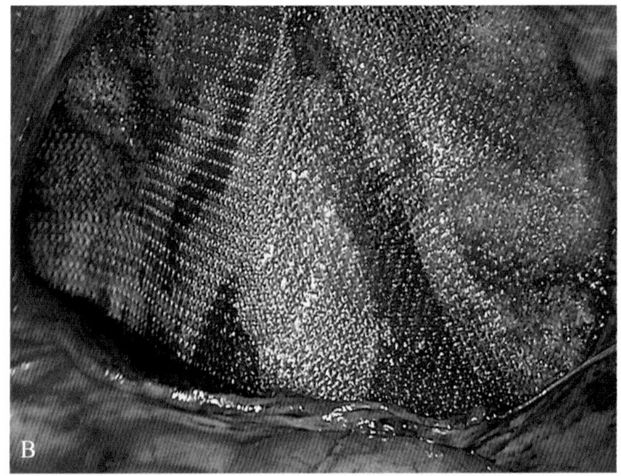

图 2-1-2　A．右侧腹股沟直疝缺损 2.5cm；B．TAPP 补片覆盖直疝缺损

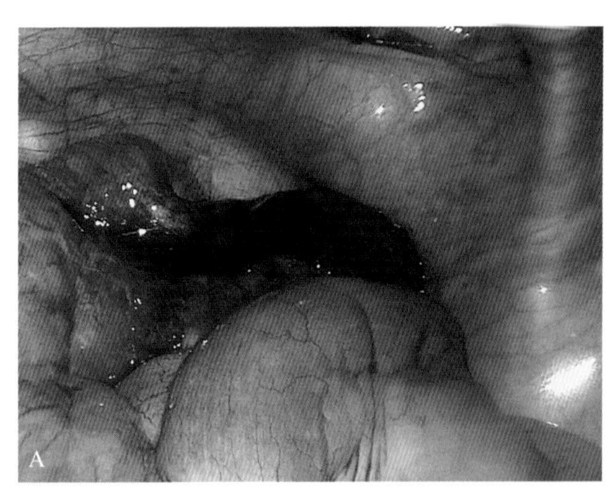

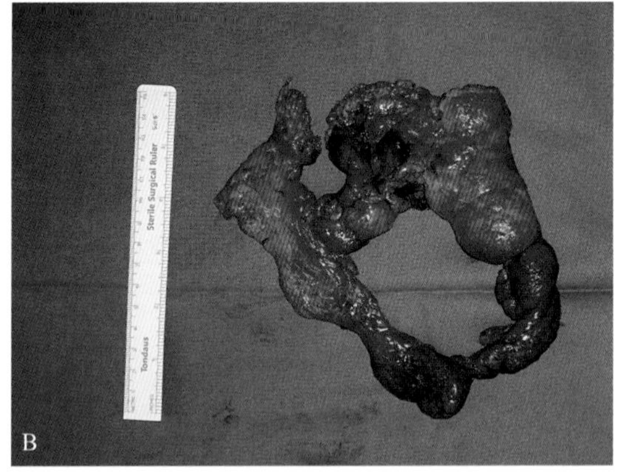

图 2-1-3　A．还纳坏死网膜，血性积液；B．切除坏死网膜标本

三、讨论与总结

（1）嵌顿性腹股沟疝指疝内容物无法还纳腹腔，绞窄性腹股沟疝指疝内容物出现血运障碍。这两种类型的腹股沟疝或者说腹股沟疝的两个阶段需要急诊手术治疗。由于目前缺

乏足够的临床证据支持，各种治疗方式都有报道，治疗决策也需考虑到疝内容物的性质、状态，患者的症状，合并疾病，诊断，资源可及性和外科医生的训练及经验，最终制订个体化治疗方案。

（2）目前研究结论推荐在嵌顿性 / 绞窄性腹股沟疝患者中，手术区域评定为清洁或者清洁 - 污染（合并肠切除肠吻合）推荐使用聚丙烯合成补片修补，在相同的 SSI 发生比例下，可以获得更低的复发率。

（3）嵌顿疝 / 绞窄疝修补采用开放手术还是腔镜手术，目前仍无定论，腔镜手术特别是 TAPP，可以更好探查腹腔，评估疝内容物活性，更低的肠切除率。但临床应用中还应当考虑到腹腔镜疝修补手术中转开放的一些因素，比如医源性肠管损伤，网膜切除，肠管扩张造成的显露困难，致密腹腔内粘连等，应当首选开放无张力疝修补手术。

（4）本病例术前评估疝内容物为网膜，患者一般状况平稳，我们选择腹腔镜腹股沟疝修补（TAPP）＋坏死大网膜切除，尽管术前 CT、术中可见疝囊及腹腔内有少量血性积液，但术后细菌培养为阴性，这也提示疝囊积液并不是存在细菌感染的可靠征象，并不能排除无张力疝修补手术。

四、专家点评（罗斌）

（1）腹股沟疝修补手术相关的 RCT 研究众多，疾病和手术相关问题绝大部分都有相应的较高级别证据支持，但急诊嵌顿 / 绞窄情况下的治疗方案目前缺乏高质量的证据支持，多是回顾性研究结果。但根据目前研究结果可知，嵌顿和绞窄疝不同于以往教科书内容，手术修补，放置补片是安全有效的，在部分同时合并肠切除肠吻合的患者中也是安全可行的，甚至有研究报道在合并弥漫性腹膜炎，术区属于污染伤口的情况下，补片无张力修补也是可行的。

（2）腹股沟疝急诊手术方式的选择要考虑到患者因素，手术医生因素和材料设备可及性等因素，对于合并肠梗阻，肠管明显扩张积液积气的患者，因为失去腹腔镜操作空间，肠壁菲薄，首选开放手术修补。对于疾病早期，无明显肠梗阻，腹腔空间足够患者，可耐受全麻情况下，腹腔镜修补具有广泛探查，较低的肠切除率等优势。

因此在缺乏高质量证据支持的情况下，临床医生在临床决策中要综合考量各方面因素，量体裁衣地制订个体化治疗方案。

五、亮点精粹

本例患者急诊绞窄疝手术，术前首先充分评估患者一般情况，疝内容物活性，腹腔空间情况，选择腹腔镜修补同期切除坏死大网膜，同期行 TAPP 修补。充分掌握疾病的状况，制订了最优化的治疗方案，取得良好的治疗效果，且治疗方案目前也较少报道。

参 考 文 献

BURGMANS J P, VOORBROOD C E, SIMMERMACHER R K, et al. Long-term results of a randomized double-blinded prospective trial of a lightweight (Ultrapro) versus a heavyweight mesh (Prolene) in laparoscopic total extraperitoneal inguinal hernia repair (TULP-trial) [J]. Ann Surg, 2016, 263 (5): 862-866.

HERNIASURGE G. International guidelines for groin hernia management [J]. Hernia 2018, 22 (1): 1-165.

LEIBL B J, SCHMEDT C G, KRAFT K, et al. Laparoscopic transperitoneal hernia repair of incarcerated hernias: Is it feasible? Results of a prospective study [J]. Surg Endosc, 2001, 15 (10): 1179-1183.

TANAKA N, UCHIDA N, OGIHARA H, et al. Clinical study of inguinal and femoral incarcerated hernias [J]. Surg Today, 2010, 40 (12): 1144-1147.

（霍东方）

病例 2 腹壁硬纤维瘤切除联合生物补片和聚丙烯补片杂交修补

一、病历摘要

患者女性，35 岁，主因“发现左侧脐旁肿物 1 个月”入院，患者 1 个月前偶然发现左侧脐旁肿物，既往剖宫产术后 2 年。查体：左侧脐旁可触及 2cm×2cm 肿物，边缘情，质韧，轻压痛。超声提示左侧腹直肌鞘内 2.9cm×1.0cm 梭形包块，考虑腹壁纤维瘤病。穿刺病理：梭形细胞肿瘤纤维瘤病。入院后完善检查行腹壁硬纤维瘤切除术，术中肿瘤切缘阴性，同时行生物补片 - 聚丙烯补片杂交修补缺损，随访 1 年恢复良好，无复发。

二、临床决策

1. 术前评估

（1）患者女性，35 岁，主因“发现左侧脐旁肿物 1 个月”入院，患者 1 个月前偶然发现左侧脐旁肿物，既往 2 年前曾行剖宫产手术。

（2）术前查体：T36.9℃，P100 次 / 分，R18 次 / 分，BP94/58mmHg，腹平软，无压痛，反跳痛，肠鸣音 4 次 / 分，左侧脐旁可触及一大小 2cm×2cm 质韧肿物，局部皮温不高，边缘清，轻压痛，活动尚可。

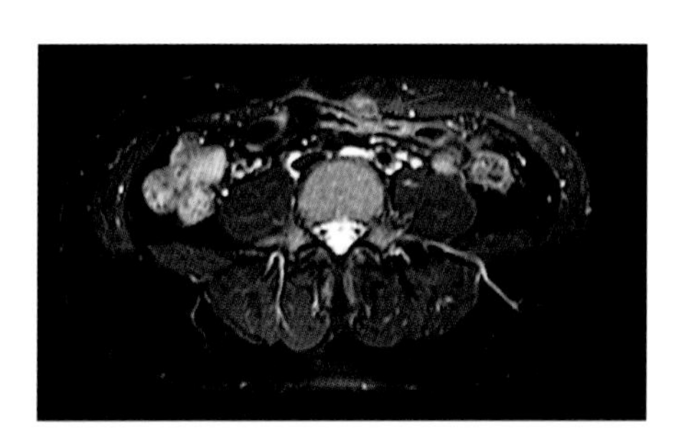

图 2-2-1 腹壁硬纤维瘤病磁共振 T2 序列

（3）超声（本院）：左侧腹壁腹直肌鞘内范围 2.9cm×1.0cm 梭形包块，边界清，形态不规则，边缘顺筋膜层延续，CDFI：其内可见血流信号。提示：左侧腹壁腹直肌鞘内梭形包块——腹壁纤维瘤病。

（4）磁共振：结果见图 2-2-1。

（5）穿刺：（左侧腹壁肿物组织条）纤维组织中可见梭形细胞增生，细胞呈束状排列，未见核分裂，局灶增生活跃有异型性。与周围骨骼肌界限不清，并淋巴细胞浸润，IHC：SMA＋，S-100-，Desmin-，CD34 血管＋，梭形细胞肿瘤，纤维瘤病。

2. *治疗方案*

（1）手术切除还是密切观察？

腹壁硬纤维瘤（desmoid tumor of abdominal wall，DTs），手术切除历来作为推荐治疗手段，近期提出了密切观察（他莫昔芬，非甾体抗炎药，单纯观察）也是备选方案。2017 年版的一项欧洲共识给出了腹腔外硬纤维瘤病的治疗流程图（图 2-2-2），共识推荐术前空心针穿刺，短期观察，疾病进展后再行药物治疗或手术切除。2019 年 Turner 等发表了一篇基于加拿大阿尔伯塔地区肿瘤登记系统的人群研究，平均年龄 42 岁，中位随访时间 35 个月，45% 患者选择密切观察，密切观察组患者的疾病进展率是 42%，中位无进展生存 10 个月。手术组复发率低于观察组，但差异未达显著性 5% *vs* 23%，P＝0.08。密切观察虽然可以作为一种备选方案，但疾病进展比例仍较高，立即手术组术后复发率低于密切观察组的趋势。

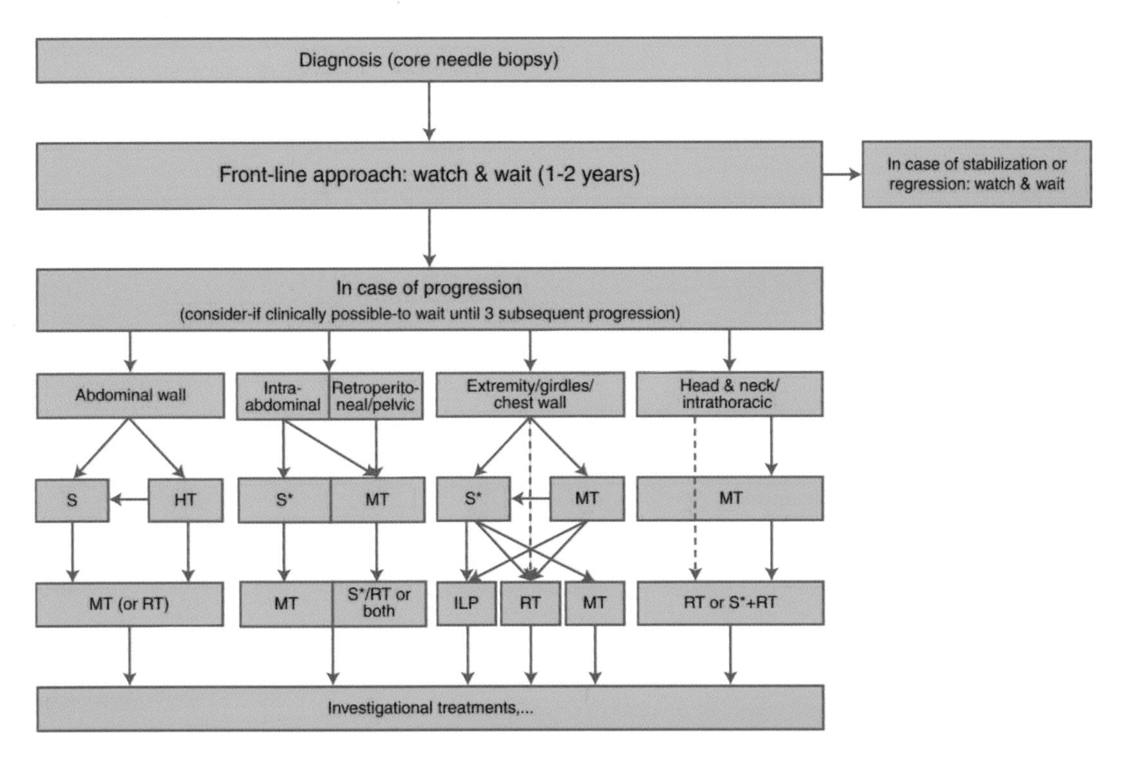

图 2-2-2　治疗流程共识

（2）腹腔外硬纤维瘤的研究证据级别如何？

因为这种肿瘤多变的临床表现，解剖学部位，生物学行为，专家组的高度个体化的治疗方案是必需的。因为这种疾病的罕见，不可能获得常见肿瘤的高级别的证据。目前无发表的Ⅲ期随机临床研究，仅有少量Ⅱ期研究和回顾性研究。正如其他罕见肿瘤和疾病一样，治疗和临床决策过程中的高度不确定性我们应当接受。

（3）腹壁硬纤维瘤的手术切除的预后如何？是否需要术后辅助放疗？

Mullen 等 2012 年发表的一篇回顾性研究评估外科治疗的预后和影响因素，177 例硬纤维瘤患者，其中 155 例位腹腔外硬纤维瘤，75% 的患者未初次手术，25% 为复发手术，中位随访时间 40 月，总体的局部复发率 29%，10 年的无复发生存率 60%，多因素分析中只有切缘状态是局部复发的独立影响因素，OR=0.32，P=0.002，局部放疗似乎对于切缘阳性患者预防局部复发有一定效果。2017 年的欧洲共识中提到，完整切除的 5 年局部控制率可达 80%，肿瘤部位也是复发的危险因素，腹壁硬纤维瘤，腹腔内硬纤维瘤，躯干硬纤维瘤，肢体硬纤维瘤预后依次变差。各研究中的手术切缘与复发关系并不一致，因此将功能保护提到更高的地位。

（4）腹壁肿瘤切除后缺损的修复生物补片还是合成补片？

腹壁肿瘤切除术后的缺损不同于腹壁疝术后缺损的治疗，腹壁肿瘤并不存在腹壁缺损，所以并不存在腹壁组织的延展，而手术之后又会出现更大的腹壁组织的缺如，绝大部分要使用桥接技术才可以修补缺损。而腹壁疝或者切口疝绝大部分存在组织的延展，缺损也都明显小于腹壁肿瘤切除手术，腹壁组织并没有明显的缺如多是退缩造成，所以缺损关闭和修补较之腹壁肿瘤手术难度显著降低，预后也更好。2014 年国际内镜疝学会腹壁疝 / 切口疝治疗指南指出，择期腹壁疝和切口疝修补中不推荐使用生物补片用于桥接修补，复发率没明显高于传统合成补片，术后 1 年复发率 19% *vs* 5%。所以可以选择生物补片位于腹腔侧，合成补片位于腹壁测，既加强修补腹壁缺损，又可以极大程度降低术区腹腔内容物和补片的粘连。

三、讨论与总结

（1）硬纤维瘤病（desmoid-type fibromatosis，DF）是一种罕见单克隆纤维母细胞增殖为特点的疾病，发生在深部软组织，浸润性生长，局部复发风险高但无远处转移发生，这种疾病的临床表现和转归多变并且常常难以预测。 硬纤维瘤病罕见，发病率（5～6）/100 万，高峰年龄 30～40 岁，5%～10% 出现在家族性腺瘤性息肉病（familial adenomatous polyps，FAP）患者中。

（2）腹壁硬纤维瘤病的术前组织病理诊断至关重要，通过空心针穿刺就足以做出确定诊断，而不需要切取和切除活检。β-catenin 免疫组化中细胞核内聚集在其他非硬纤维瘤病软组织肿瘤中也可以观察到，但 β-catenin 编码基因 CTNNB1 是硬纤维瘤病的独有的突变，可以用来在一些模棱两可或者不确定病例中用来急性鉴别。特别是 β-catenin 突变和 APC 突变双向排斥，因此检测出体细胞 β-catenin 突变就可以排除 Gardner 综合征。相反的 β-catenin 野生型需要提高警惕是否存在 FAP 并进一步检查。

（3）硬纤维瘤的手术切除目标是获得阴性切缘，功能保护特别是肿瘤位于肢体时更需要重视，可以同时考虑其他治疗方案。密切观察对于少部分患者是减少过度治疗和不必要并发症的重要方法。疼痛和妊娠并不能认为是明确的手术指征，妊娠期间的肿瘤进展可能 40%～50%，积极治疗只适用于不足 50% 的患者，只有很少一部分需要手术治疗。

四、专家点评（罗斌）

（1）硬纤维瘤病包括散发的腹腔外硬纤维瘤病和腹腔内硬纤维瘤病，后者多是 FAP 的 Gardner 综合征的一部分。发病原因尚不明确，可能与创伤和剖宫产有关。本疾病少见，所以治疗决策方面缺少高级别证据支持，但根据目前仅有的一些证据，对于部分患者，动态观察不失为一种可选治疗方案。

（2）硬纤维瘤病多为浸润性生长，但不发生远处转移，因为其浸润性生长特性，术后容易出现局部复发，所有初次手术多需要广泛切除以获得阴性切缘（切缘多距离肉眼边缘 3cm），所以术后腹壁组织量缺失很大，多需生物补片和合成补片进行桥接修补，目前一些研究曾用生物补片和合成聚丙烯补片杂交方法修补，既可以减少腹腔粘连也可以保证修补强度，不失为一种可选的治疗方案。

五、亮点精粹

本例患者腹壁硬纤维瘤病，术前穿刺病理明确诊断，超声，磁共振评估肿瘤范围，制定了大块切除，术中冰冻病理评估切缘阴性，生物补片和聚丙烯补片杂交桥接修补的策略。获得阴性切缘基础上，术后又进行了确实的腹壁缺损的修补，获得了满意效果。

参 考 文 献

JANSSEN M L, van BROEKHOVEN D L, CATES J M, et al. Meta-analysis of the influence of surgical margin and adjuvant radiotherapy on local recurrence after resection of sporadic desmoid-type fibromatosis [J]. Br J Surg, 2017, 104 (4): 347-357.

KASPER B, BAUMGARTEN C, GARCIA J, et al. An update on the management of sporadic desmoid-type fibromatosis: a European Consensus Initiative between Sarcoma PAtients EuroNet (SPAEN) and European Organization for Research and Treatment of Cancer (EORTC) /Soft Tissue and Bone Sarcoma Group (STBSG) [J]. Ann Oncol, 2017, 28 (10): 2399-2408.

MULLEN J T, DELANEY T F, KOBAYASHI W K, et al. Desmoid tumor: analysis of prognostic factors and outcomes in a surgical series [J]. Ann Surg Oncol, 2012, 19 (13): 4028-4035.

TURNER B, ALGHAMDI M, HENNING J W, et al. Surgical excision versus observation as initial management of desmoid tumors: A population based study [J]. Eur J Surg Oncol, 2019, 45 (4): 699-703.

（霍东方）

病例 3　高危患者腹壁切口疝杂交手术修补

一、病历摘要

患者女性，76 岁，主因“腹部术后 1 年余，切口旁可复性包块 4 个月”入院，诊断：腹壁巨大切口疝。既往心房颤动、高血压病 3 级、下肢静脉血栓形成（术后）。围手术期予低分子肝素桥接抗凝，行腹腔镜下腹壁疝 IPOM（intraperitoneal onlay mesh）手术，术中小肠粘连致密，分离肠管多处浆膜破损，一处肠管可见少量肠液外渗。改行人工材料杂交手术修补。术后 4 天出现引流液浑浊，间断下腹痛，白细胞，CRP 升高，考虑存在腹腔感染改用厄他培南抗感染治疗，术后 7 天引流液轻量，感染指标正常。术后 15 天治愈出院。

二、临床决策

1. 术前评估

（1）术前查体：患者身高 153cm，体重 75kg，BMI 32kg/m^2，下腹正中绕脐切口长约 20cm，切口上段旁可复性包块，10cm×10cm，还纳后缺损约 5cm×4cm。术前腹壁疝分型（EHS）M4W2。见图 2-3-1。

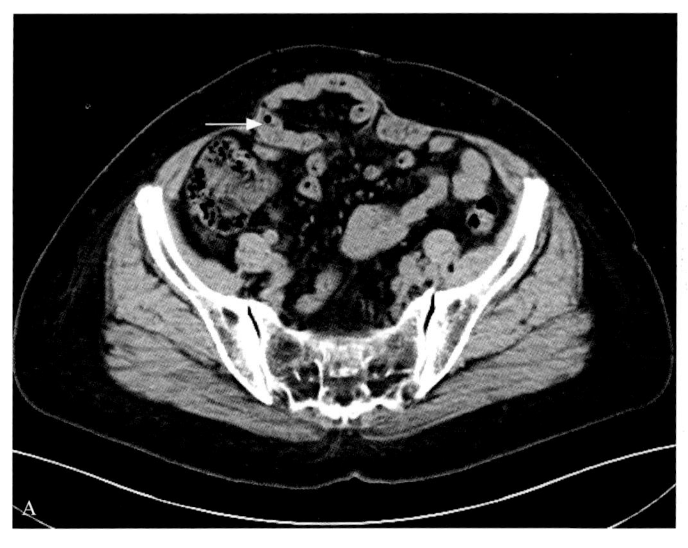

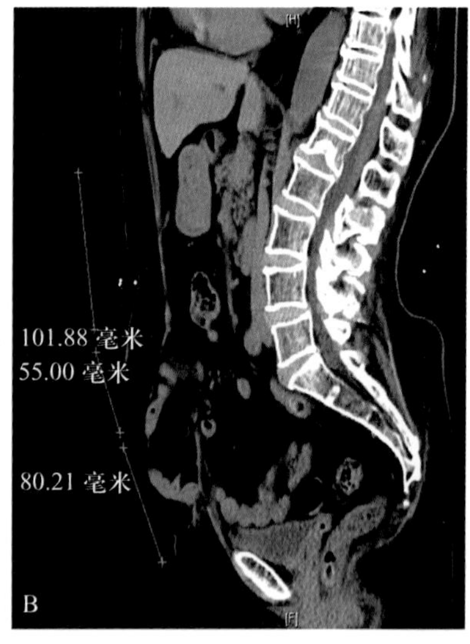

图 2-3-1　腹壁疝

A. 腹壁疝缺损宽度 4cm；B. 腹壁疝缺损长度 5cm

（2）患者高龄、合并心房颤动、既往下肢静脉血栓形成切开取栓手术。长期口服地高辛、倍他乐克、缬沙坦、华法林，4 个月前发现切口旁可复性包块，包块逐渐增大，目前约 10cm×10cm。围手术期心脑血管风险高危。

（3）抗凝及预防血栓栓塞策略

患者深静脉血栓风险评估。

目前常用的深静脉血栓栓塞风险评估工具是Caprini评分，年龄3分，大手术2分，中心静脉置管2分，腹腔镜手术2分，DVT/PE病史3分，共12分，Caprini≥5分，无预防措施时预计VTE基线风险6.0%，VTE高危组。

2. 术式/材料选择

（1）单纯缝合/人工材料修补

2004年，Burger等研究指出，181例腹部正中切口疝患者（缺损≤6cm）随机分为单纯缝合组和聚丙烯补片修补组，单纯缝合组随访75个月，补片修补组随访81个月，其中154例切口疝初次手术患者，27例腹部正中切口疝初次复发后再手术患者，共126例完成长期随访。10年累计复发率，缝合修补63% *vs* 补片修补32%（$P<0.01$），对于缺损≤10cm^{2}的患者，10年累计复发率差异更大，缝合修补67%*vs* 补片修补17%（$P=0.003$）。并发症方面缝合修补8%（5例）*vs* 补片修补17%（10例）（$P=0.17$）。

（2）本患者首选手术方式：开放手术或腹腔镜手术？

本患者BMI 32kg/m^2，属于Ⅰ度肥胖（BMI 27.5～32.4kg/m^2），国际内镜疝学会腹壁疝/切口疝手术指南（IEHS）推荐腹腔镜手术（Level 1A）。腹腔镜腹壁疝修补手术部位感染（surgical site infection，SSI）率更低3.1% *vs* 13.4%（$P<0.01$），更短的住院时间。

3. 并发症

（1）肠管损伤：术中肠管损伤发生率1.78%～6%，死亡率0.68%～2.9%，92%的情况下是小肠损伤，主要原因是粗暴牵拉，能量器械分离时靠近粘连肠管，术中遗漏的肠管损伤患者死亡率可高达7.7%～100%，术后发现肠管损伤需要再次手术，需要取出补片缝合修补缺损（Level 1）。

（2）浆液肿：术后浆液肿的发生率文献报道3%～100%（Level 4），多数于术后7天左右出现，几乎全部在术后90天可吸收（Level 4），反复的穿刺抽液可能引发补片的感染（Level 4）。

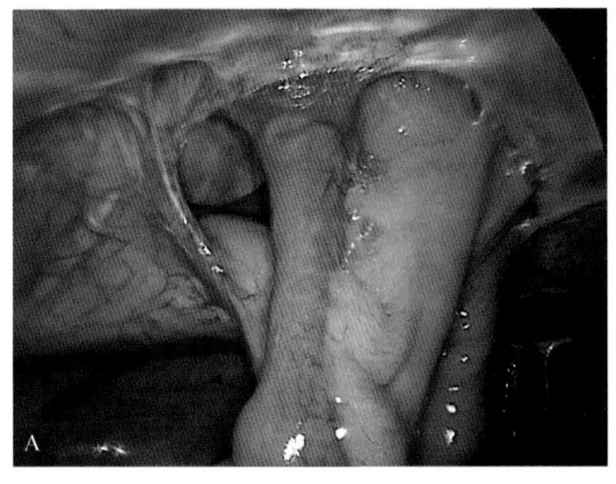

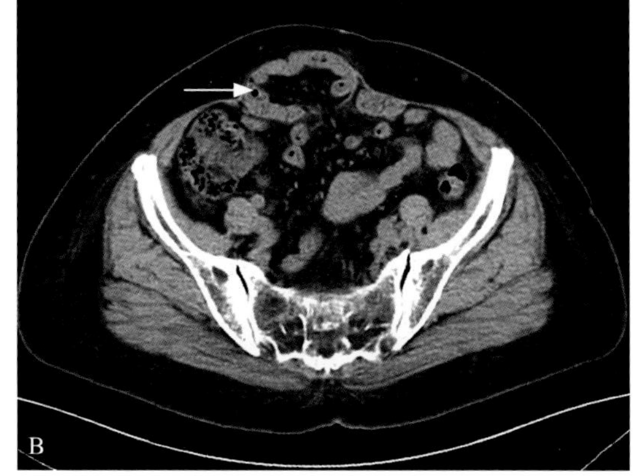

图2-3-2

A. 术中探查，疝囊颈及疝囊底部小肠襻状粘连；B. 术前CT提示腹壁疝囊内部襻状粘连

（3）手术部位感染：文献报道的腹腔镜腹壁疝修补手术的 SSI 是 1.1%，显著低于开放手术的 10%，独立危险因素包括术前输血（Level 1），慢性阻塞性肺病（Level 2），低白蛋白血症（Level 2）。术中同时肠切除患者发生感染及其他并发症风险更高（Level 2）。术前预防性应用抗生素可以显著降低腹壁疝修补手术局部感染率（Level 2b）。

（4）补片感染：腹腔镜腹腔内补片修补治疗腹壁疝最大优势是比开放腹壁疝修补更低的切口感染和补片感染率（Level 1A），3.1% *vs*13.4%（P＜0.01）。手术时间长是补片感染的显著危险因素、患者年龄、ASA 评分，吸烟、急诊手术也会增加补片感染风险（Level 3）。

（5）术后补片膨出：术后补片膨出是腹腔镜腹壁疝修补术后特有的并发症，发生率 1.6%～17.4%，有症状的膨出少见（Lelve 2B）。缺损的关闭可能可以减少术后浆液肿和膨出的发生（Level 4）。

（6）术后复发：目前文献没有表明各种不同固定补片方式复发率上有差别（Level 1）。缺损≥10cm，体重指数≥30kg/m^2，复发腹壁疝，复发腹壁疝患者吸烟、术后补片感染取出补片，手术部位感染都是腹壁疝修补手术复发危险因素（Level 3）。常见复发原因包括感染，外侧固定脱落，固定不充分，补片大小不足，补片覆盖缺损充分，遗漏缺损，腹压增加和外伤（Level 3）。

（7）慢性疼痛：根据国际疼痛学会的标准，外科操作引起的持续超过 3 个月的疼痛即可定义为术后慢性疼痛。腹腔镜腹壁疝修补术术后慢性疼痛发生率 2%～4%（Level 2A），复发与慢性疼痛相关（Level 2C），可吸收缝线与非可吸收缝线固定补片术后 3 个月 VAS

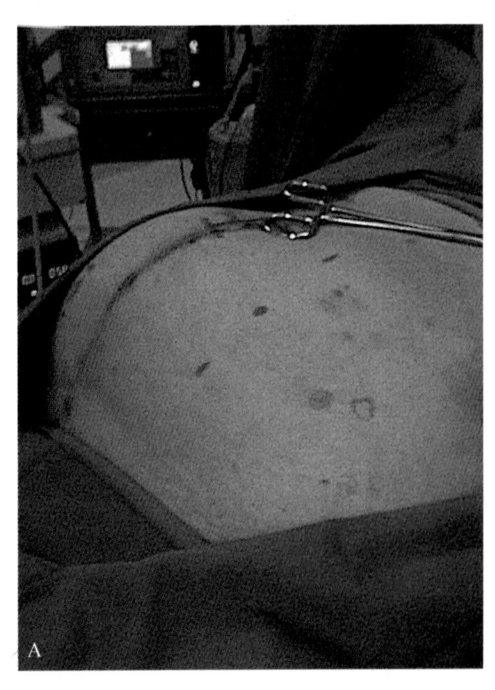

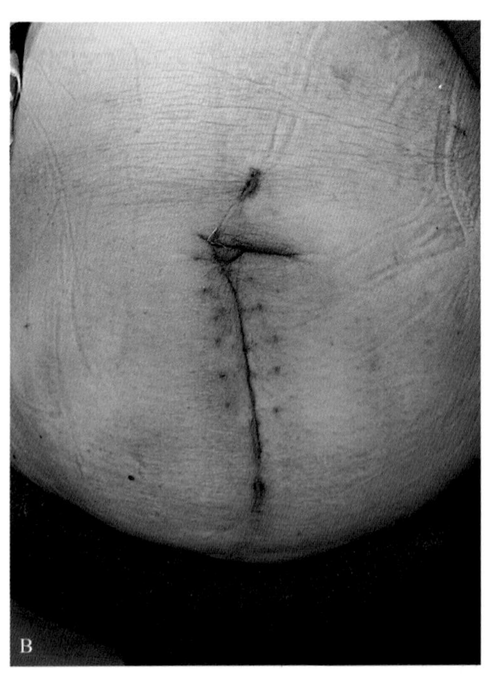

图 2-3-3

A. 术中建立气腹后见腹壁膨隆；B. 术后 1 个月复查腹壁疝修补无膨出

疼痛评分无差异，但生活质量 QOL 更好（Level 2B）。Lidocaine 补片不能显著降低术后急性和慢性疼痛（Level 2B）。

三、讨论与总结

（1）腹壁疝修补手术方式多种多样，可粗略分为开放手术修补和腹腔镜手术修补两种大的类别。腹腔镜腹壁疝修补 SSI 更低，住院时间更短。术后浆液肿、复发率、疼痛评分、手术时间、生活质量两者无统计学差异，但腹腔镜腹壁疝修补手术肠管损伤风险高于开放手术（证据级别不高）。所以对于身体状况耐受手术的患者，特别是肥胖患者，首选推荐腹腔镜腹壁疝修补方式。

（2）随着老龄化社会的进展，临床患者年龄也逐渐增加，多合并各种内科合并症，及合并用药，但这并不是外科手术的绝对禁忌，更不是腹腔镜手术的绝对禁忌。术前充分评估各器官功能，做好血栓栓塞事件的预防，可以使患者更大获益。

（3）腹腔镜腹壁疝 / 切口疝修补手术，手术的核心步骤是粘连松解，由于腹腔粘连程度的复杂多变，也造成了腹腔镜腹壁疝 / 切口疝修补手术难度的极大变异。发现小肠盘状粘连预示分离困难，所以应及时更改手术方式，辅助切口协助粘连松解及评估肠管壁分离过程中损伤程度。

（4）腹部 CT 检查对围手术期，特别是手术并发症严重程度、手术并发症原因评估有重要意义。本患者术后 4 天出现引流液浑浊，间断下腹痛，感染指标升高，急诊 CT 见不全肠梗阻，未见腹腔积气，排除肠瘘，改用厄他培南经验性抗感染治疗，感染逐步得到控制，指标恢复正常。

四、专家点评（罗斌）

腹壁疝 / 切口疝是外科常见术后并发症，这一系列疾病的诊治，首先还是初次手术做好关腹技术，避免术后切口疝的发生，有关切口关闭的研究 2015 年 Lancet 上发表了一篇文章，对比正中切口关闭缝合技术，小针脚缝合（5mm×5mm 缝合，缝线长度是切口长度 5 倍）对比大针脚（1cm×1cm 缝合，缝线长度是切口长度 4 倍），随访 1 年，可以显著降低正中切口术后切口疝的发生 13% *vs* 21%。对于术后切口疝风险高的患者（合并腹主动脉瘤，BMI＞27kg/m^2），2017 年 Lancet 一篇研究指出，预防性筋膜浅方补片加强与直接缝合相比，术后随访 2 年，可以显著降低切口疝发生率。

腹壁疝 / 切口疝修补方式多种多样，具体术式和材料选择要考虑到手术医生，手术地区，患者自身多种因素，最终个体化（Tailored）地选择一种最安全有效的治疗方式。

五、亮点精粹

（1）腹壁疝 / 切口疝修补方式多种多样，补片材料层出不穷，放置层次技术千变万化，根据患者情况，手术医生技术掌握程度，手术材料可及性综合考虑，量体裁衣地为患者制订个体化的最佳治疗方案。

（2）腹壁疝 / 切口疝修补手术变异度很大，变异度主要取决于腹腔粘连、缺损大小等情况，术中根据具体情况，手术前要做好预案，及时调整手术方案，保证患者的安全，治疗的有效。

参考文献

BITTNER R, BINGENER-CASEY J, DIETZ U, et al. 01-Guidelines for laparoscopic treatment of ventral and incisional abdominal wall hernias (International Endohernia Society (IEHS)-part 1 [J]. Surg Endosc, 2014, 28 (1): 2-29.

BURGER J W, LUIJENDIJK R W, HOP W C, et al. S-M02-Long-term follow-up of a randomized controlled trial of suture versus mesh repair of incisional hernia [J]. Ann Surg, 2004, 240 (4): 578-583; discussion 583-575.

MUYSOMS F E, MISEREZ M, BERREVOET F, et al. Ventral hernia-classification of primary and incisional abdominal wall hernias [J]. Hernia, 2009, 13 (4): 407-414.

（霍东方）

第3章 肛周疾病

病例1 超声刀治疗高位复杂性肛瘘

一、病历摘要

患者女性，31岁，主因“肛周皮肤反复破溃、溢脓1年”入院，既往肛周脓肿病史，未予正规诊治。否认便血、慢性腹泻、肠道肿瘤、家族性息肉病病史等。肛查：肛门居中，肛旁截石位3点距肛缘约2.5cm处可见皮肤淡红色突起，质韧，挤压后见脓性液体溢出。肛周皮下触及条索感向肛门内延伸。指检：括约肌张力正常，截石位3点齿状线上约2cm处直肠壁可触及硬结，指套无染血。肛门镜探查：同点位齿状线处肛隐窝深大，齿状线上2cm处直肠壁局部凹陷，周围黏膜稍充血。入院后予以完善超声、MRI等检查均提示肛瘘，结合病史、查体及辅助检查，术前诊断：高位复杂性肛瘘。完善术前准备，术晨甘油灌肠剂110ml常规灌肠，预防性使用抗生素头孢呋辛1.5g。患者于入院第2天在腰麻下行肛瘘切除术。术中探查：外口1处，位于截石位3点肛旁；内口2处，分别开口于同点位肛窦及齿状线上2cm远端直肠壁。予以超声刀完整切除瘘管，Ⅰ期缝合直肠壁缺损。术后6h后可进流食，无尿潴留并发症。术后24h后患者恢复排便，便后规律坐浴、创面换药。术后予以抗炎、止痛对症治疗，术后VAS疼痛评分＜2分。术后第4天患者出院。门诊定期复查，1～2次/周。术后第26天创面愈合，无便失禁，术后持续随访中。

二、临床决策

1. 诊断和鉴别诊断

肛瘘是肛门直肠瘘的简称，是位于肛周皮肤和直肠之间的管道，由慢性感染和引流管道的上皮化导致。肛瘘由内口、瘘管、外口3部分组成。多数肛瘘来自于受感染的肛隐窝腺体，少数肛瘘继发于其他疾病，包括克罗恩病、局部放射治疗、恶性肿瘤、直肠外伤和异物、结核病、艾滋病、化脓性汗腺炎、性病性淋巴肉芽肿、肛周放线菌感染等。还需与藏毛窦、骶尾部肿瘤、会阴直肠子宫内膜异位症等疾病鉴别。肛瘘的诊断通常基于病史和体格检查。该患者根据临床表现及辅助检查，肛瘘诊断明确。

2. 肛瘘的分类

目前国内将肛瘘根据瘘管和内外口的多少分为单纯性肛瘘和复杂性肛瘘，有一个内口、瘘管、外口的肛瘘称单纯性肛瘘，有两个或两个以上内口或瘘管、外口的肛瘘称复杂性肛瘘；而根据瘘管与肛管直肠环的关系分为高位肛瘘和低位肛瘘，以肛管外括约肌深部为标志，瘘管经过此线为高位，在此线以下为低位。在国外的文献和书籍中，主要使用 Parks 分类，将瘘管根据其和括约肌之间的关系分为 4 类，即括约肌间肛瘘、经括约肌肛瘘、括约肌外肛瘘和括约肌上肛瘘。该患者为经括约肌瘘合并直肠黏膜下瘘，故又诊断为高位复杂性肛瘘（见图 3-1-1，图 3-1-2）。

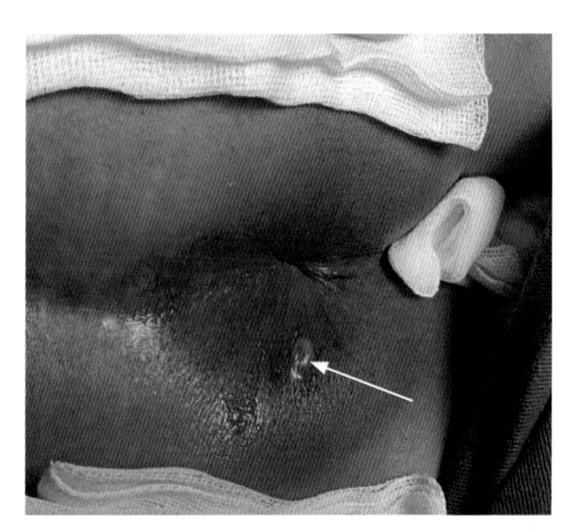
图 3-1-1　Goodsall 定律示意图

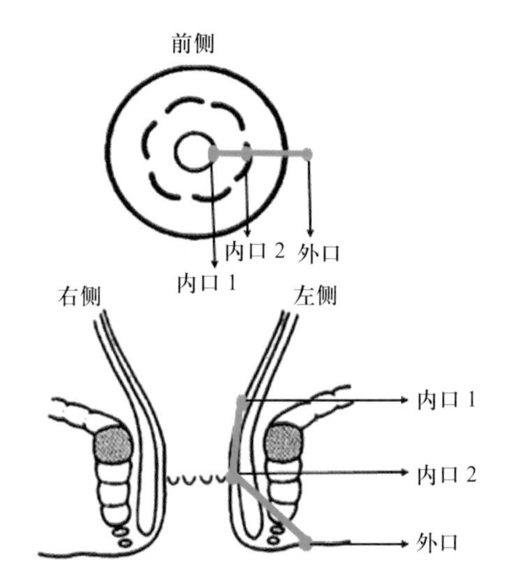

图 3-1-2　患者肛瘘内口、瘘管、外口示意图

3. 治疗决策

肛瘘一旦形成，手术即是首选治疗。手术治疗的主要原则是清除内口及其相关的上皮化管道，并保护肛门括约肌功能。需要谨记的是要权衡手术切断括约肌的范围、术后的治愈率以及肛门功能的完整性。

4. 手术

手术的方式取决于肛瘘的类型。手术成败的关键在于：①准确寻找和处理内口；②切除和清除全部瘘管；③合理处置肛门括约肌；④创口引流通畅。该患者术中采取染色检查法和探针检查法明确内口。腰麻成功后，患者取左侧卧位，常规消毒、铺巾。先由外口注入混有双氧水的亚甲蓝溶液，可见置入肛管内纱布的同点位齿状线处肛窦及齿状线上方 2cm 直肠壁凹陷处均有蓝染。以圆头探针插入瘘管内可走行至直肠壁凹陷处。予以切除肛瘘外口，显露并剥离瘘管，经肛门外括约肌皮下部、浅部，于括约肌间向上延伸。仔细剥离至齿状线处，此处肛隐窝深大。探查瘘管向上于直肠黏膜下走行，超声刀继续剥离瘘管，减少出血，直达齿状线上方 2cm 处直肠壁，切除此处直肠壁凹陷。2-0 可吸收线“8”字修补直肠壁缺损。创腔未探及其他支瘘，修剪创缘，通畅引流。检查肛直环无中断，无直肠腔狭窄，创面无活动性出血，伤口皮下注射长效麻药，创腔填塞纱条引流。术毕。标本：所切除瘘管长约 6cm，送病理（图 3-1-3、图 3-1-4）。

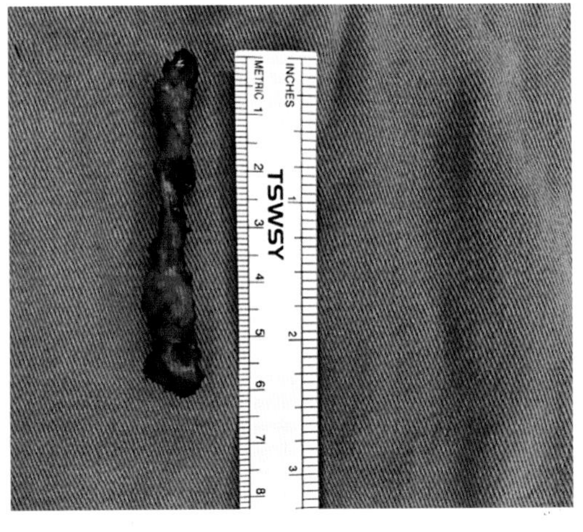

图 3-1-3 肛瘘瘘管

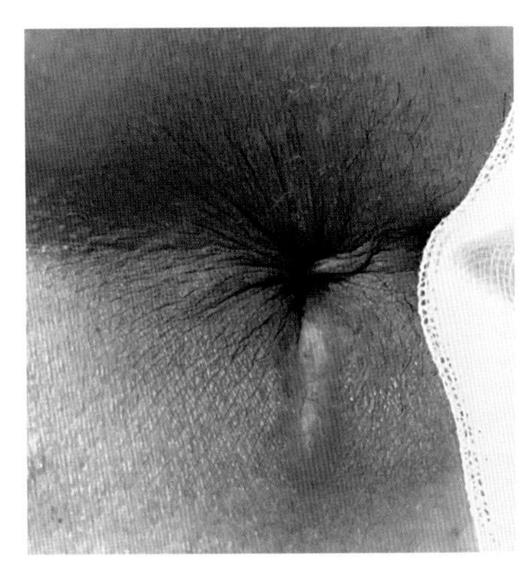

图 3-1-4 术后第 26 天创面愈合

三、讨论与总结

肛瘘是肛管直肠疾病中的常见病，肛腺感染引起肛瘘临床最为多见。30%～70% 的肛周脓肿患者伴发肛瘘，即使没有伴发肛瘘者中，仍有 1/3 会在脓肿引流数月到数年内诊断为肛瘘。发病年龄 20～50 岁，男女比例约为 2∶1。国内外肛瘘的分类方法有多种，肛瘘的分类取决于瘘管和肛门括约肌的关系，通常括约肌间和经括约肌肛瘘较括约肌上、括约肌外和黏膜下肛瘘更为常见。肛瘘也可分低位和高位、单纯性和复杂性。但是仅使用一种分类方法常常不能充分满足临床诊断和治疗上清晰描述的需求。在肛瘘诊断时应充分考虑内口、外口、瘘管与括约肌之间关系及瘘管与空腔之间关系。

1. *术前评估*

掌握肛瘘的病理解剖是进行成功治疗的前提。术前评估和准备时要明确瘘管的走向，与括约肌的关系，内口和外口的位置，辨别原发瘘管和支管的关系。辨别任何提示有其他伴发疾病的症状，以及评估患者的基线的控便能力。过去的肛门和妇科手术史也要仔细回顾。直肠指检和肛肠镜仍然是术前评估中的必要检查，而且简单肛瘘往往只需要这两个检查来评估。外口的位置一般都比较明确，内口可能触及缺损，肛周可触及的僵硬的条索状组织提示了瘘管的走向。可以根据直肠指检判断括约肌功能，评估肛门静息压和主动收缩时的括约肌收缩能力。还可以通过指检判断括约肌缺损，以及因肛周感染或肛门手术史引起的肛管畸形。是否进行肠镜检查取决于患者的年龄、是否有相关的腹部症状以及家族史。对复杂性或复发性肛瘘患者进行结肠镜检查，有助于排除相关的肠道疾病，如克罗恩病（见图 3-1-5、图 3-1-6）。

2. *如何判断内口*（图 3-1-7～图 3-1-10）

内口定位。①视诊：扩肛后，内镜下观察肛窦部颜色，正常色泽鲜红、褐红色与直肠黏膜颜色比较一致。若见肛窦部颜色暗红、水肿发炎的迹象或溢脓多为内口部。②触诊：

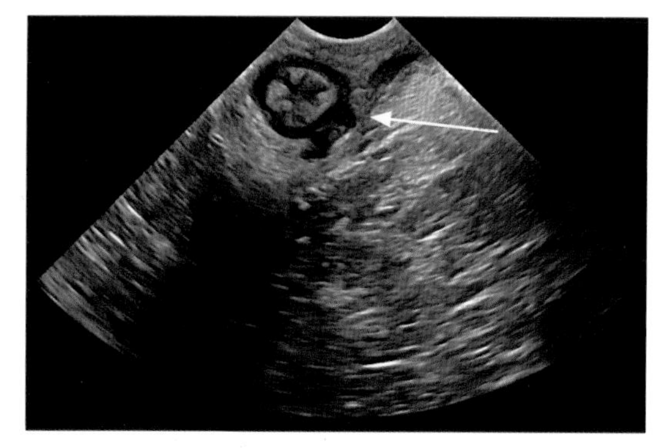

图 3-1-5 术前超声，箭头所指低回声为肛瘘瘘管伴肛门外括约肌中断

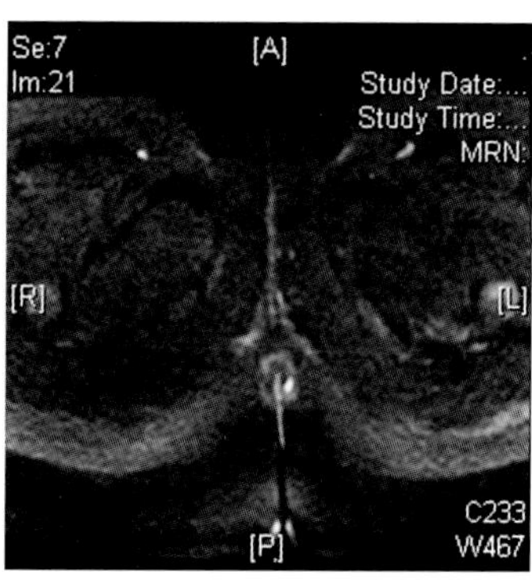

图 3-1-6 术前 MRI，DWI 上箭头所指高信号为肛瘘瘘管

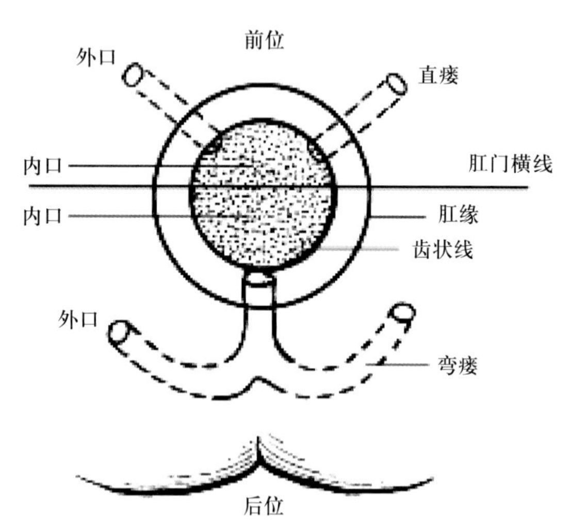

图 3-1-7 术前肛门外观，箭头所指为肛瘘外口

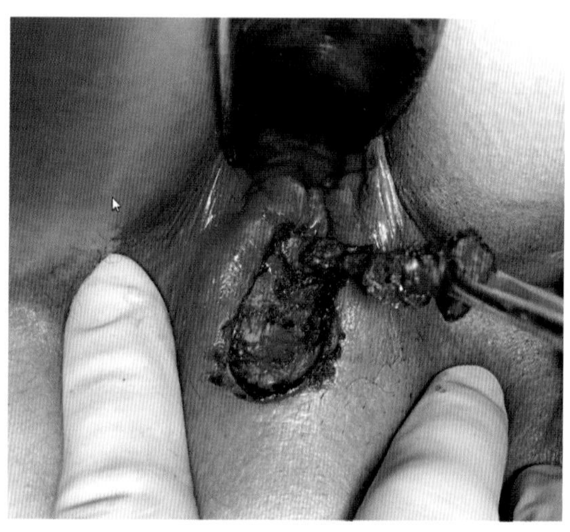

图 3-1-8 肛瘘切除术中剥离瘘管

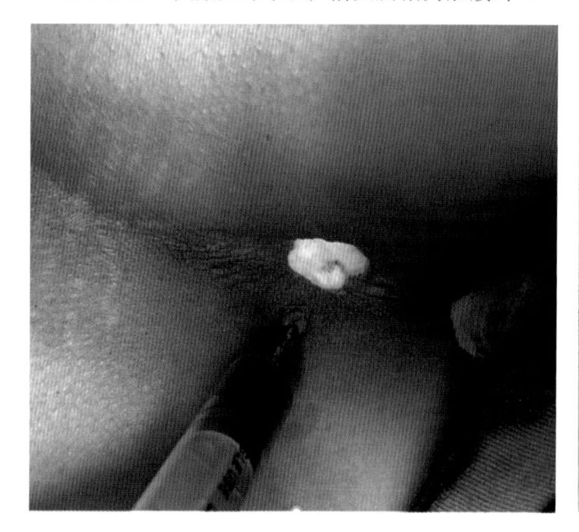

图 3-1-9 术中染色检查法定位内口

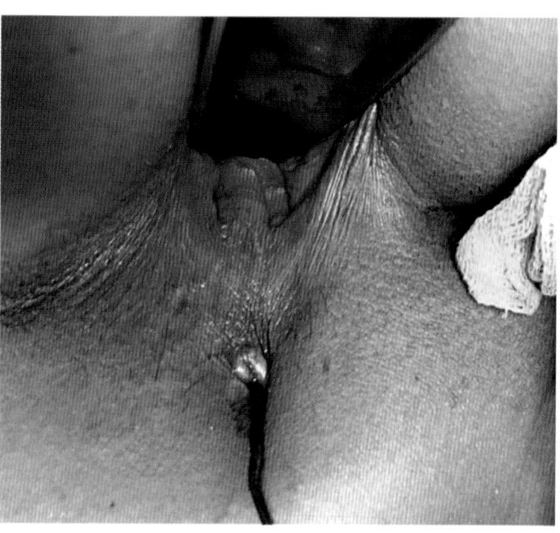

图 3-1-10 术中探针检查法定位内口

从外口触到一较硬条索状物通向肛门，其所对应部位一般为内口所在。如条索向肛缘处触及不到，高位肛瘘可能性大，肛内指诊齿状线处在瘘管内口肛窦底部可触及凹陷小结节即多为内口，并可能及齿状线以外硬条索向肛外延伸到外口。③ Goodsall 定律：这是 1900 年 Goodsall 首先提出的，可帮助确定内口部位和瘘管行径方向，较常用，但并非总是准确。其内容如下：在两侧坐骨棘之间画一条横线，对于所有外口位于肛缘 3cm 内且位于该横线后方的窦道，均呈曲线向后正中线走行；所有外口位于该横线前方的窦道均呈径向进入肛管。④挤压法：挤压外口及瘘管走行方向，肛窦部有少许脓性分泌物流出的部位多为内口。⑤染色检查法：瘘管注入 1% 亚甲蓝等色素剂，使管壁和内口着色，在肛内置入纱布定位内口。注意防止染料向外渗漏，污染手术野。注射完毕后抽出塑管，紧压外口将纱布卷沿肛管拉出，注意观察纱布卷着色位置与肛缘的距离和方位；观察肛隐窝部黏膜下层着色，从而确定内口部位。⑥探针检查法：最常用、简便、有效的方法。常需多次、反复、细致地探查，避免假内口、假道和损伤。⑦牵引瘘管检查法：在外口周围作一梭形切口，用剪刀紧沿靠管壁锐性剥离，将瘘管尽量游离达 2/3 长度，组织钳牵引瘘管，可见随牵引动作肛窦随之内陷，此即为内口。⑧瘘管切开检查法：从外口沿探针或槽针逐步切开瘘管壁，用刮匙搔刮后管壁组织致密、光滑、完整。⑨影像检查：电子计算机断层扫描（CT）、经直肠超声（EUS）超声、磁共振成像（MRI）或瘘管造影对于诊断隐匿性脓肿，复发性肛瘘以及克罗恩病肛周病变是有效的。MRI 对于肛周脓肿及其瘘管的诊断优于 CT。

3. 合理选择手术方法和技巧

肛瘘手术需平衡功能损伤和疾病治愈之间的关系。肛瘘最基本的手术是肛瘘切开术和肛瘘切除术。肛瘘切除手术常应用于简单的皮下肛瘘或括约肌间肛瘘，手术切除后对于创面条件较好者甚至可以缝合切口，创面愈合时间缩短，但是肛瘘切除术需要切除所有的瘘管组织，损伤相对较大，不适宜于较为复杂的肛瘘。肛瘘切开手术是将瘘管切开达到治愈肛瘘的目的，对于位置较低、切除括约肌范围较小的肛瘘，可以直接进行切开；对于切开范围较大的肛瘘，采用切割挂线以减少切开后肛门失禁的发生。尽管使用切割挂线后严重的肛门失禁发生率明显下降，但是轻度的肛门失禁还是有一定的发生率，特别是切开外括约肌超过 1/2 的病例，术后肛门功能都有一定的影响。全括约肌保留手术可以降低术后肛门功能损伤，是肛瘘治疗新的趋势。目前常用的方法有生物蛋白胶封堵、肛瘘栓充填、引流挂线、推移黏膜瓣或推移皮瓣、经括约肌间瘘管结扎术（LIFT）等。

直肠黏膜下瘘属于高位肛瘘的一种特殊类型，临床少见。近年来直肠黏膜下瘘发病有上升趋势，可能与反复感染增加脓肿向直肠黏膜下蔓延机会有关。直肠黏膜血管丰富，手术切口易出血，因此挂线切开疗法是其主要治疗方法。该患者术中使用超声刀剥离瘘管，减少出血，缩短手术时间，同时 I 期闭合直肠壁缺损缩短疗程。

美国结直肠外科医师学会（ASCRS）将复杂性肛瘘的定义为：任何累及 30% 以上外括约肌的肛瘘；括约肌上瘘和括约肌外瘘或高位瘘；直肠阴道瘘和直肠尿道瘘；女性的前位肛瘘；多个瘘管和复发性肛瘘；以及与炎症性肠病、传染病、放射治疗、恶性疾病有关或伴有排便失禁病史的肛瘘。复杂性肛瘘的处理对外科医师来说仍然是一个挑战。基于肛门括约肌保护的理念，推荐直肠推移黏膜瓣术用于治疗复杂性肛瘘。

参 考 文 献

BREEN E, BLEDAY R. Perianal and perirectal abscess, 2018 Up To Date [DB/OL]. https: //www.uptodate.com.

BUCHANAN G, HALLIGAN S, WILLIAMS A, et al. Effect of MRI on clinical outcome of recurrent fistula-in-ano [J]. Lancet, 2002, 360: 1661-1662.

COX S W, SENAGORE A J, LUCHTEFELD M A, et al. Outcome after incision and drainage with fistulotomy for ischiorectal abscess [J]. Am Surg, 1997, 63: 686-689.

FAZIO V W. Complex anal fistulae [J]. Gastroenterol Clin North Am, 1987, 16: 93-114.

MALIK A I, NELSON R L, TOU S. Incision and drainage of perianal abscess with or without treatment of anal fistula [J]. Cochrane Database Syst Rev, 2010, (7): CD006827.

PARKS A G, GORDON P H, HARDCASTLE J D. A classification of fistula-in-ano [J]. Br J Surg, 1976, 63: 1-12.

RUFFO B E. Anorectal Abscess //Corman ML, ed. Corman's Colon and Rectal Surgery [M]. 6th ed. Philadelphia, PA: Lippincott Williams & Wilkins, 2013: 367.

VOGEL J D, JOHNSON E K, MORRIS A M, et al. Clinical Practice Guideline for the Management of Anorectal Abscess, Fistula-in-Ano, and Rectovaginal Fistula [J]. Dis Colon Rectum, 2016, 59 (12): 1117-1133.

WISE P E, SCHWARTZ D A. The evaluation and treatment of Crohn perianal fistulae: EUA, EUS, MRI, and other imaging modalities [J]. Gastroenterol Clin North Am, 2012, 41: 379-391.

（郭丽婧）

病例 2 改良 Karydakis 皮瓣治疗骶尾部藏毛窦

一、病历摘要

患者男性，27 岁，主因“骶尾部肿物伴疼痛 10 余年，反复破溃 1 年”就诊。患者十余年前无明显诱因出现骶尾部肿块，伴肿胀、疼痛，走路及久坐后加重，休息后缓解。1 年来肿块部位反复破溃渗液，多于饮酒、进食辛辣刺激食物后出现，表现为肿块明显增大，疼痛明显，伴白色脓液渗出。患者自发病来无发热、腹痛、腹泻等不适。患者为进一步治疗就诊于我院，入院查体：生命体征平稳，臀部及肛周清洁，毛发旺盛，骶尾部中线旁可触及一质硬肿块，大小约 3cm，压痛（＋），局部皮温不高，皮肤颜色未见异常，未及波动感，于中线处可见两个窦道孔，挤压周围未见液体流出。胸膝位肛查未及条索、痔核及溃疡，指套无染血。超声提示：左侧臀部皮下皮肤可见一不规则低回声肿物，其下方接近肛门处与皮肤层相通，范围约 4.8cm×0.8cm，边界清，内可见少量液性暗区。

二、临床决策

1. 诊断与依据

初步诊断：藏毛窦道合并软组织感染。

依据：患者10余年前骶尾部痛性肿物，近期反复肿胀渗液。查体可见毛发生长旺盛，骶尾部中线旁肿物及中线位置多处窦道口（图3-2-1）。超声报左侧臀部皮下可见一不规则低回声肿物，其下方与皮肤层相通。

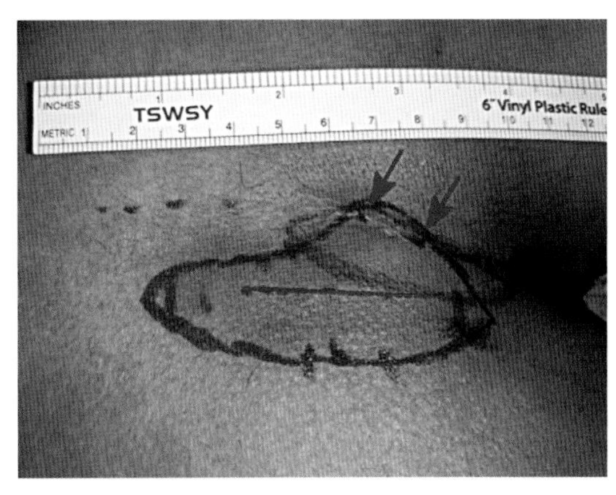

图3-2-1 术前手术设计，箭头所示窦道口位置，红色虚线为主要窦道位置

2. 鉴别诊断

（1）肛门直肠瘘：肛门直肠瘘是肛门直肠脓肿的慢性表现。肛门直肠脓肿破裂或引流后，肛门或直肠的脓肿与直肠周皮肤之间会形成一条上皮化窦道。肛门直肠瘘的主要诊断依据是病史和体格检查中的典型表现：疼痛、排脓及直肠周围皮损。肛门直肠瘘通向肛门，但藏毛窦通向臀间裂中线处的窦腔。

（2）克罗恩病的肛周并发症：包括肛裂、肛瘘及脓肿。应注意：肛裂可能无症状，也可表现为出血、深溃疡形成或肛门疼痛，后者可能在排便时加剧。患者的症状各异，可以为肛门疼痛和排脓，也可以为出血和大便失禁。肛周克罗恩病通常集中于肛门周围，而非臀间裂区域。

（3）臀部皮肤脓肿、疖、痈：皮肤脓肿是指脓液积于真皮和更深层的皮肤组织。疖是指毛囊感染，脓性物质通过真皮扩散到皮下组织，进而形成小脓肿。痈是指几个发炎的毛囊融合成一个炎性团块，同时伴有多个毛囊排脓。疖和痈常累及臀部。这些病灶通常远离中线，且不存在窦道。

（4）毛囊炎：是毛囊的浅表性细菌感染，会在表皮形成脓性物质。毛囊炎表现为多个聚集成簇的红斑性小病灶，病灶鼓起、伴有瘙痒、直径小于5mm。

（5）化脓性汗腺炎：化脓性汗腺炎是慢性毛囊闭塞性疾病，可累及间擦部位的皮肤，即腋下、腹股沟、肛周、会阴和乳房下区域。该病可在直肠周围发生并引起排脓。化脓性汗腺炎通常位于会阴或腹股沟，而非臀间裂。

3. 治疗决策

（1）完善术前影像学检查，明确诊断：

① 骶尾部MRI平扫提示：尾椎左后方臀部皮下软组织内见条片状T2低信号影，范围约0.7cm×4.8cm，与椎管未见明显相通。

② 床旁复查超声：确定肿物范围，低回声区域位于中线旁1.5cm处，范围约

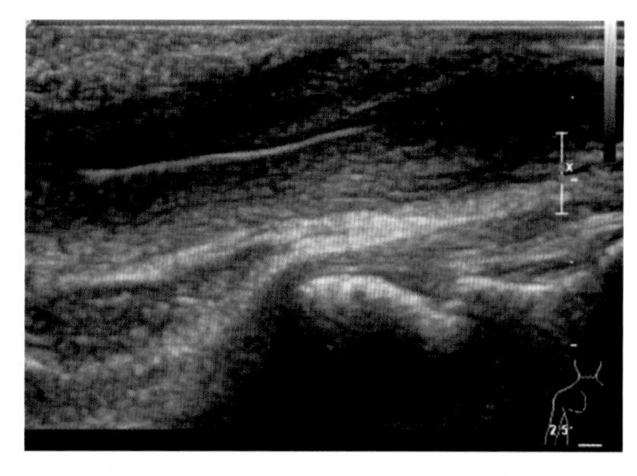

图 3-2-2 超声可见低回声区域内线状高回声

0.8cm×5.0cm，与皮肤窦道口相通，内部可见线状高回声（图 3-2-2）。

（2）术式选择：椎管内麻醉下行改良 Karydakis 皮瓣：窦道切除＋局部皮瓣覆盖一期闭合。

（3）术前处理

① 术区清洁备皮去除毛发。

② 术中静脉抗生素一次剂量（一代头孢＋甲硝唑）。

③ 术前禁食水 8 小时，无需肠道准备。

4. 手术

沿肿物设计类梭形切口，大小约 7.5cm×4.0cm，包含全部窦道及中线处两处窦道口（图 3-2-1）。沿设计手术切口逐层切开皮肤、皮下组织，至骶骨浅面筋膜层水平，将肿物完整切除，剖开切除肿物可见窦道形成及内部毛发样结构（图 3-2-3）。切除肿物形成创面依次使用双氧水、碘伏、盐水冲洗后，创面充分电凝止血。于皮下层分离分离长约 5cm、宽约 1.5cm 皮下筋膜瓣，推进皮下筋膜瓣覆盖创面深层，尝试可无张力于中线旁闭合创面，于皮瓣深面放置引流管 1 根，另行切口引出。逐层缝合皮瓣及皮肤（图 3-2-4A）。

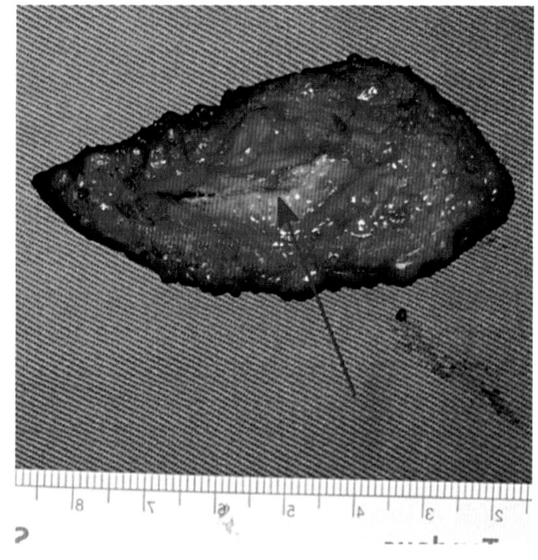

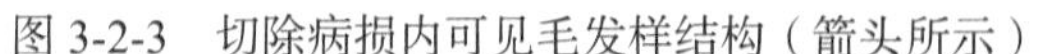

图 3-2-3 切除病损内可见毛发样结构（箭头所示）

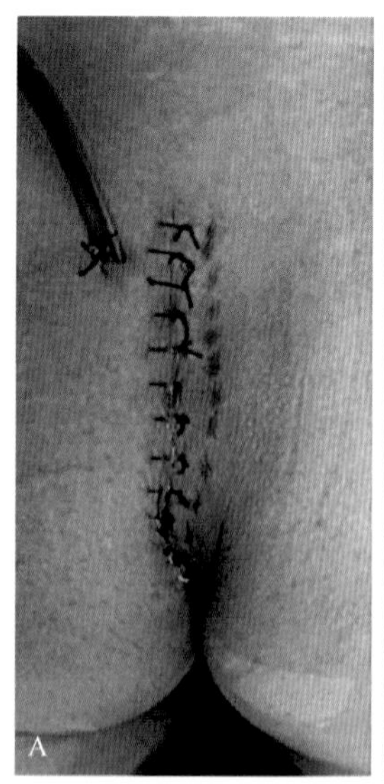

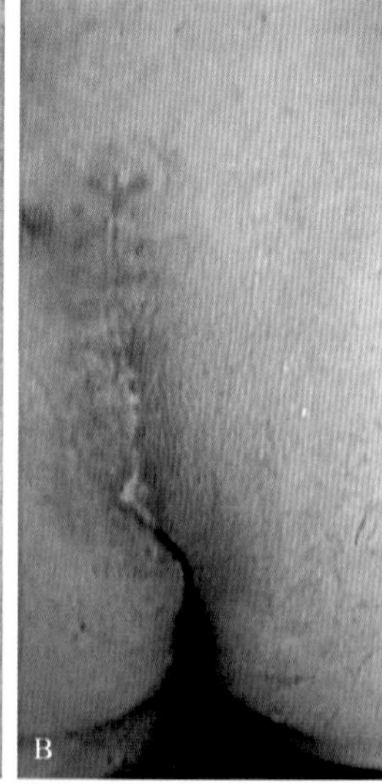

图 3-2-4 A. 术后第 1 天；B. 术后 1 个月

5. 术后处理

（1）伤口换药隔日 1 次，保持局部清洁避免粪便污染；

（2）术后静脉抗生素使用 3 天；

（3）术后第 3 天拔除引流管，伤口于术后第 14 天拆线。

6. 随访

（1）术后病理回报：骶尾部肿物，皮肤组织真皮层内纤维组织增生，可见内衬鳞状上皮的囊腔，内容角化物，局灶可见急慢性炎细胞浸润、组织细胞聚集及多核巨细胞反应，并见毛根，符合藏毛窦改变，各手术切缘未见病变。

（2）术后 1 个月伤口愈合良好，无感染及复发表现（图 3-2-4B）。

三、讨论与总结

藏毛病是常见的皮肤及皮下组织病变，位于臀间裂的上半部分或其附近，发病率约为 26/10 万，男女平均发病年龄分别为 21 岁和 19 岁，男性发病率是女性的 2～4 倍，较少见于儿童及 45 岁以上成人。该病最常见于臀间裂，也可累及脐部、指（趾）间等其他部位。藏毛病合并感染时易与其他疾病相混淆，在上述鉴别诊断中已经论述。该病危险因素包括：超重 / 肥胖、局部创伤或刺激、缺乏运动的生活方式或久坐、臀间裂较深、臀间裂区域的毛发旺盛以及家族史。

1）藏毛疾病的治疗方式随临床表现和疾病范围而异

（1）无症状疾病：根据有限的回顾性数据，从未有过急性发作的患者一般不需要手术切除。一项回顾性研究通过 26 例意外检出藏毛窦并接受了手术切除和直接缝合的患者发现，治疗后的愈合率仅为 62%。大多数处理藏毛病的手术都可引起并发症，因此不建议无症状患者进行手术。

（2）急性脓肿：急性藏毛脓肿患者应在就诊时立即切开引流，向伤口内填塞纱布，行二期愈合。切口通常位于波动感最明显的区域，脓肿腔内的所有炎性碎屑和可见毛发均应彻底清除。一项随机试验显示，相比单纯引流，脓肿去顶和脓腔刮除的治愈率更高（79% *vs* 96%），复发率更低（54% *vs* 10%）。

（3）慢性或复发性疾病：慢性藏毛病可表现为穿插有愈合期的反复脓肿；或 1 个或多个持续渗液的藏毛窦，可能伴有明显不愈合的伤口。两种表现的根治性方法都是手术切除，破坏所有窦道及窦道口，通常切除至骶尾筋膜层水平，手术过程中应尽量保留正常组织，以利于创面处理。

2）伤口处理方式：藏毛窦切除后的伤口处理方式通常分为延迟闭合和直接缝合两种。

（1）延迟伤口闭合：包括保持伤口开放换药、袋形缝合、负压创面治疗等方式二期愈合。

（2）直接缝合伤口：直接伤口缝合可采取中线或中线旁缝合技术。目前研究认为，和直接中线缝合相比，中线旁缝合的并发症率更低、愈合时间更短且复发率更低。中线旁缝合通常使用皮瓣技术，常用的皮瓣包括：菱形皮瓣、Karydakis 皮瓣、Bascom 臀间裂抬高术、V-Y 推进皮瓣、Z 形成形术等，其中前三者为常用术式。

3）本患者根据病史、体格检查及影像学检查考虑藏毛窦道慢性感染，考虑行窦道全切术；因患者要求术区瘢痕较小且需较快恢复工作，考虑行中线旁缝合伤口；根据术前影像学检查病变位于中线旁，范围较小，考虑行改良 Karydakis 皮瓣手术。改良 Karydakis

皮瓣手术是将松动游离的筋膜皮瓣通过侧方推进的形式于侧面缝合固定于骶尾筋膜，从而实现中线旁伤口缝合。相关研究显示：采用这种皮瓣的复发率＜5%，伤口并发症发生率为 7%～21%。Meta 分析及对照研究显示，改良 Karydakis 皮瓣并发症率及复发率与菱形皮瓣、Bascom 臀间裂抬高术相比无明显差异，而在术后外观满意度方面还更具有优势。

四、亮点精粹

藏毛病是皮肤及皮下组织疾病，发生于两侧臀部之间的臀间裂上方或附近。患者以青年男性常见。通常为获得性疾病，原因可能是臀间裂皮肤上的机械力损伤或破坏毛囊并拉开毛腔，导致松散的毛发及碎屑在其中蓄积。后续的毛腔感染会导致脓肿和 / 或引流窦以及症状。危险因素包括肥胖、臀间裂较深、久坐、局部创伤及家族史。

临床表现差异很大，既包括无症状的藏毛窦，也包括急性感染或者慢性加重的炎症及引流。体格检查可在臀间裂中线处发现 1 个或多个藏毛窦开口。急慢性患者都可存在触痛性肿块，或者排出黏液性、脓性或血性液体的藏毛窦。诊断依据是临床表现及影像学检查，判断病损区域与椎管有无相通以鉴别先天性脊柱畸形。

从未出现过急性发作的藏毛窦患者无需手术。急性藏毛脓肿在就诊时立即切开引流，应清除伤口中所有可见的毛发和炎性碎屑。慢性藏毛病需手术切除，破坏所有窦道及窦道口，切除至骶尾筋膜层水平，术中应尽量保留正常组织，以利创面处理。

不同手术方式的差异主要在于切除后的伤口处理方式，并在名称上有所体现。手术包括延迟伤口闭合和直接伤口缝合，直接缝合加快了伤口愈合速度和重返工作岗位的速度，而延迟闭合降低了藏毛病复发风险。相比中线缝合，中线旁缝合可减少并发症发生率、缩短愈合时间并降低复发率。菱形、V-Y 及其他旋转皮瓣重建通常仅用于病灶范围广或简单手术失败的患者。Karydakis 皮瓣和 Bascom 臀间裂抬高术可用于初始手术治疗。

参 考 文 献

AKINCI O F, BOZER M, UZUNKÖY A, et al. Incidence and aetiological factors in pilonidal sinus among Turkish soldiers [J]. Eur J Surg, 1999, 165: 339.

DA SILVA J H. Pilonidal cyst: cause and treatment [J]. Dis Colon Rectum, 2000, 43: 1146.

HUMPHRIES A E, DUNCAN J E. Evaluation and management of pilonidal disease [J]. Surg Clin North Am, 2010, 90: 113.

JONES D J. ABC of colorectal diseases. Pilonidal sinus [J]. BMJ, 1992, 305: 410.

KHANNA A, ROMBEAU J L. Pilonidal disease [J]. Clin Colon Rectal Surg, 2011, 24: 46.

KITCHEN P. Pilonidal sinus-management in the primary care setting [J]. Aust Fam Physician, 2010, 39: 372.

MCCALLUM I J, KING P M, BRUCE J. Healing by primary closure versus open healing after surgery for pilonidal sinus: systematic review and meta-analysis [J]. BMJ, 2008, 336: 868.

PAPACONSTANTINOU H T, THOMAS J S. Pilonidal disease and hidradenitis suppurativa. In: Beck DE, Robert

PL, Saclarides TJ, Senagore AJ, Stamos MJ, Wexner SD, editors. The ASCRS textbook of colon and rectal surgery [J]. 2nd ed. New York: Springer, 2011: 261-278.

TEZEL E. A new classification according to navicular area concept for sacrococcygeal pilonidal disease [J]. Colorectal Dis, 2007, 9 (6): 575-576.

VELASCO A L, DUNLAP W W. Pilonidal disease and hidradenitis [J]. Surg Clin North Am, 2009, 89: 689.

（田金翌）

第 4 章　乳腺外科疾病

病例 1　BRCA2 突变的年轻乳腺癌的手术决策及治疗

一、病历摘要

患者女性，32 岁，主因“发现右侧乳房包块 2 个月”入院，否认乳房红肿、疼痛、乳头溢液等不适，乳腺超声和磁共振检查考虑乳腺癌可能性大，见图 4-1-1。

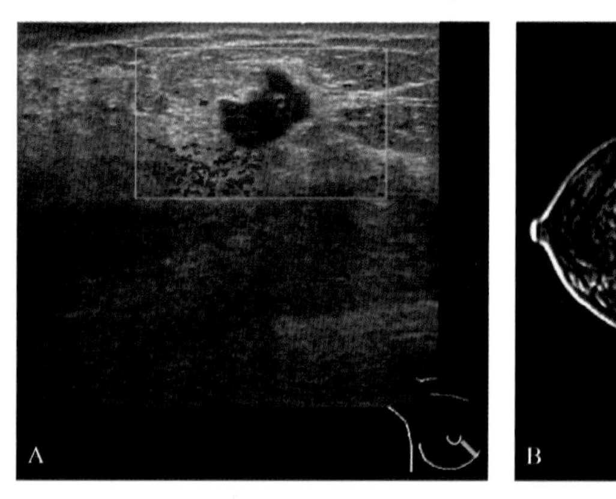

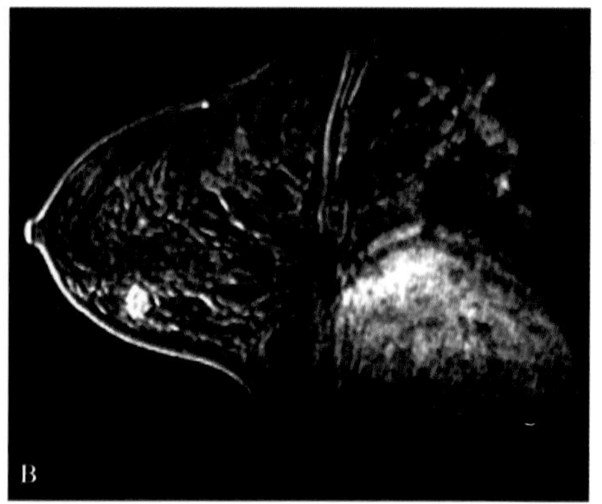

图 4-1-1　患者右乳肿物超声及磁共振成像，右乳 4 点方向，距乳头 4cm 大小 0.9cm×1.2cm，BIRADS 4c（A、B）

行肿瘤穿刺，病理回报：浸润性乳腺癌，非特殊类型，Ⅱ级 6 分，ER（98%＋＋＋），PR（50%＋＋），HER2（2＋），Ki-67（45%），FISH 检测 HER2 无扩增。为 Luminal B 型。

患者右腋窝淋巴结检查阴性，全身检查无转移表现，故确诊为乳腺恶 cT1N0M0。追问病史，因其姨于 35 岁罹患乳腺癌，考虑有可疑遗传性乳腺癌可能，行外周血基因检测，提示有 BRCA2 基因 c.C5645A 致病性突变，图 4-1-2、图 4-1-3。

经充分查阅文献并与患者充分沟通，考虑应兼顾其恶性肿瘤治疗安全性及乳房美观性，行右侧乳腺癌保乳术，前哨淋巴结活检阴性。术后病理：浸润性乳腺癌，非特殊类型，Ⅱ级 7 分，ER（90% 中＋＋），PR（局灶 40% 中＋），HER2（2＋），Ki67（75%），pT1cN0M0，患者乳房外观形态保持满意，行进一步全身化疗、内分泌治疗、放疗及卵巢功能保护。

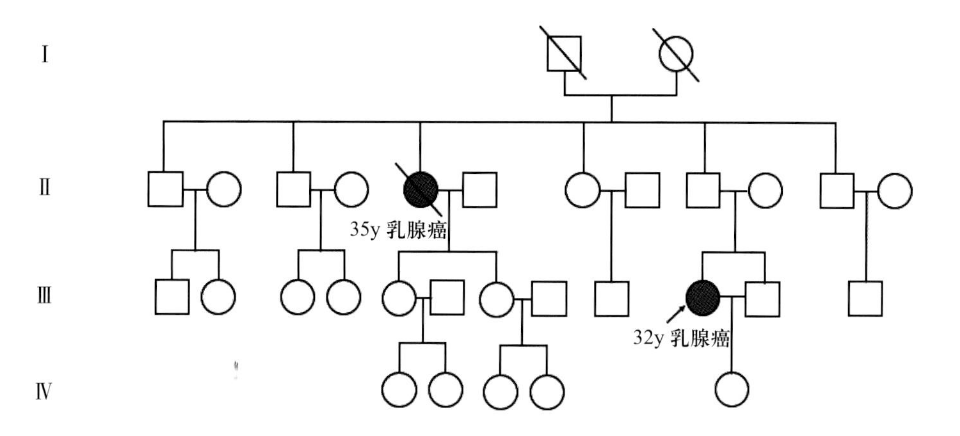

图 4-1-2 患者遗传性乳腺癌家系图

箭头所指为本次发病先证者，32 岁诊断乳腺癌，其姨 35 岁罹患乳腺癌

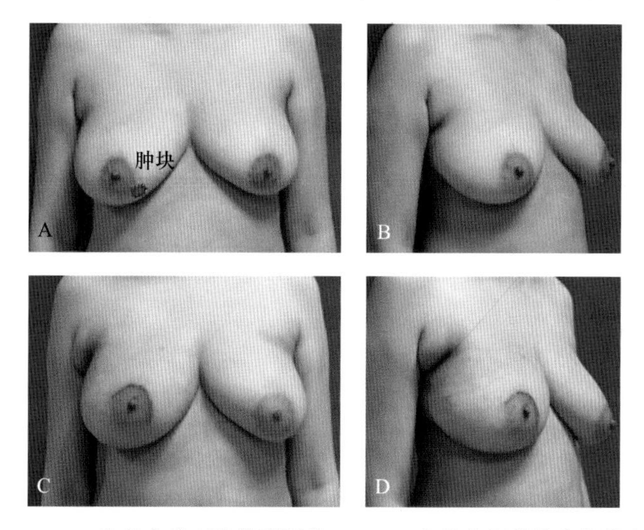

图 4-1-3 A、B 患者术前双乳外形评估；C、D 患者右侧乳腺癌保乳术后外形

二、临床决策

（一）诊断与评估

1. 术前明确诊断：患者青年女性，乳腺肿物有恶性的影像学特点。应术前穿刺活检明确病理诊断及分子分型，对手术计划及辅助治疗计划有帮助。如特殊类型乳腺癌，三阴性乳腺癌及 HER2 过表达者可实行新辅助治疗，如获病理完全缓解 pCR 与极好的 DFS 和 OS 相关，如有残余肿瘤，可以为手术后的辅助治疗更改方案提供依据。不赞成直接切除乳腺肿物，根据冰冻病理确诊，这样会使患者因术前计划不周而失去保乳机会和更有效的新辅助治疗的机会。

2. 发现遗传性乳腺癌线索：青年乳腺癌，阳性家族史，且亲属发病年龄较早，见图 4-1-2。应充分考虑遗传性乳腺癌可能，积极完善外周血基因检测，对其诊断及后续治疗决策均有重大意义。

目前国际上将40岁以前发病的乳腺癌患者定义为年轻乳腺癌，而NCCN指南推荐满足以下标准的年轻乳腺癌患者均应接受BRCA基因检测筛查：有家族成员存在乳腺癌相关的基因突变；有家族成员存在两个以上乳腺原发癌；父系或母系的一方存在两个以上乳腺原发癌患者或一个以上卵巢癌患者；一、二级亲属患乳腺癌年龄小于45岁的；一个以上的亲属存在乳腺癌伴发一个以上其他癌的，如同时伴有甲状腺癌、弥漫性胃癌、子宫内膜癌、男性乳腺癌。本例患者40岁以前发病，一级亲属患乳腺癌年龄小于45岁，符合该标准，应该实行基因检测。

（二）治疗决策

1. 保乳手术/全切手术?

BRCA突变型女性患者终身乳腺癌发病率45%～80%，对侧二次乳腺癌发病率20%～60%。2014年一项对755篇相关文献进行Meta分析的研究表明，BRCA突变型乳腺癌患者接受保乳术后其同侧乳腺癌复发率较BRCA野生型乳腺癌人群无统计学显著差异。Kirova等在2005年就131例行保乳及放疗后的家族史阳性的乳腺癌患者进行基因检测，并与非BRCA基因携带者和对照组进行队列研究发现，BRCA突变型乳腺癌患者在中位随访时间为9年的调查中，同侧乳腺癌复发率并不显著高于非携带者和对照组人群，这可能与BRCA突变型乳腺癌对放疗较为敏感有关。该患者为青年女性，右乳肿物较小，乳房丰满下垂，有强烈保乳意愿。经与患者充分沟通，制定为保乳手术。

2. 全身治疗

（1）辅助化疗：根据中国抗癌协会乳腺癌诊治指南与规范2015版，该患者复发风险评估为中危风险，患者青年女性，Ki67%（75%），应行术后辅助化疗。本例患者青年女性，有较强的治疗意愿，基础情况好，无心功能不全等慢性疾病史，经讨论决定采用ddEC-T，剂量密集型环磷酰胺合并蒽环类，序贯紫杉醇进行较强的化学治疗方案。

（2）内分泌治疗和卵巢保护：患者术后病理回报ER/PR（＋），有内分泌治疗指征，青年女性乳腺癌患者因仍存在生育需求，内分泌治疗是否应加用卵巢抑制？重要的TEXT和SOFT试验收集了2003—2011年数百例乳腺癌患者纳入实验组，1∶1给予5年他莫昔芬＋卵巢抑制OFS与5年芳香化酶抑制剂（依西美坦）＋卵巢抑制OFS及5年单纯他莫昔芬治疗进行比较，进行5～15年的临床随访，分析绝经前女性ER/PR阳性的早期乳腺癌辅助内分泌治疗策略选择，2018年最新发布的TEXT&SOFT研究的8年随访结果表明，绝经前HR＋/HER2-患者，E（依西美坦）＋OFS相较于T（他莫昔芬）＋OFS及单纯T（他莫昔芬）治疗，随访8年DFS和OS均显著获益。2016年一项荟萃分析收集了7项随机试验，纳入1047名女性患者，经meta分析表明，在绝经前早期乳腺癌患者化疗期间，使用促性腺激素释放激素激动剂（GnRHa）暂时抑制卵巢功能，可保留卵巢功能和生育能力。本患者采用AI（阿那曲唑）＋OFS（戈舍瑞林）进行内分泌治疗，最大程度保护患者卵巢及生育功能。

3. 长期随访

（1）复查项目及频率：根据NCCN指南，BRCA1/2型乳腺癌患者应每年接受乳腺钼靶及 MRI 检测，警惕乳腺癌复发，因 BRCA2 突变患者较 BRCA1 突变患者卵巢癌发病平均年龄晚 8～10 年，该患者可 40～45 岁考虑行预防性卵巢切除术。

（2）遗传及生育咨询：患者为青年女性，育有 1 女，其家族史中姨曾罹患乳腺癌，高度可疑患者 BRCA2 基因突变来自其母，其外祖母。可进一步进行该 BRCA2 基因家系共分离研究，对其后代女性进行基因检测及后续肿瘤筛查指导。由于妊娠会导致女性体内性激素水平发生明显改变，可能对术后肿瘤复发及患者预后存在一定的影响，使得多数患者和临床医生对乳腺癌术后妊娠存在顾虑。尽管妊娠对乳腺癌的预后影响的临床研究治疗很少，但一般建议治疗结束 2 年以后考虑生育问题。回顾性资料提示妊娠并不影响乳腺癌的预后，相反 5 年、10 年生存更优。乳腺癌治疗结束 2 年后妊娠比 6 个月有生存优势。Mueller 比较了 438 例术后生育患者及 2775 例术后无生育患者的预后，发现对于＜35 岁的年轻乳腺癌患者，无论肿瘤状态或治疗方式，术后 10 个月以后生育的乳腺癌患者的死亡风险均显著低于未生育患者。Ives 对 123 例术后妊娠及 2416 例术后未妊娠患者的预后进行比较，结果显示术后妊娠的患者 OS 显著高于对照患者。

三、讨论与总结

（1）年轻乳腺癌患者，尤其应关注询问家族史、个人史，若存在可疑则积极行基因检测明确遗传学改变。

（2）对于 BRCA1/2 突变型遗传性乳腺癌患者，传统认为因其乳腺癌高危发病率，需行双侧乳房全切，而近些年文献表明，BRCA 突变型乳腺癌接受保乳术后，其同侧复发率升高无统计学意义，考虑到 BRCA 突变型乳腺癌患者大多数为青年女性，对美观及生活质量要求较高，可经充分告知及商讨后，行保乳手术，术后加强随访和复查，每年进行钼靶及核磁复查，以达到肿瘤根治和外形美观的平衡共存。

（3）BRCA 突变型乳腺癌患者其卵巢癌发病率也显著高于乳腺癌散发人群，应积极行妇科相关检测，考虑预防性卵巢切除，并定期复查，警惕卵巢恶性肿瘤。同时，对家系积极基因检测共分离验证，遗传咨询。

参考文献

FRANCIS P A, PAGANI O, FLEMING G F. Tailoring adjuvant endocrine therapy for premenopausal breast cancer [J]. N Engl J Med, 2018, 379 (2): 122-137.

IVES A, SAUNDERS C, BULSARA M, et al. Pregnancy after breast cancer: population based study [J]. BMJ, 2007, 334 (7586): 194.

KIROVA Y M, STOPPA-LYONNET D, SAVIGNONI A. Risk of breast cancer recurrence and contralateral breast cancer in relation to BRCA1 and BRCA2 mutation status following breast-conserving surgery and radiotherapy [J]. Eur J Cancer, 2005, 41 (15): 2304-2311.

MALONE K E, BEGG C B, HAILE R W, et al. Population-based study of the risk of second primary contralateral breast cancer associated with carrying a mutation in BRCA1 or BRCA2 [J]. J Clin, Oncol, 2010, 28: 404-410.

MUELLER N, GARMENDIA M L, REYES M. Female offspring birth weight is associated with Body Mass Index, waist circumference and metabolic syndrome in Latin American women at 10-years postpartum [J]. Diabetes Res Clin Pract, 2018, 138: 90-98.

MUNHOZ R R, PEREIRA A A, SASSE A D. Gonadotropin-releasing hormone agonists for ovarian function preservation in premenopausal women undergoing chemotherapy for early-stage breast cancer: A systematic review and Meta-analysis [J]. JAMA Oncol, 2016 , 2 (1): 65-73.

VALACHIS AL, NEARCHOU A D, LIND P. Surgical management of breast cancer in BRCA-mutation carriers: a systematic review and meta-analysis [J]. Breast Cancer Res Treat, 2014, 144 (3): 443-455.

（季午阳）

第5章　胃肠外科疾病

病例1　放射性肠炎

一、病历摘要

（1）患者，女，61岁8个月，主因“子宫术后2年，间断性腹泻1年并加重3天”入院，慢性病程。

（2）患者2年前因子宫内膜癌于外院行腹腔镜下筋膜外全子宫双附件＋盆腔淋巴结切除术。术后病理提示：子宫内膜样腺癌Ⅱ级侵及肌层，淋巴结左盆0/19，右盆0/23。术后1个月开始行放疗治疗：体外照射DT50/60Gy，腔内后装照射黏膜下0.5cm，14Gy/2次。术后1年开始出现不完全肠梗阻，保守治疗缓解，反复发作。梗阻缓解期间以腹泻、腹痛为主，伴呕吐。近期患者再次出现严重腹痛、腹泻，7～8次/天，体重减轻5～6kg。

（3）既往史：既往体健。

（4）查体：腹部外形平坦，下腹部可见陈旧性手术瘢痕，大小约7cm。未见胃肠型，未见胃肠蠕动波，腹部无其他异常，腹部触诊柔软，无压痛，无液波振颤，无振水声，腹部未触及包块，肝脏未触及，胆囊未触及，墨菲征（Murphy征）阴性，脾脏未触及，肾脏未触及，各输尿管压痛点无压痛，肝区叩击痛阴性，脾区叩击痛阴性，双侧肾区无叩痛，无移动性浊音，听诊肠鸣音正常，无气过水声，无血管杂音。

（5）辅助检查：全腹部CT平扫提示，子宫及附件切除术后；小肠低位不全性肠梗阻；粘连性可能性大；腹腔部分肠壁增厚，考虑放射性肠炎。

二、临床决策

1. 入院诊断及诊断依据

（1）放射性肠炎：患者2016年7月1日因子宫内膜癌于外院行腹腔镜下筋膜外全子宫双附件＋盆腔淋巴结切除术。病理提示：子宫内膜样腺癌Ⅱ级侵及肌层，淋巴结左盆0/19，右盆0/23。2016年8月1日行放疗治疗：体外照射DT50/60Gy，腔内后装照射黏膜下0.5cm，14Gy/2次，2017年年底开始出现肠梗阻，以腹痛为主，伴呕吐。

（2）肠梗阻：全子宫双附件＋盆腔淋巴结切除术及放疗病史，术后反复出现功能性腹泻，腹痛等症状，腹部CT提示肠梗阻。

（3）子宫术后：患者2016年7月1日因子宫内膜癌于外院行腹腔镜下筋膜外全子宫双附件＋盆腔淋巴结切除术。

2. 鉴别诊断

（1）粘连性肠梗阻：粘连性肠梗阻一般发生既往手术或腹膜炎后的患者，是肠梗阻最常见原因，由于腹腔内粘连，肠道粘连呈角或由于形成纤维条索肠管内疝造成，多数情况下保守治疗可缓解，但保守治疗一段时间后不缓解，或出现肠坏死患者需急诊手术。本病临床可表现腹痛、腹胀，部分或完全停止排气排便。病史一般较长，可反复发作亦可突然发作肠绞窄。严重时表现为腹痛加重，局部压痛明显，甚至腹肌紧张，水电解质紊乱，肠坏死。检查可见腹部多发阶梯状气液平面，肠坏死时可出现肠管壁增厚，系膜水肿，腹腔积液。结合患者病史查体辅助检查，考虑本病诊断可能大。

（2）肠道肿瘤或原发病复发：患者多为肠梗阻表现，也可表现腹痛、血便或便中带血，消瘦。有些患者可逐渐进展，发生肠梗阻。此患者不能排除恶性肿瘤的发生，可进一步行肿瘤标志物检查、腹部 CT，盆腔磁共振及 PET-CT 等检查，排除肿瘤复发可能。

（3）肠扭转：此病因多发生于进食活动后，肠道扭转，造成通过困难。多见于回盲部及乙状结肠冗长合并便秘患者，X 线检查可见鸟嘴样改变，偶有小肠扭转、胃扭转病例报道。肠扭转随扭转程度不同，临床表现，疾病严重程度不同，扭转影响肠道血运、形成闭襻可出现肠坏死，需行急诊手术复位、或肠切除肠吻合术，与本患者表现不符，此诊断可能性不大。

（4）肠套叠：此病多见于幼儿，临床典型表现为腹痛、腹部包块，果酱样便，可行肠镜复位。成年人多因为肠道肿瘤引起，多存在器质性病变，多需手术治疗。本病可能性小。

3. 治疗策列及手术

（1）患者入院后完善术前常规检查，排除肿瘤复发可能及手术禁忌证。特殊检查：胃镜、肠镜、下消化道造影、全消化道造影、小肠 CTE 等检查。

（2）术前营养支持，由流食＋肠内营养制剂，过渡到肠内＋肠外营养制剂，过渡到完全肠外营养制剂。让放射损伤肠黏膜得到休息恢复，让患者营养状况改善，更好适合手术。对于严重腹泻患者，可考虑长期肠外营养，或者 PEG/J 营养支持治疗数月后，待营养改善再行手术治疗。

（3）妇科及泌尿外科会诊，因放疗造成的损伤往往是多器官损伤，排除患者的放射性阴道炎、放射性盆腔炎、放射性膀胱及输尿管炎症等。

（4）手术治疗：手术技术包括剖腹探查＋顽固粘连松解术、严重损伤肠段切除＋非严重损伤肠段顺蠕动侧侧吻合术、防止肠瘘发生的双套管引流技术等（具体吻合策略详见讨论部分）。

4. 围手术期及并发症

术后围手术期的管理尤为重要。①术后患者为肠外营养支持治疗，谷氨酰胺、生长激素及 Ω 鱼油不饱和脂肪酸等促进肠内黏膜增生。②抗生素的营养，防止腹腔感染。放射性肠炎患者的肠黏膜屏障脆弱，极其容易发生肠道菌群易位。另外，长时间中心静脉置管的患者，极易发生 CVC 管道感染。③必要时应用生长抑素，减少肠液分泌，起到吻合口减压作用。但要慎用，避免因生长抑素导致吻合口愈合不良引起的肠瘘。④观察双套管的引流颜色，及时判断吻合口愈合情况，早期发现肠瘘，及早充分引流是保守治疗肠瘘的关键，可降低二次手术的概率。⑤放射性肠炎患者的残存肠道仍有损伤，所以在恢复肠内营养期间，可继续行半流食＋肠内营养制剂一段时间，防止过早完全恢复饮食，造成肠梗阻或肠瘘。

5. 随访

患者术后随访约半年，由半流食过渡到简易普食，一直辅助肠内营养支持。体重较术前增加7～8kg。腹痛症状缓解，偶有腹泻，2～4次/月。偶有腹胀，恢复流食数日后可缓解，考虑粘连性不完全肠梗阻所致。术后复查腹部CT未见肠管明显扩张表现。妇科体检未提示肿瘤复发。

三、讨论与总结

放疗作为肿瘤综合治疗的一部分，对晚期肿瘤患者至关重要。放化疗后的患者生存期获益得到延长，放射性损伤症状越来越突出。其中部分放射性肠炎患者需要外科治疗。

结直肠肿瘤、妇科肿瘤等患者的放射性损伤，往往是多方面的，电离辐射对下腹部通透性损伤，包括放射性腹壁损伤、放射性膀胱损伤、放射性输尿管损伤、放射性肠损伤、放射性肠系膜及血管损伤等。对于放射性肠炎的外科治疗，应综合多器官考虑周全，不仅仅局限于肠道损伤情况。

电离辐射对肠道的损伤，分为急性损伤和慢性损伤。急性损伤往往为放疗期间及放疗后1～3个月，患者多为腹痛、腹泻、可有便血等症状，等肠壁水肿损伤期过后，症状多好转。慢性损失为进行性血管炎所导致的慢性间接损伤，往往为放疗12个月以后，症状多为轻度腹痛、腹泻等症状，但随时间推移症状越来越重，一般不会缓解。发生严重急性损伤的放射性肠炎患者，出现慢性损伤放射性肠炎的危险性较高，但放疗期间没有发生不良反应的患者，仍可出现慢性损伤。

慢性损伤的放射性肠炎患者，多经历较长时间的前驱症状，主要表现为吸收不良、体重下降、腹痛腹胀、间断腹泻和里急后重等，保守治疗症状缓解，但又反复发作。后期发展为不完全或完全肠梗阻、肠溃疡、肠瘘、肠穿孔及便血时，需要外科手术治疗，因组织经历放射损伤，术后愈合能力差，容易再次出现肠瘘、系膜血管出血风险，治疗难度大，多数医院将放射性肠炎列为手术禁忌证。

围手术期准备在放射性肠炎患者治疗过程中占重要部分。围手术期准备包括营养支持、对症处理、肠道准备及肠瘘预防等。其中营养支持占有重要地位。营养支持首选肠内营养，谷氨酰胺时肠黏膜细胞特异性营养物质，对肠黏膜的再生及维护肠屏障功能具有重要作用。①对于可以进食的患者，术前肠内营养支持可以让肠道休息，减少肠道功能负荷。②对于轻度腹泻或腹胀状的放射性肠炎患者，可采用胃空肠造口方式行肠内营养泵入输注，匀速缓慢营养液的输注可以让放射性损伤肠道更适应消化吸收，避免应激。③对于不能耐受肠内营养或肠内营养补充不足的患者，可由静脉营养支持，维持或增加患者体质，更好耐受手术。因此，营养支持的优点在于：①改善患者的营养状况和免疫功能，增加患者对手术的耐受力，减少术后并发症的发生；②可减少消化液分泌，缓解腹痛、腹泻等临床症状，对于肠梗阻或肠瘘患者，有时可能需要在营养支持的基础上给予生长抑素；③促进损伤肠面膜的修复。

经保守无效的放射性肠炎患者，可以考虑手术治疗。放射性肠炎患者多伴有肠梗阻或者肠瘘，但原因不一定由放射性损伤造成，应排除原发肿瘤疾病复发及转移的可能。我们建议患者术前行 PET-CT 在内的完全检查，排除肿瘤复发可能。对于非肿瘤造成的肠梗阻、肠瘘或严重肠炎疾病的放射性肠炎患者，在由手术指征前提及经验丰富的医师指导下，可考虑行手术治疗。手术方式包括开腹探查术、顽固粘连松解术、严重损伤肠段切除术、非严重损伤肠段吻合术及防止肠瘘发生的双套管引流技术等。值得质疑的是，我们提到的非严重损伤肠段吻合术，即便切除严重损伤肠管，近端及远端的剩余肠管也是有放射损伤的。需术前跟患者交代清楚，手术解决目前患者最严重的症状，不能从根本上完全治愈该疾病。并交代患者的预后、生活治疗及后续治疗方案等。

既往手术后并发症回顾，我们发现常见的并发症按吻合口瘘发生的风险比较依次是：回肠 - 回肠吻合口瘘，空肠 - 回肠吻合口瘘，回肠 - 升结肠吻合口瘘，回肠 - 横结肠吻合口瘘。既往学者认为，一段肠管正常，另一端肠管受放射损伤，吻合可能是安全的；如果吻合口两端的肠管均收到放射损伤，则吻合口必定发生破裂，并导致并发症和增加病死率。这也是多数医院将放射性肠炎列为手术禁忌证的原因之一。我们胃肠外科采用精确的粘连松解技术，顺蠕动侧侧肠吻合技术及防止肠瘘发生的双套管引流技术，有效降低并发生的发生，明显提高患者术后恢复率。

特别指出的是，放疗特点决定患者治疗策略。①放疗部位：直肠及妇科肿瘤放疗多导致末端回肠损伤较重，末端回肠及盲肠固定于右下腹邻近盆腔照射野，无法避开放射区域，而其他小肠能够在腹腔蠕动，躲避相当部分的放射损伤。所以避免回肠 - 回肠、回肠 - 盲肠等吻合术。我们推荐吻合器操作，手工加固及减张缝合的方法，不仅节省手术时间，而且更安全有效。②多器官放射损伤。患者往往合并放射性膀胱炎、放射性输尿管炎，以及输尿管狭窄，膀胱纤维化，阴道膀胱瘘、阴道小肠瘘等其他疾病。因此对于放射性肠炎患者的治疗，应该为多学科综合治疗，切勿漏诊。

四、专家点评

总结，放射性肠炎的手术治疗首选损伤肠管切除及一期吻合治疗，如果条件不允许，则选择近端肠造口＋二期肠吻合术。对于全身状况差，或者肿瘤复发、转移导致肠梗阻，开腹探查术发现近端小肠尚可利用，则进行造口术。注意的是，一期吻合治疗的患者，应术前肠镜评估直肠及结肠有无狭窄，术中也应该探查直肠及结肠有无狭窄，防止术后因吻合口肠内容物压力过高导致的吻合口瘘。

放射性损伤是一个极其复杂、持续加重的病理生理过程，因此对于放射性肠炎患者的治疗，是一个漫长的过程。①放射区域组织愈合能力差，闭塞性血管内膜炎和间质纤维化特点导致肠管愈合能力差，严重区域肠管呈板状纤维化，愈合能力极差。②病变呈进行性加重，从初次放疗后，腹胀、腹痛、腹泻等消化道症状缓慢加重。③腹腔粘连严重，与一般粘连性肠梗阻疾病相比，放射损伤导致的肠粘连极其致密，呈饼状粘连或者冰冻盆腔等现象，难以松解。④符合疾病，常伴随多发瘘，其他器官损伤，如膀胱、输尿管、阴道等。

治疗放射性肠炎，非一次手术可以彻底解决。包括了放射性肠炎患者手术指征的把握，手术时机的选择，术前营养支持，术前肠道评估，手术方案设计，术后并发症的预防与治疗。肠道功能再恢复与肠内营养支持，其他器官放射性损伤的治疗等等。真正掌握外科学与营养学顶尖技术的团队，才是治疗放射性肠炎的关键所在。

（李元新 王 峰）

病例 2 直肠癌 NOSES（经自然腔道取出标本手术）

一、病历摘要

女性，46 岁。患者半年前无明显诱因出现大便带血，有里急后重，无黏液脓血便，无肛门下坠感，无恶心呕吐，无腹痛腹胀，未予诊治，于我院行肠镜提示直肠肿物（图 5-2-1）、乙状结肠息肉。病理报告回报：（直肠肿物中央）、（直肠肿物边缘）腺癌，中分化。（直肠肿物中白色球状物）管状腺瘤，高级别，个别腺腔内见少许坏死物。入院后行全腹部增强 CT、胸部 CT、盆腔 MRI 等完善肿瘤评估（图 5-2-2）。入院后 1 周行直肠癌 NOSES 术。

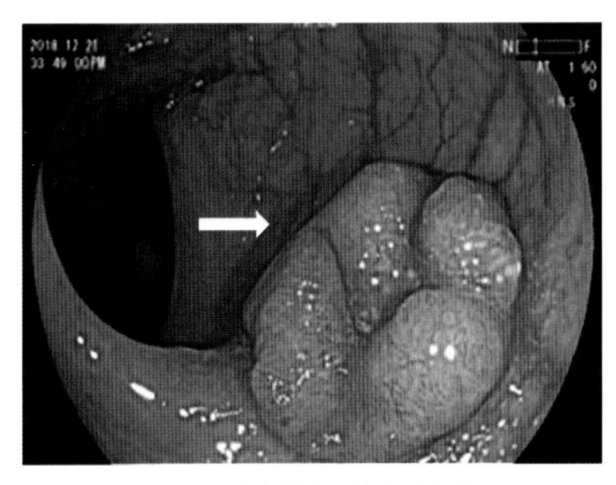

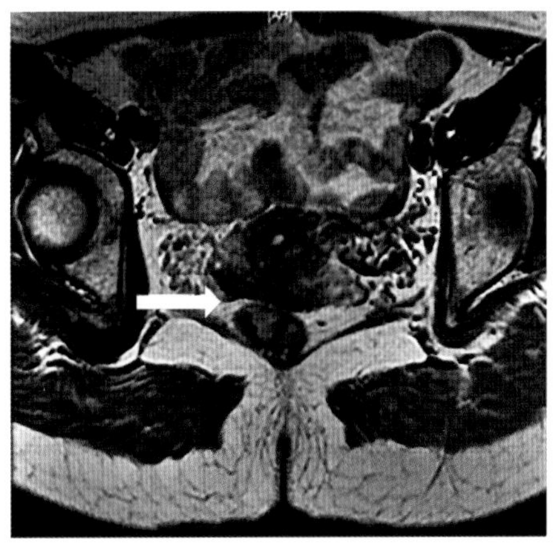

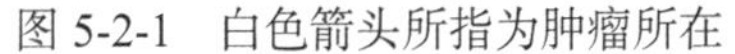

图 5-2-1 白色箭头所指为肿瘤所在

图 5-2-2 白色箭头所指为肿瘤所在

既往史：体健。

查体：腹平坦，手术瘢痕愈合良好，未见胃肠型及蠕动波，未见腹壁静脉曲张，腹柔软，未及压痛、反跳痛及肌紧张。肝脾肋下未及。Murphy 征阴性。腹部未及明显肿物。双侧腹股沟区及锁骨上未及肿大淋巴结，腹部叩诊呈鼓音，移动性浊音阴性，腹部振水音阴性。肝区及胆囊区叩击痛阴性，肾区及输尿管区叩击痛阴性。听诊肠鸣音正常存在，4～6 次 / 分，未闻及高调肠鸣音及气过水声。肛门指诊：胸膝位，距肛缘约 6cm，于直肠前壁可触及质硬肿块下缘，退指指套染血。

二、临床决策

1. 诊断

直肠癌。

2. 鉴别诊断

直肠息肉：常表现为粪便隐血阳性，甚至仅体检时发现，钡灌肠可有充盈缺表现，光滑整齐，黏膜规则，蠕动正常，而直肠癌表现为黏膜皱襞破坏中断，管壁僵硬。需肠镜活检鉴别。

结直肠淋巴瘤：常发生于回盲部，CT 上可见局部肿块和肠壁增厚，轮廓较光整，少有毛刺及周围浸润表现，常伴腹腔、盆腔及腹膜后淋巴结肿大，并可融合成团。淋巴瘤病程长，病变广泛，但通畅，无肠梗阻表现为本病特点。

直肠神经内分泌肿瘤：大多数表现为直肠息肉，总的转移率为 2.3%。＜1cm 者发生淋巴结转移概率为 1%～4%，＞2cm 的息肉，以及淋巴血管受侵犯的直肠神经内分泌肿瘤，更易发生转移。

3. 治疗决策

术前未见腹腔广泛转移及原处转移，肿瘤较小，距肛缘较近，决定行直肠癌 NOSES 术，根据术后病理结果，决定是否行放化疗等辅助治疗。

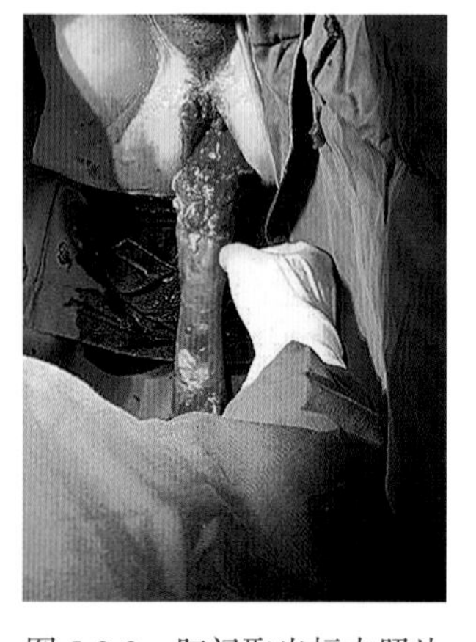

图 5-2-3 肛门取出标本照片

4. 手术

直肠癌 NOSES 术。腹腔镜探查：未见腹水，直肠未见肿物，肠系膜下动脉根部可见肿大淋巴结。经肛门拖出肿瘤及口侧结肠（图 5-2-3），切开肠壁全层，距肿瘤肛侧 1～2cm 直视下切除直肠，还纳直肠残端，腔镜下行直肠残端、结肠端端吻合。

5. 围手术期治疗

术后给予禁食水、肠外营养等对症支持治疗，恢复排气排便后，逐渐恢复饮食。

6. 随访

术后 2 年内，每 3 个月复查肿瘤标志物；2 年后每半年复查肿瘤标志物；5 年后每年复查肿瘤标志物。每年行肠镜、全腹部增强 CT、胸部 CT 等检查明确肿瘤情况。

三、讨论与总结

NOSES（natural orifice specimen extraction surgery）是使用腹腔镜器械、TEM 或软质内镜等设备完成腹腔内手术操作，经自然腔道（直肠、阴道或口腔）取标本的腹壁无辅助切口手术。根据取标本和消化道重建的不同方式，NOSES 术又可归为三类，分别是将标本经直肠外翻至体外，并在体外将标本切除（外翻切除式）；将标本经自然腔道拉出至体外，并在体外将标本切除（拉出切除式）、标本在体内完全切除，并经自然腔道拖出体外（切除拖出式）。NOSES Ⅰ式即腹部无辅助切口经肛门外翻切除标本的腹腔镜下低位直肠前切除术，适用于低位直肠癌。具体直肠分段，距齿状线 5cm 以内为下段直肠，距离齿状线 5～10cm 为中段直肠，距离齿状线 10cm 以上称为上段直肠。本患者为低位直肠癌，运用 NOSES Ⅰ式（图 5-2-4）。

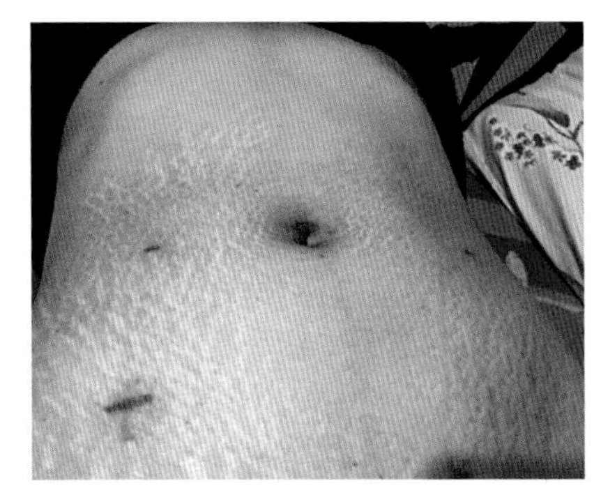

图 5-2-4 术后 3 月腹部照片

（李元新 孙孝文）

病例 3 完全腹腔镜胃癌根治术

一、病历摘要

男性，55 岁。患者 1 年余前无明显诱因开始出现左上腹间断隐痛，饥饿、饱食或饮酒后症状加重，伴呃逆，不伴反酸、烧灼感，不伴恶心呕吐，不伴腹胀、腹泻等不适，未重视。后患者左上腹疼痛症状发作频率逐渐增加，20 余天前自行服用奥美拉唑后症状缓解。10 余天前患者饮红酒后再次出现左上腹隐痛，就诊于四川省科学城医院，胃镜提示胃体巨大溃疡性新生物伴出血，取活检病理回报“低分化腺癌（含印戒细胞癌成分）”。入院后行病理会诊、全腹部增强 CT（图 5-3-1）、胸部 CT、胃镜等完善肿瘤评估。入院后 1 周行完全腹腔镜胃癌根治术。

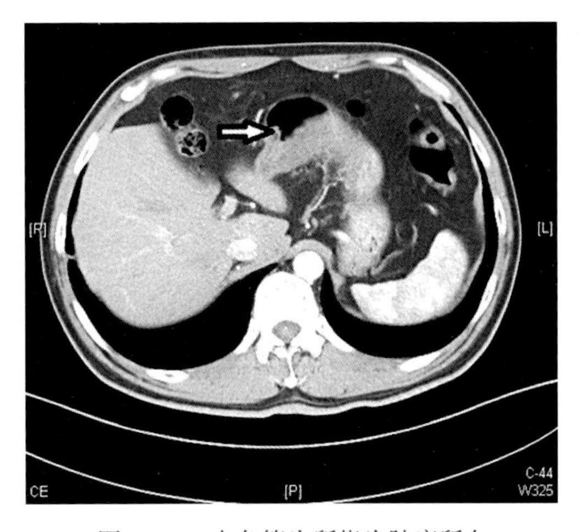

图 5-3-1 白色箭头所指为肿瘤所在

二、临床决策

1. 诊断

胃癌。

2. 鉴别诊断

胃息肉：本病早期或无并发症时多无临床症状。有症状时常表现为上腹隐痛、腹胀、不适，少数可出现恶心、呕吐。合并糜烂或溃疡者可有上消化道出血，多表现为粪隐血试验阳性或黑便，呕血较为少见。位于幽门部的带蒂息肉，可脱入幽门管或十二指肠，而出现幽门梗阻。生长于贲门附近的息肉可有吞咽困难。需经胃镜活检确诊。

胃间质瘤：中老年人中多见。常见临床症状有恶心、呕吐、上腹痛、贫血、肿与上胃肠道出血等。需经胃镜活检鉴别。

胃淋巴瘤：临床症状缺乏特异性，与胃癌相似，可有发热、上腹触痛、腹块和贫血。术前诊断困难，胃肠道钡餐和胃镜检查结合活检病理有助于诊断。胃淋巴瘤起源于胃黏膜下的淋巴滤泡，向内侵及黏膜层，向外侵及肌层，亦可以类似于 Borrmann Ⅳ型胃癌沿黏膜下弥漫浸润，因此影像学表现呈多样化，复杂化。

胃溃疡：上腹部疼痛是本病的主要症状。多位于上腹部，也可出现在左上腹部或胸骨、剑突后。常呈隐痛、钝痛、胀痛、烧灼样痛。胃溃疡的疼痛多在餐后 1h 内出现，经 1～2h 后逐渐缓解，直至下餐进食后再复现上述节律。部分患者可无症状，或以出血、穿孔等并发症作为首发症状。需经胃镜活检鉴别。

治疗决策：术前未见腹腔广泛转移及原处转移，决定行“完全腹腔镜胃癌根治术”，术中加做空肠造瘘术，尽快行肠内营养促进患者胃肠功能恢复，并有利于术后辅助治疗时行辅助肠内营养治疗，根据术后病理结果，决定是否行放化疗等辅助治疗。

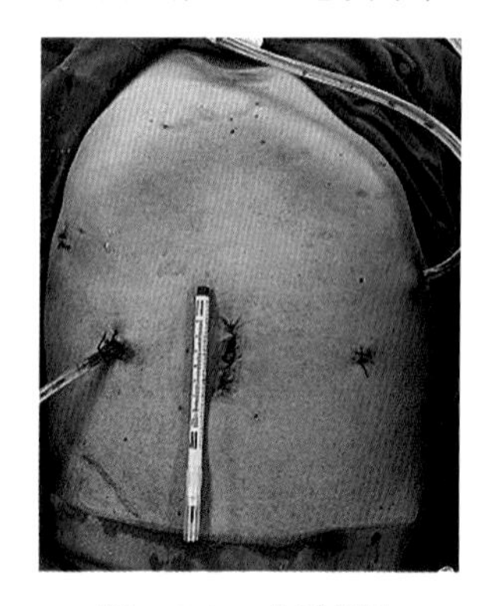
图 5-3-2 术后照片

3. 手术

完全腹腔镜胃癌根治术＋空肠造口术。腹腔镜探查：腹腔无粘连，胃小弯侧肿物，侵透浆膜，未见有腹水及分泌物，肝、胆、胰、脾脏以及大网膜无异常，双侧结肠旁沟无异常，腹主动脉旁及肠系膜下动脉周围无肿大淋巴结，盆腔未见转移灶；腹腔镜下行空肠与食管侧侧吻合；空肠空肠侧侧吻合，上腹部纵行切口，长约 5cm，取出标本，空肠空肠吻合口远端行空肠造口术（图 5-3-2）。

4. 围手术期治疗

术后给予禁食水、肠外营养等对症支持治疗，术后第 2 天，经空肠造瘘管饲糖盐水，促进肠道功能恢复，此后逐渐恢复肠内营养至全肠内营养。术后 5 天口服造影剂查看有无吻合口瘘，明确无瘘后，开始经口逐渐恢复饮食（图 5-3-3）。

5. 随访

术后 2 年内，每 3 个月复查肿瘤标志物；2 年后每半年复查肿瘤标志物；5 年后每年复查肿瘤标志物。每年行胃镜、全腹部增强 CT、胸部 CT 等检查明确肿瘤情况。

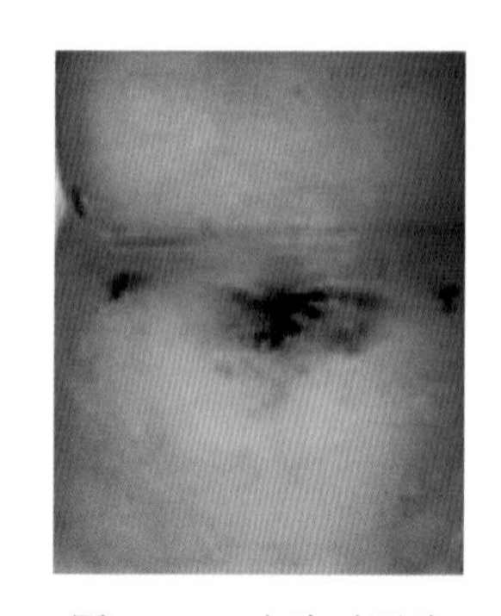
图 5-3-3 出院时照片

三、讨论与总结

自 1994 年 Kitano 等报道首例腹腔镜辅助远端胃癌根治手术后，腹腔镜在胃癌外科治疗领域得到了认可并被广泛推广。全腹腔镜手术内涵的理解主要存在两种定义：①所有淋巴结清扫以及消化道重建应全部在体腔内完成。②允许通过取标本的小切口在体外完成部分操作。73.4% 的受访者认为“全腹腔镜胃癌手术有望成为胃癌外科的主流手术方式”。在已开展的全腹腔镜胃癌手术方式调查中，开展根治性远端胃大部切除术和全胃切除术的受试者比例分别为 96.9%、78.6%，近端胃切除则为 34.4%。其他已开展的全腹腔镜手术还包括保留幽门的远端胃切除（PPG）、胃楔形切除等。在消化道重建的吻合工具选择上，由于直线切割闭合器在腹腔镜下良好的适用性，得到了 69.4% 的受访者的认可，手工缝合的比例仅为 0.5%。而在包括技术要求相对较高的食管相关吻合的全胃及近端胃切除中，圆形吻合器的应用比例则分别为 30.2%、37.9%，显著高于其在远端胃切除中所占比例。

（李元新　孙孝文）

病例 4　热灌注化疗病例

一、病历摘要

女性，67 岁。患者于 2018 年 3 月 25 日因“阑尾黏液腺癌”于商丘市中心医院行“腹腔镜辅助右半结肠切除术”，手术步骤：回盲部可见巨大肿块，约 6cm×5cm×3mcm 大小，与阑尾分界不清，双侧膈肌顶部肝脏、腹膜、肝圆韧带、大网膜、盆腔可见、小肠系膜可见广泛分布粟粒样灰白色转移结节。回肠末端 80cm、升结肠、横结肠右半部、大部分网膜血管及伴随的淋巴结一同切除，回肠残端与横结肠应用切割闭合器端端吻合，应用蒸馏水 1000ml＋5-Fu1.25g＋利多卡因 0.5g 浸泡肠管。术后病理：浸润型低分化黏液腺癌，累及外膜及阑尾，肠壁浆膜面、肠周及网膜见多个转移结节。术后于 2018 年 4 月 24 日至 2018 年 6 月 14 日行 3 周期 XELOX 方案化疗。2018 年 9 月出现下腹坠胀感，每日排便 2 次，无发热，无腹痛腹胀，无呕血黑便，无里急后重。

既往史：体健。

查体：体温 36.2℃，脉搏 75 次 / 分，呼吸 18 次 / 分，血压 115/69mmHg。心肺查体无异常，腹平坦，手术瘢痕愈合良好，未见胃肠型及蠕动波，未见腹壁静脉曲张，腹柔软，未及压痛、反跳痛及肌紧张。肝脾肋下未及。Murphy 征阴性。腹部未及明显肿物。双侧腹股沟区及锁骨上未及肿大淋巴结，腹部叩诊呈鼓音，移动性浊音阴性，腹部振水音阴性。肝区及胆囊区叩击痛阴性，肾区及输尿管区叩击痛阴性。听诊肠鸣音正常存在，4～6 次 / 分，未闻及高调肠鸣音及气过水声。

辅助检查：全腹部增强 CT：“阑尾黏液腺癌切除＋右半结肠切除”术后，术区可见金属吻合器影，吻合口肠壁未见明确增厚及异常强化；肠管排列紊乱。子宫上方略偏左可见一结节状不均匀强化影，直径约 40mm，局部与邻近肠管分界不清。左腹部及盆腔内部分小肠扩张、积液，并可见少许气液平面（图 5-4-1、图 5-4-2）。

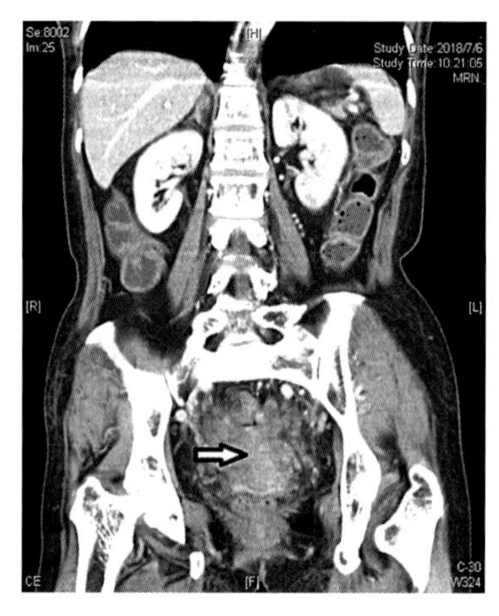

图 5-4-1　白色箭头所指为肿瘤所在

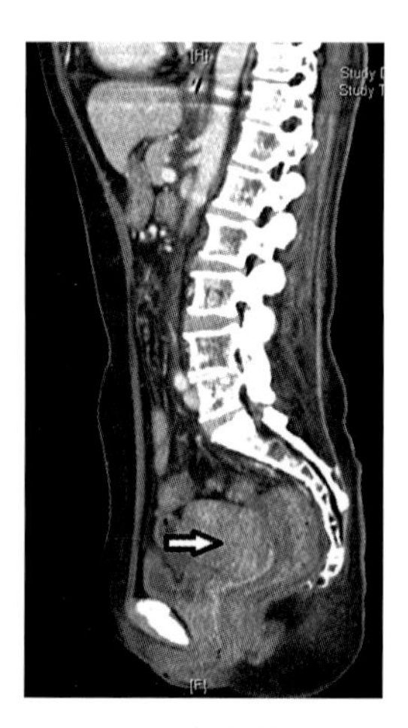

图 5-4-2　白色箭头所指为黏膜病变所在

二、临床决策

1. 诊断

阑尾黏液腺癌复发。

2. 治疗决策

阑尾黏液腺癌复发极易出现腹腔广泛转移，术前提示肿瘤与子宫、附件关系密切，有请妇科共同手术可能，决定行“开腹探查，备直肠切除、子宫及双附件切除、腹腔热灌注化疗术”。

3. 手术

“直肠、子宫、双侧附件切除、腹腔热灌注化疗”。术中探查：双侧卵巢失去正常结构，代替为肿物性病变，大小 8～9cm，左侧为著，直肠子宫陷窝被复发结节侵犯，与直肠、子宫关系密切，肝脏、脾脏、肠系膜表面可见广泛种植结节，1～2mm。遂行上述手术，术中以顺铂 70mg 行腹腔热灌注化疗。

4. 围手术期治疗

术后给予禁食水、肠外营养等对症支持治疗，分别于术后第 3 天以顺铂 70mg 5-FU 0.8g，术后第 5 天以 5-FU 0.6g 行热灌注化疗 2 次，共 3 次腹腔热灌注化疗，待肛门恢复排气排便后，开始经口逐渐恢复饮食。

5. 随访

术后 2 年内，每 3 个月复查肿瘤标志物；2 年后每半年复查肿瘤标志物；5 年后每年复查肿瘤标志物。每年行肠镜、全腹部增强 CT、胸部 CT 等检查明确肿瘤情况。

三、讨论与总结

腹腔热灌注化疗（HIPEC）在预防与治疗胃癌、结直肠癌、卵巢癌、腹膜假性黏液瘤、腹膜恶性间皮瘤、肝癌、胆管癌和胰腺癌等腹腔恶性肿瘤的腹膜种植转移及其并发的恶性腹水方面具有独特的疗效。热疗具有通过抑制DNA复制、转录和修复必不可少的核基质介导的功能，具有选择性杀伤肿瘤细胞的作用. 它还可加强化疗药物的细胞毒作用，并提高药物在组织间的渗透。研究表明，正常组织细胞在高温条件下能持续耐受47℃达1h，而恶性肿瘤细胞仅能持续耐受43℃ 1h，47℃和43℃持续1 h被称为正常组织细胞和恶性肿瘤细胞不可逆损害的临界温度。由于腹膜-血液屏障，腹腔内给药的化疗药物浓度水平要比血浆水平高20～1000倍。HIPEC的治疗模式主要为“HIPEC＋”，即HIPEC联合其他方法。①HIPEC＋肿瘤根治术（cancer radical resection，CRR）；②HIPEC＋CRS，CRS即在保证手术安全的前提下，尽可能清除听有肉眼可见的肿瘤病灶，从而达到最大限度地降低肿瘤负荷的目的；③CRR＋HIPEC＋化疗（chemotherapy）即CHC治疗模式：在CRR基础上，HIPEC能清除肉眼发现不了的癌细胞和微小癌结节，手术后结合常规化疗，可提高治愈率；④HIPEC＋CRC＋chemotherapy即HCC治疗模式。本手术采用HIPEC＋CRS模式进行。

（李元新　孙孝文）

病例5　这个患者终于活了下来——多发肠瘘合并上消化道大出血

一、病历摘要

59岁，男性，2016年11月患者因摔伤急诊行剖腹探查、肠部分切除吻合、横结肠造口、脾修补、肠系膜血管止血缝合术。2017年10月12日行结肠造口还纳术，分离后见回肠有8cm明显缺血，行回肠部分切除端侧吻合，横结肠端侧吻合。2017年10月19日（术后第7天）患者切口引流出大量血性液体，混有渣样物，予止血、扩容、抗感染等治疗后病情暂时稳定。2017年10月23日（术后第11天）患者切口再次引出大量血性液体，介入治疗失败后急诊行剖腹探查，术中见小动脉活动性出血，空肠肠瘘，予以缝扎止血、蘑菇头导管置入空肠瘘口引流后关腹。2017年10月25日（术后第13天）患者咳嗽后出现伤口渗血，按压无好转，于急诊行开腹探查见蘑菇头导管脱出，术中行胃镜、小肠镜检查未见肠内出血，予以重新固定引流后关腹。2017年10月27日（术后第15天）患者切口敷料突然出现大量渗血，急诊再次手术。拆除原切口缝线，见蘑菇头导管已经脱出小肠，瘘口小肠壁处出血，裂口约3cm，术中胃肠镜检查无活动性出血处，远端小肠置入营养导管，近端小肠置入蘑菇头导管，左右侧腹腔各放置引流管引流，敞开腹腔，湿纱布覆盖切口及腹腔。2017年10月29日（术后第17天）夜间再次出现切口大量渗血，予以输注悬红细胞及血浆，止血，补液扩容抗休克治疗后无好转（图5-5-1）。

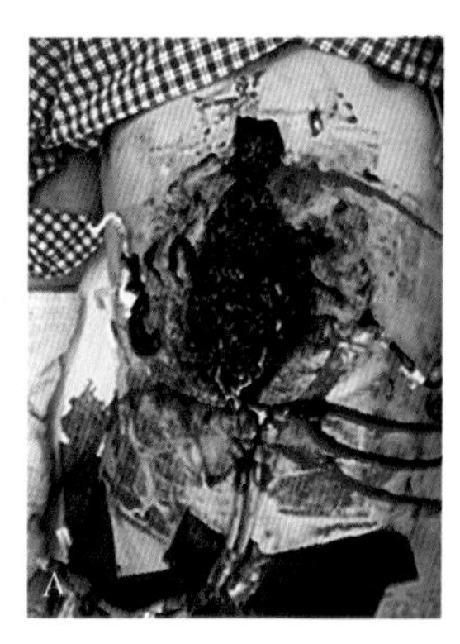
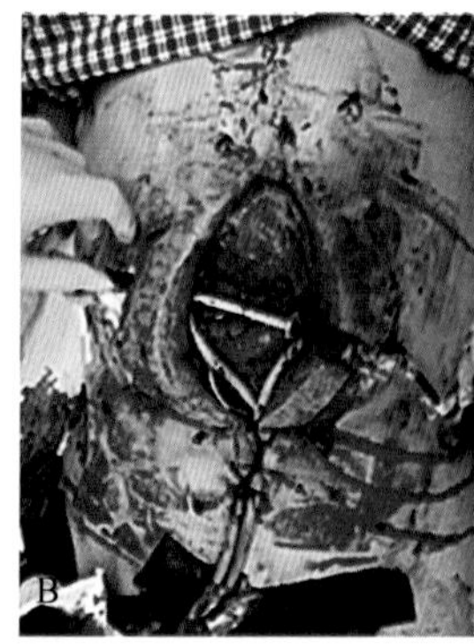
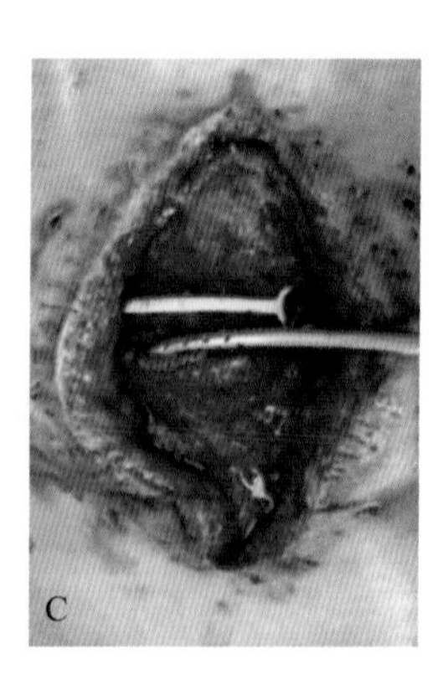

图 5-5-1　切口渗血（A～C）

二、临床决策

1. 患者诊断为多发肠瘘、腹腔开放、上消化道大出血、失血性休克、回肠部分切除术后、结肠造口还纳术后。

2. 鉴别诊断主要包括要鉴别腹腔内有无严重感染、瘘口的部位和数量。鉴别手段主要包括腹部 CT（图 5-5-2）、瘘口造影（图 5-5-3）。

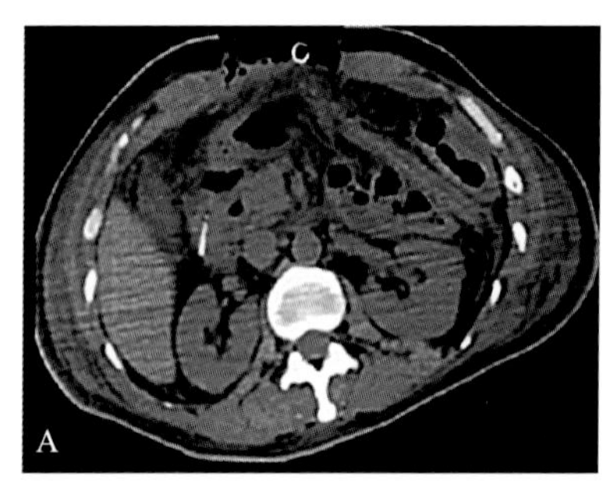
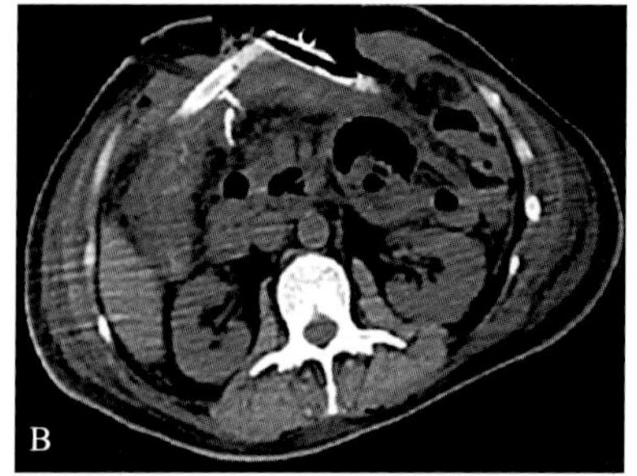

图 5-5-2　腹部 CT（A、B）

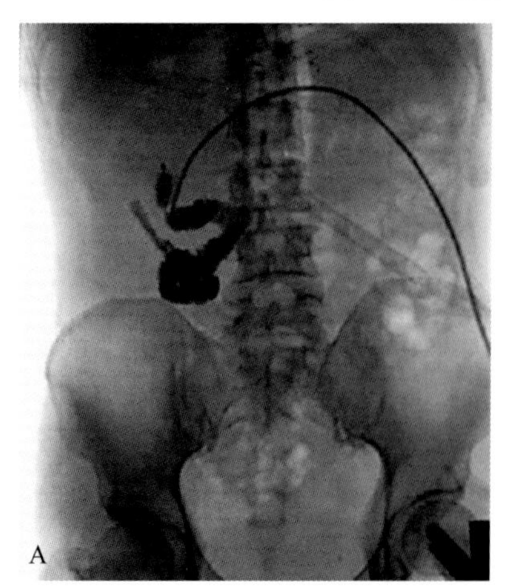
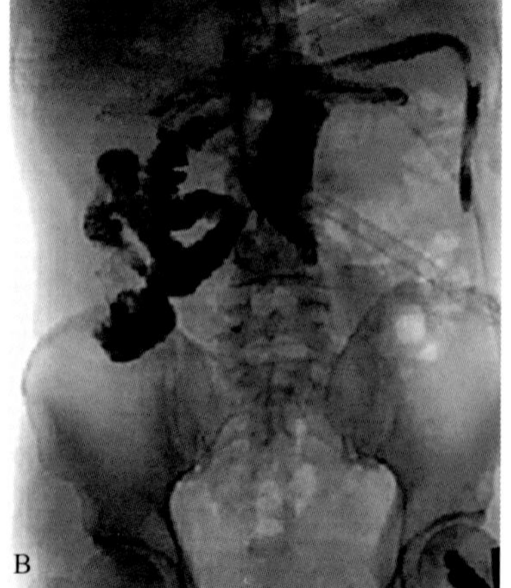

图 5-5-3　瘘口造影（A、B）

3．临床决策包括初期的损伤控制、营养支持和确定性手术治疗。

腹壁缺损的改变（图 5-5-4）：

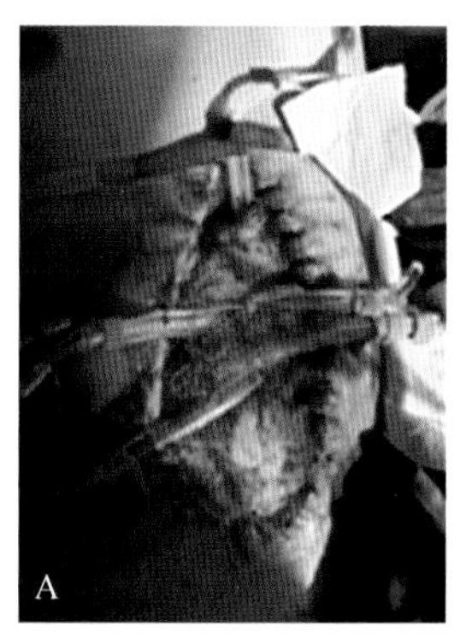
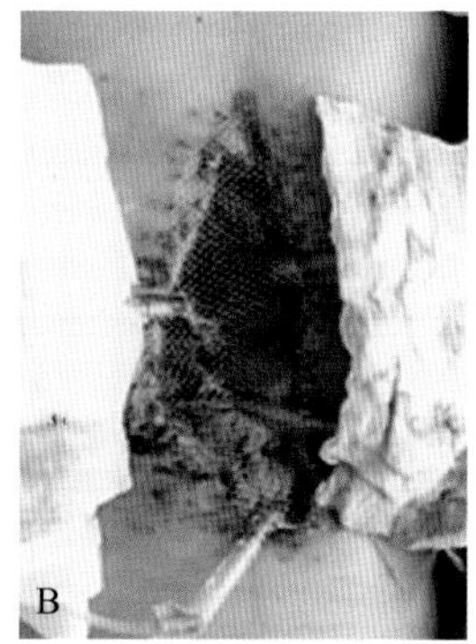
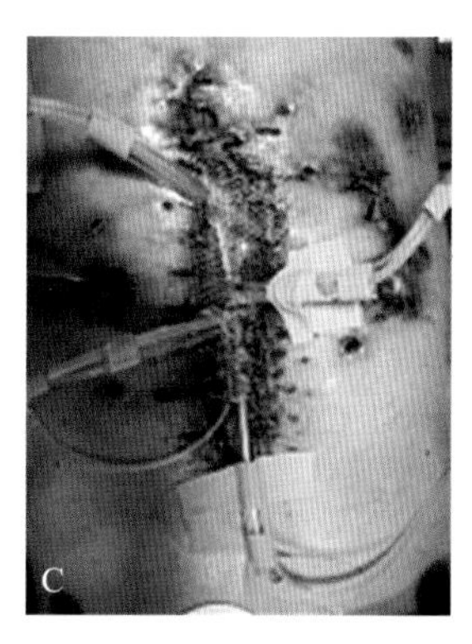
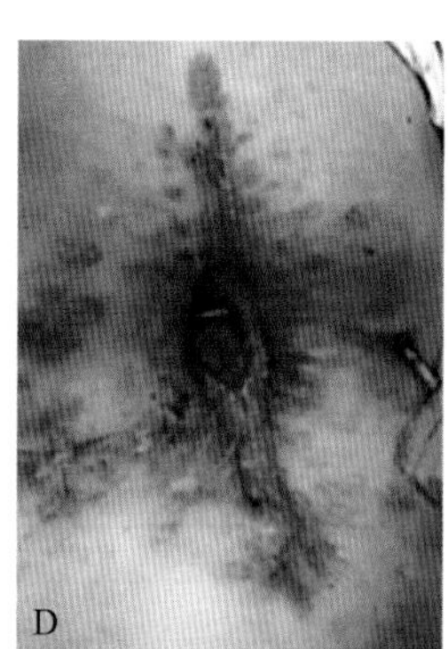

图 5-5-4　腹部缺损（A～D）

确定性手术包括：复杂肠粘连松解、肠瘘切除及消化道重建、腹壁重建三个部分（图 5-5-5）。

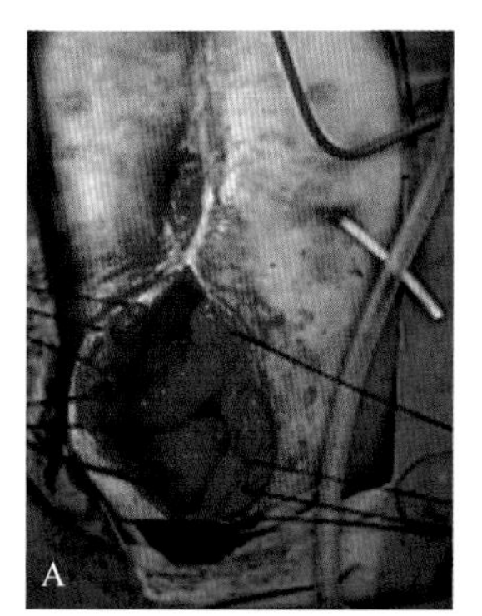
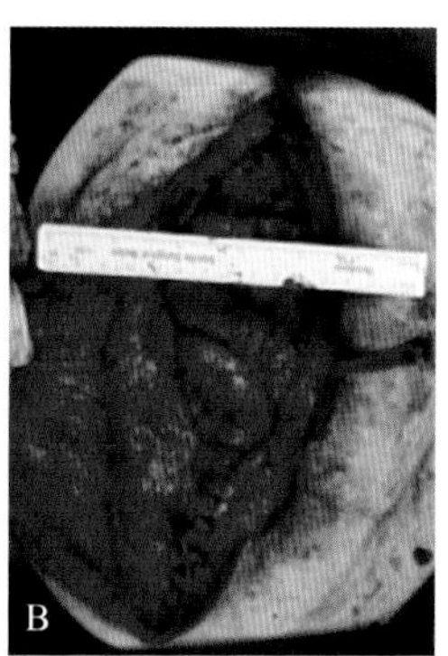
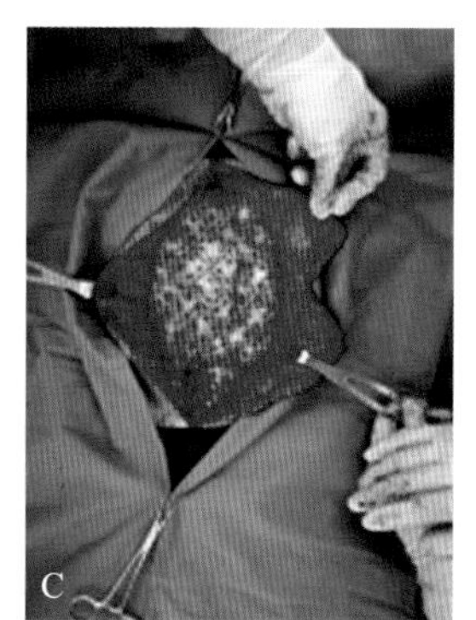
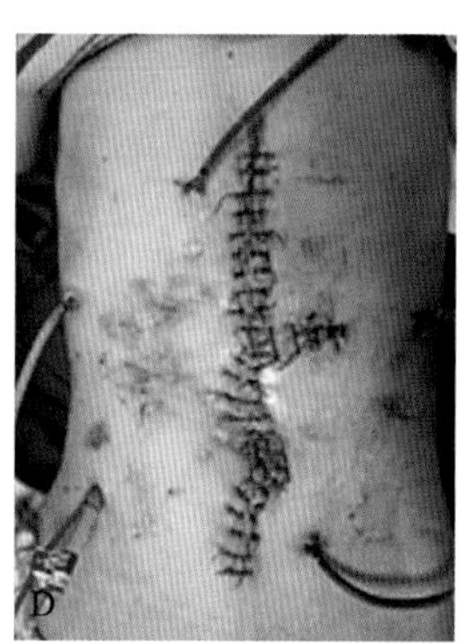

图 5-5-5　复杂肠粘连松解、肠瘘切除及消化道重建、腹壁重建（A～D）

患者术后一个月随访腹部切口愈合良好（图 5-5-6）。

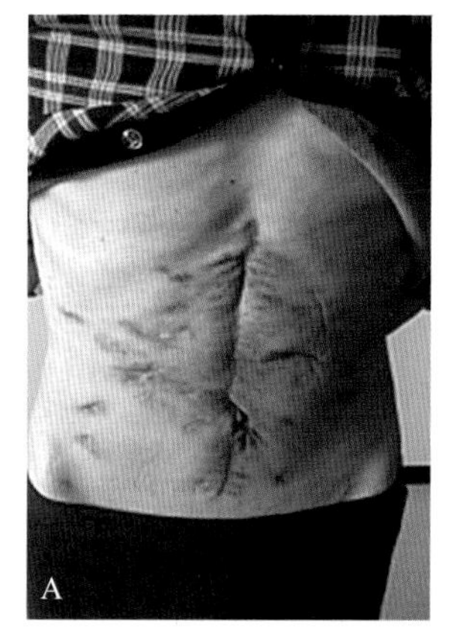
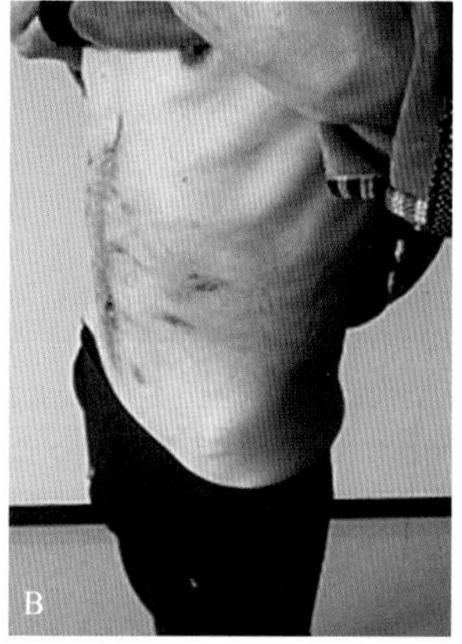

图 5-5-6　切口愈合（A、B）

三、讨论和总结

本病例的成功救治充分体现了损伤控制理念在复杂肠瘘救治中的应用。同时本病例通过及时有效的肠内营养支持从而避免了长时间的肠外营养导致的脏器功能损害，也为确定性手术提供有力保障。

四、专家点评

本病例首先通过改善引流控制了腹腔感染，避免了消化液对腹腔血管的腐蚀导致腹腔再次出血，同时通过减轻应激等综合治疗控制了瘘口近端肠管的出血。等待病情稳定后逐步建立肠内营养途径，合理有效的围手术期营养支持为确定性手术创造了条件，降低了手术并发症。

五、亮点精粹

小肠瘘口的近端肠管出血，采用 Flyshi 导尿管进行堵塞，造成暂时性肠梗阻，造成肠腔内一定压力，并打入凝血药物延缓消化道的应激性出血。

（李元新　王　峰）

病例 6　肠系膜动脉栓塞

一、病历摘要

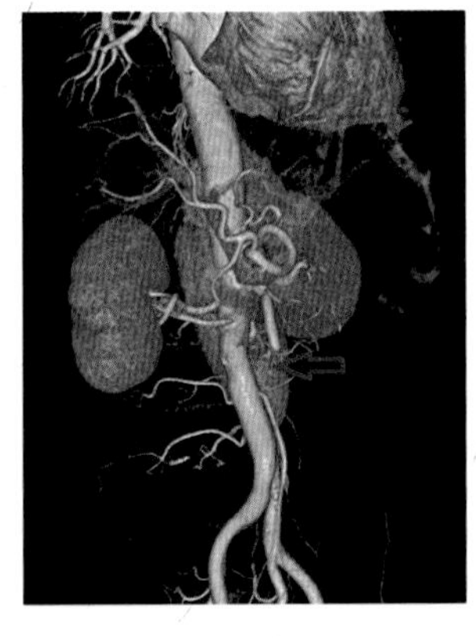
图 5-6-1　红色箭头处可见肠系膜上动脉血供中断

患者女，58 岁，2 天前无明显诱因下突然出现腹痛，为全腹疼痛，疼痛较剧烈，伴恶心，呕吐 10 余次，呕吐物为胃内容物，否认发热、呕血、便血、尿频、尿急、尿痛症状，就诊我院急诊，腹部平扫 CT 未见明显异常，查体除全腹部轻压痛外无其他异常体征。给予解痉、止痛治疗后腹痛症状未见明显缓解，进一步完善腹部 CTA 检查，明确为肠系膜上动脉栓塞（图 5-6-1），给予抗凝、扩血管及改善微循环治疗，后患者症状稍仍未完全缓解，再次复查腹部平扫 CT 可见腹腔大量积液，肠壁增厚（图 5-6-2～图 5-6-5），同时患者腹痛再次突发加重，并出现血压下降，考虑患者合并肠坏死，肠穿孔可能，合并感染中毒性休克，遂急诊入院行绝急手术。

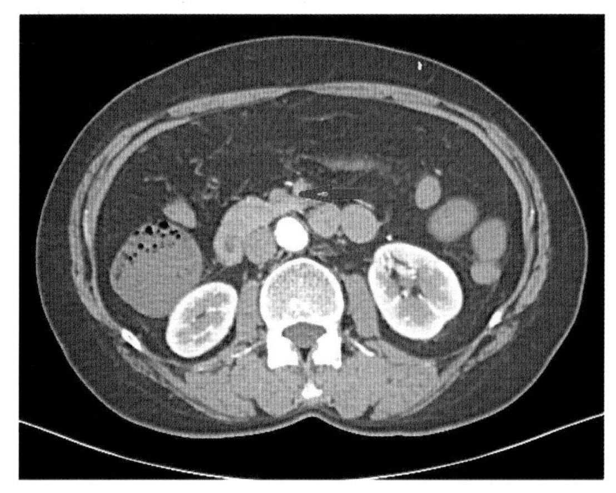

图 5-6-2 红色箭头处可见肠系膜上动脉血供中断

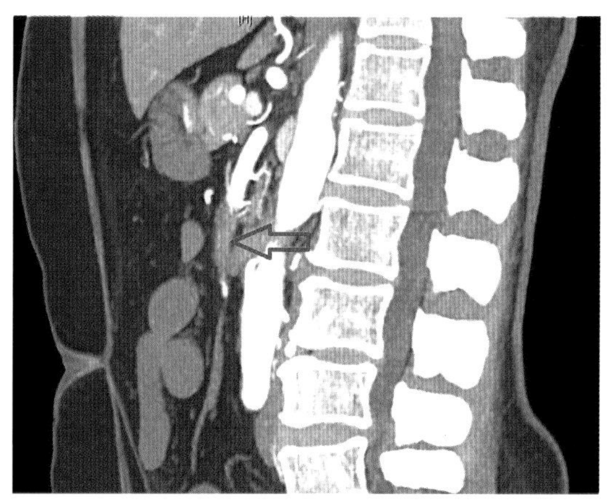

图 5-6-3 红色箭头处可见肠系膜上动脉血供中断

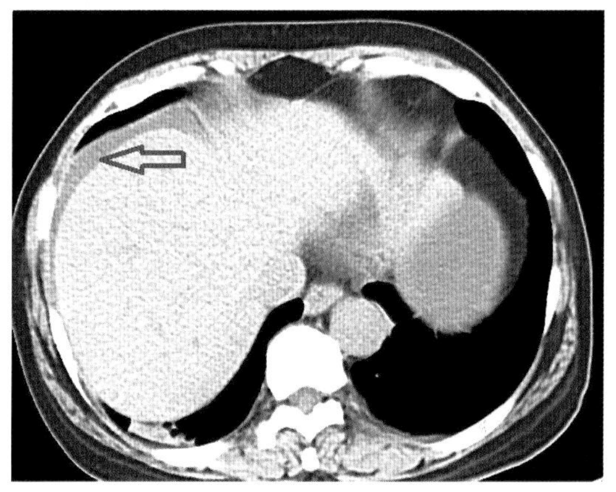

图 5-6-4 红色箭头处可见肝周积液

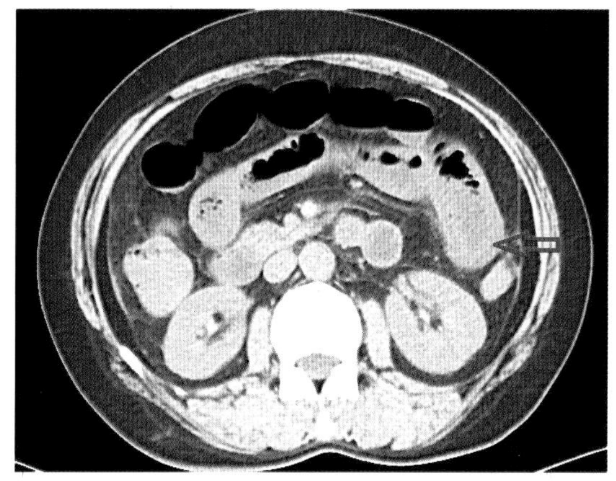

图 5-6-5 红色箭头处见小肠肠壁增厚

既往史：风湿性心脏病3年，瓣膜关闭不全3年，高血压病史7年，血压最高200/110mmHg，口服中成药（具体不详）治疗，血压控制良好冠心病病史10年，心房颤动病史7～8年，未抗板及抗凝治疗；“颅内动脉瘤”病史3年，未治疗。

体格检查：T37.2℃，P140次/分，R20次/分，BP74/40mmHg，腹平坦，未见胃肠型及异常蠕动波，全腹腹肌紧张，呈板状腹，全腹压痛、反跳痛存在，中上腹部为重。全腹未触及腹部包块，肝脾肋下未及。腹部叩鼓音，肝肺浊音界消失，移动性浊音阳性，肠鸣音未闻及，未闻及明显气过水声。

辅助检查：我院腹部CTA：肠系膜上动脉急性栓塞，腹主动脉及其大分支粥样硬化改变。D-二聚体1.16mg/L，白细胞 3.95×10^9/L，中性粒细胞百分比82%。

二、临床决策

1. 诊断及鉴别诊断

诊断：肠系膜上动脉栓塞伴肠坏死。

依据：患者突发腹痛 2 天，疼痛较剧烈，伴恶心，呕吐 10 余次，初始查体存在症状重、体征轻的表现，既往有风湿性心脏病、高血压、心房颤动的风险因素，验血 D- 二聚体升高明显，输液治疗后腹痛症状未见明显缓解，腹部 CTA 检查，明确为肠系膜上动脉栓塞，后患者出现腹膜炎体征，查腹部 CT 提示肝周考虑患者合并肠坏死可能。

鉴别诊断：

（1）肠扭转：此病多发生于进食活动后，肠道扭转，造成通过困难。多见于回盲部及乙状结肠冗长合并便秘患者，患者可表现为剧烈腹痛，伴恶心呕吐，X 线检查可见鸟嘴样改变，此患者腹部 CTA 未见特征性影像学表现，并见肠系膜上动脉栓塞，不支持此诊断。

（2）肠套叠：此病临床典型表现为腹痛、腹部包块，果酱样便，伴恶心呕吐，成年人多因为肠道肿瘤引起，多存在器质性病变，此患者腹部 CTA 未见特征性影像学表现 - 靶征，并见肠系膜上动脉栓塞，不支持此诊断。

（3）急性胰腺炎：此病多表现为暴饮暴食后逐渐加重的上腹部疼痛，伴腰背部放射，伴恶心呕吐，伴发热，查体存在腹膜炎体征，血尿淀粉酶可升高，腹部 CT 可见胰腺充血肿胀。此患者腹部 CTA 可，未见胰腺异常，不支持此诊断。

2. *治疗*

患者入院后急诊全麻下行腹腔镜探查，见小肠广泛缺血坏死，腹腔可见大量血性积液。中转开腹，探查见除距屈氏韧带约 30cm 内空肠外，其余小肠全部缺血，近端空肠约 150cm 缺血，呈青紫色，水肿明显，肠壁增厚，再远端约 350cm 小肠全部坏死。局部可见穿孔，直径约 0.5cm，腹腔内可见食物残渣。切除远端约 350cm 的坏死小肠及回盲部。6000ml 温生理盐水反复冲洗腹腔至冲洗液清亮，请血管外科台上会诊行肠系膜上动脉取栓术，自小肠系膜右侧找到肠系膜上动脉，游离血管主干，切开动脉壁，取栓器取出动脉内血栓，缝合血管。检查残存小肠浆膜面血供恢复，颜色逐渐转为粉红色。空肠断端行腹部造瘘。升结肠断端加固缝合，放置双套管一根引流。盆腔放置乳胶管一根，逐层关腹（图 5-5-6～图 5-6-7）。

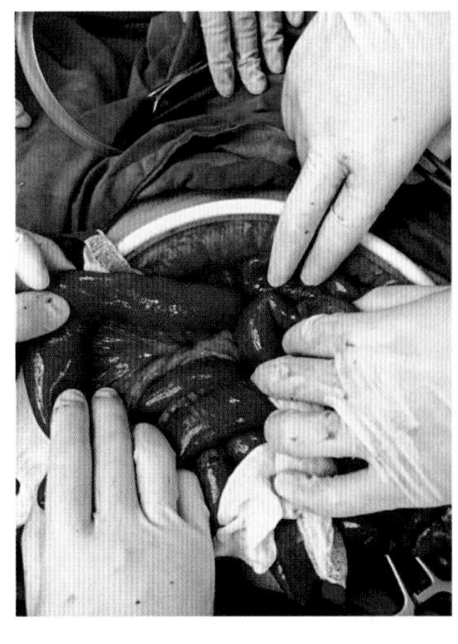

图 5-6-6 可见缺血肠管与正常肠管的分界，部分缺血肠管色灰白

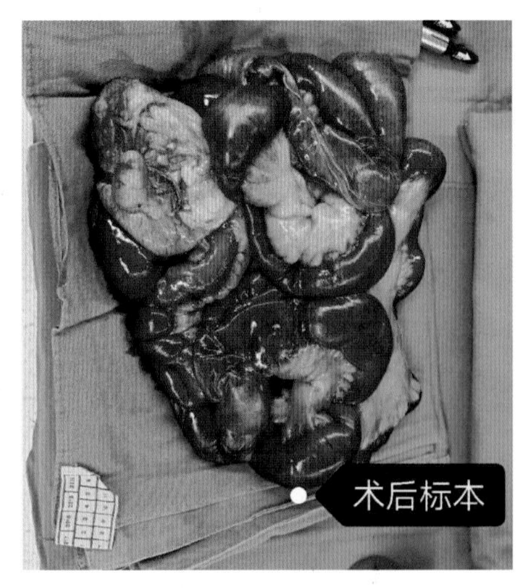

图 5-6-7 术后标本

3. 围手术期治疗

术后予TPN营养支持，肝素、前列地尔、罂粟碱抗凝、扩血管治疗。

4. 并发症

术后剩余肠管再次缺血，患者间断出现腹痛，造瘘口肠管坏死。术后3个月再次手术探查，剩余远端45cm小肠纤维化、僵直，考虑纤维化改变，予以切除。近端26cm小肠颜色、浆膜、活动正常。

三、讨论与总结

急性肠系膜缺血（acute mesenteric ischemia，AMI）是一种罕见的急腹症，急诊发病率占0.09%～0.2%，但死亡率高达50%～80%。1967年Ottinger把急性肠系膜缺血分为肠系膜动脉栓塞、肠系膜动脉血栓、非闭塞性肠系膜缺血和肠系膜静脉血栓四类，其中肠系膜动脉栓塞占AMI发病的50%。本病发病的高危因素为心房颤动、风湿性心脏病、心肌梗死、瓣膜置换、心室动脉瘤等。肠系膜上动脉栓塞的常见临床表现为腹痛（92.6%）、呕吐（51.5%）与腹泻（16.7%），但这些症状特异度不高，而且化验检查也无特异性指标，这也就造成了本病早期诊断困难，预后差。我们认为，当存在高危因素的患者出现腹痛症状，且存在症状重、体征轻的表现时应考虑到本病，及时性腹部血管CTA检查明确诊断。一旦确诊且患者出现腹膜炎体征、呕血、便血或血性腹腔积液等高度提示透壁性肠坏死或肠穿孔的表现时须行急诊剖腹探查术。手术应采取损伤控制外科理念，即尽快恢复肠系膜血管通畅，切除明确已坏死肠管，移除腹腔感染灶。为避免切除大量肠管导致术后短肠综合征，应尽可能保留生机可疑的肠管，拖出腹腔做远端和近端双造口，以利术后观察肠管血运。或于术后48h内进行有计划的二次手术探查明确肠管血运，切除坏死肠管。如术后出现短肠综合征，则需长时间TPN，如患者条件允许，可考虑行小肠延长手术或小肠移植治疗。

总之，外科医师要对此病保持高度警惕，一旦怀疑需争分夺秒尽早进行相关的检查与治疗，以期更好的预后。

参考文献

杨清清，詹俊，于钟，等. 国内急性肠系膜缺血临床特点文献分析. 岭南急诊医学杂志，2013，18(1)：31-35.

张岚，陈佳佺，杨硕菲. 肠坏死性急性肠系膜静脉血栓的治疗策略. 中华血管外科杂志，2016，1(3)：140-143.

BALA M, KASHUK J, MOORE E E et al. Acute mensenteric ischemia: guidelines of the World Society of Emergency Surgery [J]. World J Emerg Surg, 2017, 12 (1): 38.

（李元新 张 鹏）

病例 7　肠系膜静脉血栓形成

一、病历摘要

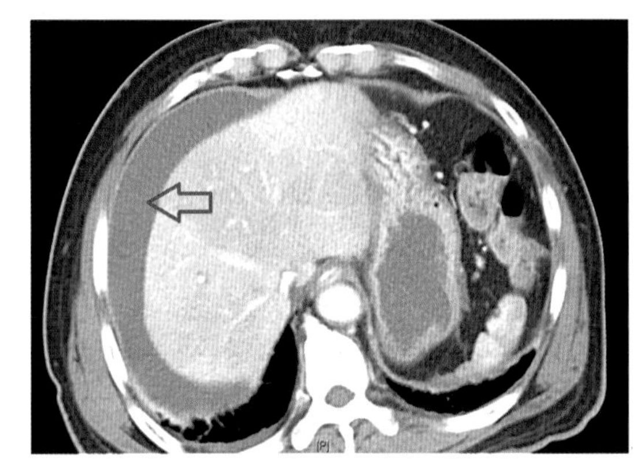

图 5-7-1　红色箭头处可见肝周积液

患者男，70 岁，1 个月前无明显诱因出现腹痛腹胀，无发热，无呕血黑便，无里急后重，无心悸胸闷，间断停止排便，于当地医院就诊，给予禁食水、补液等对症治疗未见明显好转，10 天来症状加重，我院急诊就诊，查全腹增强 CT 提示门静脉血栓、腹腔积液（图 5-7-1～图 5-7-3），腹穿抽出不凝血，后患者便鲜血 1 次。

既往史：冠心病 20 年，给予药物治疗后好转，未再服药。心房颤动多年。

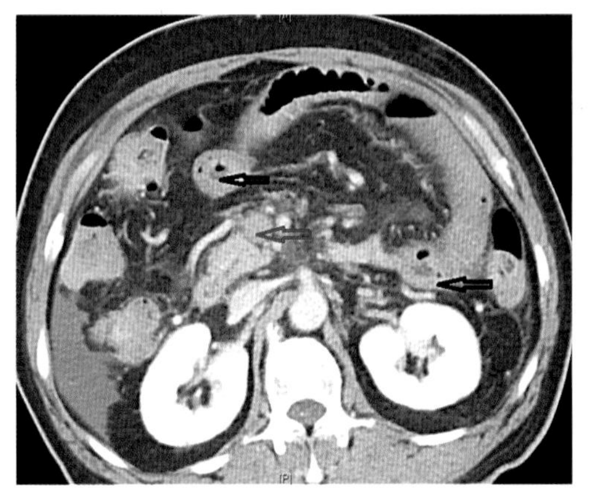

图 5-7-2　红色箭头处间门静脉期肠系膜上静脉阻塞，黑色箭头处见小肠管壁增厚

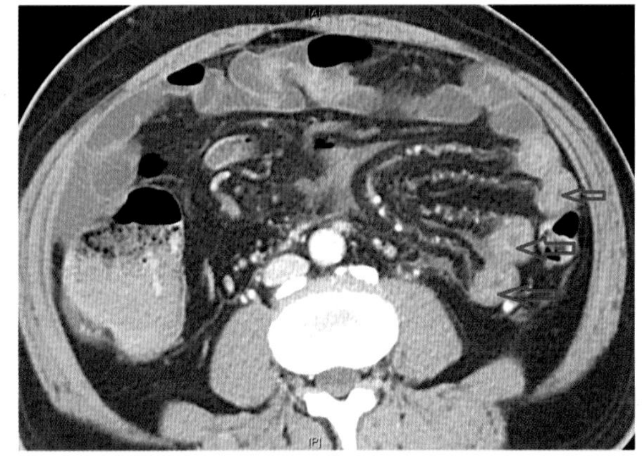

图 5-7-3　红色箭头处显示小肠管壁增厚

体格检查：腹平坦，未见胃肠型及蠕动波，未见腹壁静脉曲张，腹软，右下腹可及压痛，未及反跳痛及肌紧张。肝脾肋下未及。Murphy 征阴性。腹部未及明显肿物。腹部叩诊呈鼓音，移动性浊音阴性，肝区及胆囊区叩击痛阴性，肾区及输尿管区叩击痛阴性。听诊肠鸣音 4～6 次 / 分，未闻及高调肠鸣音及气过水声。肛诊指套染血。

辅助检查：全腹部增强 CT：门静脉血栓、腹水。D- 二聚体 22.82mg/L，白细胞 18.95×10^9/L，中性粒细胞百分比 75.4%。

二、临床决策

1. 诊断及鉴别诊断

诊断：肠梗阻、肠系膜上静脉血栓、腹水。

诊断依据：患者1个月前无明显诱因出现腹痛腹胀，无呕血黑便，无里急后重，间断停止排便，给予禁食水、补液等对症治疗未见明显好转，查全腹增强CT提示门静脉及肠系膜上静脉血栓、腹水，D-二聚体22.82mg/L，后患者便鲜血1次。腹穿抽出不凝血，不除外出现肠坏死。

鉴别诊断：

（1）肠扭转：此病多发生于进食活动后，肠道扭转，造成通过困难。多见于回盲部及乙状结肠冗长合并便秘患者，患者可表现为剧烈腹痛，伴恶心呕吐，X线检查可见鸟嘴样改变，此患者腹部CTA未见特征性影像学表现，并见肠系膜上动脉栓塞，不支持此诊断。

（2）肠套叠：此病临床典型表现为腹痛、腹部包块，果酱样便，伴恶心呕吐，成年人多因为肠道肿瘤引起，多存在器质性病变，此患者腹部CTA未见特征性影像学表现-靶征，并见肠系膜上动脉栓塞，不支持此诊断。

（3）急性胰腺炎：此病多表现为暴饮暴食后逐渐加重的上腹部疼痛，伴腰背部放射，伴恶心呕吐，伴发热，查体存在腹膜炎体征，血尿淀粉酶可升高，腹部CT可见胰腺充血肿胀。此患者腹部CTA可未见胰腺异常，不支持此诊断。

2. 治疗

患者入院后急诊全麻下行腹腔镜探查，发现小肠坏死，予中转开腹，探查发现自距屈氏韧带40cm起2.2m小肠坏死（图5-7-4），相应肠系膜质硬，可见血栓，远端剩余小肠距回盲部2.3m。完整切除小肠及肠系膜，血管外科行肠系膜上静脉切开取栓，剩余空肠及回肠造瘘。

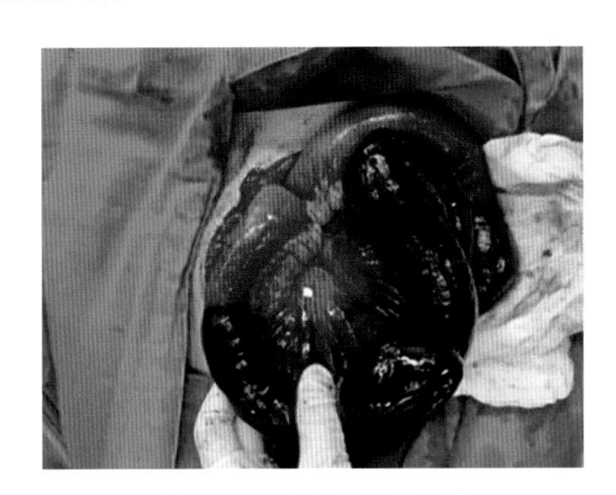

图5-7-4 术中见小肠坏死

3. 围手术期治疗

术后予TPN营养支持，肝素、前列地尔、罂粟碱抗凝扩血管治疗。

4. 并发症

术后患者营养状况欠佳，电解质失调，经TPN治疗后好转。术后复查门静脉血栓仍存在。术后3个月再次手术还纳造瘘。

三、讨论与总结

急性肠系膜缺血（acute mesenteric ischemia，AMI）是一种罕见的急腹症，急诊发病率占 0.09%～0.2%，但死亡率高达 50%～80%。1967 年 Ottinger 把急性肠系膜缺血分为肠系膜动脉栓塞、肠系膜动脉血栓、非闭塞性肠系膜缺血和肠系膜静脉血栓四类，其中肠系膜静脉血栓形成占 AMI 发病的 10%。本病发病的高危因素为高凝状态、脱水、心力衰竭、深静脉血栓、恶性肿瘤、肝硬化、门静脉高压、口服避孕药等。肠系膜上静脉血栓形成的常见的临床表现为腹痛（92.6%）、呕吐（51.5%）与腹泻（16.7%），但这些症状特异度不高，而且化验检查也无特异性指标，这也就造成了本病早期诊断困难，预后差。我们认为，当存在高危因素的患者出现腹痛症状，且存在症状重、体征轻的表现时应考虑到本病，及时性腹部血管 CTA 检查明确诊断。一旦确诊且患者出现腹膜炎体征、呕血、便血或血性腹腔积液等高度提示透壁性肠坏死或肠穿孔的表现时须行急诊剖腹探查术。手术应采取损伤控制外科理念，即尽快恢复肠系膜血管通畅，切除明确已坏死肠管，移除腹腔感染灶。为避免切除大量肠管导致术后短肠综合征，应尽可能保留生机可疑的肠管，拖出腹腔做远端和近端双造口，以利术后观察肠管血运。或于术后 48h 内进行有计划的二次手术探查明确肠管血运，切除坏死肠管。如术后出现短肠综合征，则需长时间 TPN，如患者条件允许，可考虑行小肠延长手术或小肠移植治疗。

总之，外科医师要对此病保持高度警惕，一旦怀疑需争分夺秒尽早进行相关的检查与治疗，以期更好的预后。

参考文献

杨清清，詹俊，于钟，等. 国内急性肠系膜缺血临床特点文献分析［J］. 岭南急诊医学杂志，2013，18（1）：31-35.

张岚，陈佳佺，杨硕菲. 肠坏死性急性肠系膜静脉血栓的治疗策略［J］. 中华血管外科杂志，2016，1（3）：140-143.

BALA M, KASHUK J, MOORE E E et al. Acute mensenteric ischemia: guidelines of the World Society of Emergency Surgery [J].World J Emerg Surg, 2017, 12 (1): 38.

（李元新　张　鹏）

病例 8　胰十二指肠切除术后肠瘘的确定性手术

一、病历摘要

患者男性，45 岁。2013 年因先天性胆总管囊肿行开腹切除、胆肠吻合手术。2016 年因壶腹癌行 Whipple 手术。2018 年 7 月 5 日因肿瘤局部复发行手术治疗：左肝内复发结节射频消融；既往 Whipple 输入襻近胆肠吻合口局部增厚肠壁切除、缝合。此次术后第 6 天出现腹腔出血，行剖腹探查、胃十二指肠动脉残端缝合止血。术后第 10 天出现肠瘘，术后第 20 天再次出现腹腔出血，转入我院肝胆外科行急诊开腹探查，术中见：输入襻近胆肠吻合口一肠瘘，有胆汁流出，右侧腹壁与小肠粘连出可见一处肠瘘。予以缝合肠瘘、置管引流。术后患者腹腔感染、出血缓解，但右上腹切口下方仍有肠瘘，每日引流量 800～1000ml。患者 2018 年 8 月 15 日转入我科，查体：身高 162cm、体重 48kg，BMI 18.3kg/m^2。右上腹反 L 型切口，切口头侧部分敞开，长 6～7cm，深处可见肠瘘伴胆汁流出，右上腹可见输入襻减压管一根、双套管一根。诊断肠瘘、腹壁缺损、壶腹癌肝脏复发射频消融 / 输入襻肠壁局部切除缝合术后、壶腹癌 Whipple 术后、先天性胆管囊肿胆肠吻合术后。既往史、个人史、月经婚育史、家族史无特殊。入院查体：体温 36.6℃，脉搏 80 次 / 分，呼吸 18 次 / 分，血压 94/60mmHg。身高 162cm，体重 48kg，BMI18.3kg/m^2，营养状态尚可。右上腹可见反 L 型腹部切口，长约 35cm，切口头侧可见唇形肠瘘，有消化液瘘出，周围可见末次手术放置的腹腔引流管及空肠插管造口引流管。腹软，未及明显触痛（图 5-8-1）。

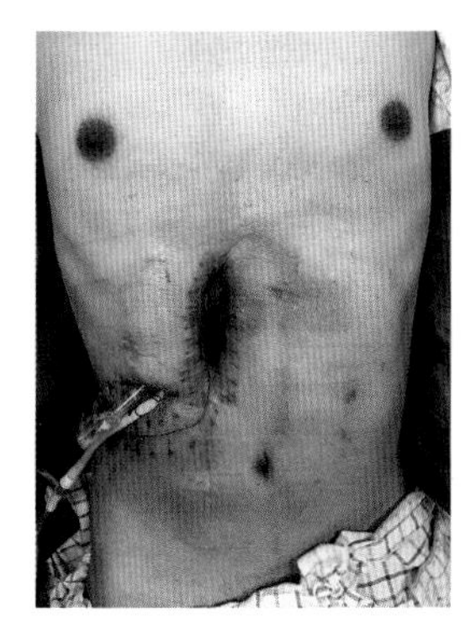

图 5-8-1　患者入院时腹部照片情况

入院诊断：肠瘘、腹壁缺损、壶腹癌肝脏复发射频消融 / 输入襻肠壁局部切除缝合术后、壶腹癌 Whipple 术后、先天性胆管囊肿胆肠吻合术后。

二、临床决策

经过查看患者既往多次手术记录，考虑患者 Whipple 手术吻合方式为：术中切除既往胆肠吻合、胃窦、胰头、十二指肠，将原胆肠吻合的输入襻与胃吻合做输出襻，远端小肠经结肠后行胆肠吻合，完成消化道 Roux-en-Y 吻合重建。术前经过 CT、造影、内镜检查分析患者肠瘘为两处，分别为输入襻近胆肠处、远端回肠处，胆肠吻合通畅、胰肠吻合口未见瘘。

2018 年 11 月 6 日行确定性手术，术中探查结果与术前分析一致，输入襻及回肠两处肠瘘，分别行切除缝合、吻合手术。患者上腹部粘连致密，既往消化道重建方式复杂，加之两处肠瘘为唇状瘘，肠管及肠系膜之间相互粘连融合，手术分解中出血的风险极高，这些均对术者的手术技巧、术中策略选择提出了严峻的考验。术前已分析患者既往手术均位于右上腹，下腹部粘连较轻，所以选择右侧腹直肌切口，下腹部先进入腹腔，可见右上腹小肠粘连致密。术前经皮经肝放置 PTCD 管，术中解剖至输入襻肠瘘时可见 PTCD 管，患者胆肠吻合术前证实通畅，但肠瘘导致肠管裂开累计 2/3 周，考虑既往反复的胆肠吻合造成胆管长度短，如果拆除胆肠吻合重新的吻合的话，需要进行全胰腺切除，术后出现胆瘘、出血的可能性极大，故手术将输入胖肠瘘处肠管直接与肝被膜瘢痕缝合，并行输入襻的内减压。此手术方式既关闭了肠瘘，又避免了胆肠吻合重新吻合后严重并发症的发生。反复的右上腹手术及肠瘘导致腹壁筋膜缺损，范围约 30cm×20cm，加之考虑患者术后胆肠吻合口所在的输入襻再次肠瘘的可能性较大，故未放置补片，将患者残留的大网膜组织填充筋膜缺损处，仅缝合下腹部部分筋膜组织（图 5-8-2～图 5-8-7）。

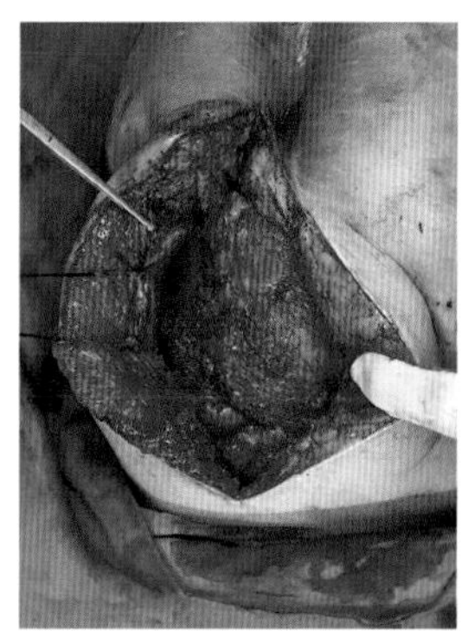
图 5-8-2 腹腔粘连情况

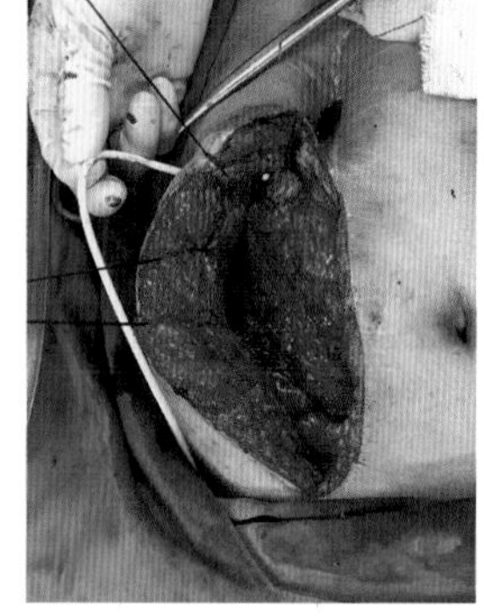
图 5-8-3 输入襻肠瘘情况

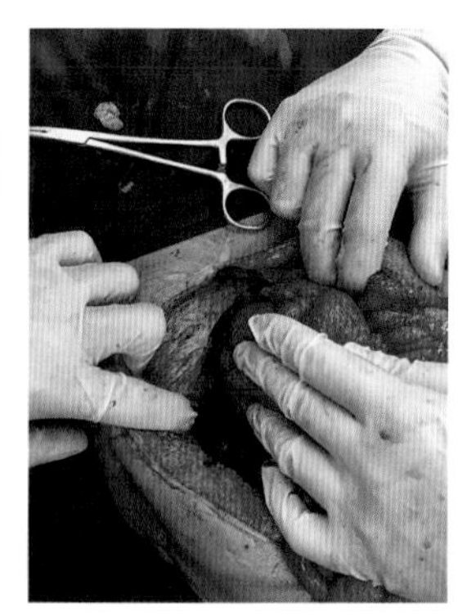
图 5-8-4 输入襻肠瘘修补术后情况

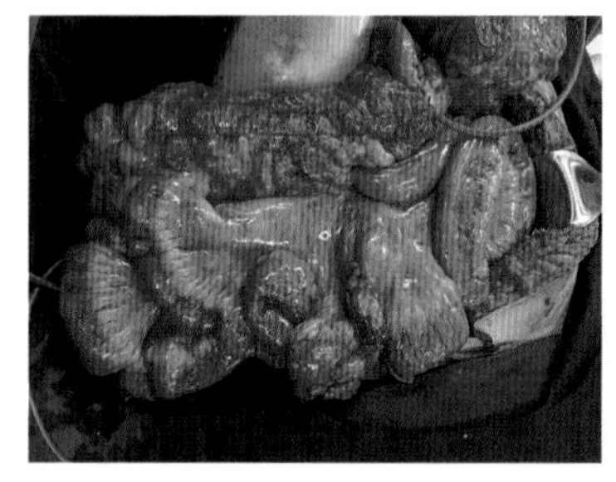
图 5-8-5 小肠全部松解后情况

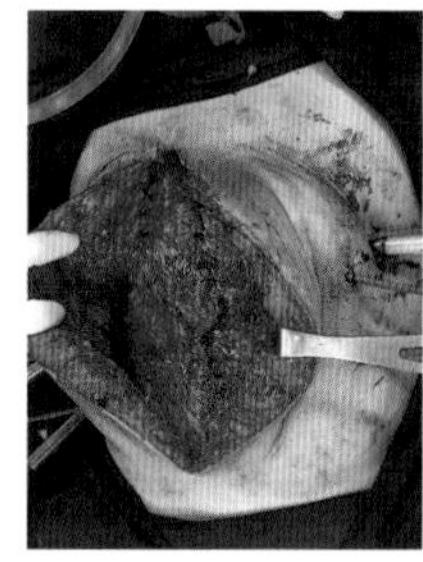
图 5-8-6 腹壁缺损大网膜填塞

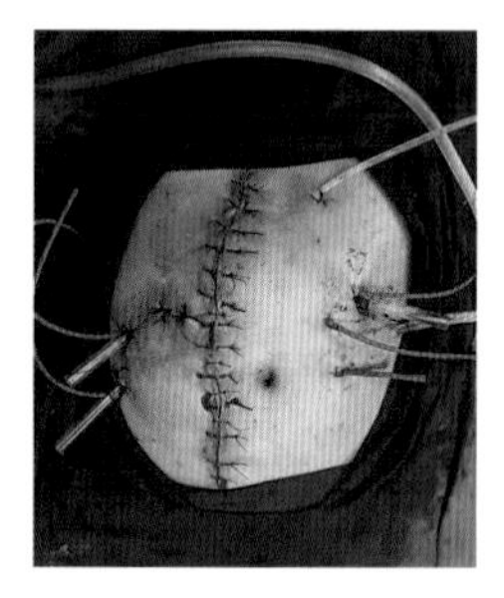
图 5-8-7 手术后腹壁情况

患者术后第 2 天盆腔引流管出现肠瘘、第 4 天胆肠吻合左侧引流管出现肠瘘、第 13 天出现右上腹肠瘘。经过造影证实为盆腔小肠吻合口、胆肠吻合肠瘘，给予生长抑素、全肠外营养支持、抗感染、双套管持续冲洗。术后第 15 天胆肠吻合口双套管颜色清亮，第 30 天下腹部小肠吻合口处双套管冲洗颜色清亮，遂停用生长抑素，并加用肠内营养、生长激素促进组织进一步愈合，术后第 40 天痊愈出院（图 5-8-8）。

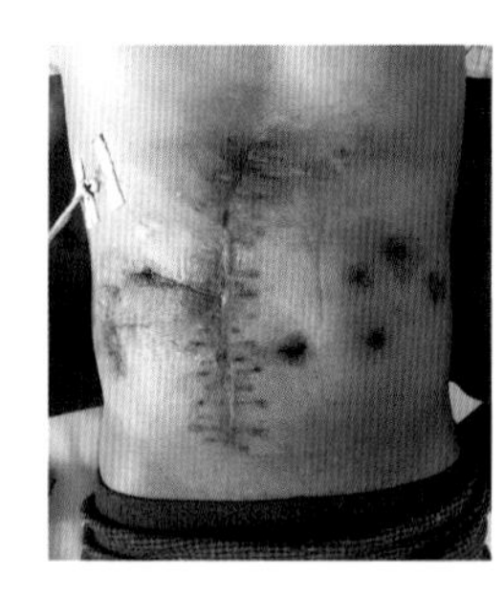
图 5-8-8 患者出院时腹部情况：仅剩 PTCD 管，腹腔双套管拔除，切口一期愈合

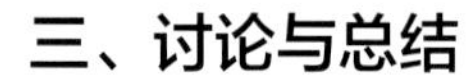
三、讨论与总结

消化道因某些原因导致其失去连续性并与其他组织、器官相通，临床上称之为肠瘘，如穿破腹壁与外界相通称为外瘘。肠外瘘发生的原因很多，除创伤、感染、肿瘤、放射损伤等原因外，手术并发的肠瘘最常见。肠外瘘发生后，患者的临床症状与其对全身的影响随肠瘘的位置、大小、原有的疾病而异。轻者仅有少量的肠液从瘘口流出，重者可引起一系列全身病理生理改变，涉及内稳态、营养、感染和器官功能障碍等几个方面，以及由此引发的循环衰竭、全身性感染、腹腔脓肿、多

器官衰竭和各种营养要素缺乏引起的症状，比如低蛋白血症、维生素缺乏、微量元素缺乏及免疫功能障碍等，并且这些病理生理改变互相影响，形成恶性循环。

肠外瘘的病理生理改变复杂，而且是一种并发症，在原发疾病的基础上让患者机体又增加了一些改变和紊乱。如何处理、如何制定治疗策略是肠外瘘的第一步。20 世纪 70 年代以前，采取积极的手术方式、快速的关闭瘘，是当时公认的治疗原则，结果是 60%～80% 的失败率。原因是术后的肠瘘周边已有明显的感染、水肿与炎症，缝合修补、切除后将导致缝合、吻合处再次破溃。随着临床对肠瘘的病理生理认识，目前多采用非手术方式引流漏出的肠液、减轻腹腔的感染；补充水电解质，纠正内稳态的失衡；予以有效的肠外营养支持等手段争取外瘘的自愈，确定性手术是最后一种治疗方式。

该患者因末次手术导致术后出血，反复的腹腔探查、止血操作导致术后肠管损伤、肠瘘发生。早期给予积极的控制感染、营养支持治疗后，评估患者肠瘘为唇状瘘，自愈可能性小，需要进行确定性手术治疗。

四、专家点评

胰十二指肠切除术后肠瘘是严重的腹部并发症，此例患者手术后出现输入襻肠瘘经久不愈合，结合既往手术记录、术前评估证实除输入襻瘘外还存在远端小肠瘘，两处瘘距离近，相互腐蚀，难以自愈，手术为唯一的治愈方式。但再次的确定性手术难度大，更需要利用腹腔损伤控制的理念，减少手术应激、缩短手术操作以促进患者腹腔感染、输入襻肠瘘的愈合。另一方面，该类患者因为长期腹腔感染、慢性消耗、营养不良，愈合能力差，加之肠瘘远端肠管长期旷置、废用、存在动力障碍，所以手术后再次肠瘘的风险极高，需要仔细评估再次手术的风险 / 受益比例，避免盲目的再次手术、扩大手术，减少手术创伤，争取手术的成功。最后，肠瘘患者因多次腹部手术，消化道重建复杂，腹腔粘连重，加之治疗周期长、费用高，术后再次出现并发症的可能性大，故需要术前精准的评估，围手术期特殊的对待处理，谨慎地选择手术适应证，再加上术者扎实可靠的手术技巧，才能保证治疗的成功。

（李元新　刘伯涛）

病例 9　顽固性便秘的腹部无切口 NOSES 结肠次全切除手术

一、病历摘要

患者女性，45 岁，主因“排便费力 5 年，加重半年”入院。患者于 2012 年排便费力，每周 1～2 次，伴粪便干结、便不净感。先后就诊外院多家医院，给予润便、间断灌肠、中医调节及生物反馈治疗后症状缓解不明显。半年前患者排便困难加重，1 到 2 周排便一次，每次需灌肠辅助，乳果糖、麻仁润肠丸治疗无效果。遂就诊我院门诊，行排粪造影提示患者耻骨直肠肌痉挛、直肠前突Ⅱ度、直肠脱垂、会阴下降。钡灌肠提示乙状结肠冗长。结肠传输试验提示结肠运动功能迟缓。既往史、个人史、月经婚育史、家族史无特殊。入院查体：体温 36.8℃，脉搏 75 次 / 分，呼吸 16 次 / 分，血压 110/78mmHg。身高 165cm，体重 60kg，BMI22.0kg/m^2，营养状态尚可。腹软无明显压痛，肛门括约肌力稍弱。

入院诊断：顽固性便秘。

二、临床决策

该患者反复排便困难的临床症状符合便秘的《罗马Ⅲ》诊断标准：①必须符合以下 2 项或者以上：至少 25%（排便费力、干球、便不尽、肛门阻塞感、需要用手辅助）、排便次数少于 3 次 / 周；②在不使用泻药的情况下很少稀便；③没有足够的证据诊断 IBS；上述症状持续 6 月以上，且 3 月内符合上述标准。

排粪造影提示患者耻骨直肠肌痉挛、直肠前突Ⅱ度、直肠脱垂、会阴下降。钡灌肠提示乙状结肠冗长。结肠传输试验提示结肠运动功能迟缓。肠镜提示患者结肠通畅，但结肠肠管宽大、蠕动差。腹部 CT 提示患者结肠冗长，以横结肠、乙状结肠为著，横结肠肠管下垂至盆腔。上述相关辅助检查也证实患者存在结肠冗长、盆底功能紊乱的表现，有顽固性便秘的手术指征。

经过讨论后，我科为其进行了腹部无切口 NOSES 结肠次全切除、结肠直肠侧侧吻合手术（金陵术）。手术的过程是在腹腔镜下完成患者乙状结肠、左侧结肠、横结肠、右侧结肠的游离，保留升结肠、直肠各 10cm 的肠管后切除剩余的全部结肠。其次经肛门这一自然腔道取出结肠标本，避免了常规腹腔镜辅助手术需要腹壁小切口取标本。最后经肛门完成患者升结肠及直肠的侧侧吻合，重建消化道（图 5-9-1～图 5-9-4）。

该患者术后第 1 天即可下床，第 2 天肛门恢复排气，术后第 3 天开始恢复经口进食，术后第 7 天拔除盆腔引流管，痊愈出院（图 5-9-5）。

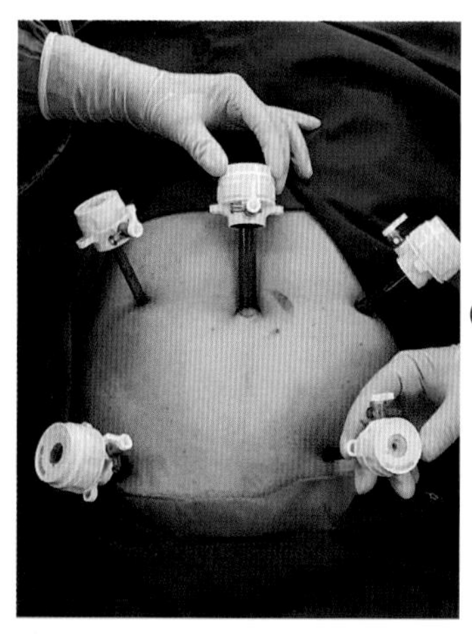

图 5-9-1 五孔法腹腔镜手术

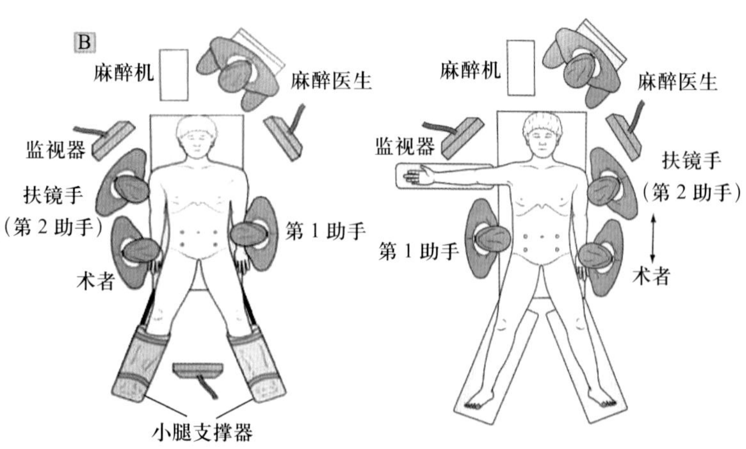

图 5-9-2 左侧结肠术者站位

图 5-9-3 右侧结肠术者站位

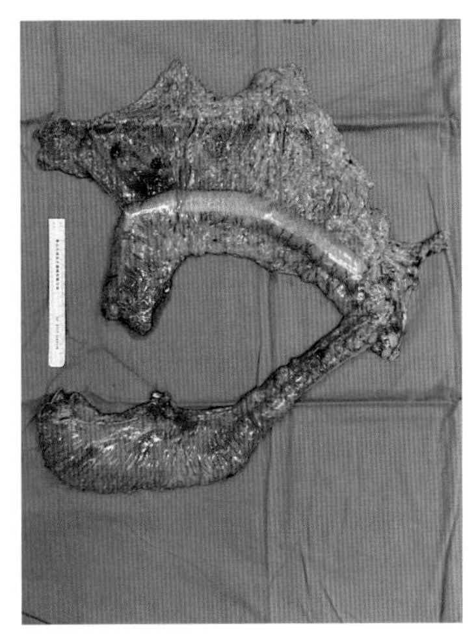

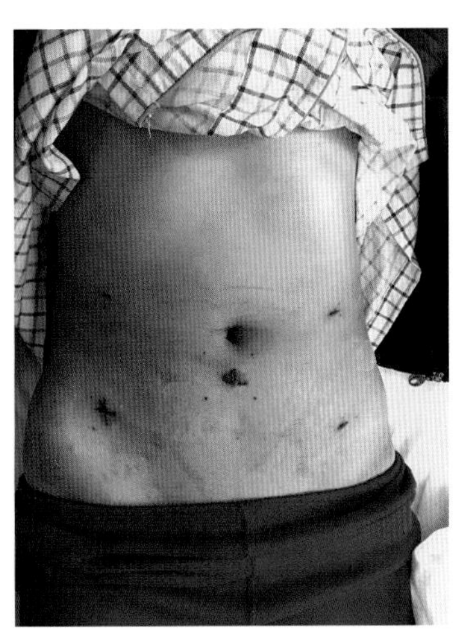

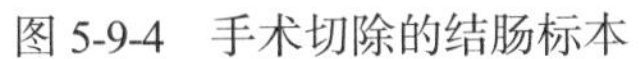

图 5-9-4　手术切除的结肠标本

图 5-9-5　手术后患者腹部情况，仅有 5 个穿刺孔瘢痕

三、总结和讨论

早在汉代就有了关于治疗便秘的记载。成年人发病率约为 5%，老年人更是高达 20%。目前，随着生活方式、饮食结构、工作性质、社会环境的改变，年轻人患病越来越多。便秘常见的临床表现为粪便干结、粪便硬、量少，每周排便次数少于 3 次，伴随排便费力、便后不尽感。因为多数便秘患者存在排便困难、腹胀等结肠梗阻的表现，而结肠梗阻常见的病因为肿瘤，所以对于 50 岁以上、排便习惯改变、便血、消瘦、有结直肠肿瘤家族史的患者，应该进行肠镜筛查。目前临床上便秘的病因及类型概括如下：①慢传输型，由于结肠动力差、粪便堆积引起；②出口梗阻型，患者往往存在直肠盆底病变，直肠排便功能及节律紊乱；③肠易激型，虽然患者无确切的病理改变或器官病变，但反复出现腹痛、腹胀及便不尽感的症状；④其他原因如肠道梗阻、药物或代谢紊乱、焦虑精神压力大等。便秘的诊断需要医生详尽了解患者的病情及便秘发生的诱因，并借助动态排粪造影、钡灌肠、结肠慢传输试验、直肠测压、肠镜等辅助检查评估患者的病因类型及严重程度。

便秘的治疗首选内科治疗，包括多饮水、多进食粗粮、多运动、纠正饮食习惯、纠正排便习惯、避免劳累及生气，并辅助润便、调节胃肠功能等药物治疗，部分患者可借助生物反馈治疗，以达到重新训练排便过程、改善自主控制的能力。当保守治疗无计可施，便秘严重影响患者的生活及工作，并对药物产生长期的依赖、生物反馈无效治疗时，可以选择手术治疗。

金陵术是在南京军区总医院黎介寿院士的领导下形成命名的，改良自有近 50 年历史的 Duhamel 手术。该手术的优势为既切除了冗长、动力差的大部分结肠，又利用直肠结肠的侧侧吻合改善了盆底的异常解剖，并且大口径的侧侧吻合避免了术后粪便的再次堆积，最后手术过程中保留了直肠前壁的神经功能，术后患者直肠前壁压力感受功能正常、自主排便控制好。所以该手术起到了同时解决结肠慢传输、盆底功能紊乱的多重便秘病因，手术效果好。

四、专家点评

顽固性便秘患者的手术适应证应符合以下方面：①符合罗马Ⅲ便秘的诊断标准；②病史超过 6 年、严重影响生活；③依赖泻药或者灌肠时间超过 2 年，生物反馈治疗无效果，合并粪石性梗阻；④排除精神疾病；⑤结肠慢传输试验、排粪造影诊断为混合型便秘；⑥慢传输试验提示 72h 结肠内标志物残留超过 20%；⑦排粪造影可提示患者存在直肠前突、直肠脱垂、直肠套叠、会阴下降、盆底肌肉痉挛等盆底解剖异常。

结肠次全切除手术因为需要游离解剖患者的全部结肠及直肠，所以涉及腹部四个象限的暴露，相当于完成直肠前切除、乙状结肠切除、左半结肠切除及右半结肠切除四个手术。传统的开放手术需要腹部正中的超长切口才能完成，所以术后患者切口疼痛明显、恢复慢。随着腹腔镜技术的发展，术者可以在患者腹部取 5 个穿刺孔切口，最大长度仅有 1.2cm，利用腹腔镜器械完成肠管系膜游离、肠系膜血管离断、肠管裁剪、肠管离断等操作。但是传统腹腔镜手术在完成肠管离断后，需在患者腹部取一个 4～6cm 的切口，完成病变肠管取出及消化道重建。而 NOSES 手术则利用肛门这一自然腔道，经肛门取出结肠标本并放置吻合口器钉头至腹腔内，然后在腹腔镜下完成肠管内钉头置入，最后经肛门完成直肠结肠的侧侧吻合。该手术最大限度地减少了手术对患者的创伤，术中出血少，术后患者腹壁功能障碍少、疼痛轻、恢复快，还兼具很好的美容效果。

（李元新　刘伯涛）

病例 10　溃疡性结肠炎的手术治疗

一、病历摘要

患者男性，57 岁，主因“反复黏液脓血便 1 年半，加重半年”于 2016 年 12 月 30 日入院。患者于 2015 年 5 月进未熟食物后出现黏液脓血便，每天 4～5 次，伴里急后重，无发热、腹痛腹胀、咳嗽咳痰。外院肠镜提示溃疡性结肠炎，予云南白药、中药灌肠 10 天后症状无明显缓解，脓血便次数增多伴便不成形、糊状便。2015 年 6 月就诊上级医院，给予美沙拉嗪 1g，每天 3 次、灌肠液 60ml，每天 1 次、甲泼尼龙 12 片，每天 1 次治疗 53 天后，症状好转出院。3 个月后患者再次出现脓血便，自行将甲泼尼龙减至 6 片，每天 1 次并停用口服及灌肠的美沙拉嗪制剂。2015 年 11 月患者就诊北京一家医院，复查肠镜提示溃疡性结肠炎（直乙型），给予美沙拉嗪 1g，每天 3 次、灌肠液 60ml，每天 1 次治疗，期间甲泼松龙逐渐减量，并于 2016 年 5 月减停。治疗 3 月后患者黏液脓血便无明显好转，每天仍有 6～7 次，遂再次自行停用美沙拉嗪，并就诊当地中医医院进行口服中药治疗。2016 年 7 月患者脓血便次数增加至每天 30 余次，肠镜提示患者为中度、活动期、全结肠型溃疡性结肠炎，给予醋酸泼尼松龙 4 片，每天 1 次、环孢素胶囊 275mg，每天 1 次治疗，患者病情反复、间断腹痛、便血。治疗 2 个月后，患者突然出现发热，最高 38℃，伴每天水样泻 30 余次，外院给予类克治疗一次后病情无明显好转，遂就诊我院门诊。既往合并 2 型糖尿病，应用胰岛素 6-12-14U。吸烟 30 年，30 支 / 天。饮酒 30 年，250ml/d，个人史、月经婚育史、家族史无特殊。查体：T 36.8℃、BP 116/82mmHg、P 151 次 / 分、R 17 次 / 分、身高 170cm、体重 48.2kg、BMI 16.7kg/m^2。慢性病容、贫血貌、消瘦、营养不良，下腹轻压痛，肠鸣音弱，肛门指检可见指套血染。关节、皮肤、眼睛、口腔无异常表现。

入院诊断：溃疡性结肠炎（中 - 重度）活动期、全结肠型、营养不良、2 型糖尿病。

二、临床决策

该患者入院时溃疡性结肠炎诊断明确，查血提示 WBC16000/ml、HGB130g/L 、CRP29mg/L、ESR44mm/h、TP61g/L、ALB27g/L、pre-ALB120g/L。查 ANA、ANCA、结核、EB、CMV（－）。肠镜提示患者全结肠黏膜连续性病变、弥漫性溃疡、黏膜充血水肿并覆白色脓液，结肠袋消失（图 5-10-1）。CT 提示全结肠弥漫性水肿、增厚，肠管僵硬（图 5-10-2）。分析该患者溃疡性结肠反复发作、逐渐加重，并且应用美沙拉嗪、激素、免疫抑制剂及单抗治疗效果不佳，所以有全结肠切除的指征。但患者近 3 月内应用过类克及激素治疗，此时进行手术，势必会出现术后吻合口瘘、腹腔感染等严重并发症，况且患者近期体重下降、低蛋白血症，存在营养不良和营养风险，需要进行术前的营养支持治疗，为手术减少并发症做准备。

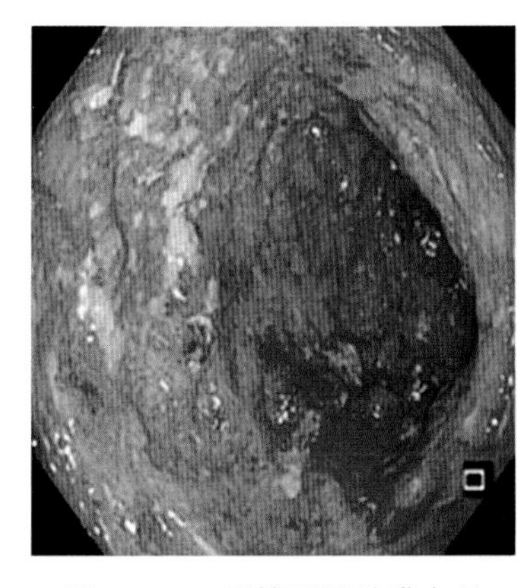

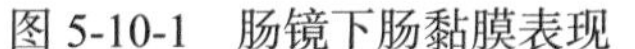

图 5-10-1 肠镜下肠黏膜表现

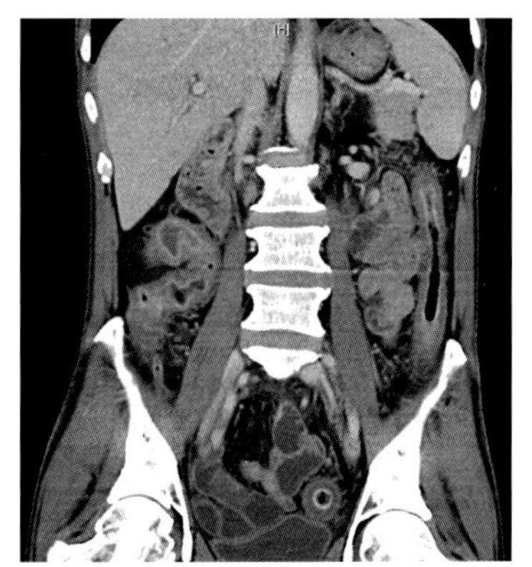

图 5-10-2 CT 提示结肠肠管弥漫性病变

经过 3 周的肠外营养支持治疗，患者生命体征平稳，复查血指标恢复至大致正常范围内，我科为其进行了腹腔镜下全结肠切除、回肠储袋肛门吻合（ileal pouch-anal anastomosis，IPAA）、近端回肠造口手术（图 5-10-3～图 5-10-5）。

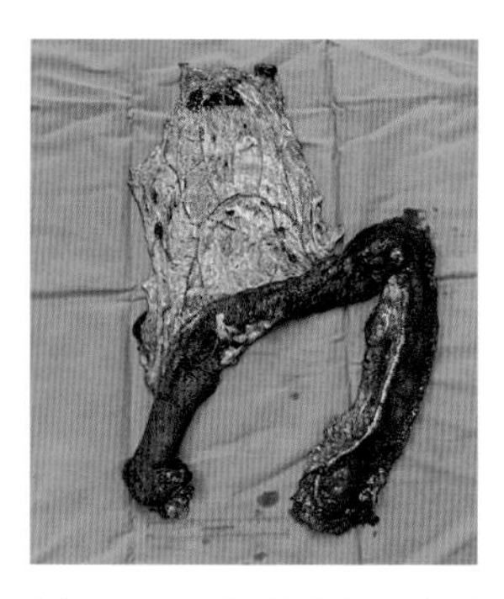

图 5-10-3 切除的结肠标本

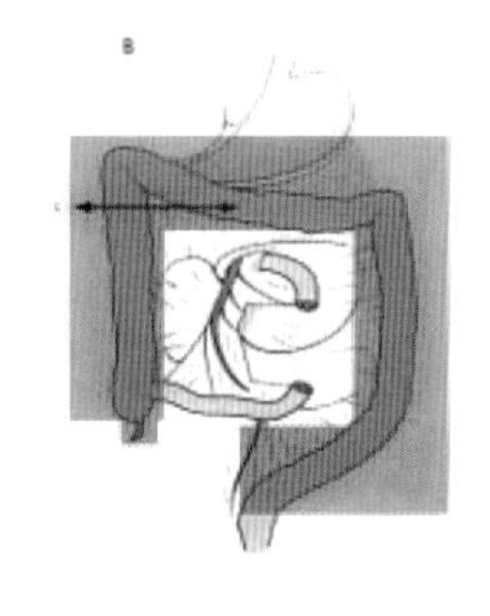

图 5-10-4 手术切除的范围

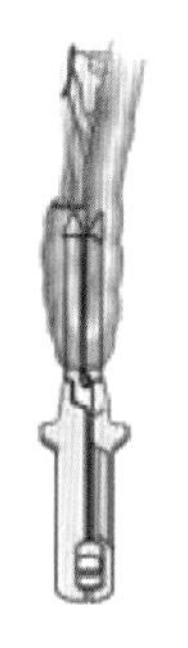

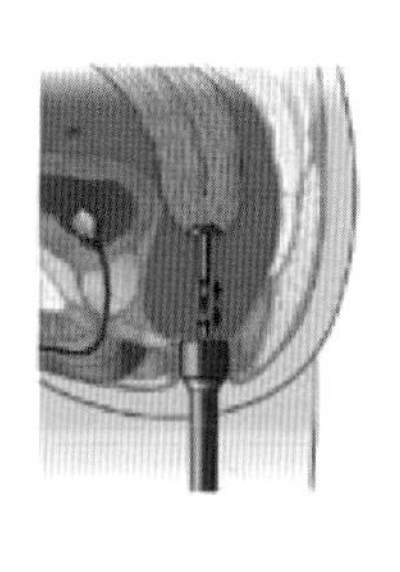

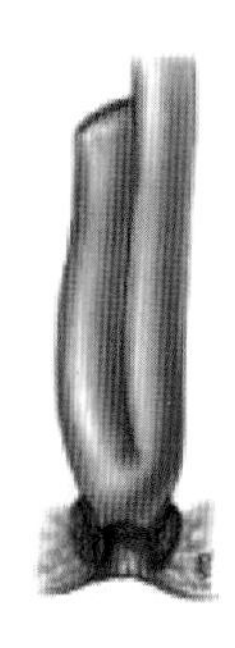

图 5-10-5 末端回肠折叠制作储袋、进行肛管储袋吻合

结肠标本提示全结肠全层重度慢性及急性炎，隐窝萎缩、隐窝炎、隐窝脓肿，病变累及盲肠、未累及回肠，肠周淋巴结反应性增生，符合溃疡性结肠炎的表现。术后患者恢复平稳，逐渐恢复饮食，2 周后痊愈出院。出院后经过 10 个月的恢复，患者体重逐渐由末次入院的 48kg 增加至 63kg，复查血液指标及炎性指标未见明显异常，复查肠镜见吻合口轻度糜烂。我科在 2017 年 11 月为其进行了回肠造口还纳手术。至此完成了患者的溃疡性结肠炎的全部手术治疗（图 5-10-6～图 5-10-7）。

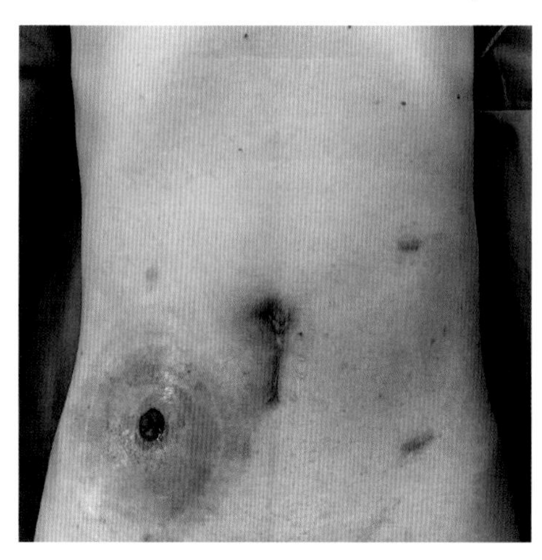

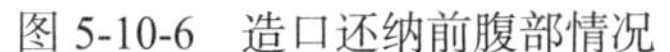

图 5-10-6 造口还纳前腹部情况

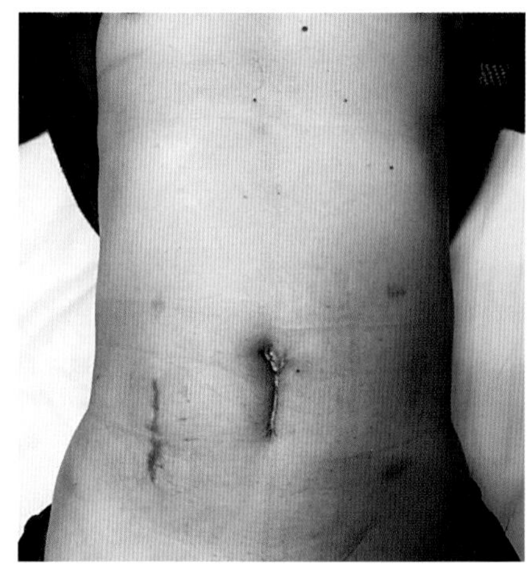

图 5-10-7 手术后患者腹部情况

三、总结和讨论

因为大部分溃疡性结肠炎（ulcerative colitis）患者可以通过内科治疗取得并维持症状缓解及黏膜愈合，所以手术适应证为肠穿孔、无法控制的大出血、中毒性巨结肠和肠黏膜癌变等情况。总体来言，UC 的手术切除率近年来有所下降，但是重度 UC 的手术切除率无明显下降，欧美发达国家报道 UC 的平均手术率在 27% 左右。但是鉴于急性重度 UC 在内科治疗失败时，患者病情频繁反复发作或者持续活动，一般情况差，多合并贫血、低蛋

白血症和中重度营养不良，需要内科和外科医生密切沟通，决定患者的手术时机及手术方式。该患者入院时病情出现持续活动，并且药物治疗无效，加之患者的意愿，经与内科沟通后为其择期行二期结肠切除、回肠储袋肛管吻合手术。

四、专家点评

溃疡性结肠炎的发病机制导致结肠为靶器官，手术的优势在于既切除结肠及直肠达到根治疾病的目的，回肠储袋肛管吻合又可以最大限度地保证患者术后肛门功能，提高生活质量。建议重度结肠炎患者由消化内科及外科医生共同评估患者结肠炎的范围、严重程度及治疗反应，并保持密切的联系，一旦患者内科治疗失败，尤其是单抗治疗失败后，应立刻与患者共同讨论手术治疗。

UC的择期手术预后良好，能改善患者的生活质量，术后并发症在可接受的范围内，择期手术病死率在1%以下。UC的根治性手术方式为全结肠直肠切除、回肠储袋肛管吻合术（IPAA），其近期的并发症主要有吻合口瘘、盆腔感染、小肠梗阻和吻合口狭窄，院期并发症包括排便失禁、性功能障碍、不孕、封套炎和储袋炎。IPAA手术通常分两期进行，一期进行结肠直肠切除、回肠肛管吻合，并做保护性的回肠造口，二期进行回肠造口的还纳，个别全身情况、腹腔和肠管情况良好的患者可以行一期IPAA手术。但对于急诊手术，尤其是术前营养大量免疫抑制剂的患者，为降低手术后严重并发症的发生，建议先行结肠次全切除加末端回肠造口，二期行IPAA，并行保护性造口，三期进行造口还纳手术。

（李元新　刘伯涛）

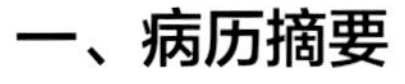

病例11　克罗恩肠瘘、腹壁缺损的外科治疗

一、病历摘要

患者男性，32岁，主因“反复腹痛8年、腹部切口肠瘘8月”于2017年8月7日入院。患者2009年因急性右下腹痛，外院诊断考虑急性阑尾炎，行开放阑尾切除术，术后病理提示急性化脓性阑尾炎，术后1周痊愈出院。2010年患者出现腹痛，以右下腹明显，伴恶心呕吐、排气排便逐渐停止，外院诊断肠梗阻，行开腹肠粘连松解术。手术后患者出现肠瘘、腹壁切口裂开，保守治疗2个月后好转。2016年12月患者无明显诱因再次出现腹痛、发热，阑尾切口处出现消化液流出，当地医院给予抗生素治疗后好转。2017年7月患者阑尾切口处再次出现消化液流出，遂就诊我院门诊。既往史、个人史、月经婚育史、家族史无特殊。查体：T 37.2℃、BP 111/70mmHg、P 111次/分、R 22次/分、身高173cm、体重39.5kg、BMI 13.2kg/m^2。慢性病容、消瘦、营养不良。腹壁

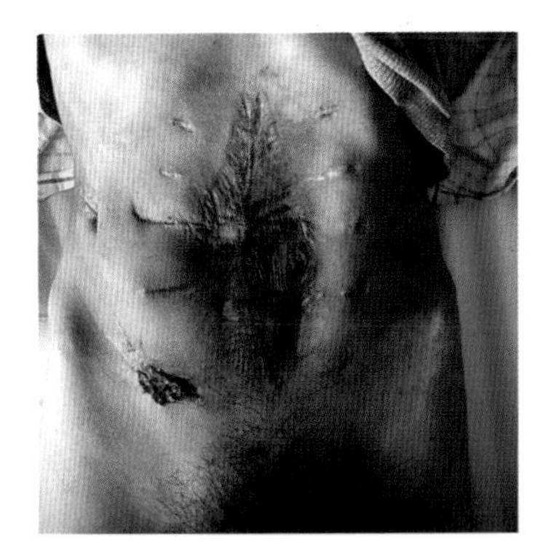

图 5-11-1 患者入院时腹壁肠瘘情况

可见右侧经腹直肌切口，切口处存在腹壁缺损，范围约14cm×8cm，右下腹阑尾切口处肠瘘、周边红肿、触痛，肠鸣音弱，肛门指检未见异常，关节、皮肤、眼睛、口腔未见异常（图 5-11-1）。

入院诊断：克罗恩病？肠瘘、腹壁缺损、营养不良、阑尾切除术后、肠粘连松解术后。

二、临床决策

该患者的病例特点为反复发作的腹痛及肠瘘，临床应怀疑克罗恩病的可能，另一方面患者存在肠瘘、腹壁缺损，还应该评估患者肠瘘瘘道、腹腔肠管粘连、腹壁缺损范围等情况。入院后查血提示 WBC7650/ml、HGB110g/L、CRP24mg/L、ESR44mm/h、TP79g/L、ALB37g/L、pre-ALB193g/L。肠镜提示盲肠多发、簇状、炎性息肉，回盲瓣不可见，距肛门 56cm 可见一瘘口、有胆汁样液体流出，全结肠散在炎性息肉，局部黏膜片状发白（图 5-11-2，图 5-11-3）。胃镜提示慢性非萎缩性胃炎伴糜烂。CT 提示患者右侧结肠失去正常的解剖结构，与小肠相互粘连，其中升结肠与横结肠、小肠之间粘连严重，不除外有内瘘的情况，既往腹壁切口存在腹壁缺损（图 5-11-4）。结合患者肠镜及 CT 表现，诊断考虑克罗恩病、肠瘘、腹壁缺损。

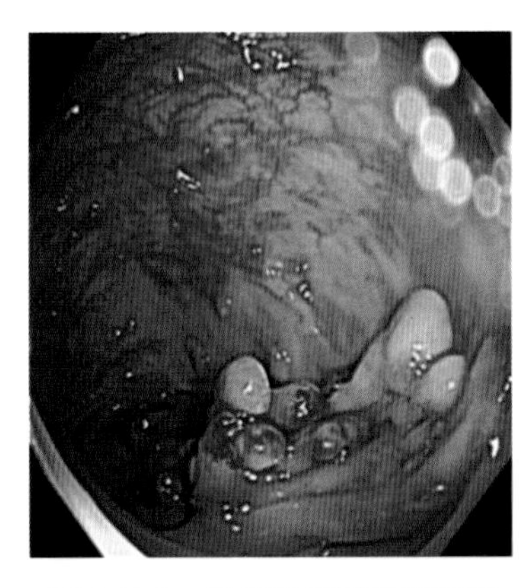

图 5-11-2 肠镜提示回盲瓣变形

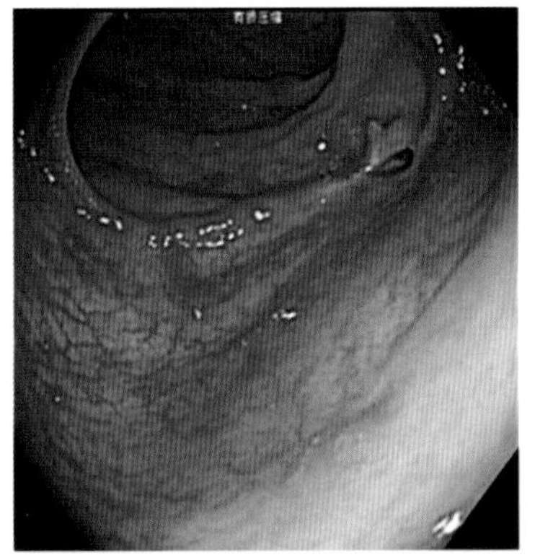

图 5-11-3 横结肠肠管瘘口

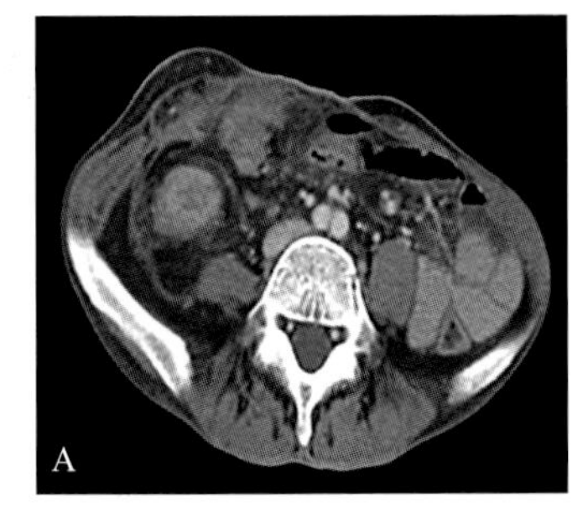

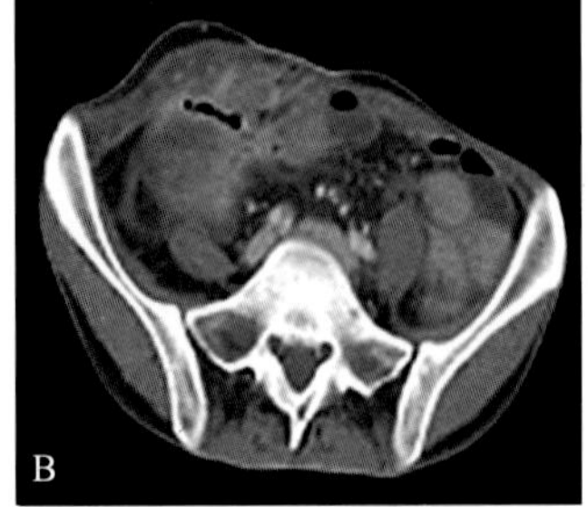

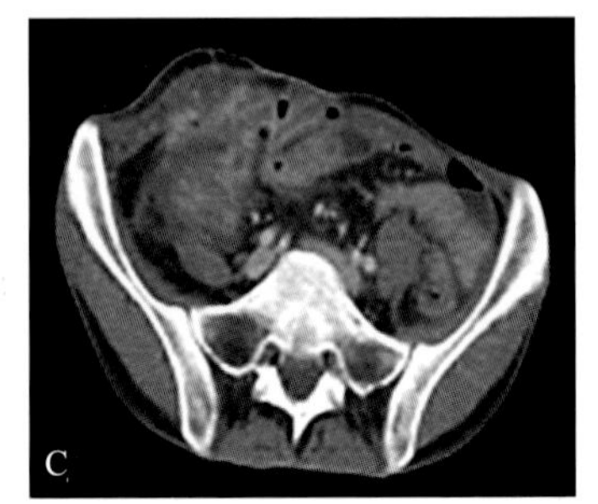

图 5-11-4 CT 提示患者右侧结肠正常结构消失、肠管之间粘连严重并与腹壁形成肠瘘（A～C）

因为克罗恩病及肠瘘导致患者体重下降及营养不良，且术前患者炎性指标高，需要先行术前的营养支持治疗，纠正患者长期慢性消耗、炎症活动，并诱导患者克罗恩的缓解。经过 3 周的营养支持治疗，患者体重由入院时的 39.5kg 增加至 52kg，白蛋白及血红蛋白正常，CRP 下降至 1mg/L 以下，我科为其进行了右侧结肠切除、部分小肠切除、腹壁缺损补片修补的肠瘘确定性手术（图 5-11-5～图 5-11-7）。

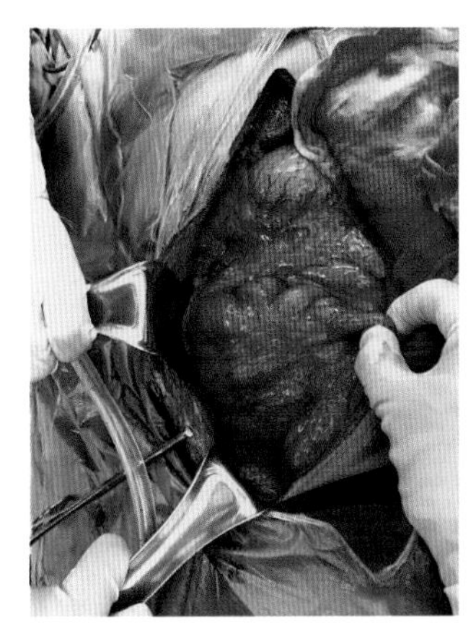

图 5-11-5　腹腔肠管粘连情况

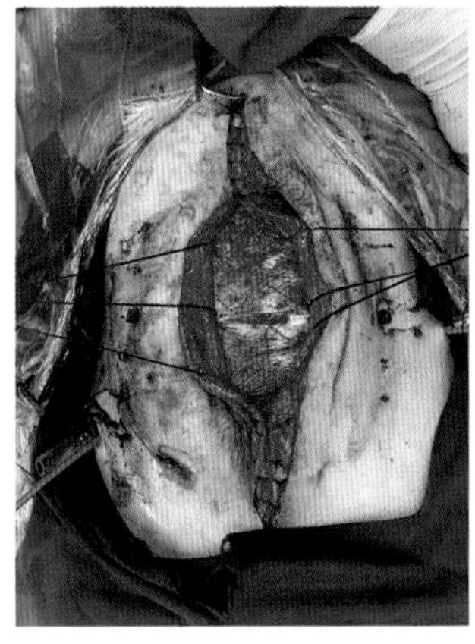

图 5-11-6　腹壁缺损补片修补

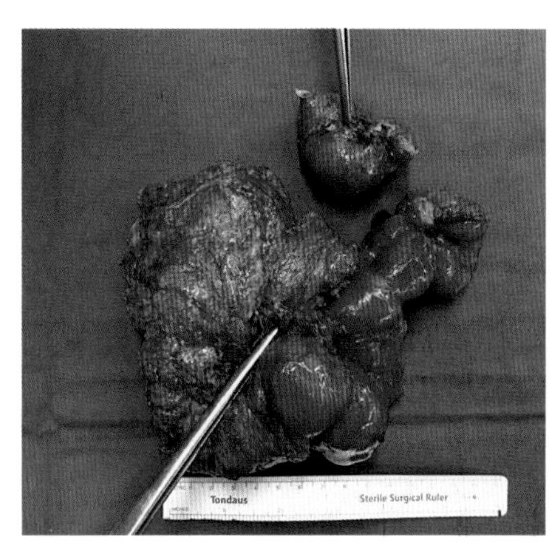

图 5-11-7　切除的肠瘘病变处结肠及小肠

病变肠管标本提示肠管浆膜增厚、纤维组织增生；黏膜下层纤维组织增生，脂肪化生，大量淋巴、浆细胞浸润，淋巴滤泡形成；黏膜组织急慢性炎；结肠与小肠各见一处溃疡，肉芽组织形成，其中一个病变见全层炎，结合临床，考虑克罗恩病。术后患者恢复平稳，逐渐恢复饮食，16 天后痊愈出院。出院后继续在消化内科随诊治疗，采用类克治疗，体重可维持在 53kg 左右，HGB 110～122g/L 、CRP1～3mg/L、ESR7mm/h 以下、ALB40g/L 以上。

三、总结和讨论

克罗恩（Crohn disease）是病因未明的胃肠道慢性炎性肉芽肿病变，与溃疡性结肠炎合称炎性肠病，病变可累及全消化道，多见于末端回肠和邻近的结肠，病变呈跳跃式分布，临床表现为反复发作的腹痛、腹泻、腹部包块、瘘管形成、肠梗阻，有终生发作的倾向。肠道穿孔、脓肿形成、大出血是手术的绝对适应证，以营养治疗为主的内科治疗无效的肠管狭窄、肠瘘也是手术适应证。行肠管切除后病例中，肠梗阻、肠管狭窄最多可以占 46%，其次为肠瘘约 27%，脓肿占 7% 左右。由于 CD 病变可累及全消化道、容易复发，所以手术以提高生活质量为第一目标，在保证这一目标的前提下应尽量多的保留肠管。手术方式有肠切除、肠管狭窄成形术、短路手术。CD 手术切除后的 5 年累积再手术率为 16%～43%，10 年为 26%～58%，复发的高危因素主要有性别、年龄、手术时年龄、切除的肠管长度及有无肉芽肿病变。

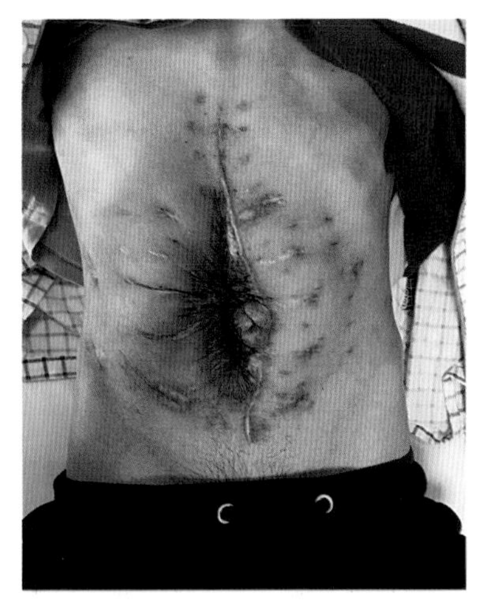

图 5-11-8 术后 2 月腹壁情况

该患者手术中发现右侧结肠失去正常结构，并与横结肠、部分小肠分别形成内瘘，予切除右侧结肠及内瘘的小肠，因患者术前无内科治疗，并且全身情况良好，无腹腔脓肿及感染，所以行一期肠管切除吻合手术。但既往腹壁正中切口存在大范围的缺损，需要应用生物补片进行腹壁重建（图 5-11-8）。

四、专家点评

克罗恩病以青壮年患病率高，按一般的规律，这一年龄的患者体力旺盛、愈合能力强，但是CD患者由于长期慢性消耗、炎症活动、感染及药物不良作用等原因，而又忽视术前准备和手术时机的选择，所以手术后的并发症发生率远高于其他良性疾病，尤其是术后腹腔感染为最常见的并发症，文献显示发生率高达 20%，所以建议拟行手术的 CD 患者，术前通过药物、营养支持治疗来纠正营养不良，控制感染，诱导疾病缓解，减停激素，继而减少术后并发症的发生率。对于手术前合并感染的患者，需要启用抗生素治疗，使感染局限消散；对于已经出现脓肿的患者，建议采用经皮穿刺引流或应用黎氏双套管冲洗等方法控制感染。待感染控制后再重新评估手术的必要性，在感染得到充分控制的情况下手术后并发症的发生率会降低，如脓肿不适合穿刺引流，需要开腹进行引流，此时应尽量缩小手术规模，以脓肿引流为主要的手术目的。鉴于 CD 本身的疾病特点及终生复发的倾向，手术应尽量保留患者的肠管。在切除后应采用侧侧吻合的方式进行肠管吻合，可有效缓解 CD 术后临床复发并降低术后发生吻合口瘘的概率。

当然，该类患者反复的病情发作、感染导致腹腔粘连异常严重，手术游离操作时间较一般的腹部外科要长，只有彻底的肠粘连松解后，才能辨识患者肠瘘病变的位置，进而采用合理的手术策略进行病灶的处理。除了腹腔粘连外，多次的腹部手术、腹腔感染、慢性消耗导致患者肠管愈合能力差，也需采用独特的肠管处理吻合方式进行安全消化道的重建，减少术后发生吻合口瘘、腹腔感染的并发症。最后，肠瘘患者往往存在腹壁切口裂开、腹壁缺损，在完成粘连松解、病变肠管处理、消化道重建后，切口常无法对拢缝合关闭腹腔，又或者直接关闭后会造成患者术后腹腔室综合征，所以通常需要利用生物材料、皮瓣转移、组织分离等技术进行筋膜缺损的修补和腹壁功能的重建。

（李元新　刘伯涛）

病例12 胃十二指肠溃疡穿孔的诊断、治疗

一、病历摘要

患者男性，82岁，主因“上腹部疼痛2天，加重1天”入院。患者缘于2天前无明显诱因出现恶心呕吐症状，呕吐物为内容物，伴上腹部疼痛，性质为持续性胀痛，呕吐后上述症状可缓解，自行口服“吗丁啉”后症状稍缓解，患者1天前呕吐后出现腹痛症状较前加重，伴恶心呕吐症状，呕吐物为胃内容物，无发热，无黑便及血便症状，遂就诊于当地医院，行腹部CT检查提示：消化道穿孔，腹腔积液，因患者高龄暂给予胃肠减压、禁食水、抗炎、抑酸、补液等保守治疗后腹痛症状仍较前加重，患者及家属辗转市内多家医院，均未能入院进一步治疗，患者为进一步治疗来我院，患者自发病以来精神睡眠差，间断少量排气排便，小便量少，近期体重无减轻。

既往否认溃疡病史，高血压病病史、冠心病病史10年余，口服氯沙坦钾氢氯噻嗪片1片，每日1次、美托洛尔缓释片1片，每日1次，苯磺酸氨氯地平片 1片，每日1次，控制尚可，既往心房纤颤病史5年，口服阿司匹林肠溶片100mg，每日1次，否认外伤、手术史。

查体：T38.5℃，Bp125次/分，P25次/分，BP 90/50mmHg 强迫体位，痛苦面容，神志清楚，查体合作。腹部平坦，腹部未见明显肠型及蠕动波，腹肌紧张，全腹部压痛、反跳痛明显，以剑突下压痛明显。肝脾肋下未及，Murphy（－）。肝区、双肾区无叩击痛，输尿管走行区无叩痛。移动性浊音（－），肠鸣音弱，未闻及高调肠鸣音及气过水声。

辅助检查：腹部CT（2018年1月25日 北京康复医院）：消化道穿孔，腹腔积液（图5-12-1）。

WBC：16.9×10^9/L；HGB：90g/L；RBC：3.2×10^{12}/L；PLT：285×10^9/L；N：89.3%。

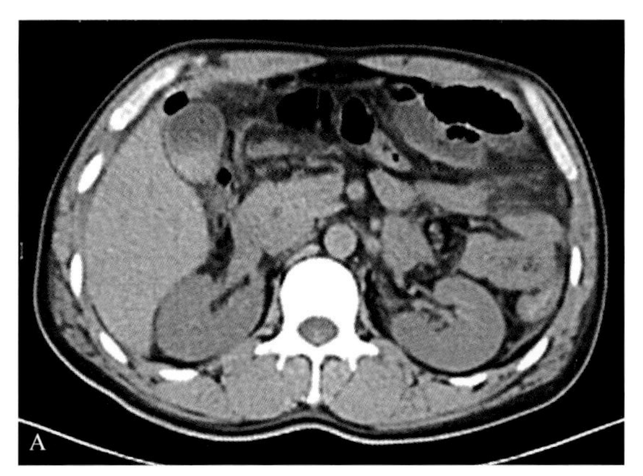

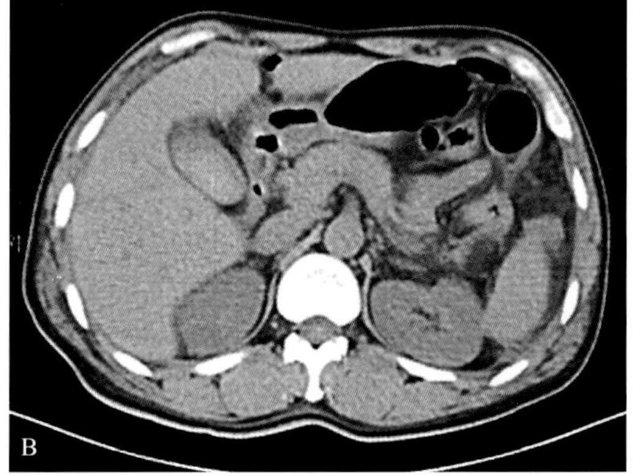

图5-12-1 腹部CT（A、B）

二、临床决策

入院诊断：①上消化道溃疡伴穿孔；②急性弥漫性腹膜炎；③腹腔感染；④感染性休克；⑤心房颤动；⑥高血压病；⑦冠状动脉粥样硬化性心脏病；⑧电解质紊乱；⑨肾功能异常。

本患者主要以“腹痛”为主要表现来诊，患者既往无溃疡病史和近期溃疡活动病史，起病较缓和，未出现典型消化道穿孔的“急性刀割样痛”“板状腹”等症状，因此应与以下相关疾病进行鉴别：

1. 急性胰腺炎

患者可出现突发腹痛症状，但其发作一般不如溃疡病急性穿孔急骤，有一个由轻转重的过程。多位于上腹部偏左并向肩背部放射。肌紧张程度也较轻。血清和腹腔穿刺液淀粉酶升高明显，X线检查膈下午游离气体，CT等影像学检查提示胰腺肿胀、胰周渗液等。此患者发病病史并不急骤，腹痛症状亦不典型，因此不能除外此诊断，应检查血淀粉、脂肪酶并结合影像学资料进一步诊断。

2. 急性胆囊炎

表现为右上腹部绞痛或者持续性痛阵发性加剧，伴畏寒、发热。体征主要为右上腹压痛和反跳痛，有时可触及肿大的胆囊，墨菲征阳性，超声提示结石性胆囊炎或非结石性胆囊炎。此患者以上腹部疼痛为主，疼痛为持续性胀痛，伴发热，患者影像学检查未见明确胆囊结石及胆囊渗出，可暂排除此病。

3. 急性阑尾炎

溃疡穿孔后消化液沿右侧结肠旁沟流到右下腹，引起右下腹痛和腹膜炎体征，易与急性阑尾炎相混淆。但急性阑尾炎一般症状较轻，发病时无上腹部剧烈疼痛，腹部体征也不以上腹部为主，X线检查无膈下游离气体。此患者腹痛范围为全腹部压痛、反跳痛，腹痛以上腹部为主，影像学未见肿大阑尾及阑尾周围渗出，故暂不考虑此病。

4. 胃恶性肿瘤穿孔

鉴别较难。如既往无溃疡病史而近期又伴有胃部不适、消瘦的老年患者，应考虑到有胃癌穿孔的可能。此患者为老年男性，既往否认溃疡病史，虽近期体重无明显减轻情况，但仍应警惕其穿孔为胃恶性肿瘤穿孔所致。

通过检查血清淀粉酶、血清脂肪酶及影像学检查未见血清淀粉酶、血清脂肪酶及胰腺周围渗出而排除急性胰腺炎可能。根据患者病史、实验室检查、影像学检查，目前考虑患者消化道穿孔、急性弥漫性腹膜炎诊断明确，其消化道穿孔原因考虑为溃疡或胃恶性肿瘤所致。

患者既往高血压病、冠状动脉粥样硬化性心脏病、心房纤颤等基础疾病较多，高龄心肺储备功能差，患者目前口服拜阿司匹林肠溶片抗凝过程中，围手术期患者出现心、脑、肺意外风险极大，患者心房纤颤病史，围手术期患者发生心、脑、肺、肠血栓相关并发症风险较高。但目前患者处于急性弥漫性腹膜炎 感染性休克（轻 - 中度），经外院保守治疗后症状仍持续性加重，此患者应行手术治疗。对于此例患者，手术方案应选择简单、有效的手术方式，经积极完善术前准备，并联合麻醉科、ICU 共同向患者家属交代病情及治疗后，急诊行剖腹探查＋消化道溃疡穿孔修补术，术中见：胃窦近十二指肠球部前壁穿孔，穿孔大小约 0.5cm，探查发现幽门部位质地稍硬，活动尚可，给予丝线间断缝合闭合伤口，胃管尖端放置过幽门进入十二指肠降部，温盐水反复冲洗腹腔，给予瘘口附近及盆腔放置乳胶引流管，逐层关闭腹腔结束手术，术后患者安返 ICU 病房，术后给予抗炎、抑酸、补液等对症治疗。

术后第 3 天，患者引流管出现黄色胆汁样液体，量约 100ml/24h，无发热，无腹痛症状，未排气排便，查体：腹软，上腹部轻压痛，无反跳痛，肠鸣音弱。复查腹部 CT 检查十二指肠周围及胰腺周围未见明确积液，考虑患者目前存在穿孔瘘，目前引流通畅，继续给予胃肠减压、抑制消化液分泌、补液、静脉营养支持治疗，术后 14 天，给予更换腹腔双套管，给予主动冲洗引流后引流液清亮，给予行造影检查未见造影剂外溢，逐步进流食，顺利出院。

三、讨论与总结

胃十二指肠溃疡穿孔作为急腹症之一，目前其发病率较前明显下降，这得益于胃镜检查及内科治疗的巨大进步。WSES 指南推荐胃十二指肠溃疡伴穿孔主要的治疗方式主要以手术治疗为主，根据 WSES 统计近十年未见明确公开发表的文献推荐消化道穿孔的保守治疗。胃十二指肠溃疡穿孔外科治疗方式主要包括开腹修补术、腹腔镜下穿孔修补术。腹腔镜下穿孔修补术已成为治疗胃十二指肠溃疡穿孔的主要治疗方式，腹腔镜下胃十二指肠溃疡穿孔修补可通过腹腔镜进行全腹、盆腔脏器的探查，也是一种强有力的检查、诊断手段，同时具有创伤小、恢复快、腹部美观的优势。WSES 指南亦推荐对于血流动力学稳定、穿孔直径＜5mm，腹部 X/CT 可见膈下游离气体的患者进行腹腔镜下胃十二指肠穿孔修补术，术中进行腹腔镜下的腹腔冲洗。WSES 指南推荐对于伴有脓毒性休克、出血、具有气腹绝对禁忌证的患者应行开腹修补。对于此病例，患者高龄、心肺基础疾病多，我们选择开腹穿孔修补术，以期减少患者围手术期的风险。

对于胃十二指肠穿孔修补的方式目前存在经典的缝合修补、无缝线修补术。无缝线修补术相对于标准的腹腔镜下缝合修补具有操作简单、对于术者腹腔镜经验要求低的优点。但由于其术中修补需要特殊粘合剂，增加了手术费用。有文献报道，无缝线缝合的患者其术后并发症发生率高于经典缝合修补术（16%～6%）。WSES 指南推荐对于腹腔镜下无缝合胃十二指肠穿孔修补术，可以应用于穿孔直径＜2mm、腹腔污染轻、出现并发症可能性小的患者；对于穿孔直径＞5mm，＜2cm 的患者仍建议使用经典缝合方法闭合穿孔，并常规覆盖大网膜。对于直径＞2cm 的溃疡穿孔、可疑恶性肿瘤所致的穿孔（巨大溃疡、外观具有恶性肿瘤特点、可疑转移性恶性肿瘤）、伴有消化道出血、消化道梗阻的患者 WSES 指南推荐行远端胃大部切除术，推荐 Rou-en-Y 方式进行消化道重建。对于此病例，穿孔直径约 0.5cm，给予行穿孔缝合修补，给予覆盖大网膜。

文献报道行溃疡穿孔修补术后其穿孔不能愈合的比例约为 7%，因此术中修补部位放置引流管尤为重要，既可以通过引流管观察其愈合情况，术后穿孔不能愈合及时将消化液引流至体外，防止再次出现腹腔感染可能。本病例术后出现修补不能愈合，经腹腔引流管将消化液引流至体外，防止再次出现腹腔感染，经充分引流、改善患者营养状态、抑制消化液分泌等措施最终穿孔愈合。

对于消化道穿孔患者，其多伴有营养不良，同时因穿孔所致的腹腔感染、围手术期禁食水等，造成患者营养状态进一步恶化。因此对于高龄、营养状态不良、术后愈合的能差的开腹手术患者可行空肠造瘘术，为术后早期恢复肠内营养、改善患者营养不良状态提供营养支持通路。本病例未行空肠造瘘术，术后仅能行肠外营养支持，患者营养不良改善较缓慢。对于此病例之后的伴有术后愈合不良高风险的开腹患者，我们常规行空肠造瘘术，为术后早期恢复肠内营养，改善患者营养不良状态提供营养支持通路。

四、专家点评

胃十二指肠溃疡穿孔作为急腹症之一，其多通过其特殊病、典型的体征及腹部 X 线 / CT 检查可明确诊断，目前其治疗方式多选择手术治疗，以腹腔镜下胃十二指肠溃疡穿孔修补术为主，其具有显著的优势，对于具有腹腔镜禁忌的患者应选择开腹修补术，此类患者多伴有心肺基础疾病，营养状态差、术后出现并发症风险高，因此术中引流管放置及选择显得尤为重要，多选择 26# 以上的乳胶管或双套管进行充分引流，术中可行空肠造瘘术，为术后改善患者营养状态建立肠内营养通路。

参 考 文 献

ARICI C, MESCI A, DINCER D. Analysis of risk factors predicting (affecting) mortality and morbidity of peptic ulcer perforations [J]. Int Surg, 2001, 92: 147-154.

BHOGAL R H, ATHWAL R, DURKIN D. Comparison Between open and laparoscopic repair of perforated peptic ulcer disease [J]. World J Surg, 2008, 32: 2371-2374.

DI SAVERIO S, BASSI M, SMERIERI N. Diagnosis and treatment of perforated or bleeding peptic ulcers: 2013 WSES position paper [J]. World J Emerg Surg, 2014, 9: 45.

FY L E, LEUNG K L, LAI B S. Predicting mortality and morbidity of patients operated on for perforated peptic ulcers [J]. Arch Surg, 2001, 136: 90-94.

KOCER B, SURMELI S, SOLAK C. Factors affecting mortality and morbidity in patients with peptic ulcer perforation [J]. J Gastroenterol Hepatol, 2001, 22: 565-570.

LAU W Y, LEUNG K L, KWONG K H. A randomized study comparing laparoscopic versus open repair of perforated peptic ulcer using suture or sutureless technique [J]. Ann Surg, 1996, 224 (2): 131-138.

LEE F Y, LEUNG K L, LAI P B. Selection of patients for laparoscopic repair of perforated peptic ulcer [J]. Br J Surg, 2001, 88: 133-136.

LUNEVICIUS R, MORKEVICIUS M. Comparison of laparoscopic versus open repair for perforated duodenal ulcers [J]. Surg Endosc, 2005, 19: 1565-1571.

（张元新　张　骞）

病例 13 小肠息肉导致肠套叠

一、病历摘要

患者男性，22 岁，主因“腹痛伴恶心呕吐 5 天”入院。患者于入院前 5 天无明显诱因出现间断中下腹痛，为胀痛，阵发性加重，伴恶心呕吐，呕吐物为墨绿色胃液。就诊于当地医院，给予“输液治疗”（具体不详），腹痛稍缓解。入院当日凌晨腹痛再次加重，来我院就诊，完善腹部 CT 考虑为肠套叠，以“肠套叠”收入院。查体：腹平坦，未见胃肠型及蠕动波，未见腹壁静脉曲张，腹柔软，右侧腹及右下腹压痛存在，无明显肌紧张及反跳痛。右侧腹部可触及一“腊肠样肿物”，大小约 15cm×5cm×5cm，质硬，触痛明显，活动度可，界限清楚，表面光滑，肝脾肋下未及。Murphy 征阴性。腹部叩诊呈鼓音，移动性浊音阴性，腹部振水音阴性。肝区及胆囊区叩击痛阴性，肾区及输尿管区叩击痛阴性。听诊肠鸣音亢进，5～6 次 / 分，可闻及高调肠鸣音，未闻及气过水。辅助检查：腹部 CT 可见末端小肠至盲肠套叠形成，局部肠壁水肿增厚，近端小肠轻度扩张（图 5-13-1～图 5-13-3）。化验检查：血常规示血象正常。生化及凝血未见异常。

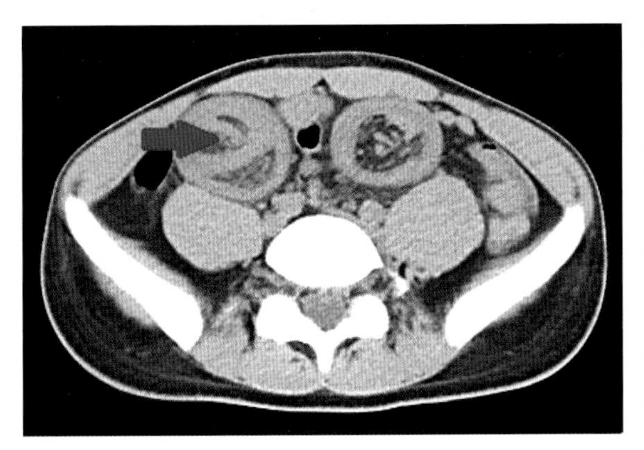

图 5-13-1 腹部 CT（一）

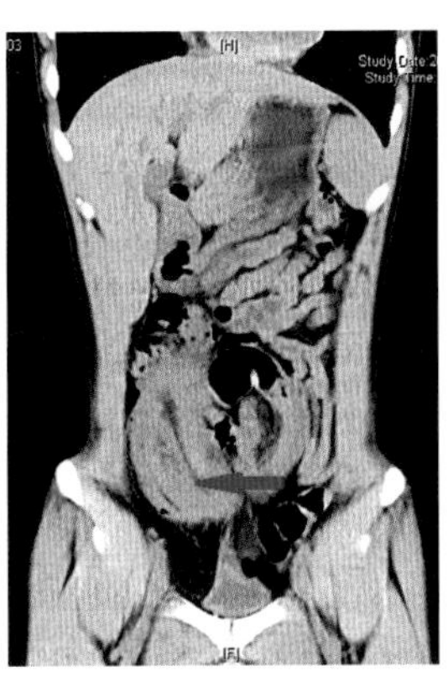

图 5-13-2 腹部 CT（二）

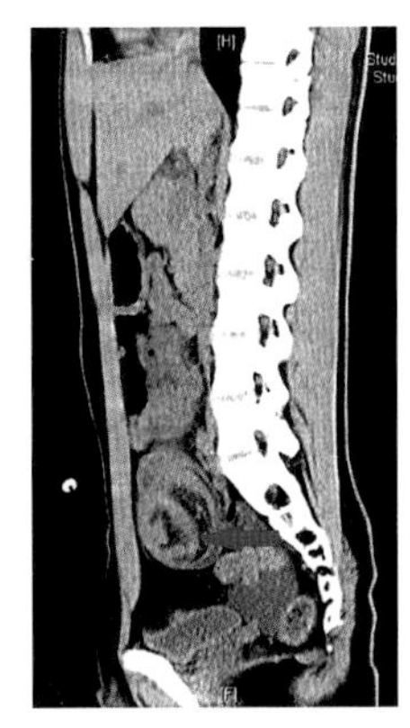

图 5-13-3 腹部 CT（三）

二、临床决策

根据病史、体征及辅助检查，考虑为小肠套叠并肠梗阻。成人肠套叠常继发于小肠息肉，手术指证明确。决定行“腹腔镜探查、小肠息肉切除术”。积极完善术前准备，急诊行腹腔镜探查术，探查末端回肠套叠明确，套叠肠管未进入盲肠（图 5-13-4）。腹腔可见淡黄色清凉液体，未见明显肠管缺血征象。中转开腹小切口，探查近端套入肠管约 50cm，到达回盲瓣处，套叠远端可触及质硬肿物，行肠套叠复位，可见距回盲部约 100m 的小肠内有肿物（图 5-13-5～图 5-13-7），大小约 5cm×3cm×3cm，位于对系膜侧，局部肠

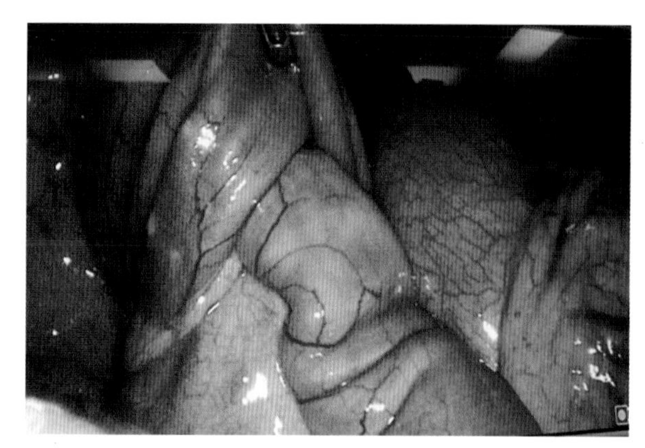

图 5-13-4　腹腔镜探查

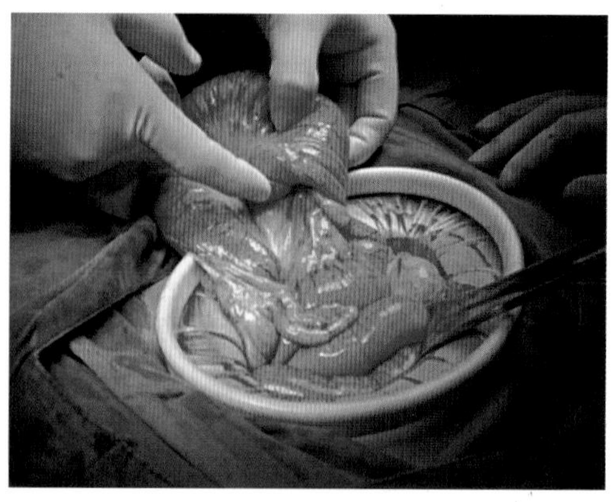

图 5-13-5　肠内肿物（一）

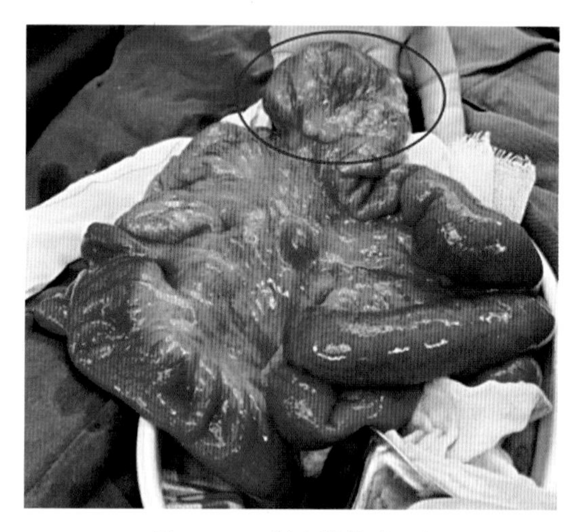

图 5-13-6　肠内肿物（二）

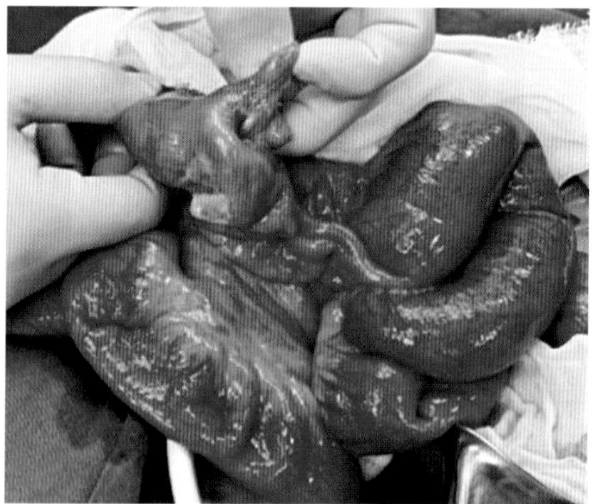

图 5-13-7　肠内肿物（三）

壁浆膜可见凹陷。行该处小肠切除，一期吻合。术后剖开标本可见肠腔内菜花样肿物见图 5-13-8。术后给予禁食水、胃肠减压、抗感染、营养支持及对症治疗，术后病理回报：（回肠肿物）巨大息肉样物，中心为脂肪平滑肌组织，内有厚壁血管，平滑肌组织伸入黏膜内，表面被覆小肠黏膜上皮，可见幽门腺化生，多灶性上皮脱落，有肉芽组织及溃疡形成，局部表面腺体呈腺瘤样增生。其余小肠黏膜组织慢性炎，小肠两侧断端未见病变。IHC：CD34（＋），CD31（＋），D2-40（＋），SMA（＋）。综上，错构性息肉（图 5-13-9）。肠系膜周围淋巴结 16 枚及送检（肠系膜淋巴结）1 枚呈反应性增生。术后恢复良好，顺利出院。

三、讨论与总结

肠道的任何部位均可发生肠错构瘤息肉，可表现单个或多个，大小不等，可自数毫米至数厘米，有蒂或无蒂，临床上无特异性症状及体征，主要表现为直肠出血、疼痛、贫血

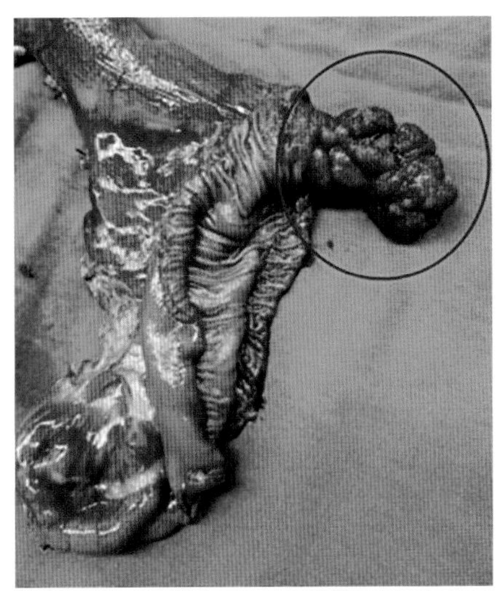

图 5-13-8 菜花样肿物

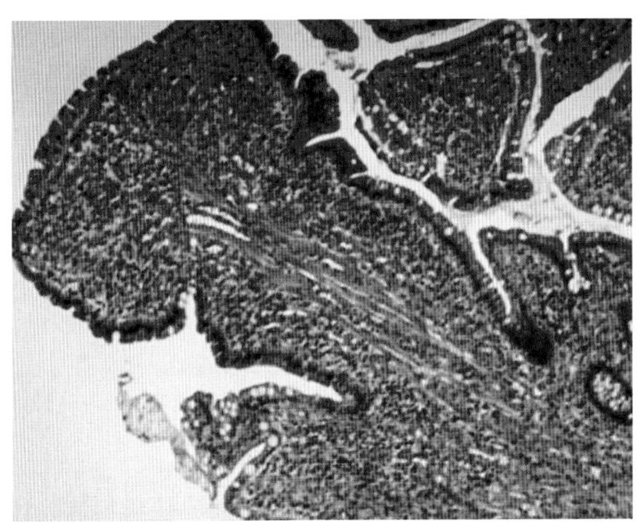

图 5-13-9 错构性息肉

以及黑便等非特异症状，部分患者有消化道外的表现，诸如发育迟缓、皮肤异常等，少数患者往往并发肠梗阻、肠套叠等才引起医生注意，或者在手术中才被发现。本例患者因继发肠套叠，而于急诊手术中发现。

儿童肠套叠是儿童肠梗阻的常见原因，具体原因不明，可能与肠道节律紊乱有关。大多数发生于 2 岁以下儿童。成人肠套叠多为继发因素引起，如肠息肉、憩息、肠粘连、恶性肿瘤等。成人肠套叠明确诊断后，均应行急诊手术治疗，即使套叠自行复位，因多有肠道病变，也应择期手术切除病变肠管。因息肉可发生于消化道任何部位，术后应行胃镜及肠镜检查，术中有条件可经小肠断端行小肠镜检查，明确其他部位有无并发息肉，如息肉较小无相关并发症，可首选内镜下息肉摘除，不建议行器官及肠管的预防性切除。

四、专家点评

消化道错构瘤不同于肿瘤性及增生性息肉，比较罕见。其类型较多，主要包括幼年性息肉综合征（juvenile polyposis syndrome，JPS）、PTEN 错构瘤综合征（PTEN-hamartoma tumor syndrome）、Peutz-Jeghers 综合征（Peutz-Jeghers syndrome，PJS）以及遗传性混合息肉综合征（hereditary mixed polyposis syndrome，HMPS）。是一种以消化道错构瘤息肉为特征的常染色体遗传性疾病，称之为错构瘤息肉综合征（hamartomatous polyposis syndromes，HPS）。

错构瘤性息肉的特征性表现为正常细胞过度生长和组织结构紊乱。在目前已知的消化道错构瘤性息肉病中，大多数具有发展为消化道恶性肿瘤和（或）合并其他恶性肿瘤的危险性。应该定期检查，及时发现肿瘤及时处理。作为一种常染色体遗传性疾病，近来，基因检测技术发展迅速，SMAD4 基因突变、PTEN 基因突变、STK11 基因失活、

BMPR1A 基因的突变等很多基因突变被证实与 HPS 有关，随着对各类型 HPS 的突变基因和分子机制逐步了解，使 HPS 高危人群监测及预防成为可能，并为这类疾病治疗带来了希望。

参考文献

吴孟超，吴在德．黄家驷外科学［M］．7 版．北京：人民卫生出版社，2008：1497，1556.

CAMPOS F G, FIGUEIREDO M N, MARTINEZ C A. Colorectal cancer risk in hamartomatous polyposis syndromes [J]. World J Gastrointest Surg, 2015, 7 (3): 25-32.

KAZUBSKAYA T P, KOZLOVA V M, FILIPPOVA M G, et al. Rare hereditary syndromes associated with polyposis and the development of malignant tumors [J]. Arkh Patol, 2016, 78 (2): 10-18.

LATCHFORD A R, NEALE K, PHILLIPS R K, et al. Juvenile polyposis syndrome: a study of genotype, phenotype, and long-term outcome [J]. Dis Colon Rectum, 2012, 55 (10): 1038-1043.

NAKANISHI A, KITAGISHI Y, OGURA Y, et al. The tumor suppressor PTEN interacts with p53 in hereditary cancer (Review) [J]. Int J Oncol, 2014, 44 (6): 1813-1819.

SAMMOUR T, HAYES I P, HILL A G, et al. Familial colorectal cancer syndromes: an overview of clinical management [J]. Expert Rev Gastroenterol Hepatol, 2015, 9 (6): 757-764.

TEZCAN G, TUNCA B, AK S, et al. Molecular approach to genetic and epigenetic pathogenesis of early-onset colorectal cancer [J].World J Gastrointest Oncol, 2016, 8 (1): 83-98.

（李元新　赵宏伟）

病例 14　肠梗阻

一、病历摘要

患者男性，76 岁，主因“腹壁疝术后反复肠梗阻 15 年，停止排便、排气减少 1 天”入院。

（1）老年男性，慢性病程急性发作。

（2）患者 15 年前因左上腹壁巨大包块于外院就诊，诊断“腹壁巨大疝气”行腹壁疝气补片修补术，具体不详。术后 1 年出现不完全肠梗阻，予北大人民医院保守治疗，症状好转。此后多次发生不全性肠梗阻，1～2 次 / 年，均住院保守治疗，症状缓解。患者 1 天余前无明显诱因出现停止排便、排气减少，经流食等保守治疗，症状暂未缓解。

（3）既往史：高血压病史 10 年余、口服氯沙坦钾、酒石酸美托洛尔，血压控制可。否认糖尿病病史，既往间断胸闷、憋气，考虑冠心病，心绞痛，慢性阻塞肺病，规律口服阿司匹林肠溶片 100mg，每日 1 次，瑞舒伐他汀钙片 10mg，每日 1 次。

（4）查体：体温 36.8℃，脉搏 96 次 / 分，呼吸 19 次 / 分，血压 151/69mmHg。腹部外形微膨隆，左上腹可见陈旧手术瘢痕，长约 15cm，未见胃肠型，未见胃肠蠕动波，腹部无其他异常，腹部触诊柔软，无压痛，无液波震颤，无振水声，腹部未触及包块，肝脏未触及，胆囊未触及，Murphy 征阴性，脾脏未触及，肾脏未触及，各输尿管压痛点无压痛，肝区叩击痛阴性，脾区叩击痛阴性，双侧肾区无叩痛，无移动性浊音，听诊肠鸣音亢进 4～5 次 /min，无气过水声，无血管杂音。

（5）辅助检查：全腹 CT 平扫：直肠术后改变；小肠积气——考虑动力性可能性大；肝钙化灶；左后腹壁肌组织局限性缺损（图 5-14-1）。

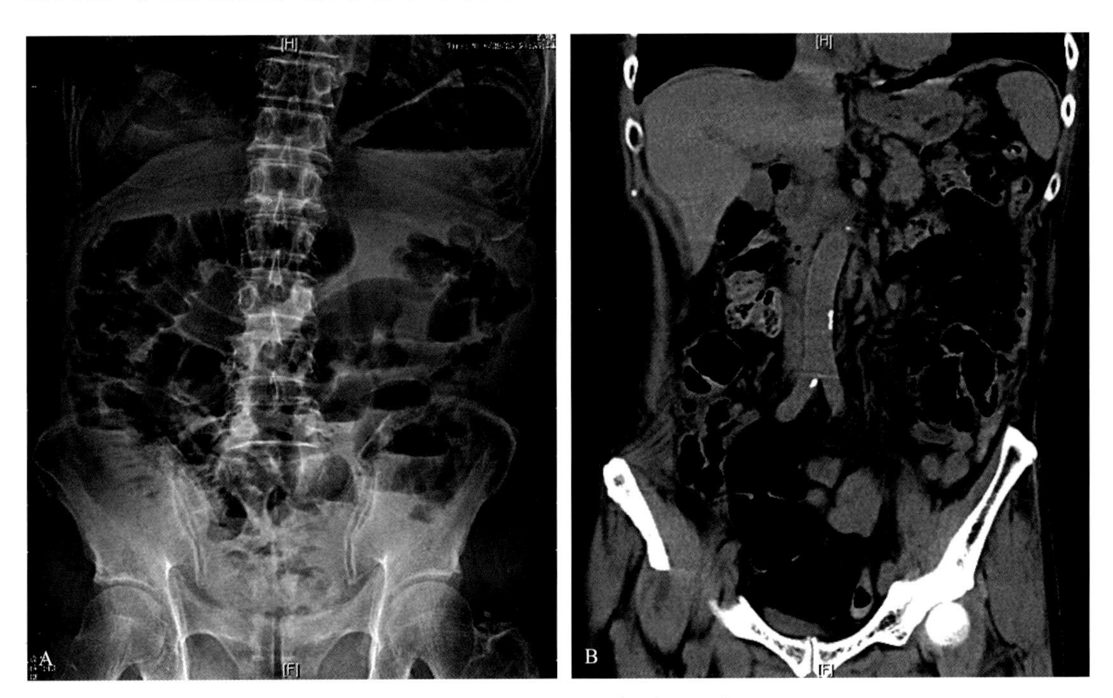

图 5-14-1　全腹 CT 平扫（A、B）

二、临床决策

1. 诊断及依据

（1）不完全性肠梗阻：患者 2003 年因左上腹壁巨大包块于朝阳医院就诊，诊断“腹壁巨大疝气”行腹壁疝气补片修补术，具体不详。2005 年 10 月出现不完全肠梗阻，予北大人民医院保守治疗，症状好转。此后多次发生不全性肠梗阻，1～2 次 / 年，均住院保守治疗，症状缓解。患者 1 天余前无明显诱因出现停止排便、排气减少，经流食等保守治疗，症状暂未缓解。

（2）腹壁疝术后：患者 2003 年因左上腹壁巨大包块于朝阳医院就诊，诊断“腹壁巨大疝气”行腹壁疝气补片修补术，具体不详。

（3）高血压：既往病史。

（4）冠状动脉粥样硬化性心脏病：既往病史。

2. 鉴别诊断及依据

（1）粘连性肠梗阻：粘连性肠梗阻一般发生既往手术或腹膜炎后的患者，是肠梗阻最常见原因，由于腹腔内粘连，肠道粘连呈角或由于形成纤维条索肠管内疝造成，多数情况下保守治疗可缓解，但保守治疗一段时间后不缓解，或出现肠坏死患者需急诊手术。本病临床可表现腹痛、腹胀，部分或完全停止排气排便。病史一般较长，可反复发作亦可突然发作肠绞窄。严重时表现为腹痛加重，局部压痛明显，甚至腹肌紧张，水电解质紊乱，肠坏死。检查可见腹部多发阶梯状气液平面，肠坏死时可出现肠管壁增厚，系膜水肿，腹腔积液。结合患者病史查体辅助检查，考虑本病诊断可能大。

（2）肠扭转：此病因多发生于进食活动后，肠道扭转，造成通过困难。多见于回盲部及乙状结肠冗长合并便秘患者，X 线检查可见鸟嘴样改变，偶有小肠扭转、胃扭转病例报道。肠扭转随扭转程度不同，临床表现，疾病严重程度不同，扭转影响肠道血运、形成闭襻可出现肠坏死，需行急诊手术复位、或肠切除肠吻合术。

（3）肠套叠：此病多见于幼儿，临床典型表现为腹痛、腹部包块，果酱样便，可行肠镜复位。成年人多因为肠道肿瘤引起，多存在器质性病变，多需手术治疗。本病可能性小。

（4）肠道肿瘤：患者年龄一般较大，可表现腹痛、血便或便中带血，消瘦。有些患者可逐渐进展，发生肠梗阻。此患者不能排除恶性肿瘤的发生，可进一步行相关检查以排除。

3. 治疗策列及手术

（1）术前充分评估手术禁忌证，胃镜及肠镜未发现消化道肿瘤；下消化道造影未发现结直肠梗阻；腹部 CT 提示近端空肠明显扩张，考虑梗阻部位位于患者左侧腹部补片区域下方。

（2）手术方案：腹腔镜探查。术中探查发现患者左侧腹部补片区域下方跟大网膜粘连致密，部分空肠也有粘连，但不为严重，仅呈束状粘连。腹腔镜下超声刀分解粘连。从屈氏韧带探查到乙状结肠，未发现明显缩窄环或其他病变。

4. 围手术期及并发症

术后予以肠外营养支持，等到患者排气排便，予以恢复肠内营养、乳果糖、益生菌及肠道动力药物，患者肠功能慢慢恢复。

5. 随访

患者术后半年轻度不全肠梗阻，经过肠内营养支持，半流食等调节，慢慢肠功能开始恢复。目前患者进食半流食及易消化普食，无明显腹胀不适。

三、讨论与总结

肠梗阻是由任何原因引起的肠内容物通过障碍的统称，是外科常见急腹症之一。肠梗阻的原因多样性，难以术前判断，术后容易再次发生粘连性肠梗阻。多数肠梗阻患者需要肠外营养支持，涉及水、电解质与酸碱平衡失调。严重肠梗阻患者以及年龄大合并心肺功能不全等常为死亡原因。

1. 分类

导致肠梗阻疾病发生的原因复杂，根据肠梗阻病因、肠壁血循环、梗阻程度、梗阻部位分、发病轻重等可分为以下几种类型。

（1）按病因分类：①机械性肠梗阻 临床上最常见，是由于肠内、肠壁和肠外各种不同机械性因素引起的肠内容通过障碍。②动力性肠梗阻 是由于肠壁肌肉运动功能失调所致，并无肠腔狭窄，又可分为麻痹性和痉挛性两种。前者是因交感神经反射性兴奋或毒素刺激肠管而失去蠕动能力，以致肠内容物不能运行；后者系肠管副交感神经过度兴奋，肠壁肌肉过度收缩所致。有时麻痹性和痉挛性可在同一患者不同肠段中并存，称为混合型动力性肠梗阻。③血运性肠梗阻 是由于肠系膜血管内血栓形成，血管栓塞，引起肠管血液循环障碍，导致肠蠕动功能丧失，使肠内容物停止运行。

（2）按肠壁血循环分类：①单纯性肠梗阻 有肠梗阻存在而无肠管血循环障碍。②绞窄性肠梗阻有肠梗阻存在同时发生肠壁血循环障碍，甚至肠管缺血坏死。

（3）按肠梗阻程度分类：可分为完全性和不完全性或部分性肠梗阻。

（4）按梗阻部位分类：可分为高位小肠梗阻、低位小肠梗阻和结肠梗阻。

（5）按发病轻重缓急分类：可分为急性肠梗阻和慢性肠梗阻。

（6）闭襻型肠梗阻：是指一段肠襻两端均受压且不通畅者，此种类型的肠梗阻最容易发生肠壁坏死和穿孔。肠梗阻的分类是从不同角度来考虑的，但并不是绝对孤立的。如肠扭转可既是机械性、完全性，也是绞窄性、闭襻性。不同类型的肠梗阻在一定条件下可以转化，如单纯性肠梗阻治疗不及时，可发展为绞窄性肠梗阻。机械性肠梗阻近端肠管扩张，最后也可发展为麻痹性肠梗阻。不完全性肠梗阻时，由于炎症、水肿或治疗不及时，也可发展成完全性肠梗阻。

2. 临床表现

（1）粘连性肠梗阻的表现：①以往有慢性梗阻症状和多次反复急性发作的病史。②多数患者有腹腔手术、创伤、出血、异物或炎性疾病史。③临床症状为阵发性腹痛，伴恶心、呕吐、腹胀及停止排气排便等。④患者可有腹胀，且腹胀多不对称；多数可见肠型及蠕动波；腹部压痛在早期多不明显，随病情发展可出现明显压痛。⑤梗阻肠襻较固定时可扪及压痛性包块。⑥腹腔液增多或肠绞窄者可有腹膜刺激征或移动性浊音，肠梗阻发展至肠绞窄、肠麻痹前均表现肠鸣音亢进，并可闻及气过水声或金属音。

（2）绞窄性肠梗阻的表现：①腹痛为持续性剧烈腹痛，频繁阵发性加剧，无完全休止间歇，呕吐不能使腹痛腹胀缓解。②呕吐出现早而且较频繁。③早期即出现全身性变化，如脉率增快，体温升高，白细胞计数增高，或早期即有休克倾向。④腹胀：低位小肠梗阻腹胀明显，闭襻性小肠梗阻呈不对称腹胀，可触及孤立胀大肠襻，不排气排便。⑤连续观察：可发现体温升高，脉搏加快，血压下降，意识障碍等感染性休克表现，肠鸣音从亢进转为减弱。⑥明显的腹膜刺激征。⑦呕吐物为血性或肛门排出血性液体。⑧腹腔穿刺为血性液体。

3. 检查

（1）粘连性肠梗阻：X 线立位腹平片检查：梗阻发生后的 4～6h，腹平片上即可见胀气的肠襻及多数气液平面。如立位腹平片表现为一位置固定的咖啡豆样积气影，应警惕有肠绞窄的存在。

（2）绞窄性肠梗阻：X线立位腹平片表现为固定孤立的肠襻，呈咖啡豆状，假肿瘤状及花瓣状，且肠间隙增宽。

4. 治疗

（1）粘连性肠梗阻：①保守疗法 对于单纯性肠梗阻可观察24～48h，基础疗法包括禁食及胃肠减压，纠正水、电解质紊乱及酸碱平衡失调，防治感染及毒血症。②手术疗法 粘连性肠梗阻经非手术治疗病情不见好转或病情加重，均应考虑手术治疗。手术方式：①粘连带或小片粘连行简单分离。②局限紧密粘连成团的肠襻无法分离，可行肠切除吻合术，如肠管水肿明显，一期吻合困难，可先行造瘘术。③如患者情况极差，可先行肠外置术。④肠襻紧密粘连又不能切除和分离者，可行梗阻部位远、近端肠管侧侧吻合术。⑤广泛粘连而反复引起肠梗阻者可行肠排列术。

（2）绞窄性肠梗阻：①绞窄性小肠梗阻，应立即手术治疗，根据绞窄原因决定手术方法。②如患者情况极严重，肠管已坏死，而术中血压不能维持，可行肠外置术方法，待病情好转再行二期吻合术。

5. 预防

依据肠梗阻发生的原因，有针对性采取某些预防措施，可有效地防止、减少肠梗阻的发生。①对患有腹壁疝的患者，应予以及时治疗，避免因嵌顿、绞窄造成肠梗阻。②加强卫生宣传、教育，养成良好的卫生习惯。预防和治疗肠蛔虫病。③腹部大手术后及腹膜炎患者应很好地胃肠减压，手术操作要轻柔，尽力减轻或避免腹腔感染。④早期发现和治疗肠道肿瘤。⑤腹部手术后早期活动。

四、专家点评

肠梗阻疾病较为常见，多数患者常见于腹部手术术后，患者多反复发作，多数患者可以保守治疗缓解，但患者平日需注意饮食，多为半流食为主，伴随营养不良。长期粘连性肠梗阻患者反复发作，体质差，体重轻，需间断肠外营养支持治疗，粘连性肠梗阻患者多行肠粘连松解术，或同时行损伤肠段切除肠吻合术。其他特殊肠梗阻多为急症，有急诊科收入住院，常见于肠扭转、肠套叠、肠系膜裂空疝等，多需急诊剖腹探查术。

肠梗阻疾病的难点在于：①粘连性肠梗阻患者术后再次发生粘连性肠梗阻的概率较高。患者后续再次手术的困难度增加，术者往往因术后梗阻再次复发，再次手术粘连更加严重而感到束手无策。②肠梗阻患者多需要肠内营养和肠外营养支持，包括围手术期中术前营养支持及术后肠功能恢复。术后1～3个月内多建议肠内营养及半流食，防止肠梗阻再次发生。③多次手术的肠梗阻患者，手术医生的技术及术中策略极为关键。复杂肠粘连的分解技术，降低肠浆膜损伤是术后患者恢复，降低肠瘘发生的关节。根据患者具体病情决定术中一期吻合，还是先行肠造瘘再二期吻合，或者行肠排列管术。④粘连性肠梗阻的原因评估也极为重要。术前尽量排除患者有无肠结核，瘢痕狭窄，肿瘤等原因。⑤术中粘连的处理，简单的粘连可以直接离断处置。复杂的粘连，例如：饼状粘连或者冰冻盆腔，需切除损伤段肠管行肠肠吻合，必要决定行回盲部切除术。⑥术中一定探查仔细，完全松解肠粘连后，一定要从屈氏韧带探查到乙状结肠，注意肠缩窄环的处理，防止术后患者不全肠梗阻的发生。

总之，肠梗阻为胃肠外科常见病，虽然多数患者处理较为简单，但草率处理往往导致后期肠梗阻再次发生，反反复复手术治疗。因此对于肠梗阻的治疗，是一个综合的、长期的过程，治疗决策决定治疗成败。

（王　峰　李元新）

第 6 章　肝胆外科疾病

病例 1　亲体肝移植

一、病历摘要

患者男性，29 岁，以“腹胀伴双下肢水肿 2 年”为主诉于 2018 年 11 月 6 日入院。患者 2 年前开始无明显诱因下出现腹胀伴双下肢水肿，无腹痛，无黑便、便血，无全身乏力，无恶心、呕吐、呕血，无胸闷、气促等不适，于当地医院住院治疗。10 余天前开始腹胀加重，伴腹痛腹泻，并出现胸闷气喘，为进一步治疗来我院。

既往发现“乙型肝炎”15 年余，未系统治疗，2017 年 1 月发现乙肝表面抗原转阴，HBV-DNA 小于检测下限。

入院完善相关化验检查（表 6-1-1、图 6-1-1），患者存在门静脉高压、胃食管静脉曲张、腹水、胸水，肝功能 CTP 评分 12 分，C 级（表 6-1-2），终末期肝病模型（model for end stage liver disease，MELD）评分 15 分，诊断为终末期肝病，具有肝移植手术指征。

表 6-1-1　患者入院化验指标

项　目	结　果	项　目	结　果
丙氨酸氨基转移酶（U/L）	11.9	血红蛋白（g/L）	88
天冬氨酸氨基转移酶（U/L）	39.9	白细胞	3.43×10^9/L
总胆红素（μmol/L）	87.0	淋巴细胞	0.53×10^9/L
直接胆红素（μmol/L）	54.5	血小板	47×10^9/L
碱性磷酸酶（U/L）	118	凝血酶原时间（s）	21.8
白蛋白（g/L）	26	凝血酶原活动度	37.3
血氨（μmol/L）	102	国际标准化比值	1.92
乙型肝炎病毒核酸定量（IU/ml）	$<1.00\times10^2$	活化部分凝血活酶时间（s）	56.6

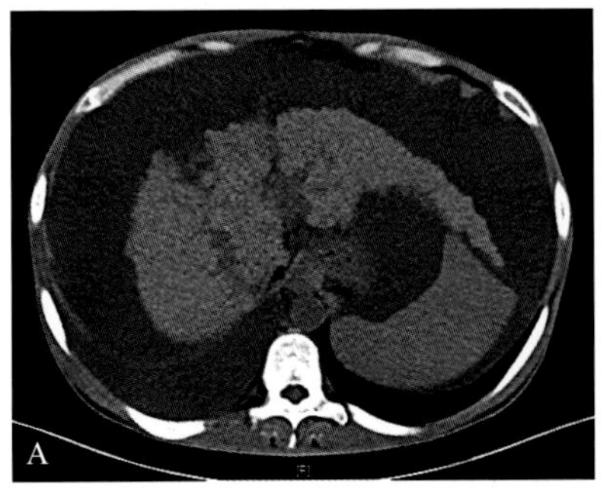

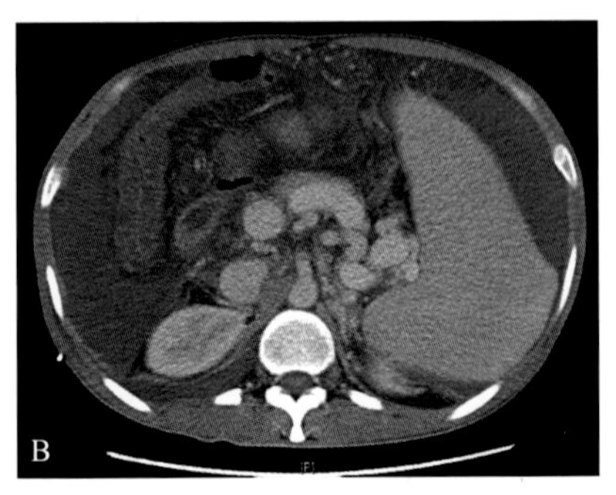

图 6-1-1　腹部 CT（一）（A、B）

腹部 CT：患者肝缘不规整，肝裂增宽，肝脏缩小，肝周及腹腔可见大量腹水，脾大于 5 个肋间（图 6-1-2、图 6-1-3）。

表 6-1-2　Child-Turcotte-Pugh（CTP）分级

评分	1	2	3
肝性脑病分级	无	1～2	3～4
腹水	无	轻度	中度
血胆红素（μmol/L）	<34	34～51	>51
血白蛋白（g/L）	>35	28～35	<28
凝血酶原时间延长（s）	<4	4～6	>6

A 级 5～6 分；B 级 7～9 分；C 级≥10 分

二、手术方案

患者及家属要求行亲体肝脏移植，供者为其妻子，青年女性，身体健康，无基础疾病，二人血型相同，术前检查未及绝对手术禁忌证；术前超声及 CT 等影像学评估，无脂肪肝。

供者标准肝体积 1266.5ml，左半肝体积 603.2ml，右半肝体积 763.3ml，受者标准肝体积 1557ml。若捐献左半肝，则移植物占受者标准肝体积 49%，移植物受者体质比约为 1.0%，术后小肝综合征风险低，供者剩余肝体积占标准肝体积 60%，剩余肝脏可以满足供者生理需要；若捐献右肝，则移植物占受体标准肝体积 62%，移植物受者体质比约为 1.2%，术后小肝综合征风险进一步降低，供者剩余肝体积占标准肝体积 48%，可以满足供者需求。通过计算左右半肝体积及供受体标准肝体积、GRWR 等指标后，供者左、右半肝均可作为移植物。

供体肝脏 CT 血管重建后发现门静脉入肝前分左、中、右三支，且左半肝由肝左动

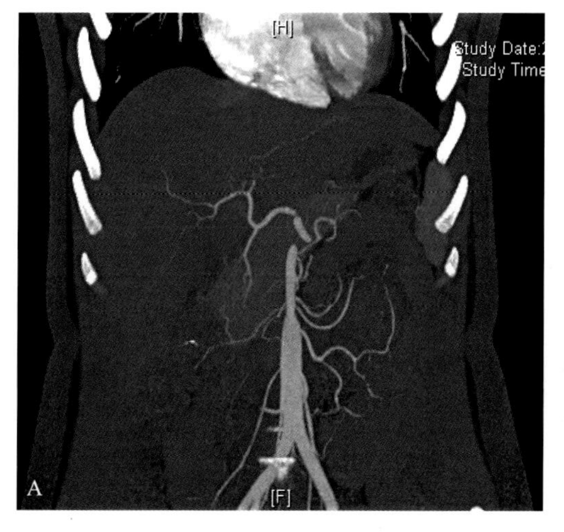

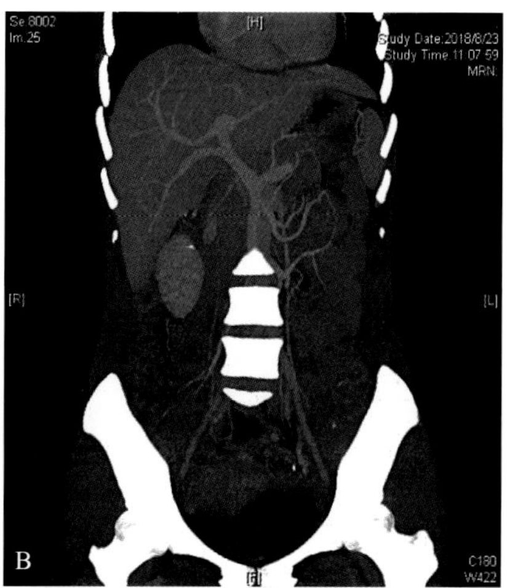

图 6-1-2　腹部 CT（二）（A、B）

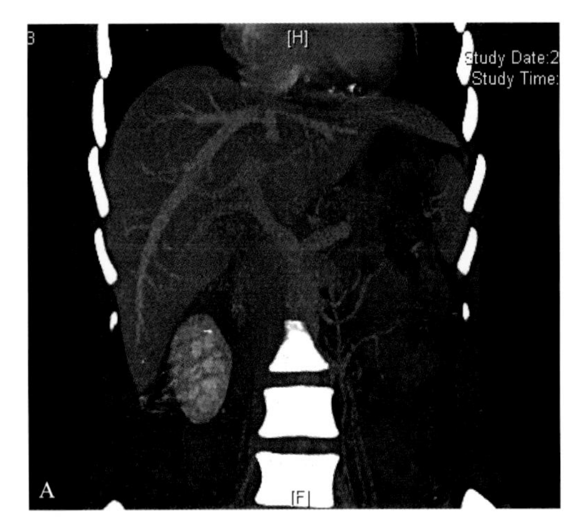

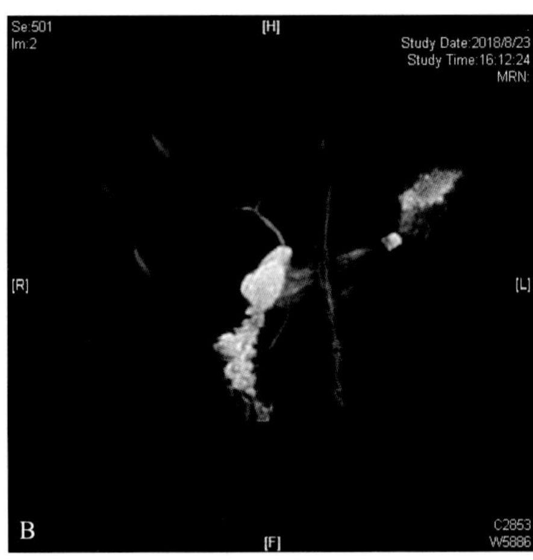

图 6-1-3　腹部 CT（三）（A、B）

脉、肝中动脉两支动脉供血，左半肝血供丰富；而肝中静脉和肝左静脉之间存在一支粗大的裂静脉，可以作为肝左内叶的流出道汇入下腔静脉。所以，以带有肝中静脉的右半肝作为移植物，既可以降低受者术后肝脏淤血风险，同时也能保证供者术后肝脏有足够的血液流出道。MRCP 未见明确胆道变异。

最终，决定行同种异体肝移植手术，移植物选择亲体右半肝。

三、手术过程

2018 年 11 月 8 日切取供者右半肝（含肝中静脉）行同种异体肝移植术。

探查见受体腹腔内大量腹水，肝脏质韧、小结节样肝硬化。离断肝周韧带，分别游离结扎脉管系统，将肝脏完整切除。同时，供者于相邻手术间行右半肝切取术，体外修整后，行背驮式肝移植，完成肝静脉、门静脉、肝动脉及胆道吻合，将供体肝脏植入受者右上腹。

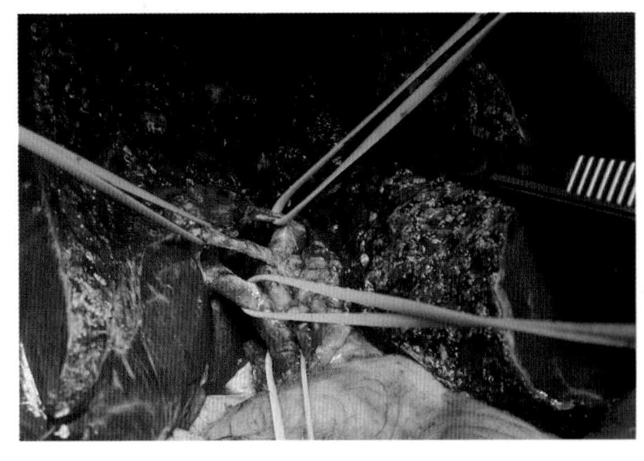

图 6-1-4　供者第一肝门。门静脉主干、门静脉右支，肝右动脉，游离后分别悬吊保护

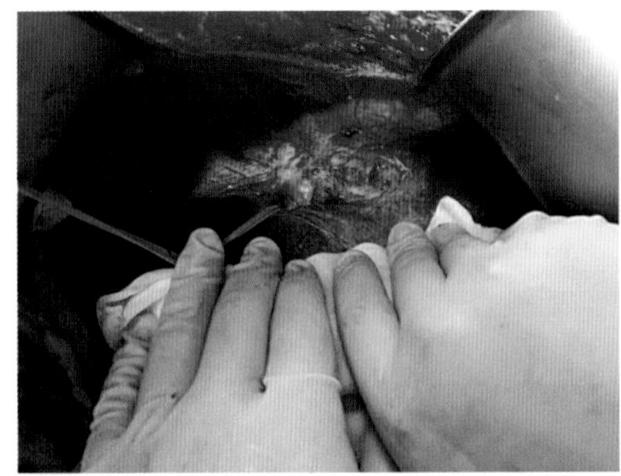

图 6-1-5　供者第二肝门，可见较粗大裂静脉引流 S4，汇入肝左静脉

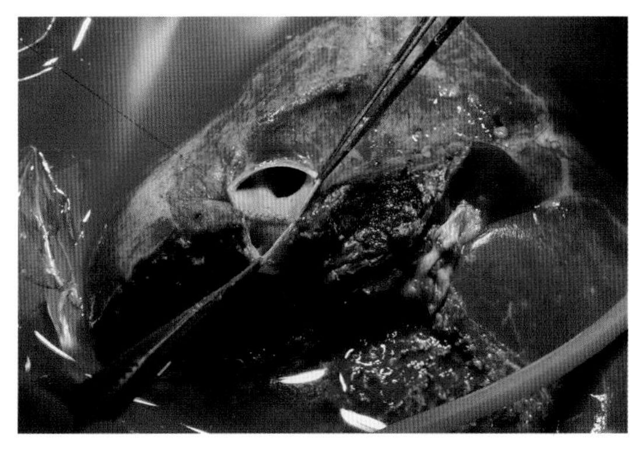

图 6-1-6 修整后的离体供肝。显示为原肝中静脉与肝右静脉整形成的共同开口

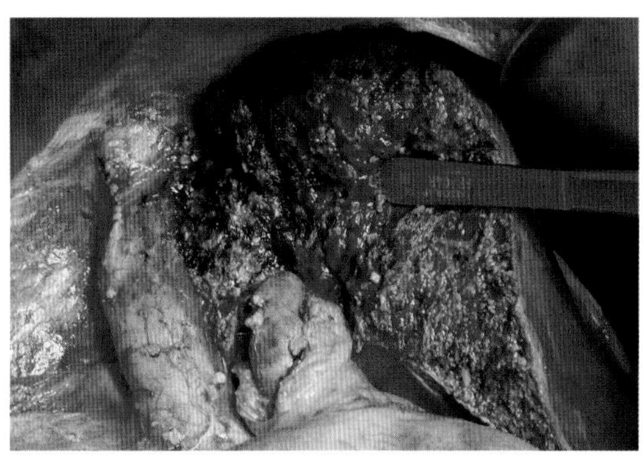

图 6-1-7 移植物获取后供者肝断面

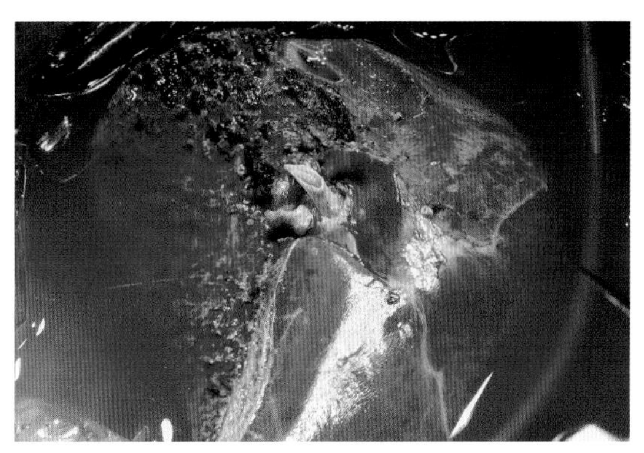

图 6-1-8 门静脉右前、右后支整形共干

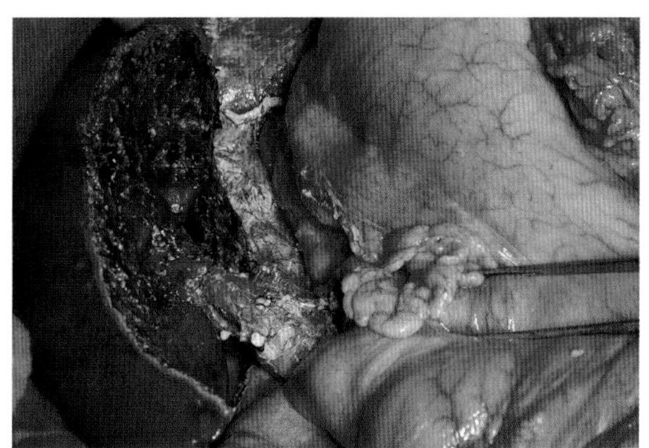

图 6-1-9 供肝植入受体腹腔，完成血管、胆道重建。可见吻合后的门静脉及肝动脉

四、术后情况

患者术后恢复顺利出院。出院后安排定期复诊、随访，调整抗排异药物剂量，目前患者夫妻二人正常生活。

五、病例讨论

肝硬化是各种原因导致肝纤维化进行性加重的晚期阶段，以肝小叶结构改变和形成再生性结节为特征。导致肝硬化的病因很多，主要包括慢性病毒性肝炎、酒精性肝病、非酒精性脂肪肝、自身免疫性肝炎等，在我国以慢性乙型肝炎引起肝硬化最常见。肝硬化患者易发生多种并发症，未出现严重并发症的肝硬化属于代偿期肝硬化，其中位生存期超过 12 年，若患者已出现肝硬化并发症，如静脉曲张出血、腹水、肝性脑病、肝肾综合征或肝肺综合征，则认为其已进入肝硬化失代偿期，其预后比代偿期肝硬化患者差且其期望寿命显著缩短，CTPA 级、B 级、C 级肝硬化患者的 1 年生存率分别为约

100%、80% 和 45%，CTP 评分≥12 分或 MELD 评分≥21 分的失代偿期肝硬化患者的中位生存期小于等于 6 个月。现普遍认为晚期肝硬化不可逆，届时唯一有效的治疗选择是肝脏移植。

自 Starzl 教授为患者实施首例原位肝移植以来，肝脏移植手术在世界范围内广泛应用并发展起来，主要用于治疗病毒性肝炎、肝硬化、肝脏恶性肿瘤、儿童先天性胆道闭锁等肝脏疾病。活体肝脏移植（living donor liver transplantation，LDLT）技术的出现缓解了目前器官捐献不足时的肝脏需求，但也增加了手术难度及风险。回顾性研究显示活体捐献者的术后并发症发生率为 24%，病死率为 0.2%，为保证供体安全，要保留充足的剩余肝体积及通畅血运，同时要避免受体由于移植肝脏体积不足或血运障碍而引起的问题，LDLT 术前评估及手术方案选择至关重要。首先，为避免术后小肝综合征的发生，供受体肝体积在术前需准确评估，一般认为，供者剩余肝体积大于需 30%，移植物受体体重比（graft to recipient weight ratio，GRWR）大于 0.8% 较为安全。Lee 通过回顾分析，将 GRWR 更进一步明确为：①保证充分的移植物体积：GRWR＞1%；②年轻供体（年龄小于 35 岁），GRWR＞0.8%；③年轻供体，受体 MELD 评分＜ 20 分 GRWR＞0.7%。另一个问题是肝中静脉的取舍，肝中静脉的引流范围包括Ⅴ、Ⅷ段内侧部分和Ⅳ段内侧部分，因而在半肝移植的 LDLT 中，将肝中静脉保留给供者或附带肝中静脉一并移植是，为避免术后肝脏淤血，有些研究提示在以右半肝作为移植物时带肝中静脉，为右叶移植物提供最佳的静脉引流，但同时会对供体产生一定的不利影响。有研究建议切取右叶移植物不带肝中静脉，也有研究采用术中肝中静脉重建，同时保证了供体及受体的流出道通畅。手术方式的选择仍存在争议。

随着手术技术和术后药物的不断进步，序贯肝移植、多供体肝移植、ABO 血型不相容肝移植等手术方式逐渐开展，增加了肝脏供体池，让更多的患者获得了生存的机会，而围手术期趋于完善的评估和管理、腹腔镜微创技术、各种抗排异药物的发明保证了手术的安全性及有效性，降低术后不良事件的发生，延长患者生存率。

六、专家点评（卢倩）

肝硬化是多种慢性肝病进行性加重的最终阶段，当肝硬化进展为失代偿期，患者生活质量显著下降，可预期生存时间显著缩短，肝移植是治疗这类终末期肝病的唯一有效方法。

本患者为青年男性，既往乙型肝炎病史，本次以腹胀、下肢水肿为症状就诊后入院，完善各项检查后明确诊断为肝硬化失代偿期。为治疗患者疾病，延长生存期，提高生活质量，患者有明确手术适应证，无手术禁忌证，决定行同种异体肝移植手术。因患者无法等待肝源，其妻子自愿作为供体，捐赠部分肝脏，完善术前评估后，作为供体一般状态良好，无基础肝病，具备作为供体手术条件。

活体肝移植的开展缓解了器官捐献不足时的肝移植需求，但手术风险及难度明显增加，要在以供体绝对安全为前提下保证受体手术成功，为降低术后并发症发生率和死亡率，术前的评估和手术方案的选择显得尤为重要，需更加精准。基于薄层CT扫描的三维重建可以更精确地计算出肝脏体积，选择合适体积的移植物，减少受体小肝综合征发生，也避免供体术后因剩余肝体积不足导致肝功能不全；移植肝脏流出道的通畅同样重要，术后肝脏淤血会导致移植物失活、肝功能不全甚至受体死亡。术前影像学三维重建可以帮助移植医生发现血管、胆管变异，判断肝动脉、门静脉走行以及肝静脉引流区域。尤其在以右半肝作为移植物时，既往回顾研究结果提示，三维重建对于肝中静脉的处理有着指导意义。

随着不断提高的外科技术、趋于完善的围手术期管理和术后免疫抑制药物的不断更新，供体和受体的术后病死率和并发症发生率已经在逐渐降低，相信活体肝移植将会得到迅速发展。

参考文献

BOGETTI J D, HERTS B R, SANDS M J, et al. Accuracy and utility of 3-dimensional computed tomography in evaluating donors for adult living related liver transplants [J]. Liver Transpl, 2001, 7 (8): 687-692.

CHEAH Y L, SIMPSON M A, POMPOSELLI J J, et al. Incidence of death and potentially life-threatening near-miss events in living donor hepatic lobectomy: a world-wide survey [J]. Liver Transpl, 2013, 19 (5): 499-506.

D'AMICO G, GARCIA-TSAO G, PAGLIARO L. Natural history and prognostic indicators of survival in cirrhosis: a systematic review of 118 studies [J]. J Hepatol, 2006, 44 (1): 217-231.

GYU L S, MIN P K, HWANG S, et al. Modified right liver graft from a living donor to prevent congestion [J]. Transplantation, 2002, 74 (1): 54-59.

HIROSHIGE S, SHIMADA M, HARADA N, et al. Accurate preoperative estimation of liver-graft volumetry using three-dimensional computed tomography [J]. Transplantation, 2003, 75 (9): 1561-1564.

HORI M, SUZUKI K, EPSTEIN M L, et al. Computed tomography liver volumetry using 3-dimensional image data in living donor liver transplantation: effects of the slice thickness on the volume calculation [J]. Liver Transpl, 2011, 17 (12): 1427-1436.

HWANG S, LEE S G, LEE Y J, et al. Lessons learned from 1, 000 living donor liver transplantations in a single center: how to make living donations safe [J]. Liver Transpl, 2006, 12 (6): 920-927.

INFANTE-RIVARD C, ESNAOLA S, VILLENEUVE J P. Clinical and statistical validity of conventional prognostic factors in predicting short-term survival among cirrhotics [J]. Hepatology, 1987, 7 (4): 660-664.

LEE S G. A complete treatment of adult living donor liver transplantation: a review of surgical technique and current challenges to expand indication of patients [J]. Am J Transplant, 2015, 15 (1): 17-38.

LIU C L, ZHAO Y, LO C M, et al. Hepatic venoplasty in right lobe live donor liver transplantation [J]. Liver Transpl, 2003, 9 (12): 1265-1272.

SALPETER S R, LUO E J, MALTER D S, et al. Systematic review of noncancer presentations with a median survival of 6 months or less [J]. Am J Med, 2012, 125 (5): 5121-5126.

STARZL T E, GROTH C G, BRETTSCHNEIDER L, et al. Orthotopic homotransplantation of the human liver [J]. Ann Surg, 1968, 168 (3): 392-415.

TANER C B, DAYANGAC M, AKIN B, et al. Donor safety and remnant liver volume in living donor liver transplantation [J]. Liver Transpl, 2008, 14 (8): 1174-1179.

TANIGUCHI M, FURUKAWA H, SHIMAMURA T, et al. Hepatic venous reconstruction of anterior sector using three-dimensional helical computed tomography in living donor liver transplantation [J]. Transplantation, 2006, 81 (5): 797-799.

（汤　睿　卢　倩）

病例 2　胰头癌的胰十二指肠切除

一、病历摘要

男性，66 岁，主因“上腹痛伴皮肤巩膜进行性加重黄染 1 个月”于 2016 年 3 月 1 日入院。入院 1 个月前出现无明显诱因上腹痛，位于剑突下，呈钝痛，与饮食无关，无恶心呕吐，无反酸嗳气，无发热。两周前被家人发现皮肤、巩膜黄染，并进行性加重。同时腹痛程度有所加重，伴右侧腰背部痛。在当地医院就诊，行 CT 检查提示“胰腺部占位”。为进一步治疗，在我院就诊，门诊以“梗阻性黄疸”“胰腺癌”收住入院。病程中，食欲不振，消瘦明显，体重减轻约 10kg。小便深黄，量正常。大便成形，规律，无白陶土样改变，无黑便。精神、睡眠均可。体格检查：皮肤、巩膜中度黄染，消瘦，无肝病面容。心肺检查无异常。腹部平坦，无胃肠型及蠕动波。无局部隆起或凹陷。肝脾肋下未触及。上腹深压痛，无反跳痛及肌紧张。未触及包块。叩鼓音，无移动性浊音。肠鸣音 3～4 次 /min，无气过水声。

既往史：无特殊。

实验室检查：肿瘤标记物检查结果：癌抗原 CA-199>1200.00，癌胚胎抗原 CEA 1.97ng/ml，甲胎蛋白 AFP 3.56ng/ml，癌抗原 CA-125 41.1。

生化检查结果：丙氨酸氨基转移酶（ALT）156.5U/L，天冬氨酸氨基转移酶（AST）90.5U/L，AST/ALT 0.58，碱性磷酸酶（ALP）229.7U/L，血清 γ- 谷氨酰转肽酶（GGT）594.2U/L，腺苷脱氨酶（血）（ADA）6.5U/L，胆碱酯酶（CHE）6787U/L，总胆红素（TBiL）140.13μmol/L，直接胆红素（DBiL）119.35μmol/L，间接胆红素（IBiL）20.78μmol/L，总蛋白（TP）60.6g/L，白蛋白（溴甲酚绿法）（ALB）37.8g/L，球蛋白（G）22.80g/L，白蛋白 / 球蛋白（A/G）1.66，总胆汁酸（TBA）15.7μmol/L。

凝血酶时间（TT）18.9s，凝血酶原时间（PT）11.6s，凝血酶原时间活动度（PT%）104.1%，凝血酶原时间比值（PTR）0.98，国际标准化比值（INR）0.99，活化部分凝血活酶时间（APTT）24.5s，纤维蛋白原（Fib）2.44g/L。

腹部增强 CT 提示（图 6-2-1）：胰头见不规则形肿块，边界不清，大小约 3.2cm×2.9cm，平扫呈等密度，增强扫描呈轻度强化，胰管明显扩张；胰头上方的胆总管扩张，临近肠系膜上静脉变窄，对比剂充盈齐欠佳；胰腺周围脂肪间隙模糊，可见多发小淋巴结，腹主动脉旁见小淋巴结。肝脏形态规整、肝缘光滑，各叶比例正常。肝内多发小圆形无强化灶。门静脉不宽，肝内胆管扩张。胆囊稍大，壁不厚，腔内未见异常密度影，胆囊管扩张。脾脏形态、位置、大小未见异常，实质内未见异常密度影。

胸片无异常。

初步诊断：梗阻性黄疸；胰头癌。

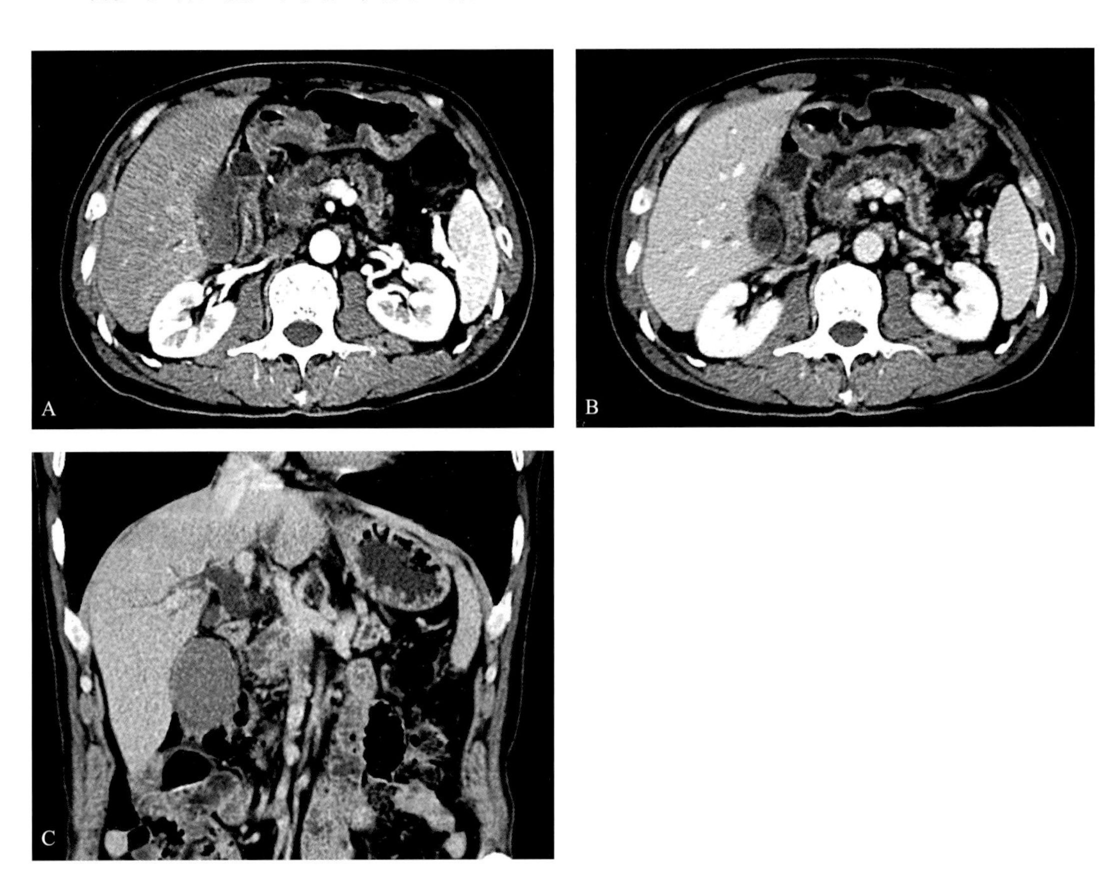

图 6-2-1 增强 CT 图像：胰头见不规则形肿块，边界不清，大小约 3.2cm×2.9cm，增强扫描呈轻度强化，胰管明显扩张；胰头上方的胆总管扩张，临近肠系膜上静脉变窄，对比剂充盈欠佳（A～C）

二、临床决策

该病例临床表现为腹痛、进行性加重黄疸。查体皮肤、巩膜中度黄染，腹部体征无明显异常。生化检查总胆红素、直接胆红素均增高，且以后者增高为主。肿瘤标志物 CA19-9 异常增高，CA 125 增高。增强 CT 提示胰头轻度强化占位肿块，肠系膜上静脉可能受累。诊断为梗阻性黄疸，胰头癌。未见胸部及其他脏器转移病灶，全身情况评估无手术禁忌证，故可决定行胰腺癌根治术（R_0），即胰十二指肠切除术。

三、讨论与总结

手术切除是胰腺癌患者获得治愈机会和长期生存的唯一有效方法。外科手术应尽力实施根治性切除（R0）。外科切缘采用 1mm 原则判断 R0/R1 切除标准，即距离切缘 1mm 以上无肿瘤为 R0 切除。R0 切除是胰头癌患者可能获得长期生存机会的唯一方法。本病例手术切为保留幽门的胰十二指肠切除，切除范围足够（图 6-2-2，图 6-2-3），术后病理诊断证实达到 R0 切除标准。

进展期胰腺癌往往伴有肠系膜上静脉－门静脉侵犯，若门静脉的切除长度在 4～5cm，在充分游离门静脉全程后，血管张力可获明显松解，可直接行门静脉与肠系膜上静脉之间的对端吻合。大量的临床文献报道联合门静脉和肠系膜上静脉的切除重建是可行可靠的，并未增加手术并发症。本病例术前增强 CT 未发现肿瘤未侵犯腹腔干动脉、肠系膜上动脉和肝总动脉，肿瘤未侵犯门静脉，临近肠系膜上静脉变窄，对比剂充盈齐欠佳，故仍属于可切除胰腺癌。术中探查可见探查见肠系膜上静脉上段受累，但肿瘤未侵及门静脉及脾静脉（图 6-2-4）。遂切除受累肠系膜上静脉血管，行门静脉 - 肠系膜上静脉端端吻合（图 6-2-5，图 6-2-6）。

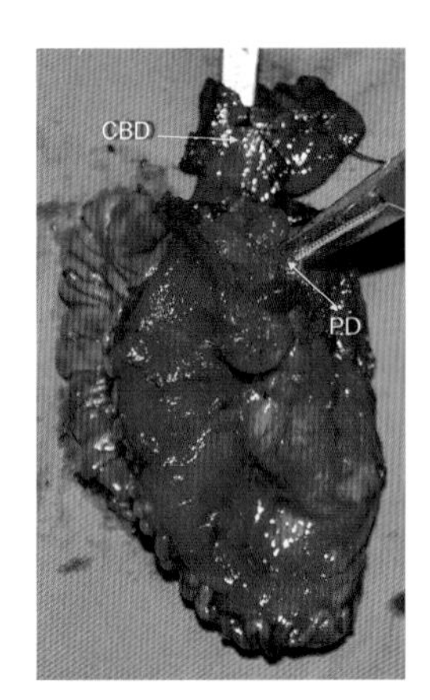

图 6-2-2　切除手术标本

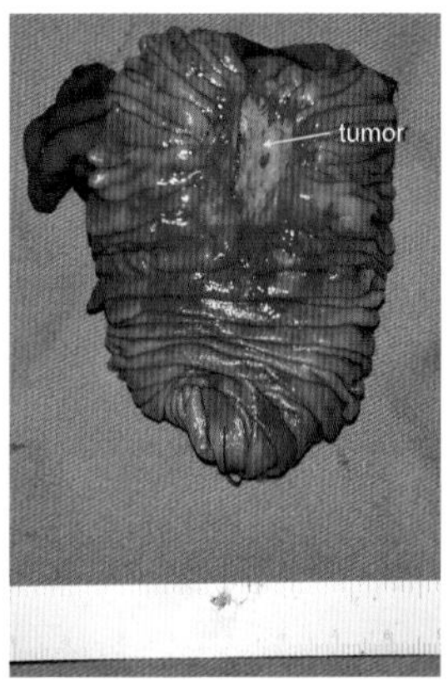

图 6-2-3　切除肿瘤标本

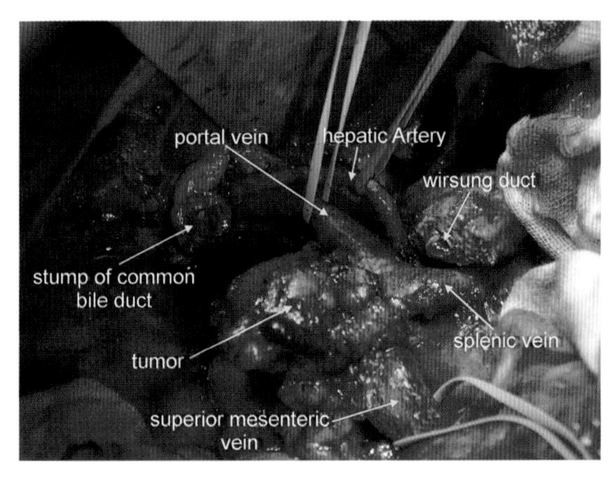

图 6-2-4　肿瘤侵犯肠系膜上静脉

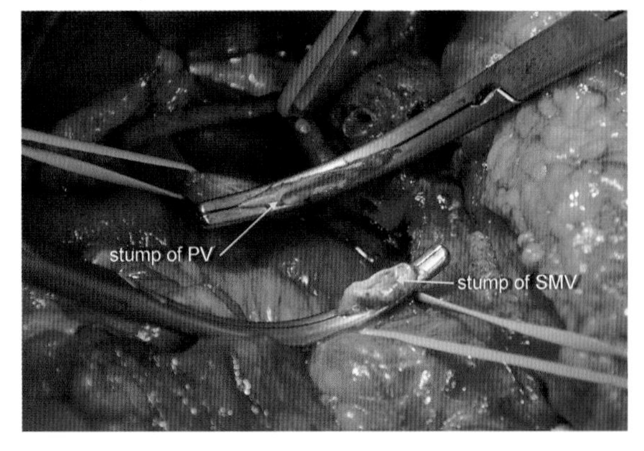

图 6-2-5　以血管钳于肠系膜上静脉汇入脾静脉处下方和肠系膜受累段下方分别阻断，切除受累肠系膜上静脉

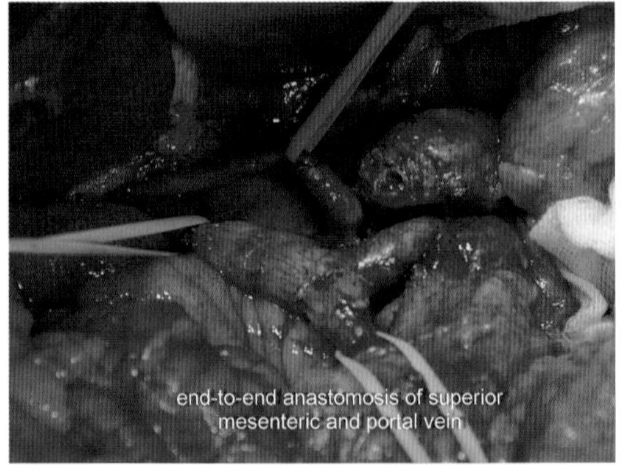

图 6-2-6　肠系膜上血管断端与门静脉端端吻合，方法为 6-0 Prolene 线连续单层缝合

病理诊断报告：胰头导管腺癌，低分化为主，少量中分化，伴坏死，肿瘤大小5cm×3cm×2cm，可见广泛神经侵犯，未见明确脉管癌栓。肿瘤浸透胰腺至周围脂肪组织，侵透胆总管全层，累及十二指肠深肌层，未累及壶腹、十二指肠黏膜、肠系膜上静脉及胰腺外胆管、胆囊。小肠两断端、胰腺断面、肠系膜上静脉断端、肝总管断端均净。慢性胆囊炎，局部黏膜缺失糜烂并囊壁出血。淋巴结：胆囊管周0/3，胰周0/4均未见癌转移。

（石　军）

病例3　妊娠期得了胆总管结石合并胆囊炎怎么办——双镜联合经胆囊管途径治疗妊娠期胆总管结石合并胆囊炎

一、病历摘要

患者31岁女性，妊娠19^{+6}周，因“查体发现胆囊结石2年，反复发作右上腹疼痛1个月”于2018年3月11日入院，患者2年前查体时行腹部超声提示胆囊多发结石，无不适症状，未做进一步治疗，近1个月间断出现餐后发作性右上腹绞痛，每次持续2～3h，无发热、寒战，无恶心、呕吐，无皮肤巩膜黄染，上述症状逐渐加重，无法正常进食，近1个月体重下降5kg，排气排便正常。查体：腹平软，右上腹压痛，无反跳痛，Murphy征（－），移动性浊音（－）。腹部超声（2018年2月28日，我院）提示：胆囊腔内未见胆汁充盈，腔内充满强回声，后方伴声影，胆总管不扩张。妇科超声（2018年3月11日，我院）：宫内孕，单活胎，超声孕周相当于19^{+6}周。患者白细胞、肝功能、胆红素、胆系酶谱及淀粉酶均在正常范围。

二、临床决策

1. 诊断

结合腹部超声及妇科超声结果，诊断考虑为：①胆囊多发结石合并胆囊炎；②宫内孕19^{+6}周。

2. 鉴别诊断

患者以“间断发作右上腹部疼痛 ”为主要表现，注意与以下疾病进行鉴别：

（1）急性胰腺炎：突然发生的上腹剧烈疼痛，伴有呕吐，也有早期腹膜刺激征。但疼痛偏于左上腹，可向背部放射。发病前常有暴饮暴食史、酗酒史，血、尿淀粉酶会增高。该患者淀粉酶正常，可基本排除。

（2）十二指肠溃疡：患者临床以空腹右上腹痛为主要表现，胃镜可确诊。该患者为餐后疼痛，可基本排除。

（3）肠梗阻：肠梗阻患者多为急性病程，多表现为腹痛、呕吐、腹胀、停止排便排气。呕吐物可为咽下的食物、胃液、胆汁等。腹部 X 线可见肠腔阶梯状气液平。该患者虽有进食后腹痛，但无恶心、呕吐、停止排气排便等，可基本排除。

（4）阑尾炎：多为转移性右下腹痛表现，发作时可伴有发热，查体右下腹麦氏点压痛及反跳痛，超声及 CT 可发现肿大阑尾，该患者腹痛位于右上腹，为隐痛不适，无反跳痛，彩超未发现右下腹病变，可基本排除。

（5）妇科疾病：常以下腹部或盆腔内疼痛为主，常伴有妇科症状，妇科检查可确诊。该患者妇科超声结果可基本排除妇科疾病。

3. *治疗决策*

由于胆绞痛症状明显且发作频繁，已经明显影响患者进食和妊娠，有影响胎儿发育的风险，经保守治疗效果差，患者主观手术意愿强烈，因此有明确手术指征，决定对该患者行腹腔镜胆囊切除术，术中常规行腹腔镜超声以除外胆总管结石。

术中注意事项：①精细操作，充分游离胆囊前后三角，尽量达到“critical view of safety”的显露效果，以避免血管和胆管损伤；②胆囊结石患者中 10%～20% 会合并胆总管结石，虽然术前患者无胆管扩张、黄疸、淀粉酶升高等表现，术中仍需常规行腹腔镜超声以除外胆总管结石；③如涉及腹腔镜下缝合，应注意针距边距，避免胆管狭窄；④该手术需气管插管全麻，应尽量缩短手术时间，以减少麻醉药物对孕妇及胎儿的影响。

4. *手术*

手术于 2018 年 3 月 14 日进行，床旁腹部超声提示子宫底位于脐上 3 指，为防止损伤子宫，放弃常规脐周打孔进镜，改于剑突下开放法建立气腹并置入镜头，直视下于脐上方戳孔并置入 Trocar，以避开下方膨大的子宫。术中设定气腹压＜12mmHg，以尽可能减少气腹压力对孕妇及胎儿的影响（图 6-3-1）。

镜头自脐上 Trocar 进入，加行右肋缘下戳孔，以三孔法进行操作，充分游离胆囊前后三角，可吸收夹夹闭胆囊动脉后离断，骨骼化胆囊管（CD），见胆囊管粗大，Hemolock 夹闭胆囊管远端（图 6-3-2）。

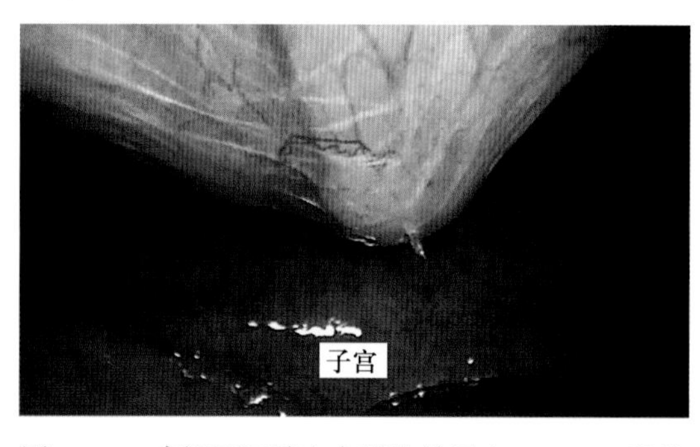

图 6-3-1 直视下于脐上方戳孔并置入 Trocar，以避开下方膨大的子宫

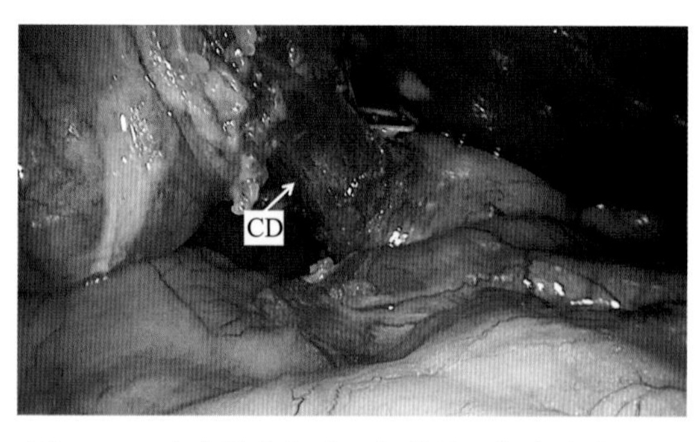

图 6-3-2 充分游离胆囊三角并处理胆囊动脉，可见粗大的胆囊管

行腹腔镜超声检查，腹腔镜超声依次扫查胆囊管汇入胆总管处及胆总管下段，发现胆总管下段高回声结节，直径 0.6cm，后伴声影，术中诊断胆总管结石，决定通过超细胆道镜经胆囊管进行取石（图 6-3-3）。

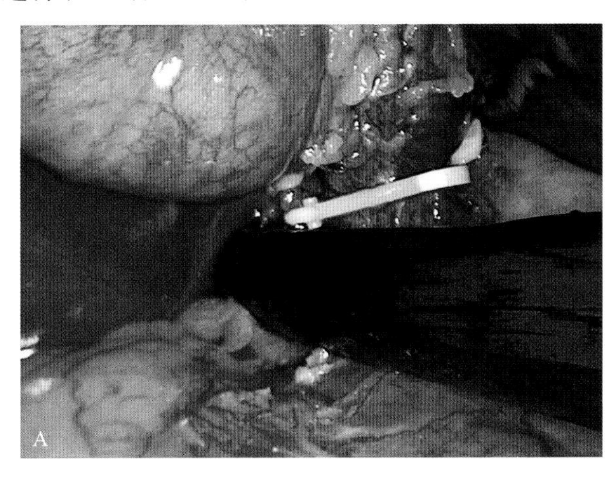

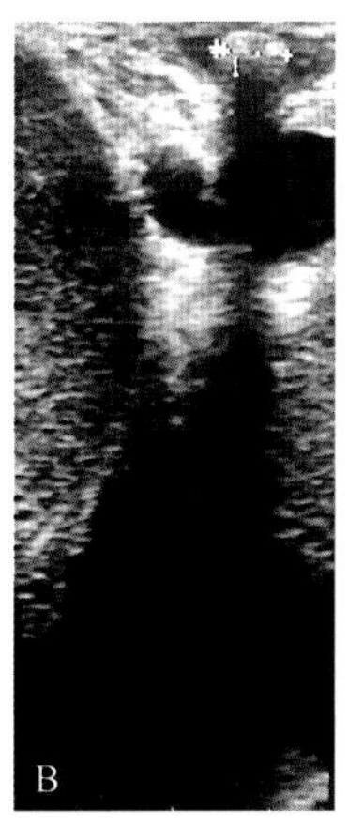

图 6-3-3 腹腔镜超声扫查胆总管下段，见高回声结节，诊断胆总管结石（A、B）

剪开胆囊管前壁，可见较多胆泥涌出，置入超细胆道镜可见胆总管下段结石一枚，取石网篮成功取出，继续向下探查至十二指肠乳头，乳头开合良好，胆道镜可通过乳头进入肠腔，向上探查至左右肝管分叉处，未见残余结石。4-0 可吸收线缝闭胆囊管断端（图 6-3-4，图 6-3-5）。

本例手术累计时间 65min，出血量 5ml，术中麻醉平稳，术后剖开胆囊可见多发结石伴胆泥（图 6-3-6）。

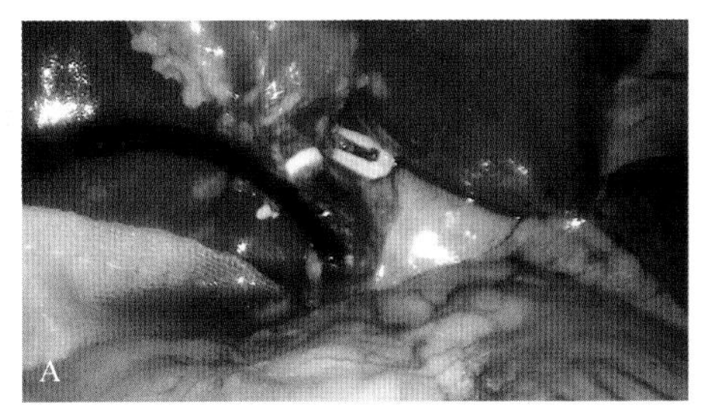

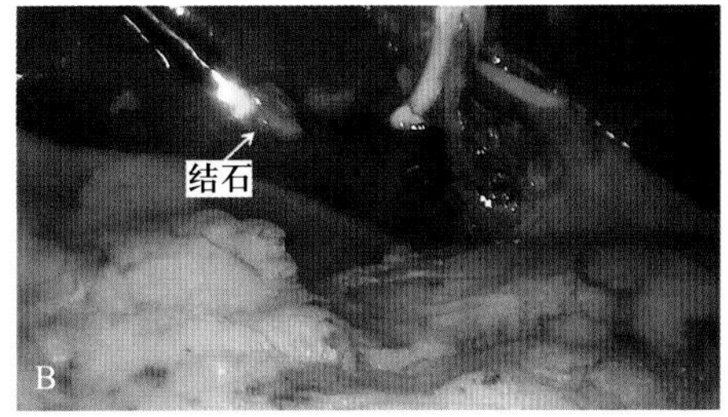

图 6-3-4 超细胆道镜经胆囊管取出胆总管下段结石（A、B）

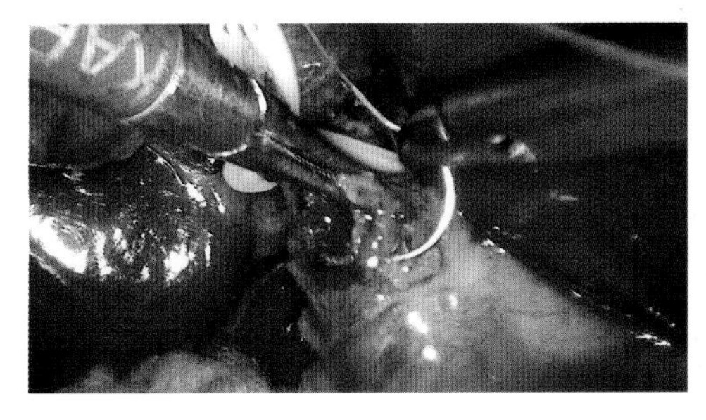

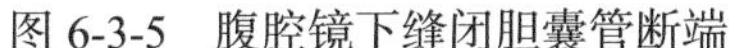
图 6-3-5 腹腔镜下缝闭胆囊管断端

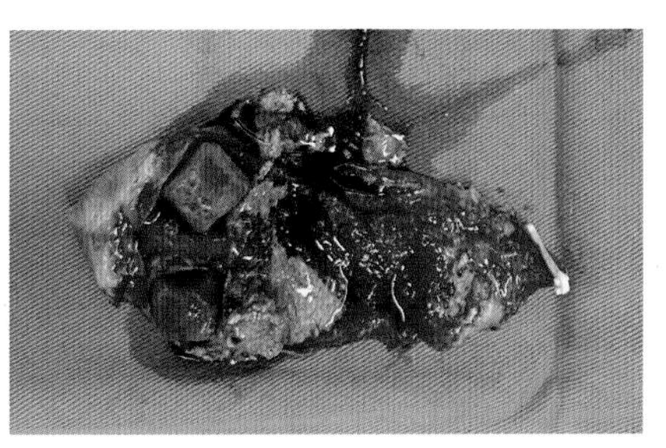

图 6-3-6 剖开胆囊可见多发结石伴胆泥

5. 围手术期

（1）术前进行必要的术前检查，避免辐射性检查如胸片、CT 等；避免一切可能影响胎儿的药物，只在术前预防性使用头孢唑林一次；组织麻醉科、妇产科等相关科室进行会诊，明确围手术期各专科注意事项；向家属告知围手术期存在流产、早产的风险。

（2）术后应密切监测胎心，注意胎动；术后镇痛选择盐酸哌替啶注射液或黄体酮注射液；患者手术当天即可下床活动并恢复流食，术后第二天办理出院，出院后继续口服保胎药物地屈孕酮片一周（10mg 口服，3 次 / 天）。

6. 并发症

该患者术后恢复顺利，无中转开腹、胆管损伤、术后胆漏等并发症发生。

7. 随访

术后患者恢复正常饮食后无不适，未再发作腹痛，定期产检无明显异常，于 2018 年 7 月 30 日（术后 4 月半）顺产一足月男孩，体重 3740g，母子健康。

三、讨论与总结

1. 对于妊娠期胆囊结石，首选保守治疗，如保守无效或出现胆囊管结石坎顿或胆囊穿孔可选择腹腔镜胆囊切除术。腹腔镜胆囊切除术是孕妇产前排名第二的常见手术，经 PUMED 检索文献回顾，截至 2016 年，51 组研究共施行 590 例腹腔镜胆囊切除术治疗妊娠期胆囊结石，中转开腹率 2.2%，流产率 0.4%，早产率 5.7%。其中 6 组对照研究共 310 例妊娠期胆囊切除术对比结果提示：手术与保守治疗相比，两者在导致流产、胎儿死亡方面无差异。因此，妊娠并非腹腔镜胆囊切除术的禁忌证，若情况紧急，妊娠中任何时期都可以行该手术，但推荐孕中期（怀孕 4～6 个月）手术更为安全。

2. 对于腹腔镜胆囊切除术，术前磁共振胆胰管水成像（MRCP）是十分必要的。MRCP 可明确：①有无合并胆总管结石；②肝门区胆管系统有无变异，以提高手术的确定性，避免胆管损伤和胆总管残余结石。对于术前无法完成 MRCP 者，术中行腹腔镜超声是最佳的替代方案，但需要一定的操作经验。

3. 对于妊娠期胆囊结石合并胆总管结石，应争取在行腹腔镜胆囊切除术时一并取出胆总管结石。建议经胆囊管途径，这样可避免胆管缝合和损伤，避免留置 T 管，是处理胆囊结石合并胆总管结石的最佳手术模式，但对手术技术要求较高。如腹腔镜下取石不成功，可选择内镜下逆行胰胆管造影（ERCP）并取石，但必须由经验极为丰富的内镜医生完成，且需尽量减少造影次数和辐射剂量，即便如此，仍存在辐射对胎儿的影响及 ERCP 术后胰腺炎的风险。

4. 对于既往查体发现胆囊结石的女性患者，如果打算备孕，笔者建议怀孕前咨询肝胆外科和妇产科医生以决定是否需要提前处理胆囊。因为怀孕期间会摄入较多高胆固醇和高热量食物，很大程度上会促进胆囊结石增长，部分孕妇会发作急性胆囊炎。笔者已经碰到数例妊娠期急性胆囊炎患者，发作时不仅无法进食，而且缺乏有效的止疼药物，导致生活质量极差，影响胎儿发育。

四、专家点评（董家鸿）

妊娠期胆囊结石合并胆总管结石患者手术风险极大，而且手术面临着来自患者家属、相关科室、行政部门和社会舆论等各个方面的压力。但是，该患者有明确的手术适应证，作为外科医生，我们责无旁贷应该进行积极救治。诚然，外科手术确实存在一定的风险和不确定性，但是我们应该勇于担当，努力通过精确的术前评估、精密的手术规划、精准的手术操作和精良的围手术期管理，最大限度提高手术的确定性、安全性和可控性，以追求患者的最佳预后。外科医生这个职业太特殊了，要追求的不仅仅是精研技术，更要追求责任与担当，使命与情怀！该例特殊手术充分诠释了我们一直以来所提倡的精准理念，体现了术者团队的责任，能力，勇气和担当，展示了优秀的团队合作精神。医路坎坷，愿我们不忘初心！

（王学栋）

病例4 Bismuth Ⅳ型肝门部胆管癌根治术

一、病历摘要

患者老年女性，以“皮肤、巩膜黄染2周”为主诉入院。入院查体：生命体征平稳，皮肤巩膜轻度黄染。心、肺、腹未见明显异常，双下肢无明显水肿。辅助检查：血尿便常规正常，凝血功能、肾功能正常。肝功能中天冬氨酸氨基转移酶（AST）112U/L，丙氨酸氨基转移酶（ALT）139U/L，总胆红素（TBiL）27.6μmol/L，直接胆红素（DBiL）24.6μmol/L，碱性磷酸酶（ALP）514U/L，γ-谷氨酰转肽酶（GGT）1511U/L，均升高，白蛋白（ALB）37g/L。肿瘤标志物CA-199升高，为160U/ml。胸片，心电图，超声心动图及肺功能大致正常。腹部CT提示肝门部胆管壁增厚，管腔明显狭窄，继发肝内胆管弥漫扩张，增强扫描管壁明显强化。考虑肝门部胆管癌可能性大；门静脉右支起始部狭窄，受侵犯可能（图6-4-1）。

二、临床决策

患者诊断考虑为：肝门部胆管癌；胆囊结石；高血压；糖尿病；慢性乙型肝炎。需要鉴别诊断的疾病：①硬化性胆管炎；②胆管扩张症（胆管囊肿）；③肝内胆管结石。

治疗过程：患者入院后5d患者出现寒战发热，肝功能检查ALT304.6U/L，TBiL99μmol/L，考虑黄疸进行性加重，合并胆道感染。于2017年2月17日行DSA下经皮经肝胆道穿刺引流（PTBD）。术中胆道造影提示左右肝管不通，Ⅳ段胆管（B4）与Ⅱ、Ⅲ段胆管（B2、

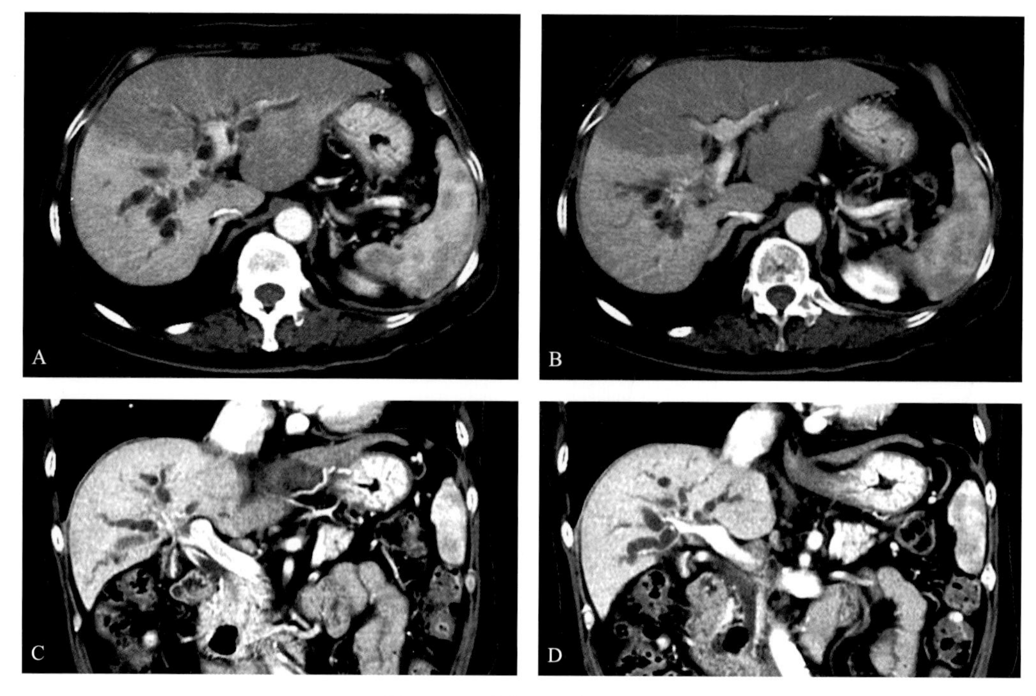

图 6-4-1 腹部 CT（A～D）

B3）汇合处狭窄（见图 6-4-2）。考虑为 Bismuth Ⅳ型的肝门部胆管癌。术后患者一般情况平稳，TBIL 下降至 27.7μmol/L。完善术前三维重建，了解肿瘤与门静脉及肝动脉的关系（见图 6-4-3），考虑门静脉右支受侵犯。患者术前吲哚菁绿 15min 滞留率（ICG-R15）小于 10%，拟行右三叶切除，预留肝脏为左外叶，肝体积为 430ml（见图 6-4-4），占标准肝体积的 40%。患者查无手术禁忌证，遂于 2017 年 2 月 26 日全麻下行围肝门切除＋右三叶切除＋门静脉切除重建＋胆管空肠吻合术。

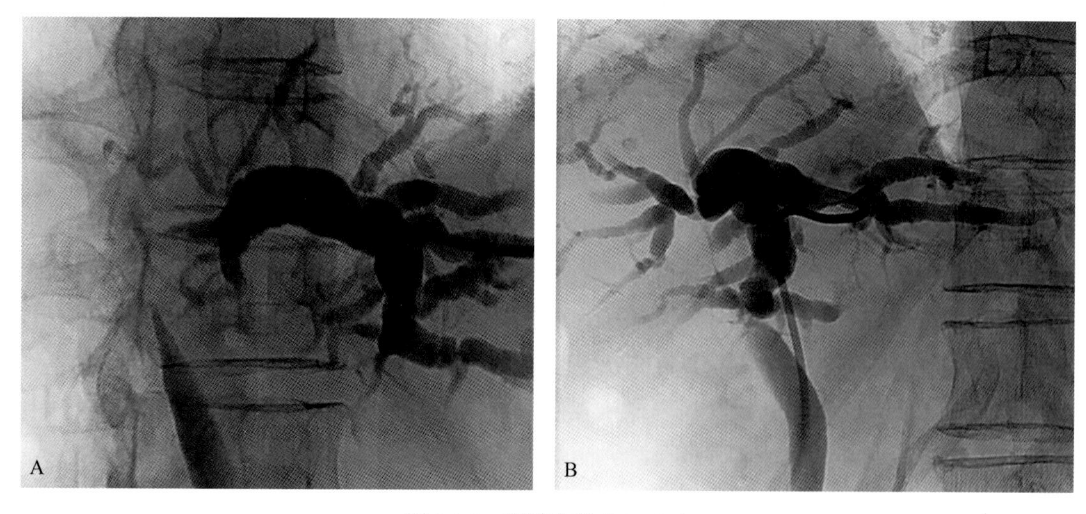

图 6-4-2 胆道造影（A、B）

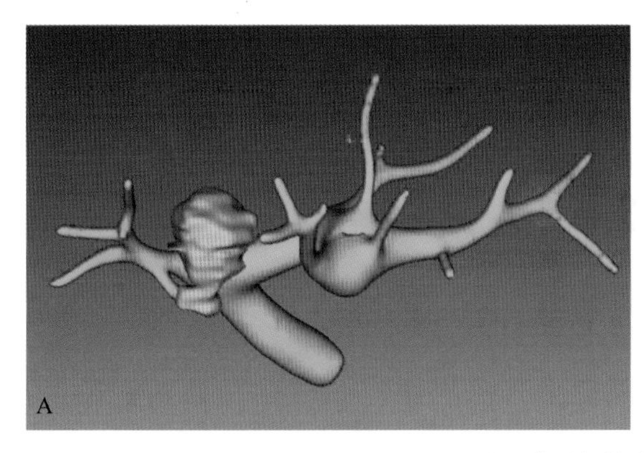

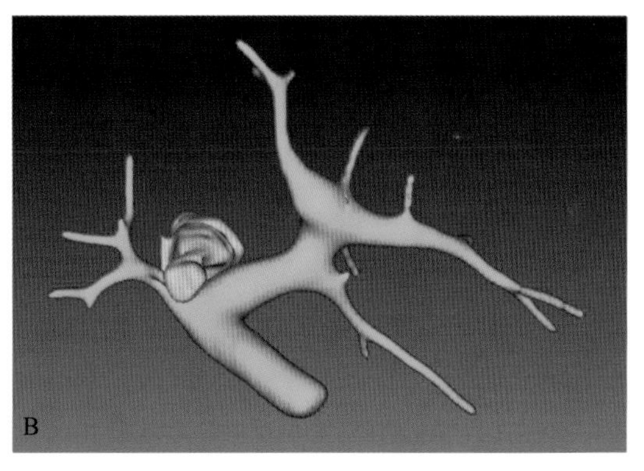

图 6-4-3 三维重建（门静脉与肿瘤的关系）（A、B）

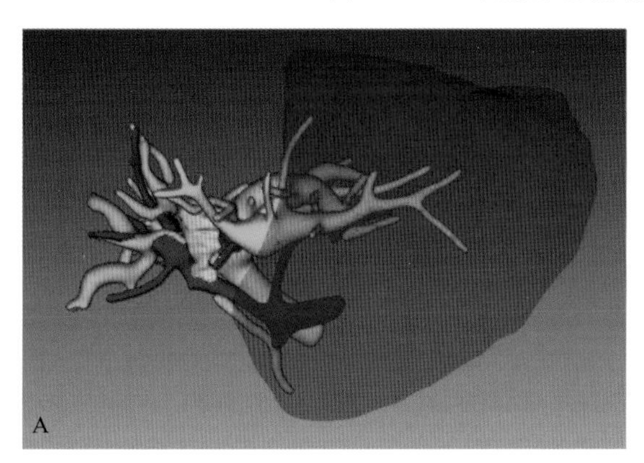

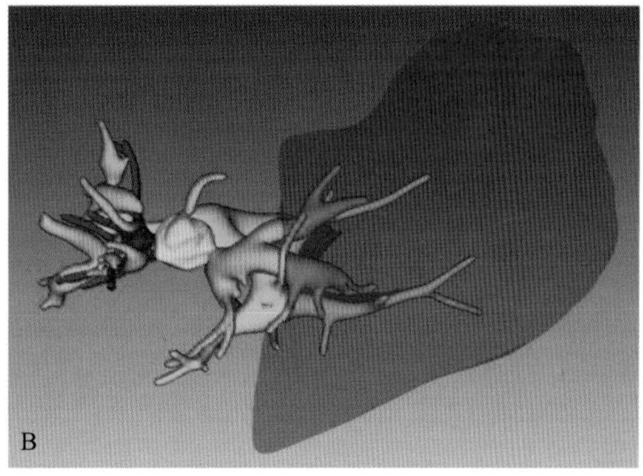

图 6-4-4 三维重建（手术规划）（A、B）

手术过程：

（1）探查：取右上腹反 L 形切口，逐层进入腹腔。腹腔无明显腹水，右侧半肝萎缩、左侧半肝肥大，色泽鲜红，边缘锐利。右侧肝门质地硬，左侧矢状部处质地软。肝十二指肠韧带可触及肿大淋巴结，质地软。肠系膜根部及盆腔未见转移结节（见图 6-4-5）。

（2）肝门部廓清：① Kocher 切口切开十二指肠降部，使用超声刀切取 16b1 及 13a 组淋巴结送检均为反应性增生；②廓清 8 组及 9a 组淋巴结及神经丛组织，分离悬吊肝总动脉；③结扎切断低位汇合的肝右动脉，廓清肝左动脉至其在矢状部左侧入肝处；④在胰腺上缘切断胆总管，断端（－）；⑤廓清门静脉，在右支根部结扎后，沿左支分离切断 P4a，b 支后显露矢状部的背侧（见图 6-4-6）。

（3）肝脏的游离：切断镰状韧带及右侧冠状韧带，将肝脏向右侧翻转，切断右侧 Makuuchi 韧带及肝短静脉，分离悬吊肝右静脉并切断。进一步分离肝后间隙至 Spiegel 叶与下腔静脉完全分离。

（4）肝实质的离断：①膈面的离断面设定在镰状韧带右侧缘、脏面的离断面设定在矢状部背侧，从膈面及脏面的连线切向 Arantius 管。②阻断门静脉后使用 CUSA 及电刀离断肝实质，断面易渗血，故追加肝动脉阻断，两次阻断共计 30min。③离断至肝门侧切断左肝管，断面为 B2 及 B3 两个开口，冰冻均为（－）。④门静脉右支根部距肿瘤较近，故

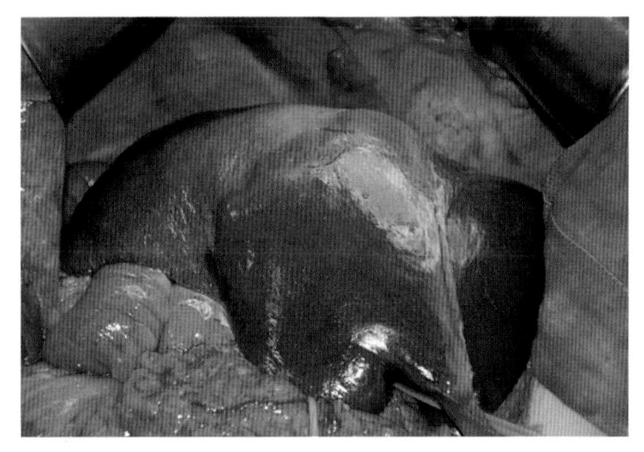

图 6-4-5 术中大体观

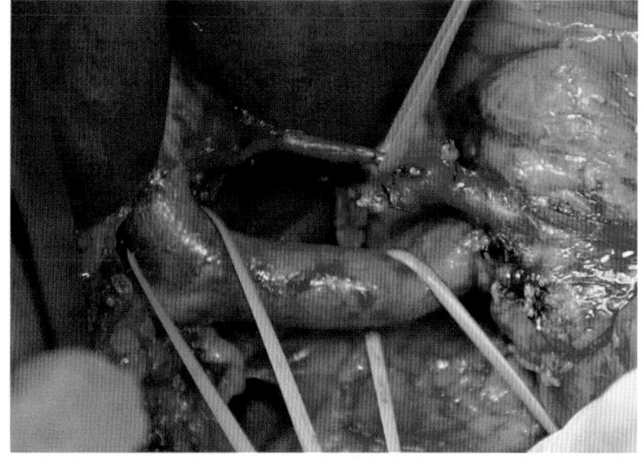

图 6-4-6 肝门廓清

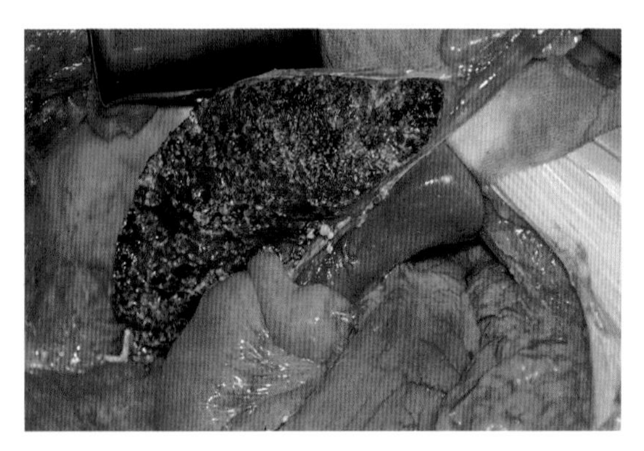

图 6-4-7 肝断面及胆肠吻合

楔形切开左支及主干的前壁并横行缝合，超声确认无血栓形成。⑤向肝内显露长约2cm 的肝中静脉并予以切断，超声检查肝左静脉血流通畅。

（5）胆肠吻合：将 B2 及 B3 成形为一个开口距离 Treitz 韧带 20cm 切断空肠，远端结肠后及胃后壁上提行胆肠吻合：5-0 PDS-Ⅱ连续单层缝合，行测漏试验（－）。空肠空肠吻合距离胆肠吻合口 50cm，4-0 Vicryl 单层连续缝合。固定左肝，再次确认门静脉及肝静脉血流通畅（见图 6-4-7）。

手术时长 600min，出血量约 600ml，未输血。病理提示胆管中分化腺癌，累及门静脉，未累及肝右动脉，胆管和门静脉切缘均为阴性，淋巴结检出 13 枚，2 枚阳性，TNM 分期是 T4N1M0（见图 6-4-8）。患者术后恢复顺利，术后 3 周出院。患者出院后 1 个月，3 个月定期随访，后间隔 6 个月定期随访。随访检查包括肝功能，肿瘤标志物，胸部平扫 CT，腹部增强 CT 或磁共振（见图 6-4-9）。目前患者已规律随访 20 个月，无复发征象。

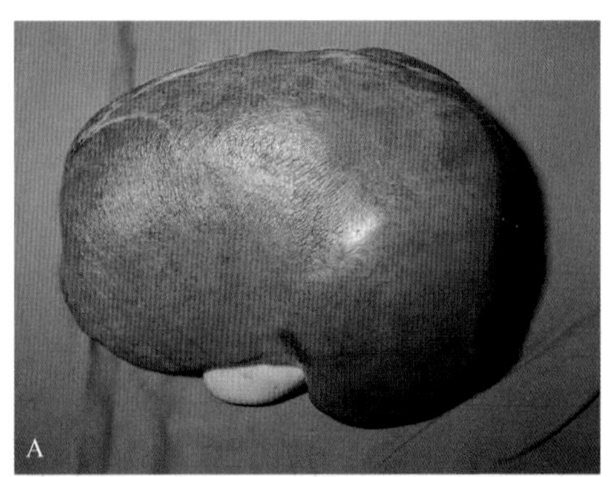

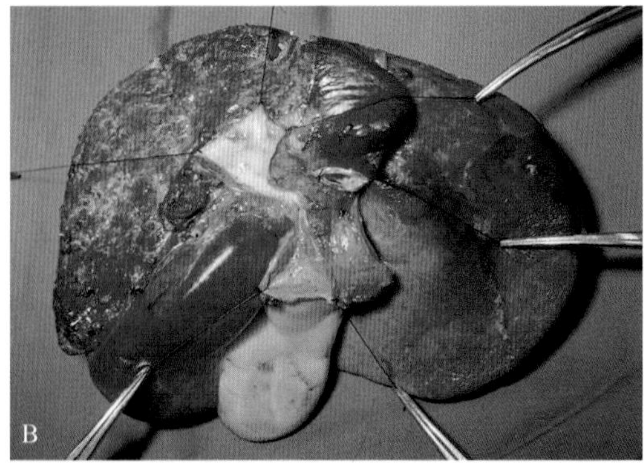

图 6-4-8 大体标本（A、B）

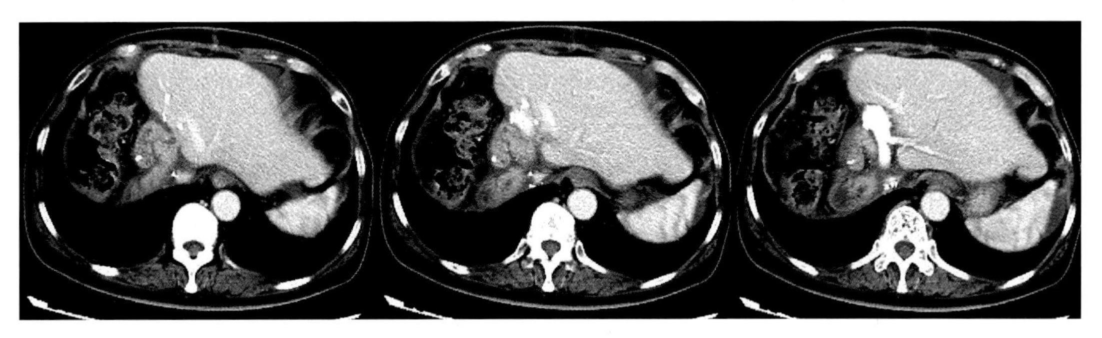

图 6-4-9　术后复查 CT

三、讨论和总结

1. 术前决策

（1）肝门部胆管癌的分型：本例患者术前 CT 提示肝门部胆管肿瘤位于左右肝管汇合处，并侵犯右肝管，右前和右后肝管不通，但究竟是 Bismuth Ⅲ a 型还是 Bismuth Ⅳ型的肝门部胆管癌呢？不同的分型决定了下一步的治疗决策。通过术前的胆道造影，可以观察到 B4 与左外叶胆管（B2 和 B3）汇合处狭窄，考虑肿瘤侵犯 B4 开口，为Ⅳ型肝门部胆管癌，从而选择右三叶切除作为治疗术式。

（2）术前减黄的选择策略：本例患者术前出现 TBiL 进行性升高，合并胆道感染，因此术前予以减黄治疗。术前胆道造影有助于确定 Bismuth 分型，从而能更加准确制订手术方案。对于术前无梗阻性黄疸或胆道梗阻时间短，术前血总胆红素不高（通常小于 80μmol/L），且预留肝脏体积足够，不合并胆道感染的患者，可不行术前减黄。但对于术前胆道梗阻时间长，血总胆红素高的患者或预留肝脏体积不足，需要门静脉栓塞或者合并的胆道感染的患者，须术前减黄。术前减黄可以选择 PTBD，或 ERCP 下放置鼻胆管引流（ENBD）。

（3）术前肝功能评估：对于术前减黄的患者，待血总胆红素降至正常或至少 51μmol/L 后，可完善肝功能储备实验（吲哚菁绿排泄实验）。可根据 ICG-R15 评估预留肝脏的体积。本例患者术前 ICG-R15＜10%，根据董家鸿院士提出的肝脏切除安全限量的个体化评估决策系统，应保留 40% 的标准肝体积的肝实质。本例患者预留肝脏体积 430ml，占标准肝体积 40%，符合要求。

（4）三维重建模拟手术：基于术前影像学的三维重建系统，可以重建肝脏 Glisson 系统和肝静脉，更好的显示肿瘤于门静脉，肝动脉和胆管的关系；显示保留侧重要血管，如显示肝左动脉在矢状部的走行，避免术中损伤（本例患者肝左动脉走行于矢状部的左侧）（见图 6-4-10）；计算预留肝脏体积；显示预计肝断面上可能遇到的脉管。我中心对于肝门部胆管癌手术病例，常规进行三维重建。

2. 手术要点

（1）淋巴结清扫范围：应先行 16b1 组淋巴结活检，如病理提示阴性，肝门部胆管癌手术应常规清扫 8 组，12 组，13a 组淋巴结。

（2）肝实质离断方向的确认：于镰状韧带处标记肝表面切除线，切入到肝实质中后应以发自肝左静脉的裂静脉（应保留裂静脉）来确认肝实质离断方向（见图 6-4-11）；当肝实质离断超过裂静脉时，可于肝脏背侧沿 Arantius 管走行，至肝中静脉右侧缘置入悬吊带，引导肝实质离断。

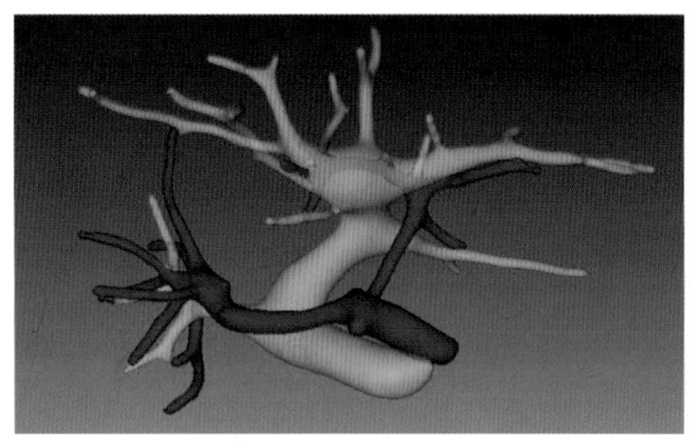

图 6-4-10 肝左动脉与门静脉矢状部关系

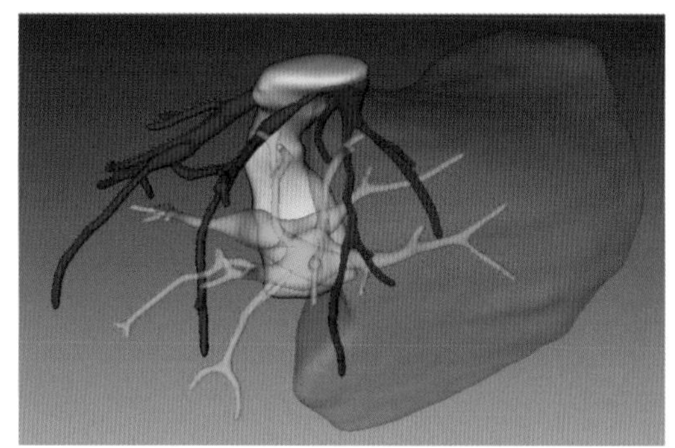

图 6-4-11 裂静脉（V_4）与肝断面的关系

（3）胆管断端的处理：切断左肝管时，应充分游离门静脉矢状部。首先离断门静脉矢状部发向右侧的血管，向左侧展开矢状部，离断其发向背侧的血管（P4d），这样完全游离门静脉矢状部。这样就可以在 U 点离断胆管，甚至超越 U 点，获得最大的胆管切缘。

（4）肝中静脉离断的要点：离断肝中静脉前，应充分游离肝中静脉显露其根部。预先阻断肝中静脉，B 超确认肝左静脉血流通畅，远离肝中静脉根部离断肝中静脉，避免术后出现流出道狭窄。

（5）门静脉重建的时机：门静脉重建可以在肝实质离断前或肝实质离断后进行。本例患者门静脉右支根部受肿瘤侵犯，门静脉主干与左支游离困难，故我们选取在肝实质离断后重建门静脉。

（项灿宏　王　良）

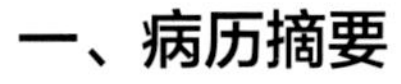

病例 5　右肝多发占位性病变

一、病历摘要

33 岁女性，以体检发现右肝多发性占位为主诉。增强 CT 提示右肝 S5、S6 及 S7 各有一枚占位性病变，病灶动脉期明显强化，门静脉期、平衡期及延迟扫描均呈低密度，为“快进快出”表现（图 6-5-1）。血液检查：乙肝五项呈“小三阳”表现，甲胎蛋白（AFP）＞800ng/ml。其余检查均正常。

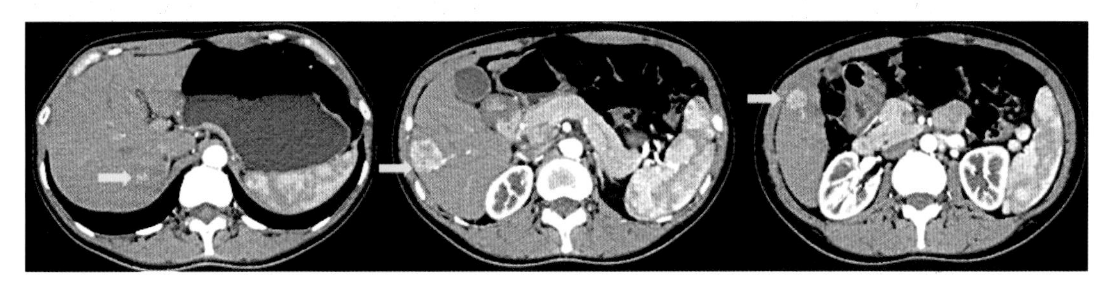

图 6-5-1　增强 CT，黄色箭头所示为病灶

二、临床决策

综合以上检查，诊断明确为①右肝原发性肝癌伴肝内转移（或多中心起源）。②肝硬化代偿期。③慢性乙型病毒性肝炎。推荐的治疗方案依次为：肝移植；肝切除；TACE。因患者无条件行肝移植，故考虑肝切除治疗。因患者为右肝多发性肿瘤，最佳的切除方式为右半肝切除术。经过综合评估，患者肝功能 Child-Pugh A，ICG15R 为 1.9%。经肝体积测算，如行右半肝切除，剩余左肝体积（FLR）仅占标准肝体积的 21%。对于合并肝硬化的患者，FLR 至少必须 40% 以上，才能满足机体需要。因此，需采用一定的方法，增加左肝的体积，待达到目标值后再行肝切除术。如单纯进行右门静脉栓塞（PVE），左肝增生的周期较长甚至无效，在这漫长的等待期间，有可能出现肿瘤扩散，丧失手术机会。近年出现的肝脏隔断联合门静脉结扎的二步肝切除术（associating liver partition and portal vein ligation for staged hepatectomy，ALPPS），可高效、快速诱导剩余肝组织（FLR）再生：1～2 周可使 FLR 增长 40%～160%，为既往无法切除的肝癌提供了根治性机会。但其并发症发生率及围手术期死亡率极高，限制了其使用。我们对其进行微创化改良：第一期手术中不再进行肝实质离断，而是以射频消融建立无血带，避免了胆瘘等并发症的发生，简化手术，缩短手术时间，减少出血量，从而起到降低手术并发症和减少围手术期死亡的作用。

结合本例患者特点，我们采取了全腹腔镜下射频辅助 ALPPS（RALPP）的治疗策略，进一步体现了微创化的优势。

一期手术：

①腹腔镜下分离出门静脉右支并结扎夹闭（图 6-5-2），显示出左右肝之间地缺血分界线；②沿分界线以射频消融建立无血带（图 6-5-3）。手术结束。手术时间 60min，失血量 5ml。

术后每周行上腹部增强 CT 检查，计算 FLR。其变化见图 6-5-4，图 6-5-5。FLR 达到期望值，第 21 天行二期手术。

二期手术：

腹腔镜下行解剖性右半肝切除术（图 6-5-6～图 6-5-8）。手术顺利，时间约 4h，出血量约 200ml。

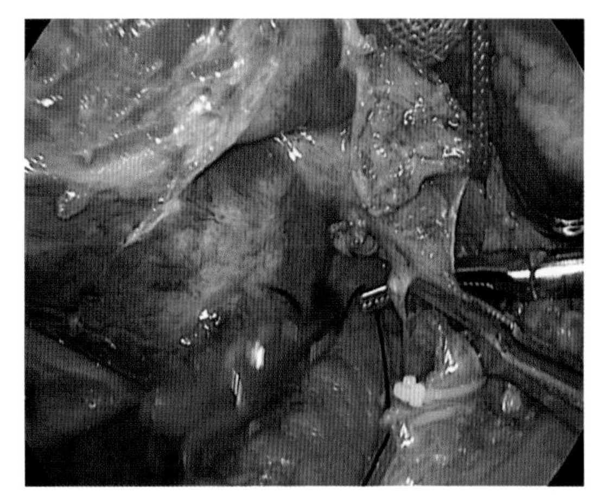

图 6-5-2 解剖门静脉右支

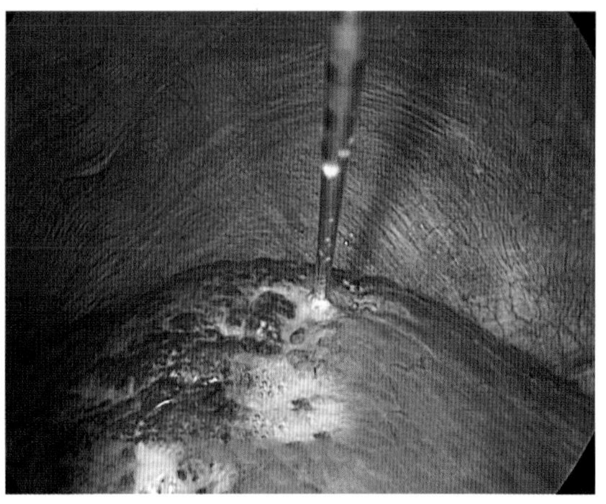

图 6-5-3 射频消融建立无血隔离带

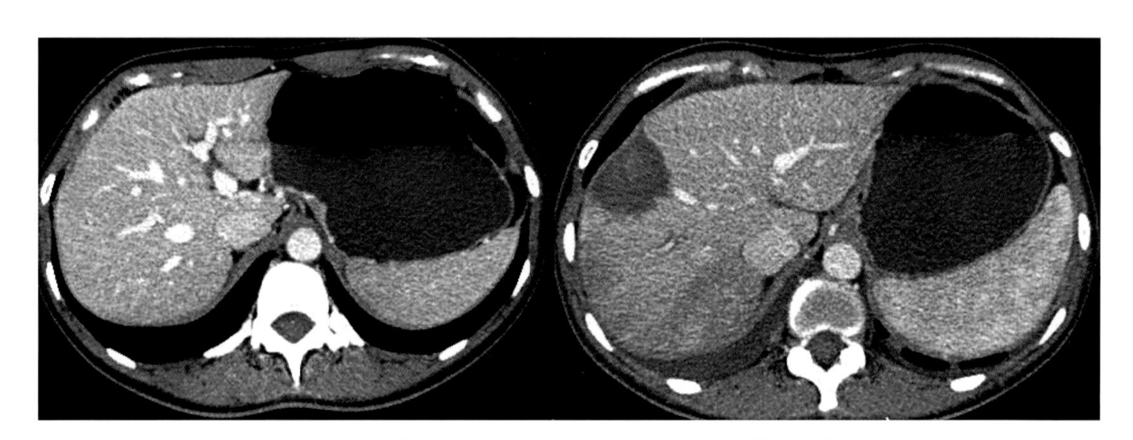

图 6-5-4 一期术后 20 天复查增强 CT，见左肝体积显著增大

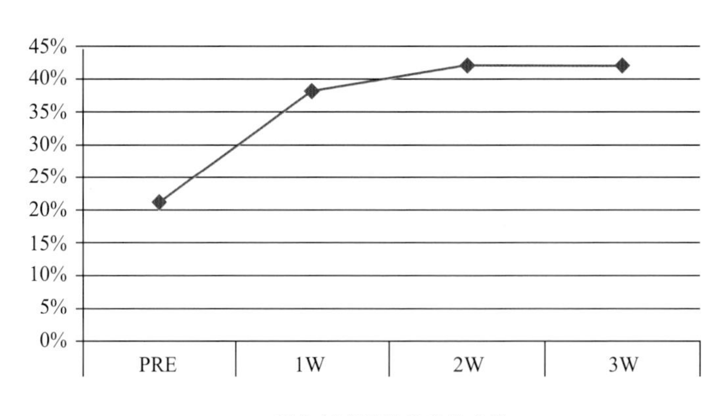

图 6-5-5 一期术后 FLR 变化曲线

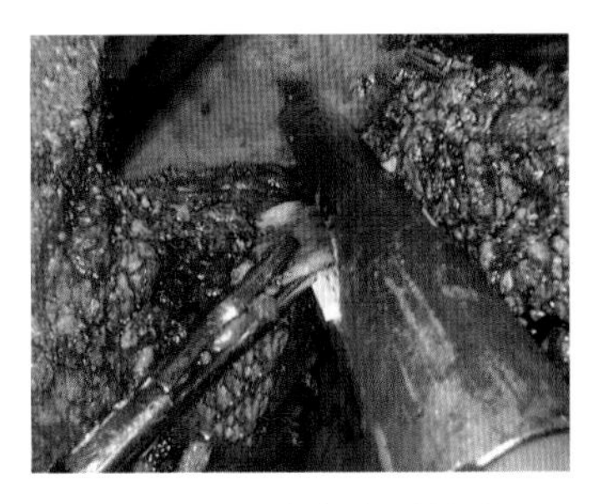

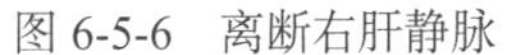

图 6-5-6 离断右肝静脉

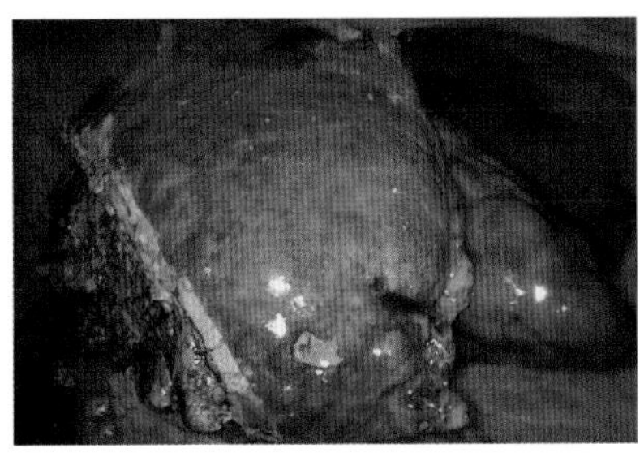

图 6-5-7 残余的左半肝

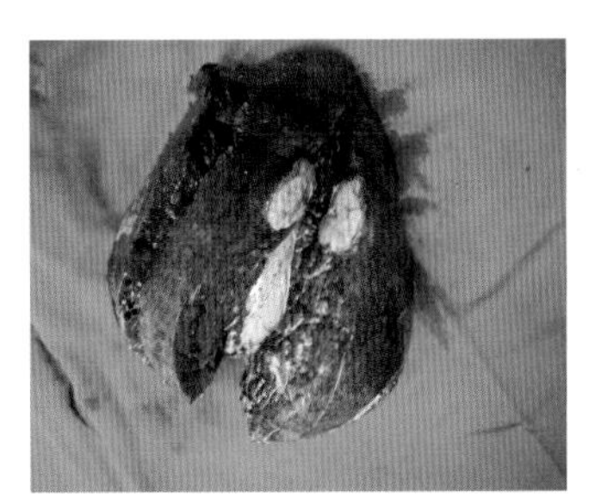

图 6-5-8 剖视标本，显示三个病灶

术后情况（图 6-5-9）：恢复顺利，术后 10 天出院，无并发症发生。每 3～6 个月随访复查，各项检查均无异常。目前已无瘤生存 33 个月，继续随访中。

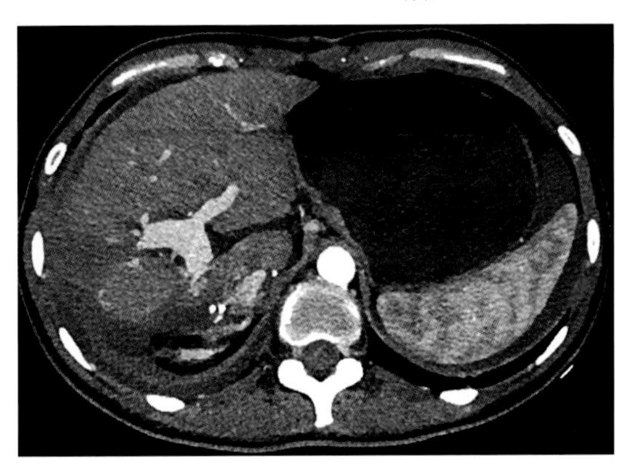

图 6-5-9 二期术后一周复查上腹部增强 CT

三、讨论与总结

约有 20% 的肝癌患者因 FLR 不足而无法手术。ALPPS 为此类患者提供了根治性切除的机会。但既往 ALPPS 的并发症发生率 40%～64%（主要为胆漏、腹腔感染等），围手术期死亡率 12%～27%。有报道指出，Ⅰ期手术输血、Ⅰ期手术时长＞300min、年龄＞60 岁、非转移性肝癌（肝硬化）为 ALPPS 手术并发症的危险因素；另一篇报道指出，Ⅰ期手术肝脏分割是其独立危险因素。故我们认为，降低经典 ALPPS 手术并发症及死亡率的关键在于：在达到相同目的的前提下，Ⅰ期手术中尽量减少出血，减小创伤，减少手术创面及对腹腔的扰动，以利于二期肝切除手术的实施。目前很多学者致力 ALPPS 手术的改良，主要采取的措施都是针对尽量较少Ⅰ期手术创伤，包括腹腔镜技术的应用，肝实质部分离断，甚至不离断肝实质，而采用射频消融、微波或止血带等方法替代。本例患者我们结合腹腔镜和射频消融的方法，明显降低患者的手术创伤，获得了良好的近远期疗效。

（闫 军）

病例 6 同种异体原位全肝移植

一、病历摘要

59 岁，男性，因“皮肤、巩膜黄染，发现肝占位 1 个月”入院。患者 1 个月前无明显诱因出现皮肤、巩膜轻度黄染伴尿色加深，无发热、恶心、腹胀、腹痛、黑便、陶土样便等，就诊于当地医院，查肝功能：ALT 43.3U/L，AST 54.8U/L，ALP 129.6U/L，GGT 89.2U/L，TBiL 39.09μmol/L，DBiL 24.87μmol/L，ALB 30.3g/L，凝血功能：PT 16.1s，APTT 43.4s，PT% 53.4%，肿瘤标志物：AFP 144.66ng/ml，PIVKA- Ⅱ 27.01mAU/ml，腹部 MRI 提示“肝硬化，肝右叶 3cm 占位性病变，恶性可能，脾大，肝内多发囊肿，胆囊结石”，为进一步诊治，收入我院。既往：慢性乙型肝炎 10 余年，不规律口服“恩替卡韦”抗病毒治疗。个人、婚育、家族史无特殊。查体：皮肤、巩膜轻度黄染，未见肝掌、蜘蛛痣、下肢水肿，腹平软，未见腹壁静脉曲张，腹部触诊未触及包块，无压痛、反跳痛、肌紧张。移动性浊音阴性。吲哚菁绿 15min 滞留率为 47.2%。初步诊断：①原发性肝癌；②慢性乙型病毒性肝炎；③肝硬化；④胆囊结石；⑤肝囊肿。

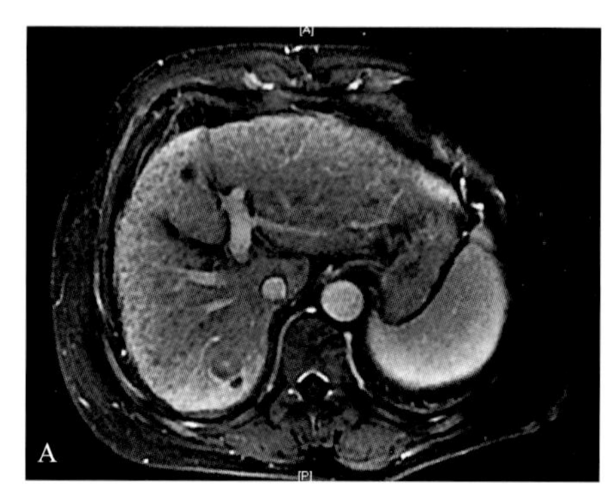

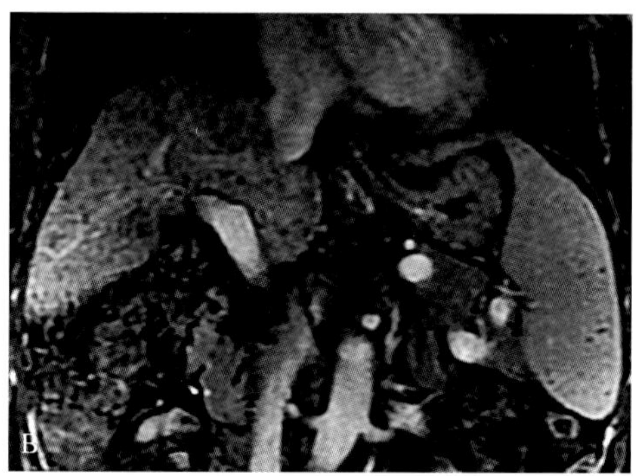

图 6-6-1 MRI 动脉期可见 S7 段 3cm 占位，强化明显（A、B）

二、临床决策

初步诊断：①原发性肝癌；②慢性乙型病毒性肝炎；③肝硬化；④胆囊结石；⑤肝囊肿。

原发性肝癌：肝癌是目前全球发病率第六的肿瘤，且是第二大致死性癌症，每年新增超过 850000 病例。在所有原发性肝癌中，肝细胞癌占 85%～90%。肝细胞癌的发病高危因素包括肝硬化、乙型肝炎病毒、丙型肝炎病毒感染、长期酗酒等，在亚洲及非洲，肝细胞癌的发生与乙型病毒性肝炎密切相关，而在北美、日本、欧洲，丙型肝炎病毒感染是肝细胞癌的主要危险因素。在男女性别发病率上为男：女＝3：1，发病年龄多见于 45 岁以上。

患者通常无明显临床特异性表现，可表现为乏力、体重下降、腹胀及伴随的肝硬化肝功能异常的表现如黄疸、尿色加深等。血清甲胎蛋白（AFP）和肝脏超声是早期筛查的主要手段，对于有高危因素的患者，指南建议至少每 6 个月行超声检查肝脏。

检查手段：①血清甲胎蛋白：诊断标准≥400μg/L，AFP 低度升高者，应作动态观察，约 30% 的肝癌患者 AFP 水平正常。②超声：筛查肝内可疑占位，病变血供等。③增强 CT：动脉期肝癌呈不均匀明显强化，门脉期及延迟期强化呈明显降低，表现为“快进快出”。④ MRI：表现特点同增强 CT，具有无辐射、组织分辨率高，结合肝细胞特异性对比剂（Gd-EOB-DTPA），可提高≤1.0cm肝癌的检出率。⑤数字减影血管造影（digital subtraction angiography，DSA）：通过超选肝动脉，更多用于治疗。肝癌在DSA的表现主要是肿瘤血管和肿瘤染色，可明确显示肿瘤数目、大小、血供。

该患者有10年慢性乙型肝炎病史，不规律口服抗病毒药物治疗，近期因皮肤巩膜黄染，查肿瘤标志物提示AFP升高，MRI发现肝硬化表现，脾大，右肝S7有占位，大小约3cm，动脉期强化明显，因而诊断考虑肝细胞癌。

鉴别诊断：

对于肝实性占位的鉴别诊断需要考虑肝内胆管细胞癌、肝转移癌、肝血管瘤、局灶结节性增生、肝脓肿等。

（1）肝内胆管细胞癌：临床起病隐匿，以无痛性、进行性加重的黄疸为特征。可伴有体重减轻，全身瘙痒及食欲缺乏、陶土样便，可伴有发热。CT表现特征为肝内低密度灶，相应区域肝内胆管扩张，增强扫描病灶轻度强化，密度低于正常肝。MRCP表现为肝内胆管中、重度扩张呈“软藤状”。

（2）转移性肝癌：转移性肝癌多见于消化系统肿瘤肝转移，多见于结肠、胃、胰腺肿瘤转移，通常可见肝外原发肿瘤病灶，腹部增强CT可见多发转移类圆形病灶，动脉期表现为转移灶密度较周围肝脏组织低，病灶边缘呈环形不规则强化，即“牛眼征”。

（3）肝脏血管瘤：为一种常见的肝脏良性肿瘤，临床上以海绵状血管瘤多见。患者多无不适症状，当血管瘤增大至5cm以上时患者可出现腹部包块、腹胀、腹部不适。当巨大血管瘤压迫周围组织器官时可出现吞咽困难、黄疸、腹水、脾大、呕吐。当血管瘤破裂出血可出现上腹部剧痛、休克等表现。肝脏功能多正常，AFP（－），超声可见边界清楚的均匀高回声的肿块，大血管瘤可见网状回声不均有时可见钙化。CT表现为平扫密度均一边界清楚低密度肿块，增强显示为由边缘开始向中心充盈的强化密度，延迟期仍呈高密度增强，即“快进慢出”。

（4）局灶结节性增生：局灶性结节性增生是一种良性肝肿瘤，被认为是对异常动脉的增生性反应。最常见于30多岁和40多岁的女性中。在超声检查中可显示为高、低或等回声，若发现中央瘢痕则高度提示局灶结节性增生。多普勒成像可在局灶性结节性增生中观察到的动脉血流。CT可见低或等密度的病灶，1/3的患者中可发现中央瘢痕。病灶在肝动脉期强化明显，门脉期呈等密度，于延迟期中央瘢痕可能随着对比剂弥散进入瘢痕组织而变为高密度。由于组成成分相同，在MRI上几乎不能区分局灶性结节性增生与正常肝脏，T1加权像中显示为等强度的病灶，T2加权像中则出现等强度至轻微高强度的肿块。由于瘢痕中存在血管或水肿，所以瘢痕在T2加权像中通常表现为高信号强度。由于局灶性结节性增生的动脉血供，所以造影剂使局灶性结节性增生肿块迅速增强，在延迟期，病灶与肝脏呈等密，中央瘢痕出现增强。

（5）肝脓肿：肝脓肿为细菌、真菌或溶组织阿米巴原虫等多种微生物引起的肝脏化脓性病变。阿米巴肝脓肿的发病与阿米巴结肠炎有密切关系，细菌性肝脓肿可通过腹腔内感染、败血症、门静脉感染、脐血管感染等途径进入肝脏。临床表现为不规则的发热、肝区持续性疼痛，随呼吸及体位移动而剧增，常有腹泻病史。查体可有肝脏增大，肝区压痛、叩痛。血常规可显示白细胞升高，中性粒细胞为主。CT 显示单个或多个圆形或卵圆形界限清楚、密度不均匀的低密度区，内可见气泡。增强扫描脓腔密度无变化，腔壁有密度不规则增高的强化。

治疗决策：

肝细胞癌的分期目前主要依据巴塞罗那分期（Barcelona-Clinic-Liver Cancer，BCLC）。依据巴塞罗那分期，可选择的治疗方式主要分为 5 种：肝切除、肝移植、射频消融、化疗栓塞、分子靶向药索拉菲尼（表 6-6-1～表 6-6-3）。

对于 Stage A 和 B，所有标准均需满足；

Stage C 至少满足其中之一（PST 1～2 或血管侵犯 / 肝外转移）；Stage D 至少满足其中之一（PST 3～4 或 Okuda Ⅲ / Child-Pugh C）。

表 6-6-1

分期	PST	肿瘤情况	Okuda 分期	肝脏功能
Stage A（早期肝癌）	0			
A1	0	单发肿瘤	Ⅰ	无门脉高压、胆红素正常
A2	0	单发肿瘤	Ⅰ	门脉高压、胆红素正常
A3	0	单发肿瘤	Ⅰ	门脉高压、胆红素异常
A4	0	3 个小于 3cm	Ⅰ - Ⅱ	Child-Pugh A-B
Stage B（中期肝癌）	0	大，多个结节	Ⅰ - Ⅱ	Child-Pugh A-B
Stage C（晚期肝癌）	1-2	血管侵犯或肝外转移	Ⅰ - Ⅱ	Child-Pugh A-B
Stage D（终末期肝癌）	3-4	任何情况	Ⅲ	Child-Pugh C

PST：病情评分（performance status test）

表 6-6-2

PST 0	正常活动	PST 3	白天卧床时间多于 50%
PST 1	有症状，但几乎不影响下床活动	PST 4	完全卧床
PST 2	白天卧床时间少于 50%		

Okuda（奥田邦雄）肝癌分期：

表 6-6-3

Okuda 评分	0	1
肿瘤大小	＜50% 肝脏	＞50% 肝脏
腹水	无	有
白蛋白（g/L）	≥30	＜30
总胆红素（μmol/L）	＜51.3	≥51.3
	Ⅰ期	0
	Ⅱ期	1～2
	Ⅲ期	3～4

对于 BCLC 分期中，Stage A 可以选择肝切除及肝移植，Stage B 选择肝动脉化疗栓塞术，Stage C 选择索拉菲尼靶向药物治疗，Stage D 选择支持治疗。该患者为 Stage A3，术前行肝功能储备试验，吲哚菁绿 15min 滞留率为 47.2%，不耐受肝段切除或局部肝切除，术后肝功能衰竭可能性极高，因而可选择肝移植手术。

肝移植：肝移植是肝癌根治性治疗手段之一，尤其适用于有失代偿肝硬化背景、不适合切除的小肝癌患者。关于肝移植适应证，国际上主要采用米兰（Milan）标准，美国加州大学旧金山分校（UCSF）标准等。在中国国内目前尚无统一标准，已有多家单位和学者提出不同的标准，包括杭州标准、上海复旦标准、华西标准和三亚共识等。各家标准对于无大血管侵犯、无肝外转移及淋巴结转移的要求是一致的，而对于肿瘤的大小和数目的要求不同。上述国内标准均不同程度的扩大了肝癌肝移植的适用范围，可使更多的肝癌患者因肝移植手术受益，并未明显降低术后总体生存率和无瘤生存率。由国家卫生和计划生育委员会发布的原发性肝癌诊疗规范（2017 版）推荐对于现阶段原发性肝癌行肝移植手术的适应证采用 UCSF 标准。

意大利米兰标准：（Mazzaferro，1996）

①单个肿瘤直径≤5cm；或肿瘤数目≤3 个，最大直径≤3cm。②不伴有血管及淋巴结的侵犯。

美国加州旧金山大学标准：

①单个肿瘤直径≤6.5cm；或肿瘤数目≤3 个，最大直径≤4.5cm，总的肿瘤直径≤8cm。②不伴血管及淋巴结的侵犯。

上海复旦标准：

①单个肿瘤直径不超过≤9cm；或肿瘤数目≤3 个，最大肿瘤直径≤5cm，总肿瘤直径≤9cm。②无大血管侵犯、淋巴结及肝外转移。

杭州标准：

①无门静脉癌栓；②总的肿瘤直径≤8cm，术前 AFP≤400ng/mL 且组织学分级为高 / 中分化。

该患者符合国际上最严格的米兰标准，肝移植术后预后较高，5 年肿瘤复发率为 4.3%。因而应当积极行原位肝移植术。

肝移植的禁忌证：

绝对禁忌证：①肝外存在难以根治的恶性肿瘤；②存在难以控制的感染（包括细菌、真菌、病毒感染）；③难以戒除的酗酒或吸毒者；④患有严重心、肺、脑、肾等重要脏器器质性病变患者；⑤艾滋病病毒感染者；⑥有难以控制的心理变态或精神病。

手术治疗：

肝移植手术：原位肝移植手术是普外科领域规模最大、技术难度最高的手术之一。随着麻醉技术的发展，电刀、氩气刀的应用，血管吻合技术的改进与完善，目前肝脏移植在世界上许多移植中心已成为一种常规手术。原位肝移植主要分为经典肝移植与背驮式肝移植。在肝脏移植受体手术中的步骤主要分为病肝切除及供肝植入。手术切口通常取“人”字形切口，即双侧肋缘下切口，中间垂直向上延至剑突，并切除剑突，右侧切口可过腋中线，左侧切口过腹直肌外缘。也可根据患者体型选择双侧肋缘下切口或反“L”形切口等。对于经典肝移植，入腹后主要包括腹腔的探查，肝周韧带的游离，第一肝门的解剖游离，肝脏后方腔静脉游离。第一肝门的游离包括肝动脉、胆总管、门静脉的显露，并分别于肝动脉左右分支以上、胆囊管开口上方离断，其中胆总管需减少其周围组织游离，保留胆道血供良好。门静脉主干游离显露从左右分叉处至胰腺上缘，作为术中肝脏唯一供血来源保持血流通常。在供肝准备完善的情况下，可先与麻醉科配合预阻断肝脏门静脉及下腔静脉肝上、肝下段，调整维持受体血流动力学稳定。然后分别于门静脉、腔静脉肝上、肝下段靠近肝脏处离断血管，待行血管吻合。在病肝完整切除后，需仔细完成肝床后腹膜创面止血。供肝的植入的步骤分别依次为肝上下腔静脉、肝下下腔静脉、门静脉、肝动脉、胆道的吻合。肝上下腔静脉采用 3-0 或 4-0Prolene 缝线行前后壁连续外翻端端缝合，肝下下腔静脉采用 4-0Prolene 缝线，吻合方式同肝上下腔静脉，在吻合完毕前需经门静脉持续灌注 4℃白蛋白乳酸林格液约 1000ml，以清楚肝移植物内空气及存留的高钾保存液。在行下腔静脉吻合时需保证静脉长度合适，不扭曲。门静脉吻合时采用 5-0 或 6-0Prolene 缝线，缝合方式同下腔静脉。门静脉吻合需注意预留生长因子（growth factor）避免狭窄，长度适宜避免扭曲后血栓形成。在门静脉吻合完成之后，需通知麻醉医师，在麻醉医师配合下开放肝脏血流，首先开放下腔静脉，随后开放门静脉，并以温水给于肝脏迅速复温，此时血压会剧烈波动下降，心脏由于高钾及酸性物质可出现心律失常，为整个手术风险最高时间段，肝脏血流开放前后需麻醉医师严格控制容量、血压、电解质情况，保证手术安全成功完成。肝动脉吻合可将受体肝总与肝固有动脉及胃十二指肠动脉汇合成修剪成襻与供肝的肝总动脉或腹腔干以 7-0 或 8-0Prolene 缝线行前后壁连续端端缝合。胆道吻合采用 6-0PDS 连续或间断吻合，若受体胆总管细小或供受体胆道严重不匹配可于吻合口下方放置胆道 T 管。背驮式肝移植（piggy back liver transplantation）又称保留下腔静脉的原位肝移植，由 Calne 在 1968 年提出，Tzakis 在 1989 年首次在成人肝移植中成功应用，1992 年 Belghiti 报道了供受体下腔静脉侧侧吻合术式。背驮式肝移植相较于经典肝移植在切除病肝时无需游离肝段下腔静脉，取而代之的是需要游离第二及第三肝门，分别处理肝短静脉并悬吊游离肝左、中静脉共干及右静脉，然后离断门静脉及肝静脉，取出肝脏后保留下腔静脉完整、通畅。而在供肝移植时，下腔静脉吻合采用侧侧吻合技术，优点在于血管吻合口径较大，不易狭窄。

该患者采用的是背驮式肝移植，术中在吻合下腔静脉时采用侧侧吻合，受者下腔静脉部分阻断，保留了部分下腔静脉回心血流，相较于经典肝移植对于全身血流动力学的影响偏小。而在行血管吻合时吻合口较经典肝移植少了一次下腔静脉吻合，缩短了无肝期时间（图 6-6-2）。

肝移植术后免疫抑制剂治疗：

肝移植手术技术的日臻完善是肝移植能大力开展的基础，患者术后的长期存活则需要抗排斥药物的维持。免疫抑制剂的临床应用经历了 3 个阶段：硫唑嘌呤和泼尼松阶段，抗淋巴细胞球蛋白阶段、环孢素阶段。尤其是 1979 年环孢素（cyclosporine，CsA）用于临床后，使器官移植进入了一个新的纪元。1989 年，匹兹堡大学使用 FK506（Tacrolimus）

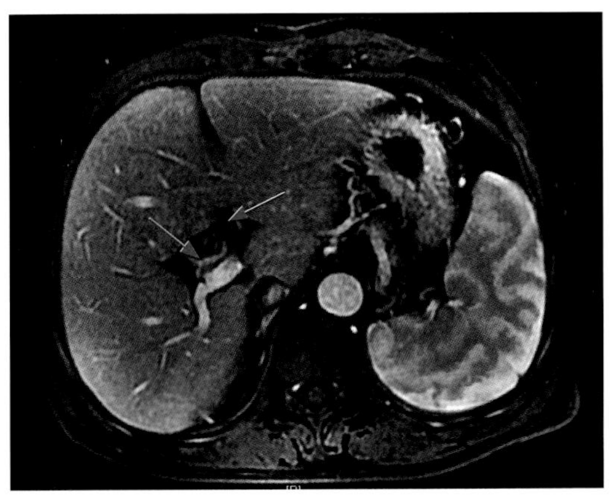
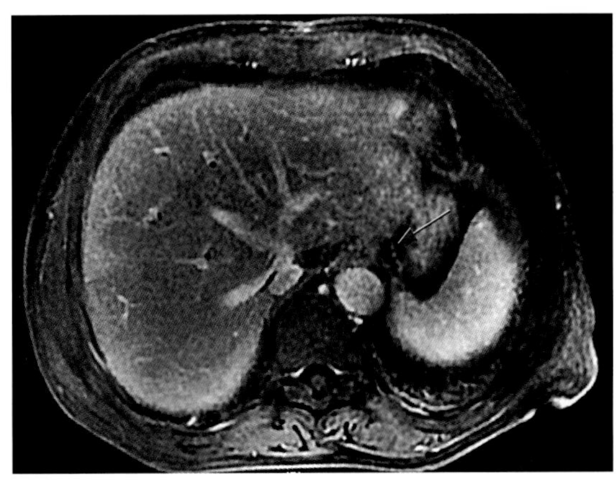

图 6-6-2 肝移植术后腹部 MRI 增强检查，左图红色箭头为肝左右动脉，右图蓝色箭头为下腔静脉，可见背驮式肝移植有供体及受体两个下腔静脉。肝移植术后增强显像显示患者门静脉、肝动脉、下腔静脉均通畅

替代 CsA 用于肝脏移植，使肝脏移植的生存率又进一步提高。目前用于肝脏移植的常用抗排斥药物如下：

甲泼尼龙：对免疫反应的许多环节有抑制作用。包括：①通过稳定细胞膜影响巨噬细胞吞噬及处理抗原的作用；②破坏参与免疫活动的淋巴细胞；③抑制免疫母细胞分裂增殖、浆细胞合成抗体；④干扰补体参与免疫反应；⑤抑制炎性反应。目前在临床上主要用于移植早期抗排斥，在术中门静脉开放前快速静脉滴注甲泼尼龙 500mg，术后由 200mg/d 每日递减 40mg 至 40mg/d 后改成口服 20mg/d，随后每 7 天递减 4mg 至完全停药。

FK506（Tacrolimus）：是 1984 年日本藤泽公司在筛选天然免疫抑制剂时，从一株土壤真菌的肉汤发酵物中提取的大环内酯类抗生素。FK506 具有高度脂溶性，水溶性极低，口服吸收时主要在小肠，在体内的浓度由高往低依次为肺、肝、心、肾、胰、脾，均高于血浆浓度，主要通过肝脏代谢。FK506 临床应用较理想的谷值浓度是 20ng/ml 以下，超出该水平易出现毒副作用，一般治疗量谷值浓度在 2～10ng/ml。FK506 通过抑制 T 淋巴细胞对抗原刺激的反应。

霉酚酸酯（Mycophenolate，MMF）：是高效、选择性、可逆性的次黄嘌呤核苷磷酸脱氢酶（IMPDH）抑制剂，可抑制鸟嘌呤核苷酸的经典合成途径。嘌呤代谢异常的特点表现为淋巴细胞显著减少或功能不良。MMF 对淋巴细胞有高度选择性抑制作用，由于抗原激活的 B 和 T 细胞高度依赖于嘌呤再合成，因而 MMF 可控制细胞和抗体介导的排斥反应，抑制抗体形成。MMF 口服后，立即在胃中吸收，1h 达血药峰值。MMF 剂量范围较大，在 100～3500mg/d 范围内均能耐受。

雷帕霉素（Rapamycin，Sirolimus）：是 20 世纪 70 年代加拿大研究人员从链霉菌属丝状菌发酵产生的一种具有抗真菌作用的大环内酯类抗生素，其与 FK506 的化学结构很相似，但免疫抑制药理作用却与 FK506 不同。其既可抑制 T 淋巴细胞的增殖，又可抑制 B 淋巴细胞的增殖。

环孢素：1976 年，Borel 等首次描述了环孢素对淋巴细胞具有明确的选择性抑制作用。

环孢素是从土壤里真菌属中提取出来的。其主要在回肠缓慢吸收，生物利用度个体差异大，在 5%～90%，平均 40%，血药峰值为 3.8h（1～8h），排泄半衰期为 6.4～8.7h，因而需要监测血药浓度。其通过抑制 T 和 B 淋巴细胞来抗排斥，主要突出的作用是干扰辅助 T 淋巴细胞的功能，以抑制 T 淋巴细胞为主。

目前肝移植术后的患者早期常规予以三联抗排斥药物治疗，即甲泼尼龙、FK506、MMF，甲泼尼龙按常规方式递减，FK506、MMF 在术后第 1 天即可口服给药，通常使患者在术后一周内 FK506 血药谷浓度达到在 6～8ng/ml，MMF 通常予以 0.5g Q12H。在甲泼尼龙减停后，抗排斥方案通常为两联，即 FK506 及 MMF。患者术后观察是否排斥的指标包含 ALP、GGT、TBiL、ALT、AST 等，并可通过检测 FK506 血药谷浓度来评估，必要时可通过行肝脏穿刺病理活检明确是否存在排斥。

该患者术后抗排斥药物采用是术中 500mg 甲泼尼龙，早期激素递减联合 FK506、MMF，每 3 天测 FK506 血药浓度，稳定在 6～8ng/ml，逐渐将监测频率过渡至一周一次、二周一次、一月一次。同时监测肝功能变化，及时了解肝脏排斥状况。

三、讨论与总结

基于本国乙肝患者数目较多的状况，目前对于肝癌的治疗，首先在于早期筛查高危患者。对于长期慢性乙型肝炎病史的患者至少半年监测肿瘤标志物 AFP 及腹部超声。对于肝细胞癌的治疗策略可通过参考巴塞罗那分期进行，对于早期肝细胞癌的患者可选用肝移植或肝切除治疗，合并明显肝硬化的患者建议通过肝移植行肿瘤根治。对于肝移植患者的挑选，标准越严格，术后生存率及无瘤生存率越高，但目前由于肝移植技术的发展，及公民逝世后器官捐献理念逐渐为国民接受，中国包括全球的肝癌肝移植的标准范围均在不断扩大及改善，给予更多肝癌患者行肝移植根治肿瘤的机会。对于欲行肝移植的患者术前需严格执行绝对禁忌证。肝移植术中麻醉管理与手术技术都置管重要，需要实时沟通配合。移植术后免疫抑制剂的使用及监测、调控示保证受者移植物长期存活的关键，需严密、规律监控。

参 考 文 献

国家卫生和计划生育委员会. 原发性肝癌诊疗规范（2017 版）.

中国医师协会器官移植医师分会，中华医学会器官移植学会. 中国肝癌肝移植临床实践指南（2018 版）.

EASL-EORTC clinical practice guidelines: management of hepatocellular carcinoma [J]. J Hepatol, 2012, 56, 908-943.

MAZZAFERRO V. Predicting survival after liver transplantation in patients with hepatocellular carcinoma beyond the Milan criteria: A retrospective, exploratory analysis [J]. 2009, Lancet Oncol, 10 (1): 35-43.

STARZL T E Fk506 for human liver, kidney, and pancreas transplantation [J]. Lancet, 1989, 2: 1000-1004.

TORRE L. Global cancer statistics, 2012 [J]. CA Cancer J Clin, 2015, 65, 87-108 .

（韩东冬 杨世伟）

病例 7　前入路肝切除治疗右肝巨块型肝癌

一、病历摘要

中年女性，腹胀伴纳差 2 个月，查体发现肝脏占位 1 周入院。近两月体重下降 10kg。既往有乙肝病史 20 年，未系统治疗。入院后检查评估提示：①乙肝小三阳；② HBV-DNA 复制阴性（<10^2）；③甲胎蛋白（AFP）>2000ng/ml（正常值小于 20ng/ml）；异常凝血酶原（PIVKA- Ⅱ）7184mAU/ml（正常值小于 40mAU/ml）；④肝功能正常；⑤肝功能储备检测（吲哚菁绿排泄试验）提示吲哚菁绿 15min 滞留率（ICG R15）为 9.5%（正常小于 10%）；⑥肝脏增强 CT 提示（图 6-7-1，图 6-7-2）：肝脏体积增大，包膜尚光滑，肝右叶见肿块影，约 10.8cm×13.2cm×15.9cm，增强扫描动脉期肿块强化较明显，其内血供较丰富，内见大片状无强化低密度坏死灶，并可见"假包膜"形成，门脉期快速廓清，强化符合"快进快出"改变。门脉右支受压推移，未见明显充盈缺损改变；肝内外胆管无扩张。胆囊不大，壁不厚，腔内未见异常密度影。

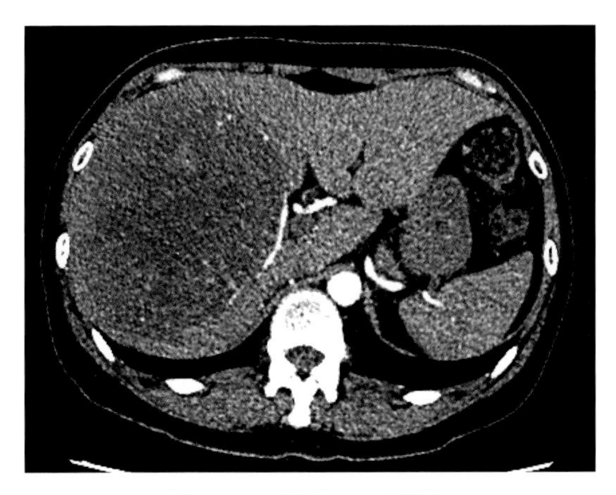

图 6-7-1　增强 CT 动脉期

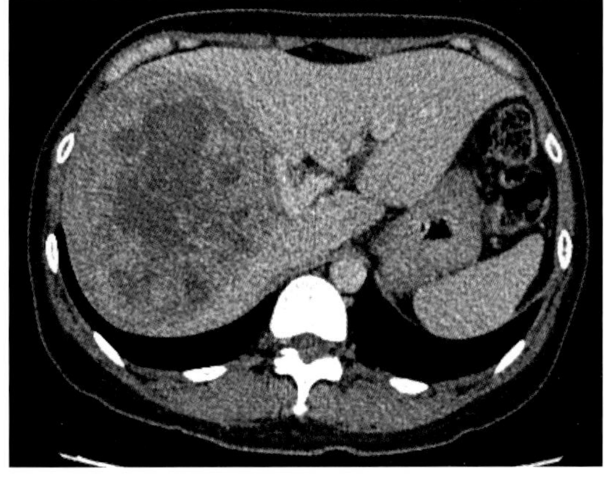

图 6-7-2　增强 CT 静脉期

二、临床决策

1. 临床诊断

原发性肝癌（右肝、巨块型）；慢性乙肝。

2. 诊断依据

①右肝实性占位，增强 CT 见"快进快出"表现，符合典型的肝细胞癌增强扫描影像学表现；②肝细胞癌标志物如甲胎蛋白和异常凝血酶原水平显著升高；③患者自诉存在乙肝病史；④入院检查见乙肝小三阳，支持患者存在乙肝。

3. 鉴别诊断

（1）结直肠癌肝转移：全身各个器官的恶性肿瘤都可以转移到肝脏，形成肝脏转移癌，其中以结直肠癌肝转移多见。结直肠癌肝转移灶为乏血供，CT/MRI 增强扫描动脉期往往无明显强化。少数病例门脉期表现为周边强化，中心不强化，即牛眼征。肿瘤标志物异常以癌胚抗原（CEA）升高为主。本病例的影像学特点和肿瘤标志物异常均不符合转移性肝癌。

（2）肝内胆管细胞癌：肿瘤为乏血供，增强扫描于早期时相可见肿瘤边缘呈轻度环状增强，静脉期肿瘤内可出现持续环状强化，胆管梗阻时可见肿瘤远端的肝内胆管扩张征象。肿瘤标志物异常以 CA199 升高常见。本病例的影像学特点和肿瘤标志物异常均不符合胆管细胞癌。

（3）肝脓肿：肝脓肿的典型症状为高热，但是也有部分患者体温正常。根据脓肿内脓液含量的不同，CT 平扫表现为密度混杂不均占位。典型的增强扫描呈三环征，即病灶边缘为低密度的水肿带，中间为强化的脓肿壁，内部为液化的脓液。多房脓肿则显示房内单个或多个分隔。如病灶内见气体或气液平面，则有助于确诊，其病理基础是脓肿坏死液化伴产气菌感染。本病例的增强 CT 见病灶内无强化区，其病理基础是肿瘤出血坏死，与肝脓肿有一定相似性，但是动脉期与门脉期的增强特点不符合肝脓肿。

4. 治疗决策

患者为右肝巨块型肝癌，虽然肿瘤体积大，几乎占据整个右肝，但是病灶孤立，术前影像学评估未见左肝存在转移灶，同时也没有看到门静脉癌栓与肝外转移。因此，根据肝癌巴塞罗那分期（BCLC），患者属于 A 期；根据我国卫生部原发性肝癌诊疗规范（2017 版）的临床分期，患者属于Ⅰb 期。无论是 BCLC 分期还是我国肝癌诊疗规范，均首选推荐肝切除为一线治疗。依据精准肝切除理念，在精确术前评估的基础上进行精密手术规划。

（1）术前评估：①肿瘤评估。肿瘤直径 10.8cm×13.2cm×15.9cm，占据 5/6/7/8 肝段，呈向下外生性生长。②解剖评估。肝动脉与门静脉一级分支未见解剖变异，右前支门静脉受肿瘤挤压变形，右后支门静脉未见显示（图 6-7-1，图 6-7-2）。肝中静脉显影清晰，主干距离肿瘤约 2cm。③肝功能评估。患者肝功能正常，为 Child-Pugh 评分 A 级，肝脏储备功能（ICG R15）在正常范围，增强 CT 见肝脏包膜光滑，无明显肝硬化表现。

④重要脏器功能评估：患者心肺肾功能均正常，无严重的基础疾病，无手术禁忌证。

（2）手术规划：右半肝切除。①根据精准肝切除专家共识（2017 版），对于存在肝实质损害的患者，当肝功能为 Child A 级、ICG R15＜10% 时，预留肝体积不应少于标准肝体积的 40%。②手术方式：开腹手术、前入路右半肝切除。③本病例的标准肝体积为 1220ml，左半肝体积（保留肝中静脉）为 670ml，右半肝体积为 880ml；所以左半肝体积占标准肝体积的比值为 670/1220＝55.0%。

④注意事项：肿瘤体积大，肝脏的切面较长，为了精准把握切面，首先要在肝门部解剖出门静脉右支与肝动脉右支，利用缺血线标记右半肝范围；然后，通过门静脉或者肝动脉右支注射亚甲蓝，并结扎右侧肝蒂，实现右肝持久亚甲蓝染色，利用亚甲蓝染色引导肝脏切面；另外，利用术中超声，标记肝中静脉投影，注意肝实质离断过程中在肝脏切面上

对肝中静脉的保护。

5. 手术过程

（1）第一肝门的处理：首先，在肝后下腔静脉与尾叶肝实质间的乏血管间隙建立肝后隧道，穿过一根红色尿管做牵引，头侧在肝右静脉与肝中静脉之间穿出。然后，切除胆囊，在肝十二指肠韧带右侧的Glisson鞘内，分别游离出门静脉右支主干与右肝动脉，分别悬吊（图6-7-3）。

（2）确定右肝与左肝的界面：首先结扎并离断右肝动脉，然后试阻断门静脉右支，可见右肝缺血；证实门静脉右支辨认无误，穿刺并注射亚甲蓝5ml，然后结扎门静脉，可见右肝散在亚甲蓝染色，根据肝脏缺血线和亚甲蓝染色范围，电刀标记右肝切线（图6-7-4）。

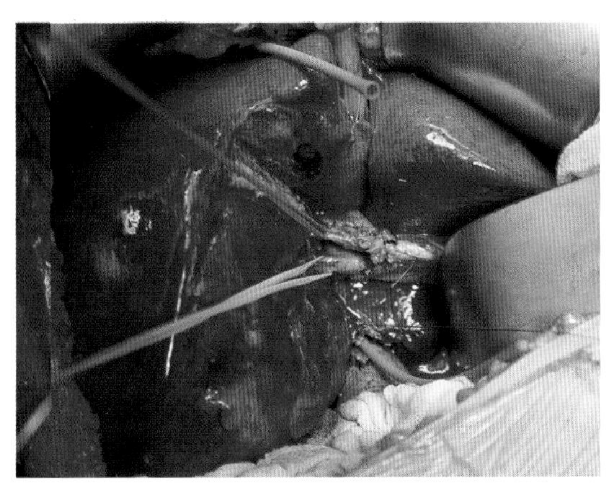

图6-7-3 Glisson鞘内分离出门静脉右支与肝动脉右支

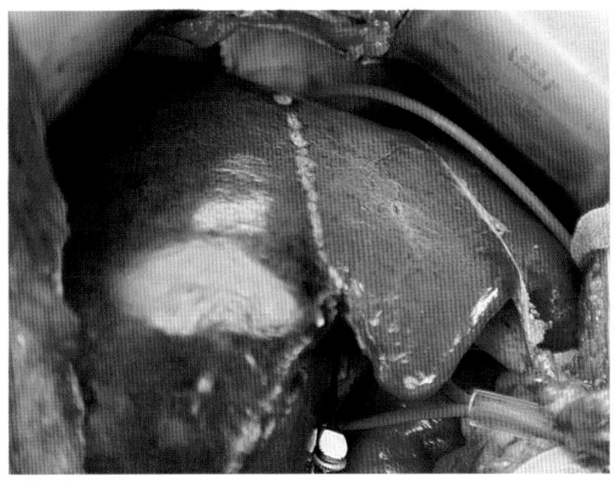

图6-7-4 根据缺血线和亚甲蓝染色确定右半肝边界

（3）离断门静脉右支：沿着肝中静脉行程并借助亚甲蓝染色的提示，钳夹法结合电凝进行肝实质离断。肝实质离断过程中，保持中心静脉压低于5cmH_2O，未进行入肝血流阻断（预置了肝门阻断带）。在第一肝门处，仔细辨认右肝胆管无误，离断并用5-0PDS缝扎右肝管断端。门静脉右支辨认无误，离断并缝扎。

（4）离断肝右静脉：在绕肝提拉带的引导下，完成肝实质离断，可见肝右静脉与肝后下腔静脉清晰显露（图6-7-5）。离断并用5-0Prolene线缝扎肝右静脉断端。

（5）游离右肝，取出标本：按照从下到上、从浅入深的顺序，将右肝连同右尾叶完整游离，取出标本，完成切除。

肝脏断面上可以看到肝中静脉显露，剩余肝脏色泽红润，无缺血和淤血表现（图6-7-6）。切除的肝脏标本中肿瘤完整，常规送病理检查。

（6）放置引流管：仔细检查术区，彻底止血。肝脏断面反复用干净纱布检查，未见胆漏。肝脏断面旁放置腹腔引流管一根，引出体外。逐层关闭切口，手术结束。手术时间200min，术中出血200ml，未输血，生命体征保持平稳。

6. 术后管理

术后给予补液、营养支持、抑酸、保肝等处理，并密切观察引流量与液体性状。术后

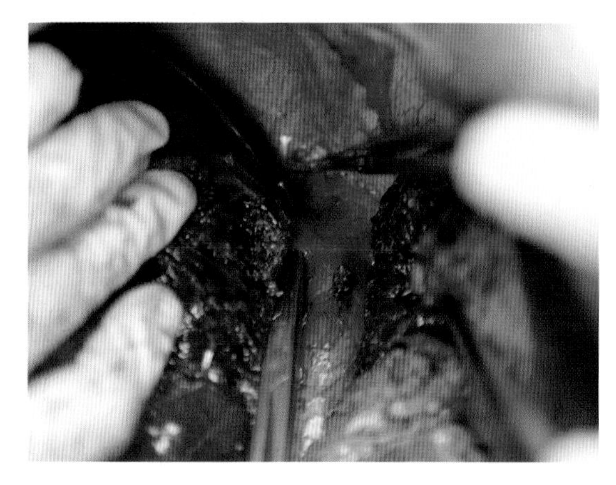

图 6-7-5　完成肝实质离断后处理肝右静脉

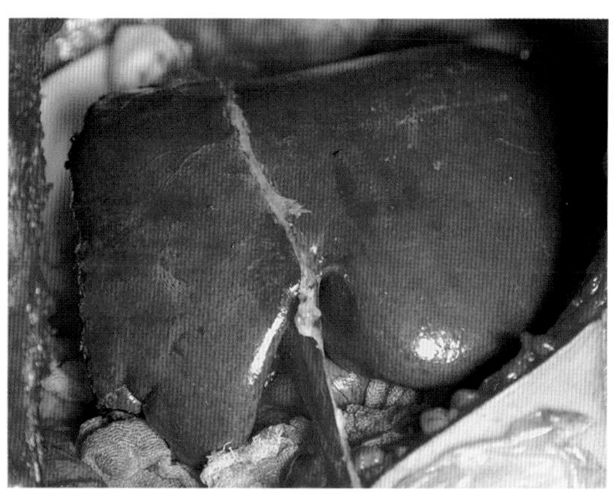

图 6-7-6　剩余肝脏脉管结构完整，无淤血和缺血

无胆漏和腹腔出血，无其他并发症。术后第 1 天开始下床活动，第 3 天开始进流食，并拔除腹腔引流管。术后 11 天顺利出院。术后第 1 天转氨酶水平轻度升高，1 周后恢复正常（图 6-7-7）。病理提示中分化肝细胞癌，可疑脉管癌栓，切缘 2cm。

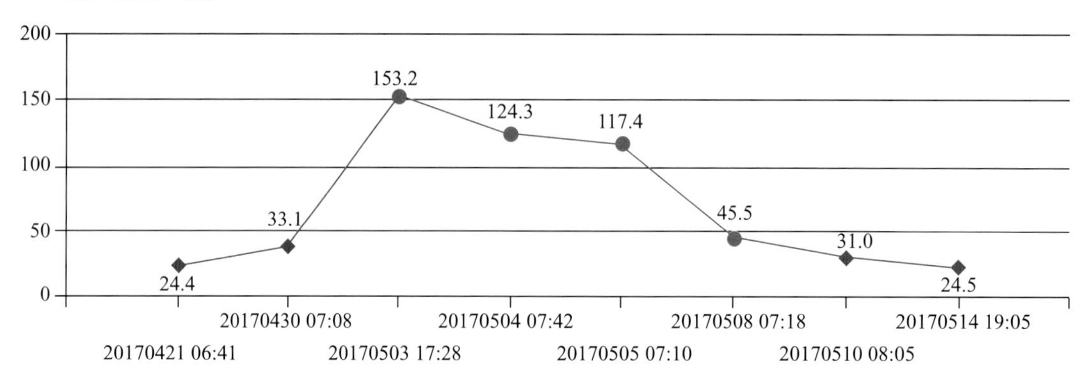

图 6-7-7　右半肝切除术后丙氨酸氨基转移酶变化情况

7. 术后随访

术后一月患者肿瘤标志物（AFP 和 PIVKA- Ⅱ）水平恢复正常。术后在当地医院每 3 个月进行一次腹部超声和肿瘤标志物检查，随访至今 24 个月，未见肿瘤复发。

三、讨论与总结

1. 巨块型肝癌的手术适应证

通常，随着肝癌体积的增大，发生肝内 / 外转移和门静脉癌栓的概率随之增加。但是，对于直径超过 10cm 的巨块型肝癌，如果增强 CT 和普美显增强核磁等影像学检查可以排除肝内 / 肝外转移、门静脉癌栓等，那么我们就认为其属于巴塞罗那 A 期，推荐根治性肝切除为首选治疗方式。我国与日本等多家医院报道，孤立的巨块型肝癌行肝切除是安全可行的，患者生存期显著优于 TACE 等保守治疗方式。然而，由于肿瘤体积巨大，存在术中大出血、术后肝功能衰竭等风险，需要对患者进行个体化评估，同时对肝切除技术提出了较高要求。根据精准肝切除专家共识（2017 版）与肝硬化患者肝切除术后肝功能不全的预防与治疗专家共识（2019 版），精确计算肝体积、评估肝功能，按照肝切除决策树进行手术规划，实施定量肝切除，有助于降低巨块型肝癌的手术风险。

2. 前入路肝切除的优势

本病例采取了前入路肝切除的手术方式。传统的肝切除术是先游离肝脏周围组织，再进行肝实质离断。前入路肝切除又称为非接触，其手术过程是在肝实质离断后再游离肝脏。前入路肝切除的特点是避免了术中反复挤压和翻转肝脏，在很大程度上减少了肿瘤播散的刺激因素，从而更加符合肿瘤治疗的无瘤化原则。另外，传统肝切除技术在离断肝实质之前对下腔静脉的暴露和肝短静脉的处理均从下腔静脉侧面进行。因为肿瘤巨大，右肝翻转困难，这项操作费时费力。而前入路肝切除时对下腔静脉的显露和肝短静脉的处理均在下腔静脉前方进行，显露相对容易，从而减少了静脉撕裂的可能，增加了肝切除手术的安全性。Meta 分析表明，前入路右肝大肝癌切除术能有效减少术中出血、围手术期输血率、并发症发生率以及死亡率，并且患者的整体生存期和无瘤生存期显著优于传统肝切除。

3. 倡导精准肝切除

2006 年，董家鸿教授在国际上首次提出了“精准肝切除”理念，精准肝切除目前已经成为发展潮流。精准肝切除是在人文医学和循证医学长足进步背景下，依托先进的生物医学和信息科学技术形成的一种现代肝脏外科理念和技术体系，旨在追求彻底清除目标病灶的同时，确保剩余肝脏结构完整和功能性体积最大化，并最大限度控制手术出血和全身创伤侵袭，最终实现患者最大获益。精准肝切除术理念涵盖了以手术为核心内容的外科治疗全过程，包括病情评估、外科决策、手术规划、手术操作、麻醉及围手术期管理等多个层面。它超越了传统肝切除术外科价值追求的局限性，建立了“可视化、可量化、可控化”的核心技术体系，以确定性、预见性、可控性为特征，遵循最大化去除病灶，最优化保护肝脏，最小化创伤侵袭的法则。本病例的术前评估、手术规划和手术操作等都遵循了精准肝切除理念，体现了“可视化、可量化、可控化”的技术特征。

参 考 文 献

董家鸿，黄志强．精准肝切除——21 世纪肝脏外科新理念［J］．中华外科杂志，2009，47（21）：1601-1605.

国家卫生和计划生育委员会医政医管局．原发性肝癌诊疗规范（2017 版）［J］．中华消化外科杂志，2017，16（7）：635-647.

中国研究型医院学会肝胆胰专业委员会．精准肝切除专家共识［J］．中华消化外科杂志，2017, 16 (9): 883-893.

中国研究型医院学会肝胆胰专业委员会．肝硬化患者肝切除术后肝功能不全的预防与治疗专家共识

（2019 版）[J]. 中华消化外科杂志，2019，18（4）: 297-302.
LIOVET J M, BRU C, BRUIX J. Prognosis of hepatocellular carcinoma: the BCLC staging classification [J]. Semin Liver Dis, 1999, 19 (3): 329-338.
TANG J X, LI J J, WENG R H, et al. Anterior vs conventional approach right hepatic resection for large hepatocellular carcinoma: A systematic review and meta-analysis [J]. World J Gastroenterol, 2017, 23 (44): 7917-7929.
WANG L, LIU Z, LIU X, et al. The hepatectomy efficacy of huge hepatocellular carcinoma and its risk factors: A meta analysis [J]. Medicine (Baltimore) , 2017, 96 (52): e9226.
YANG J, LI C, WEN T F , et al. Is hepatectomy for huge hepatocellular carcinoma (≥ 10cm in diameter) safe and effective？ A single-center experience [J]. Asian Pac J Cancer Prev, 2014, 15 (17): 7069-7077.

（杨世忠）

第 7 章　血管外科疾病

病例 1　复杂胸腹主动脉瘤开窗支架技术腔内修复术

一、病历摘要

患者女性，76 岁，以“发现腹部搏动性包块 3 个月，腹痛 3 天。”为主诉于 2017 年 2 月 16 日入院。患者 3 个月前无明显诱因发现腹部搏动性包块，偶有后背部疼痛，无恶心呕吐、便秘腹泻、嗳气腹胀、周身乏力，无头晕头痛、意识丧失，无胸闷、胸痛、腹胀等。3 天前无明显诱因出现上腹部疼痛，伴后背部疼痛，无恶心呕吐、腹泻便血等。我院胸腹主动脉 CTA 见胸腹主动脉多发瘤样扩张，诊断胸腹主动脉瘤（CrawfordⅢ型），同时合并升主动脉瘤（图 7-1-1）。

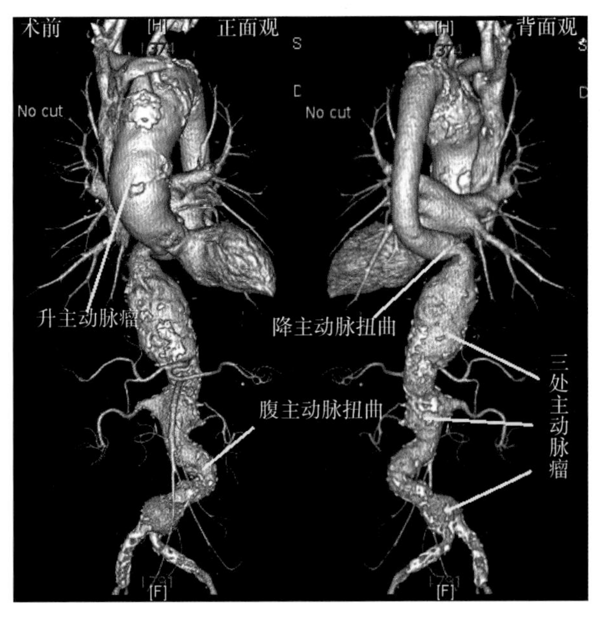

图 7-1-1　全主 CTA：升主动脉最宽处约 4.7cm，位于近头臂干开口水平。降主动脉最宽处约 3.9cm，位于胸腹主动脉交界处。所见胸腹主动脉内膜增厚，多发钙化及非钙化斑块，部分管腔轻度狭窄

既往高血压、腔隙性脑梗死。查体脐周可触及搏动性包块，质软，不可推动，直径大小约 4cm，脐右 2 指，脐左 3 指。测血压：左侧上肢 124/63mmHg，下肢 129/77mmHg；右侧上肢 120/62mmHg，下肢 153/84mmHg。

入院后完善各项术前检查未见明确手术禁忌证，制定完善手术计划。使用“三层三明治

＋开窗”（triple-layer sandwich with fenestration）技术，该技术应用于微创胸腹主动脉瘤治疗尚属世界首例（图 7-1-2）。

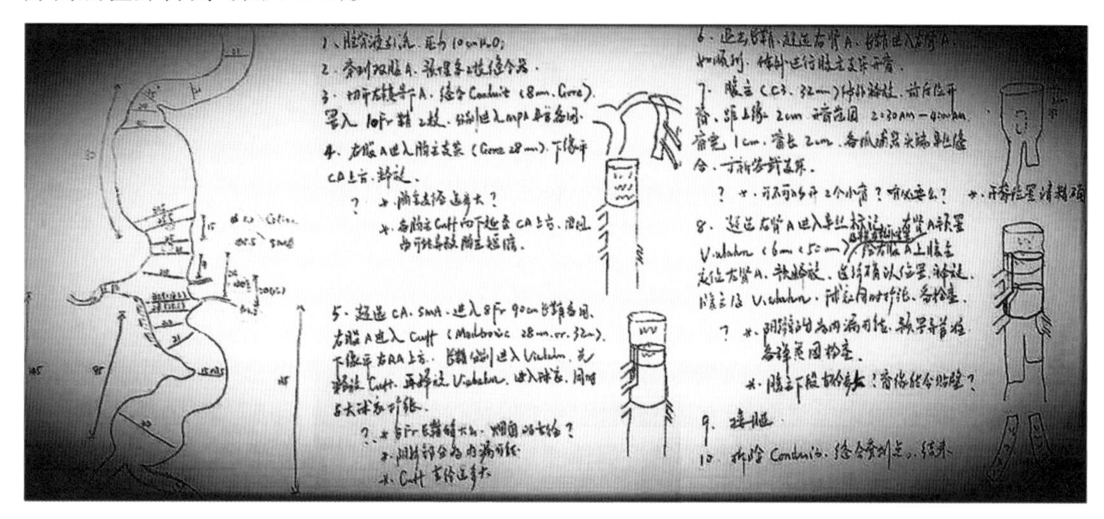

图 7-1-2　精确测量主动脉 CTA 数据，制定“三层三明治＋开窗”技术路线图，力争保留所有重要内脏动脉

二、手术过程

2017 年 2 月 28 日行主动脉腔内修复术。术中取左侧锁骨下切口，使用人工血管 - 双鞘技术，双侧腹股沟使用穿刺技术建立双侧股动脉入路。体外缝制开窗支架，行左侧肾动脉预开窗（图 7-1-3）。

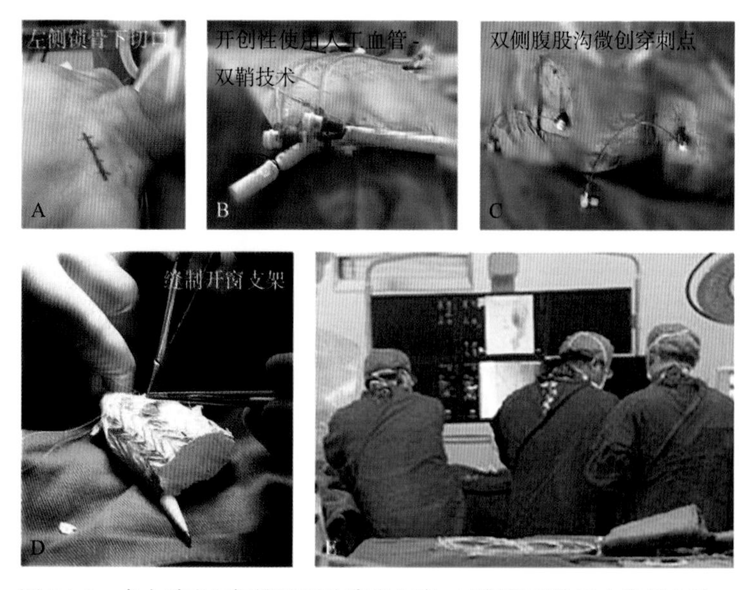

图 7-1-3　术中采取左侧锁骨下动脉双入路、双侧股动脉经皮穿刺入路；主动脉覆膜支架精确测量后开窗标记（A～E）

术中先置入胸主动脉支架，利用烟囱技术重建腹腔干动脉、肠系膜上动脉，并行铺设中段 CUFF 支架，烟囱支架重建右侧肾动脉、开窗支架保留左侧肾动脉，下段腹主动脉主体顺利打开，双侧髂支延长至双侧髂总动脉（图 1-7-4）。

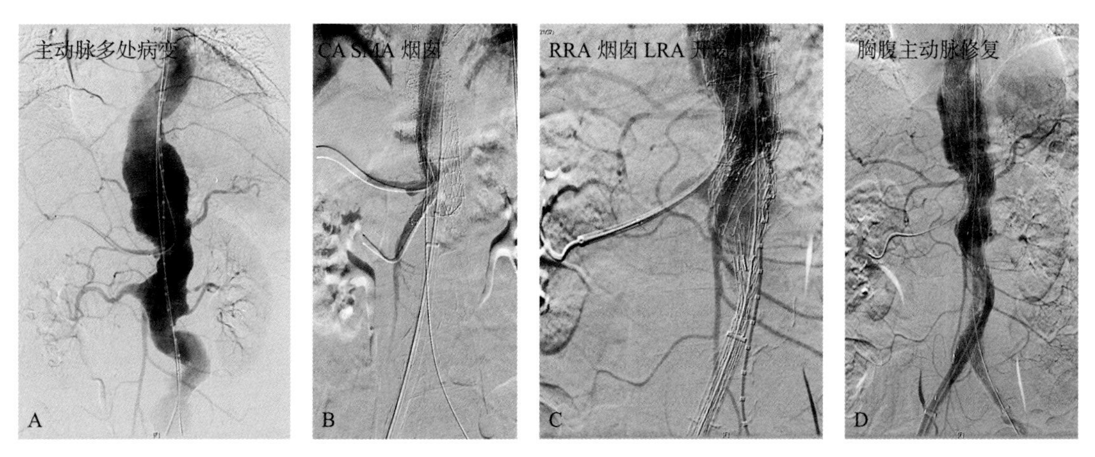

图 7-1-4 “三层三明治＋开窗”技术逐步修复胸腹主动脉，同时保留内脏动脉血运（A～D）

三、术后情况

术后患者病情平稳，2 天后下床活动，自主进食、生活自理未见内脏缺血、截瘫等胸腹主动脉瘤的高危并发症，10 天后出院。患者出院后安排常规随访（图 7-1-5）。

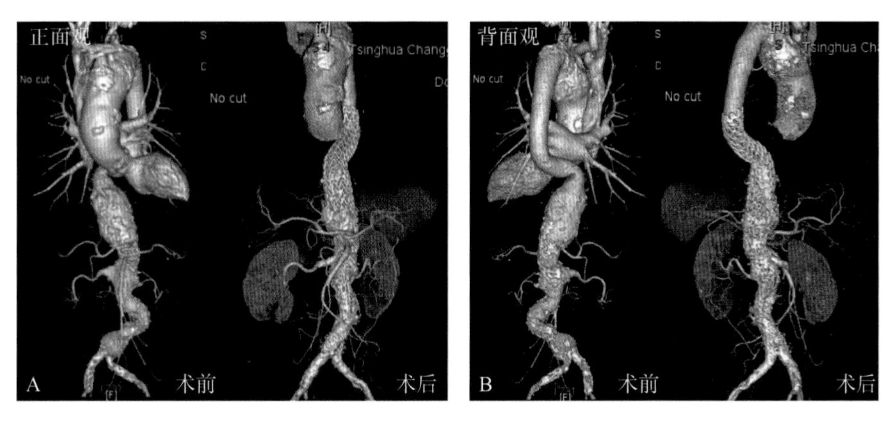

图 7-1-5 手术前后 CTA 对比：支架定位准确，胸腹主动脉瘤成功修复，无内漏，腹腔干、肠系膜上、双肾动脉等重要内脏动脉均成功保留（A、B）

四、病例讨论

胸腹主动脉瘤指的是主动脉瘤累及腹腔干、肠系膜上动脉及肾动脉的动脉瘤。胸腹主动脉瘤的分型采用Safi修订的Crawford分型：CrawfordⅠ型胸腹主动脉瘤指动脉瘤从左锁骨下动脉开口远端扩展至肾动脉以上；Ⅱ型指从左锁骨下动脉远端扩展至肾动脉以下；Ⅲ型指从第6肋间隙至肾动脉平面以下；Ⅳ型指从第12肋间隙至肾动脉以下；Ⅴ型指从第6肋间隙至肾动脉以上。胸腹主动脉瘤修复术因其高死亡率和高并发症发生率，一直以来是主动脉外科最具挑战的手术。

传统开放手术治疗胸腹主动脉瘤，因需胸腹联合切口，创伤大，围手术期死亡率及严重并发症发生率高。杂交手术无需行胸腹联合切口，避免了开胸手术和体外循环，无需高位阻断主动脉，脊髓内脏缺血时间短，严重并发症发生率明显降低，中远期效果良好，但仍为大创伤手术。

目前TAAA腔内修复术因围手术期死亡率低而逐步展现其优势。主动脉分支血运的重建是腔内修复术的技术难点。解决该问题的技术有开窗技术、三明治技术及分支型支架。开窗技术适用于分支位于瘤颈处的动脉瘤。而对位于瘤体部的开窗，其产生内漏的可能性较大；三明治技术有简单方便的特点。但容易产生内漏及分支支架受压闭塞等缺点；分支型支架可以为桥接支架的释放提供更多的锚定区域，故安全性要比开窗支架好，且缝合的分支能实现支架主体与其余小支架间的平滑过渡而在一定程度上减少了内漏、支架折断及扭结的可能。另外，其设计过程中可允许一定范围的锚定误差存在，而且其对轴向力（如呼吸运动引起的支架上下移动）的抗疲劳能力强。此外，对于病变较长的患者，分支支架术提供了分阶段手术的可能。血流可通过分支血管进入瘤腔以保证内脏及脊髓的血供。能有效降低术后脊髓缺血的概率。但分支支架在展开过程中需要更大的空间，因此其更适用于动脉瘤体较大的情况。

该例患者该患者为CrawfordⅢ型熊腹主动脉瘤。采用传统型或杂交手术方式创伤及手术难度均较大，因此决定采用腔内修复术。因多处内脏动脉均受累，选择采用“三层三明治+开窗”技术，术前精确测量，始终精密实施，术后精细管理，为患者带来了良好手术效果。

五、专家点评（吴巍巍）

完全血管腔内修复术应用于治疗胸腹主动脉瘤时间尚不长，但是综合国内外报道，已经取得了可喜的临床疗效，为累及内脏动脉的各种主动脉疾病提供一个理想的方法。烟囱技术（包括八爪鱼技术、潜望镜技术）及我们改进的“三层三明治+开窗”技术，理论上，只要可以建立导丝通路，即可应用于所有类型的胸腹主动脉瘤。开窗支架和分支支架技术，虽然技术复杂，但更符合生理，理论上中远期并发症更少。两种技术的比较，还有待进一步研究。

参考文献

刘昭，周敏，刘长建，等. 杂交手术治疗胸腹主动脉病变［J］. 中华外科杂志，2012，50（12）：1072-1075.

张小明，张永保，李清乐. 胸腹主动脉的治疗［J/CD］. 中国血管外科杂志（电子版），2014，6（3）：137-142.

COSELLI J S, BOZINOVSKI J, LEMAIRE S A. Open surgical repair of 2286 thoracoabdominal aortic aneurysms [J]. Ann Thorac Surg, 2007, 83 (2) : S862-864.

DE BEAUFORT H W L, CELLITTI E, DE RUITER Q M B, et a1. Midterm outcomes and evolution of gutter area after endovascular aneurysm repair with the chimney graft procedure [J]. J Vasc Surg, 2018, 6 (1) 7: 104-112 e3.

MOULAKAKIS K G, MYLONAS S N, AVGERINOS E, et al. The chimneygraft technique for preserving visceral vessels during endovascular treatment of aortic pathologies [J]. J Vasc Surg, 2012, 55 (5) : 1497-1503.

NORDON I M, HINEHLIFFE R J, HOLT P J, et a1. Modem treatment of juxtarenal abdominal aortic aneurysms with fenestrated endografting and open repair—a systematic review [J]. Eur J Vasc Endovasc Surg, 2009, 38 (1) : 35-41.

OVEREEM S P, BOERSEN J T, SCHUURMANN R C L, et a1. Classification of gutter type in parallel stenting during endovascular aortic aneurysm repair [J]. J Vasc Surg, 2017, 66 (2) : 594-599.

PIERLEONE L, MARCO C, ANTONIO B, et al. Custom-made endograft for endovascular repair of thoraco-abdominal aneurysm and type B dissection: single -centre experience [J]. Cardiovasc Inter Rad, 2018, 41 (8): 1174-1183.

RICOTTA J J 2nd, ODERICH GS. Fenestrated and branched stent grafts [J]. Perspect Vasc Surg Endovasc Ther, 2008, 20: 174-189.

SAFI H J. How I do it: thoracoabdominal aortic aneurysm graft replacement [J]. Cardiovasc Surg, 1999, 7: 607-613.

SEHWIERZ E, KOLVENBACH R R, YOSHIDA R, et al. Experience with the sandwich technique in endovascular thoracoabdominal aortic aneurysm repair [J]. J Vasc Surg, 2014, 59 (6) : 1562-1569.

SULTAN S, KAVANAGH E P, DIETHRICH E, et al. A clinical review of early outcomes from contemporary flow modulation versus open, fenestrated and branch technologies in the management ofthoracoabdominal aortic aneurysm [J]. Vascular, 2018, 26: 209-215.

USAI M V, TORSELLO G, DONAS K P. Current evidence regarding chimney graft occlusions in the endovascular treatment of pararenal aortic pathologies: A systematic review with pooled data analysis [J]. J Endovasc Ther, 2015, 22 (3) : 396-400.

（赵克强）

病例2　左侧肢体无力，左侧颈动脉闭塞，右侧颈动脉重度狭窄

一、病历摘要

患者女，66岁，主因“左侧肢体无力6周，发现颈动脉、肾动脉狭窄1个月”入院。患者6周前突发左侧肢体无力伴头晕，主要表现为左手活动不灵，左下肢行走不稳，伴头晕。就诊当地医院查头颅MRI：右侧半卵圆中心、额顶叶皮层下多发急性脑梗死，提示分水岭脑梗死；右侧枕叶少许亚急性脑梗死；双侧侧脑室旁、半卵圆中心多发性腔隙性脑梗塞。考虑急性脑梗死，予扩容、抗板、降脂、改善循环、营养神经治疗，患者症状减轻。于2019年2月22日就诊我院神经内科，住院期间完善颈动脉超声：右侧颈内动脉入口处

狭窄（估测狭窄率约 75%），左侧颈内动脉远端闭塞；行全脑造影：①右颈内动脉起始段管腔重度狭窄，右侧颈外动脉起始段重度狭窄；左侧颈动脉球部闭塞。②双肾动脉狭窄，右侧重。考虑右颈内动脉重度狭窄、接近闭塞，超声造影及斑块高分辨核磁分析提示：右侧颈动脉易损斑块，急性脑梗期 6～8 周后血管外科门诊以“颈动脉狭窄”收入院。

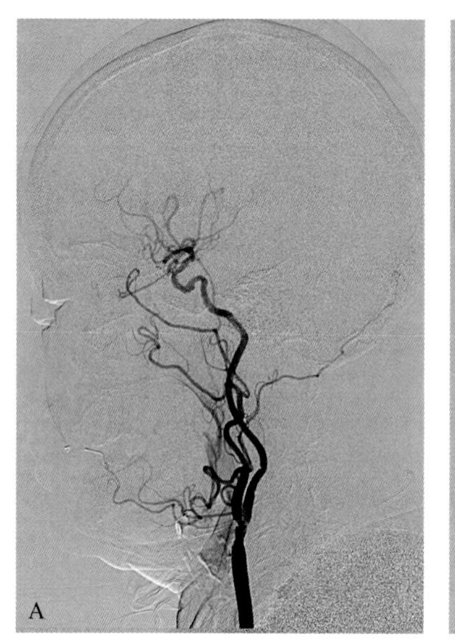

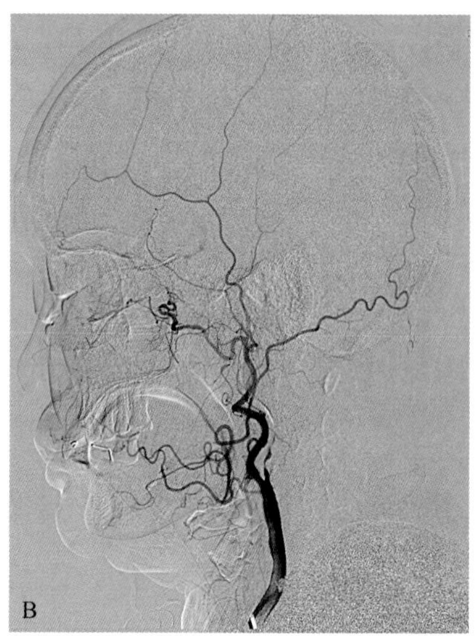

图 7-2-1　颈部血管 DSA

A．右侧颈内动脉及颈外动脉重度狭窄；B．左侧颈内动脉闭塞

既往高血压 8 年，最高血压 180/90mmHg，平素口服降压 0 号；糖尿病 1 月余，目前口服二甲双胍 500mg 每日两次，血糖控制情况不详，上次住院监测 HbA1c 6.4%；高脂血症数年；上次神经内科住院期间诊断认知异常伴焦虑、抑郁；余否认冠心病、慢性呼吸系统疾病。住院期间发现乙肝小三阳，HBV-DNA 3.84×10^5 IU/ml，肝胆内科会诊予恩替卡韦治疗。查体：右侧颈动脉可闻及收缩期杂音，双侧桡动脉、肱动脉搏动对称，双侧小腿皮肤可见多发皮疹，突起皮肤表面，直径 2～3mm，伴瘙痒。双侧股动脉、腘动脉、足背及胫后动脉搏动可及，双足皮温可。

二、临床决策

诊断：颈动脉狭窄主要根据突发黑矇及一过性肢体感觉、运动障碍等 TIA 临床症状结合影像学评估作出诊断；术前同期进行斑块稳定性评估，斑块 MR 成分特征：斑块内可见钙化（TOF、T1W 和 T2W 均为低信号）、脂质核（TOF 和 T1W 等信号，T2W 为相对低信号）及斑块内出血（TOF 和 T1W 为高信号）。斑块表面不规则，纤维帽破裂。考虑为颈动脉易损斑块。

鉴别诊断：本病从病变部位方面主要与椎狭窄、锁骨下动脉狭窄等主动脉弓上分支动脉病变相鉴别，一些患者往往同时存在多支血管的病变，需仔细分辨患者的症状是否符合前循环缺血的症状。从病因方面来说，高血脂、高血压、糖尿病等诱发动脉粥样硬化危险因素是影响颈动脉的最常见病因，其他较为少见的原因包括创伤、纤维肌性发育不良、大动脉炎、动脉夹层和感染等。

手术：目前颈动脉狭窄患者手术指征仅依靠狭窄程度结合症状来决定，而且存在颈动脉内膜剥脱术（CEA）及颈动脉支架术（CAS）两种治疗手段，如何选择治疗方案仍然存在争议。CEA 是治疗颈动脉狭窄的金标准手术，相关研究表明 CEA 可以显著降低颈动脉狭窄患者术后远期脑卒中概率；CAS 是目前最新的微创治疗手段，虽然有颈动脉保护伞等措施，但围手术期脑梗死仍然较 CEA 多。既往研究表明脑梗死的发生不单取决于狭窄程度，实际上与斑块的易损性更加密切相关。该患者左侧颈动脉闭塞，右侧颈动脉重度狭窄，术前斑块影像学评估提示为易损斑块，选择 CAS 治疗围手术期梗死风险较大，选择转流下颈动脉内膜剥脱是较好的治疗方案。患者同时合并有右侧肾动脉狭窄，肾性高血压，为防止围手术期出现难以控制的高血压，预防颈动脉剥脱术后出现高灌注、脑出血等严重并发症；我们选择先腔内治疗肾动脉狭窄，改善肾脏灌注，控制高血压；后行颈动脉手术，降低了整体并发症的发生率（图 7-2-2、图 7-2-3）。

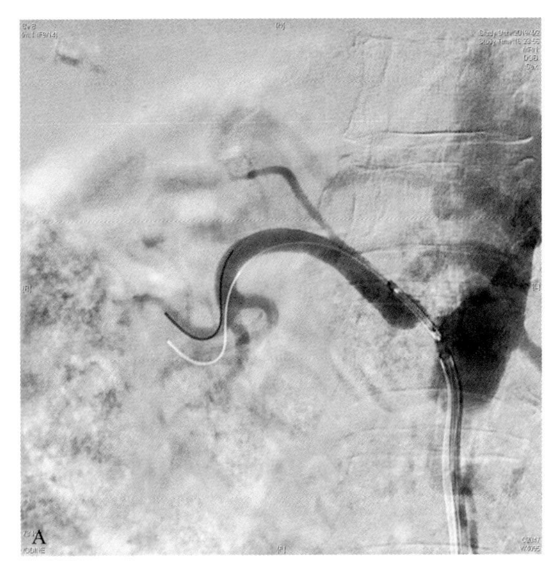

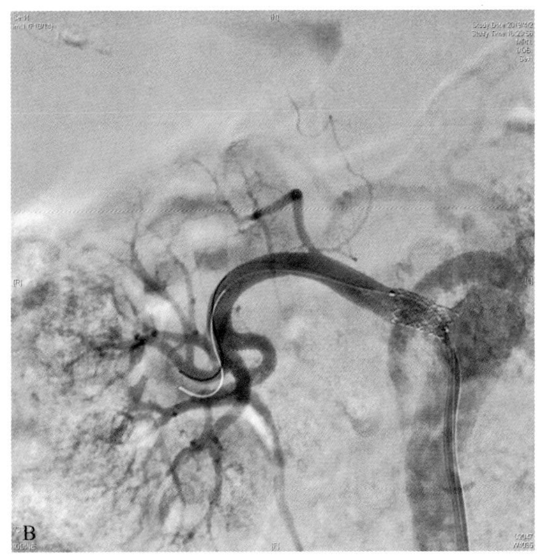

图 7-2-2　右侧肾动脉支架植入前后对比（A、B）

围手术期：阿司匹林联合他丁类降脂药，同时需严格检测并控制血压波动于正常范围。

并发症：除介入治疗共同可能出现的并发症外，颈动脉内膜剥脱术主要的并发症在于围手术期颅神经损伤、脑梗死、高灌注综合征、脑出血以及术后远期再狭窄。

术后病理（颈动脉斑块）动脉样管壁组织，管腔偏心性狭窄，内膜层增厚，结构破坏，内皮下纤维组织增生并玻璃样变性，其下大量胆固醇沉积，粥池形成，局灶钙化、毛细血管增生，伴慢性炎细胞、组织细胞浸润及多核巨细胞反应。免疫组化染色：CD34（血管＋）、CD31（血管＋）、CD68-514H12（组织细胞＋）、CD68-PGM1（组织细胞＋）、SMA（＋）（图 7-2-4）。

综上，符合易损斑块表现。

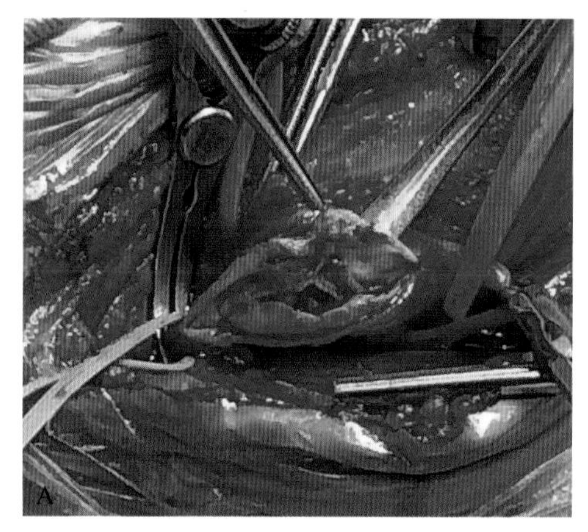

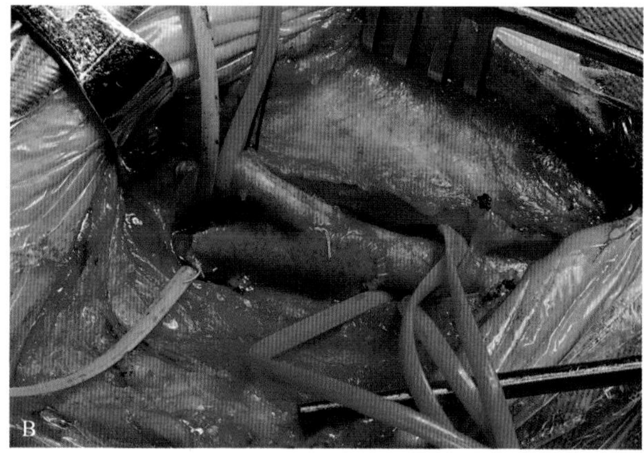

图 7-2-3

A．纵向剖开动脉壁，剥脱斑块；B．吻合口补片扩大成形

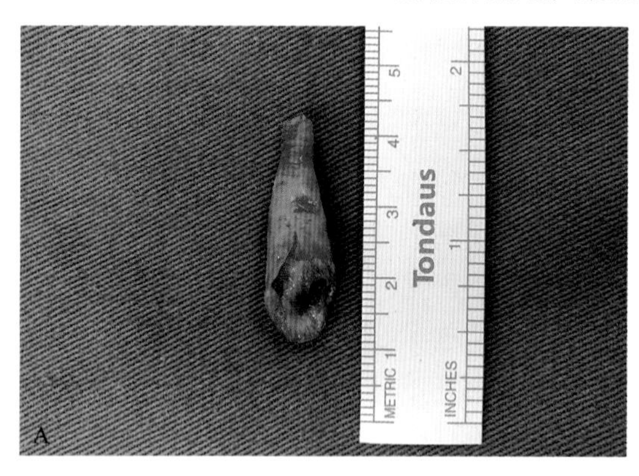

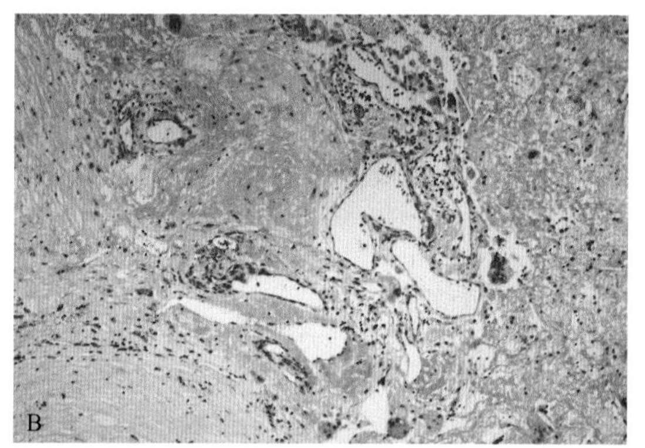

图 7-2-4

A．术后标本；B．术后病理

三、讨论与总结

颈动脉易损斑块一直是人们关注的重点，无论是其定义、与脑卒中的关系以及颈动脉易损斑块的检测手段一直存在争议。如何精准定义颈动脉易损斑块、探究其与卒中事件的关系、并进一步提高甄别易损斑块的水平，从而防止斑块破裂和预防缺血性卒中的发生仍然是近几年的研究热点。目前用于评价颈动脉易损斑块的检查有超声、多层螺旋 CT 血管造影（CTA）、高分辨 MRI 等方法。2003 年，Naghavi 等总结了易损斑块的病理特点，包括：①具有平滑肌和细胞外基质丢失的薄纤维帽（厚度＜200μm）；②纤维帽下方具有大的脂质核心；③具有斑块内出血和钙化的动脉粥样硬化斑块；④斑块内新生血管丰富。目前尚缺乏以术后病理作为金标准验证上述 3 种检查方法的准确率的相关研究。

CEUS 通过向患者血管内注射含有惰性气体微泡的对比剂观察动脉斑块内滋养血管，可以观察到从无增强到线样增强、团状增强等不同等级的斑块内强化情况，从而判断斑块稳定程度；本研究通过前瞻性注册病例队列研究，以术后颈动脉斑块病理为金标准验证颈动脉超声造影判定颈动脉易损斑块的准确率，并与既往较为成熟的颈动脉斑块的检查方法（高分辨 MRI）相对照。本研究结果表明术前 CEUS 对易损斑块识别的敏感度、特异度以及总体诊断符合率分别为 88.2% 、87.5% 及 88.0%；整体准确率较高，甚至优于同期进行的斑块高分辨 MRI 分析的结果，但两组之间差异无统计学意义（$P>0.05$）。本研究样本量较少，今后将继续加大样本量，比较两种方法的检测差异。

近年来高分辨 MRI 在颈动脉斑块稳定性方面的相关研究较为完善，相关研究结果表明 MRI 能够识别斑块内富脂质的核心、薄弱的纤维帽、斑块内出血及钙化等不稳定成分，这些均是易损斑块的典型表现，T1 加权像、T2 加权像、质子密度加权 MRI 成像以及三维时间飞跃法 MR 血管成像（3D TOF-MRA）是目前最常用的亮血成像技术，该技术基于血流的流入增强效应，对斑块内出血及大的脂质核心的识别率较高，但由于是三维成像，容易产生运动伪影，影响影像资料的判读。本研究中高分辨率 MR 对易损斑块识别的敏感度、特异度以及总体诊断符合率分别为 83.3% 、71.4% 、78.9%，接近于以往研究。但是本研究中部分患者的 MRI 数据缺失，导致统计学偏差，后期实验在增加样本量的基础上注意采集完整数据。

易损斑块组在围手术期出现出血 / 缺血性卒中的风险高于稳定斑块组，但组间差异无统计学意义（$P>0.05$），术后 1 例患者发生出血性卒中并遗留肢体残疾，患者既往有同侧大面积脑梗死史，术前 MR 提示脑组织软化灶，无新鲜梗死或出血灶。术前存在脑梗死及脑软化的患者，由于脑组织血管床更加脆弱，在 CEA 术后入颅血流增加，脑组织高灌注及出血风险显著增加，此类患者在围手术期血压的控制应更加严格，密切观察头部症状，及时复查头颅 MRI，积极采取脱水降颅压措施改善预后。由于 CAS 围手术期缺血性卒中的风险相对 CEA 较高，建议术前影像学明确为易损斑块的患者首选 CEA 手术，术前判定为稳定斑块的患者两种术式均可选择。

参 考 文 献

BONATI L H, JONGEN L M, HALLER S, et al. New ischaemic brain lesions on MRI after stenting or endarterectomy for symptomatic carotid stenosis: a substudy of the International Carotid Stenting Study (ICSS) [J]. Lancet Neurol, 2010, 9 (4) : 353-362.

HALLIDAY A, HARRISON M, HAYTER E, et al. 10-year stroke prevention after successful carotid endarterectomy for asymptomatic stenosis (ACST-1) : a multicentrerandomisedtrial [J]. Lancet, 2010, 376 (9746) : 1074-1084.

LI Z Y, HOWARTH S P, TANG T, et al. Structural analysis and magnetic resonance imaging predict plaque vulnerability: a study comparing symptomatic and asymptomatic individuals. [J]. J Vasc Surg, 2007, 45 (4): 768-775.

NAGHAVI M, LIBBY P, FALK E, et al. From vulnerable plaque to vulnerable patient: a call for new definitions and risk assessment strategies: part I [J]. Circulation, 2003, 108 (14) : 1664-1672.

NAIM C, DOUZIECH M, THERASSE E, et al. Vulnerable atherosclerotic carotid plaque evaluation by ultrasound, computed tomography angiography, and magnetic resonance imaging: An overview [J]. Can Assoc

Radiol J, 2014, 65 (3) : 275-286.

PACIARONI M, ELIASZIW M, KAPPELLE L J, et al. Medical complications associated with carotid endarterectomy. North American Symptomatic Carotid Endarterectomy Trial (NASCET) [J]. Stroke, 1999, 30 (9) : 1759.

RAFAILIDIS V, PITOULIAS G, KOUSKOURAS K, et al. Contrast-enhanced ultrasonography of the carotids [J]. Ultrasonography, 2015, 34 (4) : 312-323.

SAITO K, NAGATSUKA K, ISHIBASHIUEDA H, et al. Contrast-enhanced ultrasound for the evaluation of neovascularization in atherosclerotic carotid artery plaques. [J]. Stroke, 2014, 45 (10) : 3073-3075.

TAKAYA N, YUAN C, CHU B, et al. Association between carotid plaque characteristics and subsequent ischemic cerebrovascular events A prospective assessment with MRI—initial results [J]. Stroke, 2006, 37 (3) : 818-823.

TAKAYA N, YUAN C, CHU B, et al. Presence of intraplaque hemorrhage stimulates progression of carotid atherosclerotic plaques: a high-resolution magnetic resonance imaging study [J]. Circulation, 2005, 111 (21): 2768-2775.

YAMADA K, SONG Y, HIPPE D S, et al. Quantitative evaluation of high intensity signal on MIP images of carotid atherosclerotic plaques from routine TOF-MRA reveals elevated volumes of intraplaque hemorrhage and lipid rich necrotic core [J]. J Cardiovasc Magn Reson, 2012, 14 (1) : 81.

（赵克强）

病例 3 发作性眩晕、跌倒

一、病历摘要

患者 75 岁男性，因“发作性眩晕、走路不稳伴跌倒 1 个月”为主诉入院。1 个月前患者无明显诱因出现发作性眩晕，伴走路不稳，严重时伴跌倒，每周发作 2 次左右，不伴耳鸣、无黑矇、肢体活动障碍等表现。查颈动脉 CTA：右侧大脑中动脉、左侧颈内动脉颅内段狭窄，双侧颈外动脉狭窄，颈内动脉斑块，管腔尚可，双侧椎动脉起始部位狭窄（右侧优势型）（图 7-3-1）。

既往诊断高血压 30 余年，糖尿病 16 年，高脂血症 10 年，长期口服阿司匹林 100mg，每日 1 次，今晨已加用波立维 75mg ，每日 1 次双抗治疗；自述 15 年前曾检查发现“小脑梗死”。查体双侧颈动脉未闻及收缩期杂音，颈静脉无怒张，双侧肱动脉、桡动脉搏动正常对称，腹部未触及搏动性肿物。双侧股动脉、腘动脉、足背动脉、胫后动脉搏动正常对称。

二、临床决策

诊断：椎动脉狭窄主要根据临床症状和影像学评估作出诊断，后循环缺血相关的症状并不具有特异性，典型的症状包括眩晕、发作性跌倒、复视、口周麻木、交替性感觉异

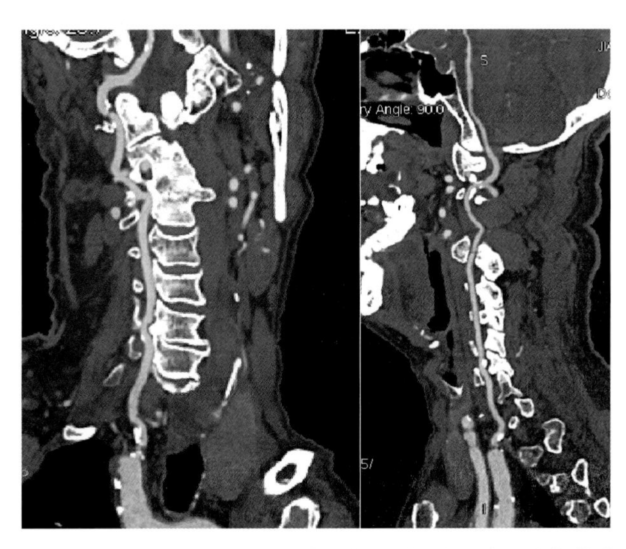

图 7-3-1　颈部血管 CTA：双侧椎动脉起始部位狭窄（右侧优势型）

常、耳鸣、言语障碍、构音障碍和共济失调。对于存在上述症状的患者，需要进一步的血管影像学检查。椎动脉起始部（V1 段）是病变最常见的部位，超声检测椎动脉病变的能力有限。这是因为 V1 段被锁骨所遮蔽，难以成像，但因上述症状就诊的患者往往还是会首选超声检查，主要目的是检测椎动脉的血流速率变化，筛查可能共存的锁骨下动脉和颈动脉病变。应用三维重建和最大信号强度投影（maximum image intensity，MIP）技术的对比增强 CTA 或 MRA 可提供主动脉弓、颈动脉、椎动脉和 Willis 环的完整成像。但 V1 段往往容易受血管扭曲、钙化、血流紊乱等影响造成成像效果较差。选择性锁骨下动脉和椎动脉造影仍是术前评估的金标准。

鉴别诊断：本病从病变部位方面主要与颈动脉狭窄、锁骨下动脉狭窄等主动脉弓上分支动脉病变相鉴别，一些患者往往同时存在多支血管的病变，需仔细分辨患者的症状是否符合后循环缺血的症状。从病因方面来说，动脉粥样硬化是影响椎动脉的最常见病变，其他较为少见的原因包括创伤、纤维肌性发育不良、大动脉炎、骨赘压迫、椎动脉夹层和其他动脉炎。

手术：椎动脉疾病的腔内治疗通常使用的是支架置入术（图 7-3-2），该手术可在局部麻醉下进行，大多数病例都采用的是经股动脉入路，但也有文献报道了经桡动脉或经肱动脉入路。采用 0.014 英寸或 0.018 英寸的导丝穿过并处理狭窄性病变，使用小冠状动脉直径的球囊和支架进行治疗。

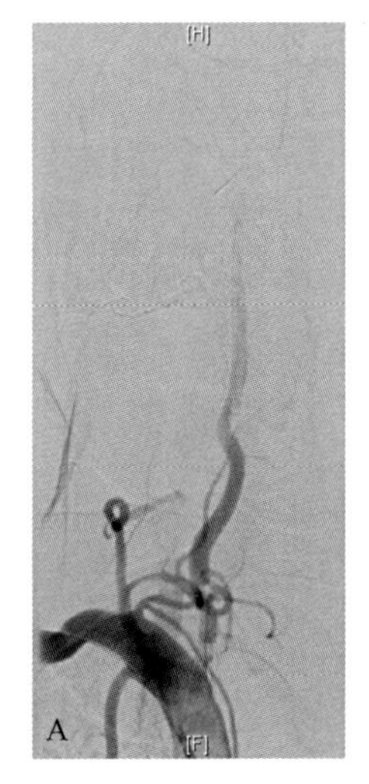

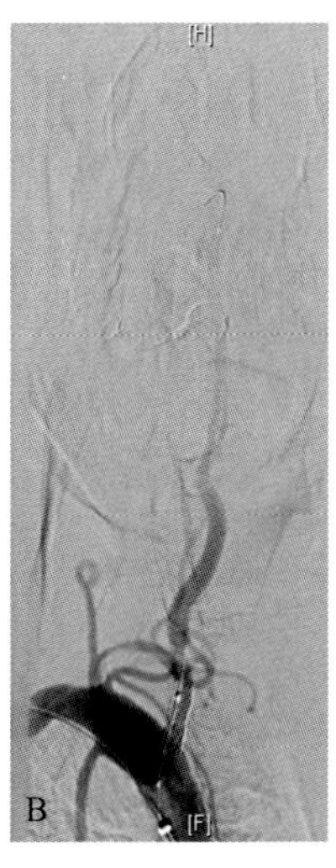

图 7-3-2　右侧椎动脉支架植入前后对比（A、B）

围手术期：围手术期的抗血栓治疗与颈动脉支架置入术所采用的抗血小板方案类似，需阿司匹林联合氯吡格雷双联抗血小板治疗，同时需严格检测并控制血压波动于正常范围。

并发症：除介入治疗共同可能出现的并发症外，椎动脉支架主要的并发症在于围手术期脑梗塞、脑出血以及术后远期支架的再狭窄。大多数现有的数据都限于小规模的单中心回顾性研究，并且这些研究的随访资料也有限，报道的再狭窄率为 13%～50%。药物洗脱支架可有效地用于冠状动脉病变，研究者们也已尝试了将这种支架用于椎动脉，但大部分相关研究对患者的平均随访时间少于 1 年。目前尚不清楚支架的构造（有药物洗脱 *vs* 无药物洗脱）是否会对接受椎动脉干预的患者结局造成显著影响。

三、讨论与总结

椎动脉解剖：供应脑部的血管被分为前循环和后循环，分别起源于颈动脉和椎动脉。椎动脉最常起源于锁骨下动脉。在 3%～5% 的个体中，椎动脉直接从主动脉弓发出。椎动脉的直径通常并不对称，单侧椎动脉闭塞也并不少见，一般并不需要处理单侧椎动脉闭塞的情况。椎动脉在颈部斜角肌前方横向走行，进入同侧第 6 颈椎的椎间孔，并从同侧第 2 颈椎的横突孔穿出。传统上将椎动脉分为 4 段。

V1 段起自锁骨下动脉第 1 段的后表面，向上走行并延伸至第 5 或第 6 颈椎的横突孔。

V2 段走行于第 6 颈椎（C6）至第 2 颈椎（C2）横突孔的骨管内，并深埋于横突间肌内。

V3 段始于动脉在 C2 水平离开横突孔处，止于血管经枕骨大孔穿过硬脑膜处。在此处，颈椎容许颈部有最大的活动度，若同时存在部分椎动脉结构不完整，则此区域容易发生损伤和夹层。

V4 段完全位于颅内，始于寰枕膜，止于两侧椎动脉汇合形成的基底动脉。V4 段易受直接创伤和牵张性损伤。V4 段缺乏外膜，因此在该段中进行任何干预时都应极其小心。

椎动脉血运重建手术的指征：

有血流动力学症状且双侧椎动脉严重狭窄：对于有血流动力学症状的患者，行椎动脉血运重建的最低解剖学标准是：对于双侧椎动脉都发育正常且开放的患者，标准是双侧椎动脉的狭窄大于直径的 70%；对于对侧椎动脉发育不良、汇入 PICA 或闭塞的患者，标准是优势侧椎动脉的单侧狭窄大于 70%。无论对侧椎动脉的通畅程度如何，单侧的正常椎动脉已足以对基底动脉进行充分灌注。

怀疑有症状的栓塞来自于椎动脉病灶时：对于有继发于微栓塞的后循环缺血，且椎动脉中有相应病灶的患者，就需要去除栓子的潜在来源。无论对侧椎动脉的状态如何，这样的患者都应被行血运重建。

参考文献

ANTONIOU G A, MURRAY D, GEORGIADIS G S, et al. Percutaneous transluminal angioplasty and stenting in patients with proximal vertebral artery stenosis [J]. J Vasc Surg, 2012, 55: 1167.

BERGUER R, HIGGINS R, NELSON R. Noninvasive diagnosis of reversal of vertebral-artery blood flow [J]. N Engl J Med, 1980, 302: 1349.

CHEN X, HUANG Q, HONG B, et al. Drug-eluting stent for the treatment of symptomatic vertebral origin stenosis: Long-term results [J]. J Clin Neurosci, 2011, 18: 47.

FIELDS J D, PETERSEN B D, LUTSEP H L, et al. Drug eluting stents for symptomatic intracranial and vertebral artery stenosis [J]. Interv Neuroradiol, 2011, 17: 241.

LANGWIESER N, BUYER D, SCHUSTER T, et al. Bare metal vs. drug-eluting stents for extracranial vertebral artery disease: a meta-analysis of nonrandomized comparative studies [J]. J Endovasc Ther, 2014, 21: 683.

RADAK D, BABIC S, SAGIC D, et al. Endovascular treatment of symptomatic high-grade vertebral artery stenosis [J]. J Vasc Surg, 2014, 60: 92.

STAYMAN A N, NOGUEIRA R G, GUPTA R. A systematic review of stenting and angioplasty of symptomatic extracranial vertebral artery stenosis [J]. Stroke, 2011, 42: 2212.

WERNER M, BRÄUNLICH S, ULRICH M, et al. Drug-eluting stents for the treatment of vertebral artery origin stenosis [J]. J Endovasc Ther, 2010, 17: 232.

（赵克强　蒋　超）

病例4　左上肢乏力、无脉

一、病历摘要

患者为75岁男性，因“左上肢乏力、无脉3个月”为主诉入院。3个月前患者无明显诱因出现左上肢乏力，无法扪及左侧桡动脉，伴左上肢活动后眩晕，不伴耳鸣、无黑矇、肢体活动障碍等表现。查颈动脉CTA：左侧锁骨下动脉起始处重度狭窄（图7-4-1）。

既往诊断高血压3年，口服降压药控制可。查体双侧颈动脉未闻及收缩期杂音，颈静脉无怒张，左侧肱动脉、桡动脉搏动减弱，右侧肱动脉、桡动脉搏动良好，腹部未触及搏动性肿物。双侧股动脉、腘动脉、足背动脉、胫后动脉搏动正常对称。双上肢血压：左侧100/76mmHg，右侧131/87mmHg。

二、临床决策

诊断：锁骨下动脉狭窄主要根据临床症状和影像学评估作出诊断，主要包括后循环缺血相关的症状，如眩晕、发作性跌倒、复视、口周麻木、交替性感觉异常、耳鸣、言语障碍、构音障碍和共济失调等。少数患者可能出现上肢缺血的表现，主要包括运动诱发的手臂疼痛、疲劳、发凉、感觉异常或麻木，但缺血性和营养性改变罕见。查体可以发现病变侧的肱动脉、桡动脉搏动减弱。双上肢收缩压相差大于20mmHg也提示存在锁骨下动脉狭窄。对于存在上述症状体征的患者，需要进一步的血管影像学检查。超声检

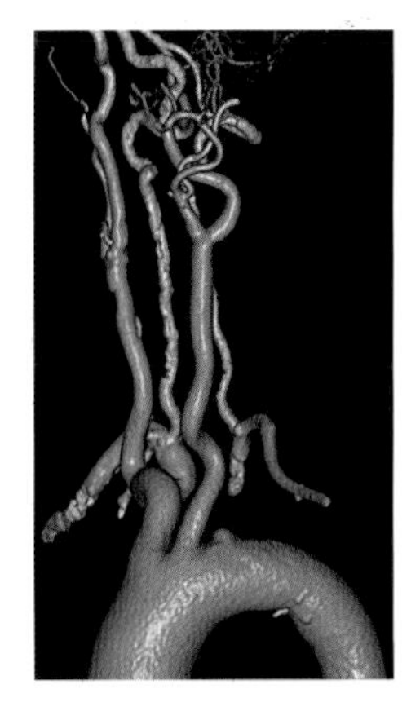
图 7-4-1　颈部血管 CTA：左侧锁骨下动脉起始处重度狭窄

查（联合二维超声和脉冲波多普勒）可较为容易地诊断并半定量锁骨下动脉近心端狭窄，也可证实同侧椎动脉血液倒流。锁骨下动脉收缩期峰值速度＞240cm/s 可预测严重（＞70%）锁骨下动脉狭窄。经颅多普勒超声能进一步评估基底动脉中的血流方向。在基底动脉水平发现血液倒流比仅发现椎动脉血液倒流能更好的预测症状。基底动脉为顺行血流的患者不太可能出现症状。当超声技术无法确诊时，可采用 CTA 以排除或定量分析锁骨下动脉狭窄。磁共振血管造影，疑似锁骨下动脉窃血综合征的患者，MRA 是一种准确且可靠的替代检查。对比增强 MRA 结合相位对比 MRI 可显示大多数主动脉上动脉并描述其特征，在检测动脉狭窄方面，其具有与 CTA 或传统的基于导管的血管造影相当的优异图像质量和诊断价值。除了评估颅外血管外，MR 还可对颅内脑血管循环提供详细的解剖信息。可通过三维对比 - 增强 MR 上椎动脉血流通畅但飞行时间定位成像（time-of-flight localizer image）上没有血流推论出锁骨下动脉狭窄同侧的椎动脉中存在血液倒流。

鉴别诊断：本病从病变部位方面主要与颈动脉狭窄、椎动脉狭窄等主动脉弓上分支动脉病变相鉴别，一些患者往往同时存在多支血管的病变，需仔细分辨患者的症状是否符合后循环缺血的症状。从病因方面来说，动脉粥样硬化是影响椎动脉的最常见病变，其他较为少见的原因包括多发性大动脉炎、胸廓出口综合征、主动脉缩窄修复手术后、法洛四联症 Blalock-Taussig 吻合修复术后、先天性畸形（如右位主动脉弓伴孤立性左锁骨下动脉）等。

手术：锁骨下动脉狭窄的腔内治疗通常使用的是支架置入术，该手术可在局部麻醉下进行，大多数病例都采用的是经股动脉入路，但也有文献报道了经桡动脉或经肱动脉入路。采用 0.035 英寸或 0.018 英寸的导丝穿过并处理狭窄性病变，使用外周血管支架进行治疗（图 7-4-2）。

围手术期：围手术期的抗血栓治疗与颈动脉支架植入术所采用的抗血小板方案类似，需阿司匹林联合氯吡格雷双联抗血小板治疗，同时需严格检测并控制血压波动于正常范围。

并发症：除介入治疗共同可能出现的并发症外，椎动脉支架主要的并发症在于围手术期脑梗死、脑出血，锁骨下动脉闭塞，介入手术失败以及术后远期支架的再狭窄。锁骨下动脉术后 5 年通畅率在 85%～95% 之间，介入手术效果较好，介入手术失败者也可采用颈动脉 - 锁骨下动脉旁路或颈动脉转位等开发手术的方式进行治疗。

三、讨论与总结

典型的锁骨下动脉窃血：椎动脉起始部近心端的锁骨下动脉如果发生闭塞或有血流动力学意义的狭窄，可导致锁骨下动脉远心端的压力降低，血液从对侧椎动脉流至基底动

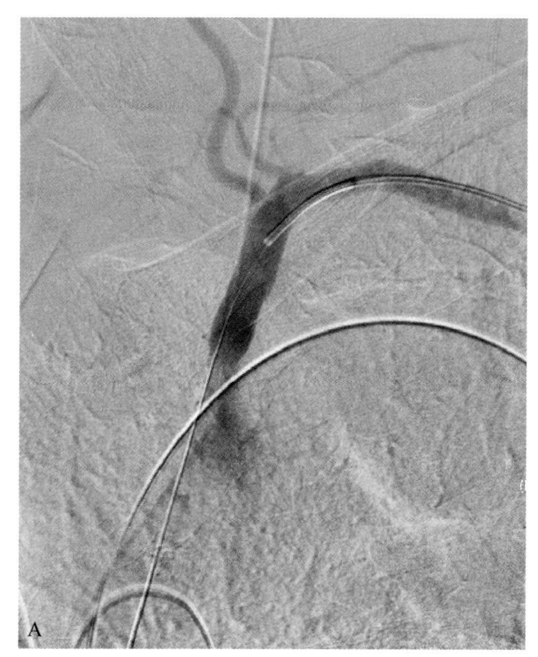

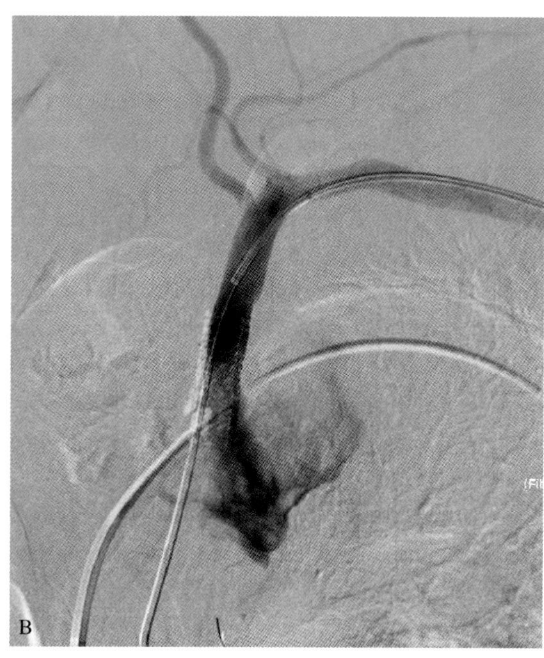

图 7-4-2　外周血管支架（A、B）

脉，并沿同侧椎动脉向下倒流，“窃取”本应流向颅内的血液，称为窃血。锁骨下动脉窃血可分为三度：

Ⅰ度窃血：收缩期、舒张期椎动脉血流均为正向，舒张早期血流频谱可见切迹。需注意部分正常人也可存在椎动脉血流频谱的小切迹。

Ⅱ度窃血：收缩期椎动脉血流为正向、舒张期椎动脉血流为反向。

Ⅲ度窃血：收缩期、舒张期椎动脉血流均为反向。

冠状动脉 - 锁骨下动脉窃血：在既往通过胸廓内动脉（internal mammary artery，IMA）进行冠状动脉旁路移植（coronary artery bypass graft，CABG）的患者，如果在 IMA 同侧起始段近心端存在有血流动力学意义的锁骨下动脉狭窄，上肢运动时，IMA 的血流可能会出现倒流并“盗走”冠状动脉循环的血流，称为冠状动脉 - 锁骨下动脉窃血，因此，当患者存在 CABG 手术史时，需想到存在冠状动脉 - 锁骨下动脉窃血的可能，警惕围手术期冠心病事件发作。

锁骨下动脉血运重建手术的指征：锁骨下动脉的狭窄大于直径的 70%，或存在椎动脉或冠状动脉窃血的证据。

参 考 文 献

HUANG Y, GAO S, WANG B, et al. The evaluation of intra-and extra-cranial circulation in subclavian steal syndrome [J]. Chin Med J (Engl) , 1997, 110: 286.

LABROPOULOS N, NANDIVADA P, BEKELIS K. Prevalence and impact of the subclavian steal syndrome [J]. Ann Surg, 2010, 252: 166.

MOUSA A Y, MORKOUS R, BROCE M, et al. Validation of subclavian duplex velocity criteria to grade severity of subclavian artery stenosis [J]. J Vasc Surg, 2017, 65: 1779.
NAEL K, VILLABLANCA J P, POPE W B, et al. Supraaortic arteries: contrast-enhanced MR angiography at 3.0 T-highly accelerated parallel acquisition for improved spatial resolution over an extended field of view [J]. Radiology, 2007, 242: 600.
PARK K H, LEE H Y, LIM C, et al. Clinical impact of computerised tomographic angiography performed for preoperative evaluation before coronary artery bypass grafting [J]. Eur J Cardiothorac Surg, 2010, 37: 1346.
SHEEHY N, MACNALLY S, SMITH C S, et al. Contrast-enhanced MR angiography of subclavian steal syndrome: value of the 2D time-of-flight "localizer" sign [J]. Am J Roentgenol, 2005, 185: 1069.
TSAO T F, CHENG K L, SHEN C Y, et al. Diagnostic Performance of Combined Contrast-Enhanced Magnetic Resonance Angiography and Phase-Contrast Magnetic Resonance Imaging in Suspected Subclavian Steal Syndrome [J]. Can Assoc Radiol J, 2016, 67: 190.
VAN GRIMBERGE F, DYMARKOWSKI S, BUDTS W, et al. Role of magnetic resonance in the diagnosis of subclavian steal syndrome [J]. J Magn Reson Imaging, 2000, 12: 339.

（赵克强　蒋　超）

病例 5　左下肢股浅动脉严重狭窄长段闭塞的腔内精准无支架治疗

一、病历摘要

患者，男性，53 岁，左下肢间歇性跛行 5 年，加重伴静息痛 2 个月。Rutherford 分级 4 级。既往高血压、高脂血症、2 型糖尿病病史 10 年。否认吸烟史。查体：左侧股动脉搏动可及，左侧腘动脉、足背、胫后动脉搏动未及。踝肱比（ankle-brachial index，ABI）（如图 7-5-1）：左侧 0.54，右侧 0.71。下肢动脉 CTA（如图 7-5-2）提示：左侧股浅动脉闭塞。

二、临床决策

诊断：下肢动脉粥样硬化闭塞症，2 型糖尿病性周围血管病变，高血压，高脂血症。

鉴别诊断：可以与"血栓闭塞性脉管炎"相鉴别，后者多见于中青年男性，有吸烟及受寒凉史，为中小动脉内膜及腔内血栓免疫性炎症反应，呈节段性闭塞，可累及上下肢，多有静脉炎、皮肤色素沉着表现，C 反应蛋白及红细胞沉降率升高提示炎症急性期。而该患非，同时具有动脉粥样硬化高危因素，如高血压、高脂血症、糖尿病，且病史较长，无

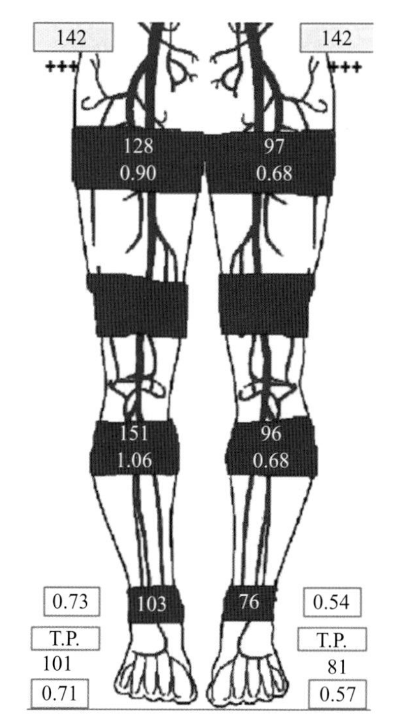

图 7-5-1　肢体节段测压结果

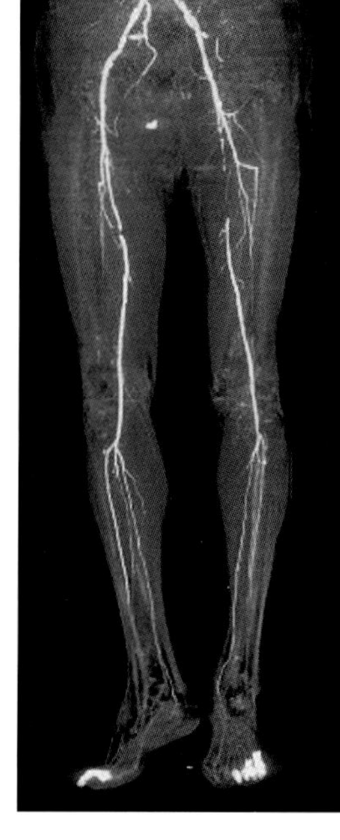

图 7-5-2　下肢动脉 CTA

吸烟史，CTA 检查可见动脉壁钙化斑块，故可鉴别。

治疗决策：患者因动脉粥样硬化导致左侧股浅动脉闭塞，左下肢缺血性间跛，加重出现静息痛，结合肢体节段测压及 CTA 结果，手术重建左下肢动脉血运的指征明确。处理方式应考虑患者的年龄、病变位置范围、创伤范围、愈合能力、预后及未来手术的可能。手术原则是：微创、精准、尽量避免置入异物。因此选择：动脉内斑块旋切联合紫杉醇药物涂层球囊技术重建左侧股浅动脉管腔较为合适。

围手术期：术前 1 周及术后 6～12 个月应坚持阿司匹林、波立维口服抗血小板治疗，同时积极控制血脂，口服他汀类药物。

手术：采用右侧股总动脉超声引导下穿刺置鞘，使用 8F 翻山鞘建立治疗平台，在 4F 椎动脉导管指引下使用 0.018inch Treasure12 导丝（Asahi）通过左侧股浅动脉闭塞病变，交换入 6mm Spider FX 栓子保护装置（Medtronic）于病变远端流出道释放防止斑块脱落至远端。然后，导入 TurboHawk 斑块旋切导管 LS-C（Medtronic）由近至远四象限逐段切除管壁斑块。成功后，选择 5.5-200mm 的紫杉醇药物涂层球囊（先瑞达）行股动脉球囊扩张成形术成形管腔并抑制术后内膜增生反应。最后造影复查，评估疗效并撤出器械止血压迫（如图 7-5-3～图 7-5-7）。清除于体外的斑块（如图 7-5-8）。

并发症：常见并发症是远端栓塞，建议常规使用栓子保护装置预防远端栓塞，如发生栓塞，可首先尝试导管抽吸，如不奏效，可根据严重程度选择球囊扩张或动脉切开取栓导管取栓等。血管破裂或动静脉瘘较为少见，首选延时球囊扩张压迫封堵破口，如不奏效，

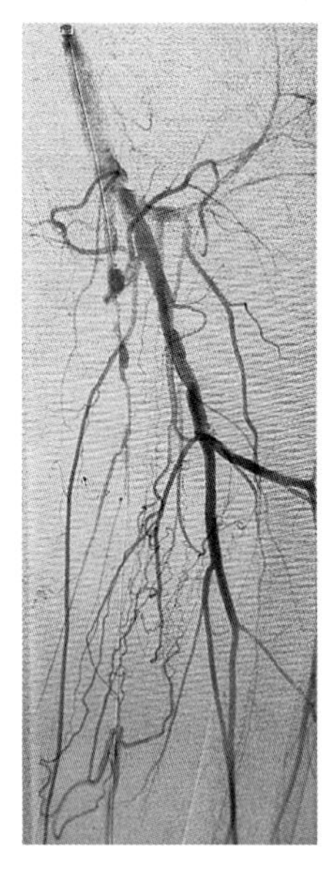

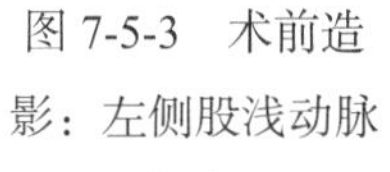

图 7-5-3　术前造影：左侧股浅动脉闭塞

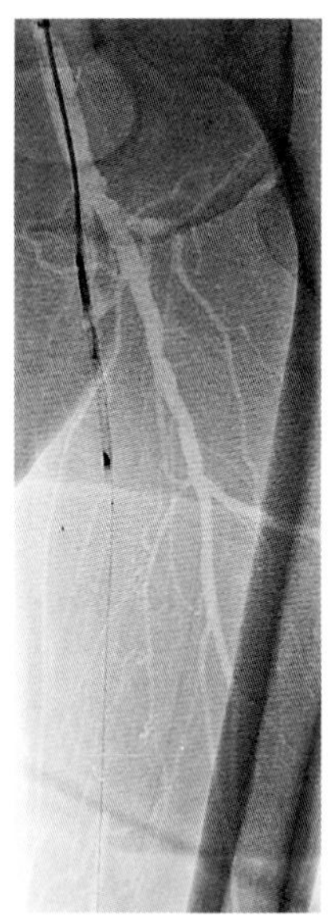

图 7-5-4　TurboHawk 斑块旋切导管

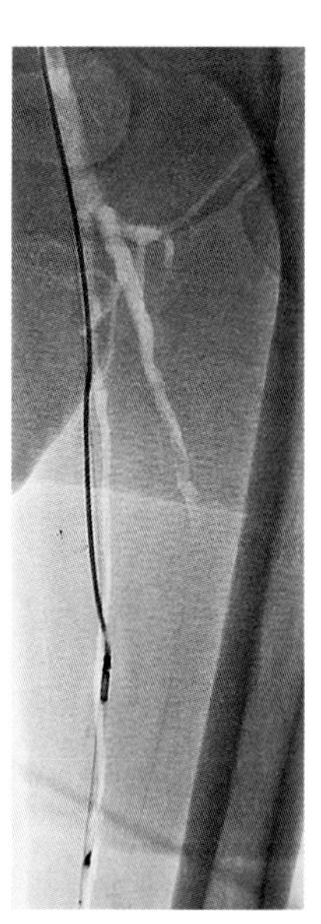

图 7-5-5　斑块旋切至远端

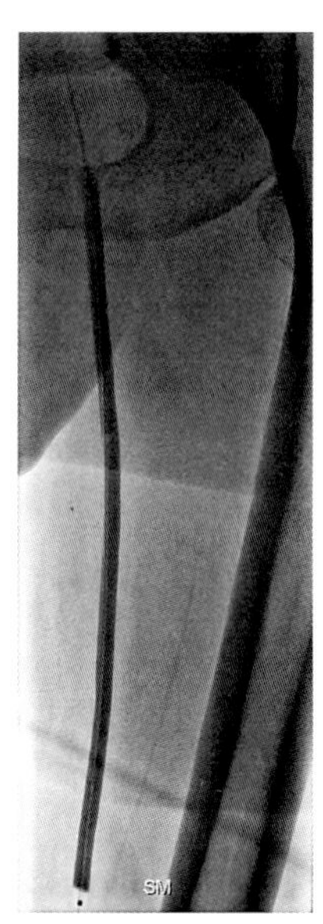

图 7-5-6　药涂球囊扩张成形

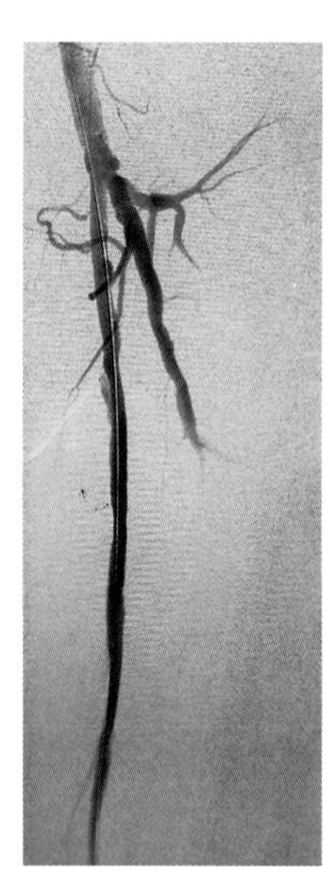

图 7-5-7　术后造影：左侧股浅动脉通畅

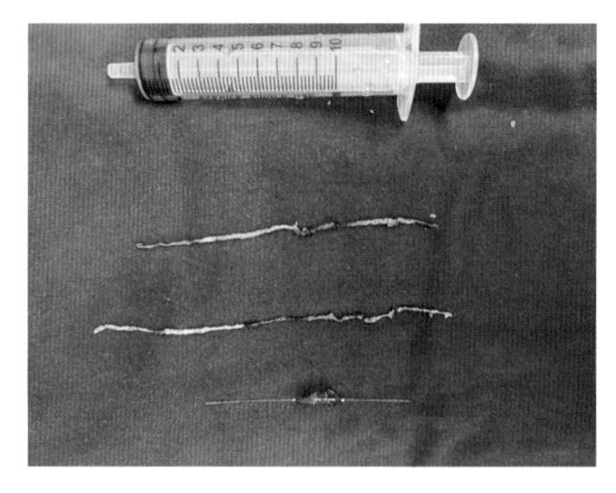

图 7-5-8　清除于体外的动脉斑块及栓子保护装置内捕获的斑块栓子

可根据严重程度选择经皮穿刺凝血酶局部注射或覆膜支架置入。

随访：术后 1 周内要复查下肢动脉血管超声及肢体动脉节段压力，此后每 3～6 个月复查一次，建议满 1 年复查一次下肢动脉 CTA。

三、讨论与总结

目前各家指南一致推荐下肢动脉粥样硬化闭塞性病变首选的治疗方案为腔内治疗。而目前腹股沟韧带以下动脉腔内治疗最为合理的方式无疑是精准的斑块减容联合药物抑制内膜增生技术，该技术无需异物置入，降低了术后血管慢性排异反应导致的顽固性再狭窄可能，避免了金属支架疲劳折断问题，也无需面对覆膜支架两端再狭窄、内部急性血栓形成的困境。因此，首选斑块旋切药涂球囊扩张成形是先进合理的，尤其是对于年龄较年轻、预期寿命较长的患者，无异物置入无疑为未来可能的手术方案设计预留了足够的空间和机会。同时也要清醒地认识到，对于能够获得相应器械的术者来说，要具备较丰富操作经验和临床技巧，其学习曲线比经典的球囊扩张成形支架置入技术要漫长和艰难。需要完成体外模拟训练并在有经验的老师指导下完善手术操作技巧。当然，从另一方面而言，器械的改进也应该强调，如何使器械操作更为简便、高效、安全正是清华大学医工结合未来的发展方向！

（张 童）

病例 6 急性下肢深静脉血栓形成合并肺栓塞腔内治疗

一、病历摘要

患者 56 岁，中老年男性，主因“左下肢肿胀 2 周”入院。患者 2 周前无明显诱因出现左下肢肿胀，伴疼痛，未予进一步诊治，后外院行下肢血管超声提示左下肢血栓形成。就诊我院急诊完善肺动脉＋下肢静脉 CT 提示左下肢静脉血栓形成、肺动脉栓塞栓形成（图 7-6-1）。查凝血：D- 二聚体 24.21mg/L。既往癫痫病史，口服卡马西平 0.1g，每日 2 次、利培酮早 1ml 晚 3ml，病情控制可。查体左下肢肿胀明显。患者左下肢静脉血栓形成、肺动脉栓塞诊断明确。

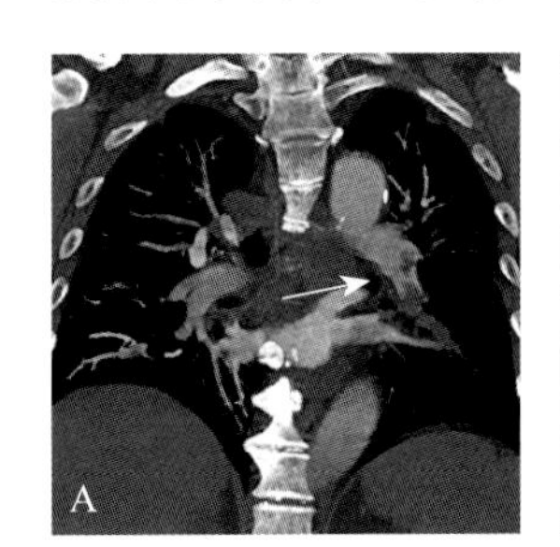
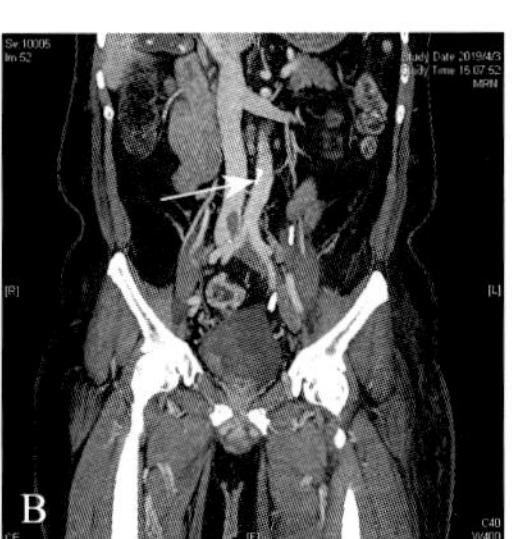
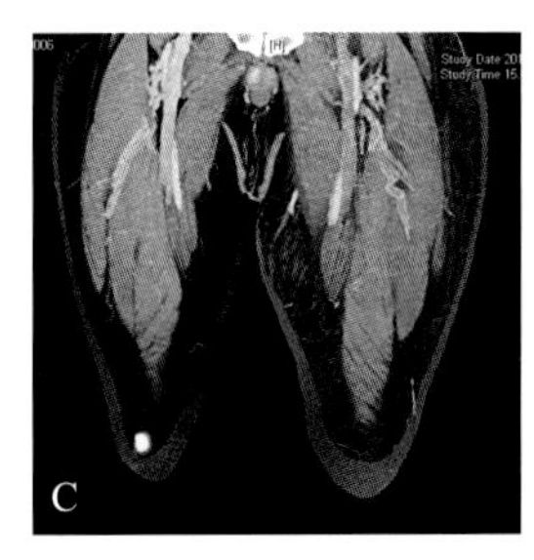
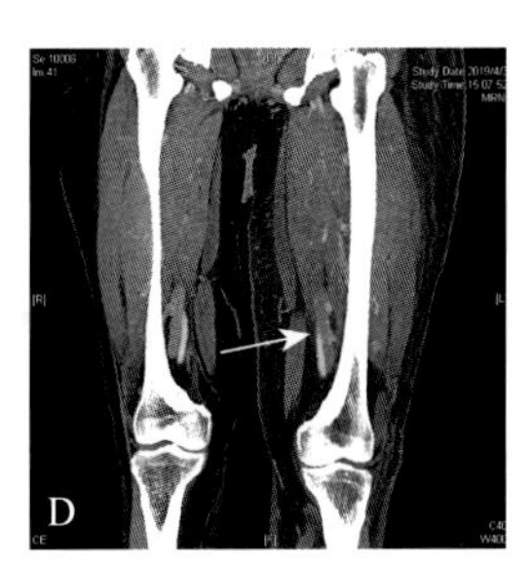

图 7-6-1 肺动脉＋下肢静脉 CT：左下肺动脉栓塞，左侧髂静脉、股静脉血栓形成，髂静脉压迫综合征（A～D）

二、诊断及鉴别诊断

（1）下肢深静脉血栓形成：由于高凝、血管损伤、血液瘀滞导致下肢深静脉血栓形成，出现下肢疼痛肿胀等症状，表现为单侧下肢明显肿胀、皮温增高，病情严重可影响动脉血流，引起肢体缺血，该患者下肢血管超声及下肢静脉 CT 明确静脉血栓。

（2）原发性下肢静脉瓣膜功能不全：可继发浅静脉曲张，但静脉曲张程度一般较轻，而下肢水肿、色素沉着、酸胀、疼痛等症状相对严重，下肢溃疡的出现早而且严重。可通过容积描记、彩色多普勒超声和静脉造影加以鉴别。

（3）动静脉瘘：患肢局部可扪及震颤及闻及连续性血管杂音，皮温增高，远侧肢体可有发凉等缺血表现。浅静脉压力高，抬高患肢不易排空。

三、治疗

1. 抗凝治疗

明确 VTE 疾病诊断，无明显抗凝禁忌，立即予以低分子肝素抗凝治疗。

2. 早期血栓清除治疗

患者下肢静脉深静脉血栓急性期，早期血栓清除可有效减少血栓负荷量，改善症状，预防下肢静脉血栓综合征（PTS）。患者入院后完善常规检查，急诊行下肢静脉血栓清除术。局麻下，超声引导下穿刺左侧腘静脉，导丝引导下置入血管鞘。造影显示：左侧腘静脉、股浅静脉腔内充满血栓；导丝配合导管经腘、股进入髂静脉，手推造影：显示：左侧髂外、髂总静脉腔内充满血栓，可见左侧髂总静脉压迫综合征（Cokette 综合征）。采用血栓清除导管（Angiojet 导管，波士顿科学）先行血栓部位溶栓（尿激酶 500000U），后予以抽栓治疗（PMT）。术后造影可见股静脉、髂静脉血流恢复，但仍可见充盈缺损及髂总静脉起始部压迫狭窄（图 7-6-2）。透视下置入溶栓导管（50cm，美创公司）置于血栓部位持续溶栓治疗（CDT）。CDT 治疗后 2 天，再次造影可见股静脉及髂静脉残留血栓明显消失，于髂静脉压迫狭窄部位植入静脉支架（14mm×100mm，COOK）。

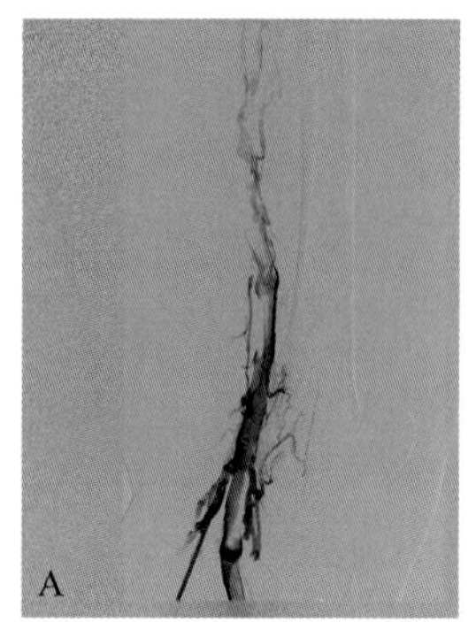

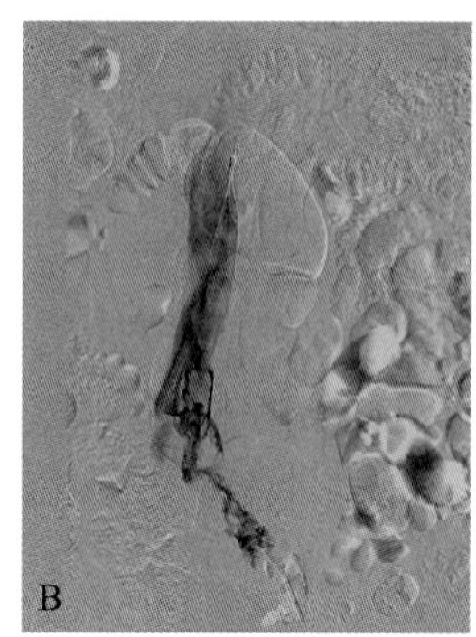

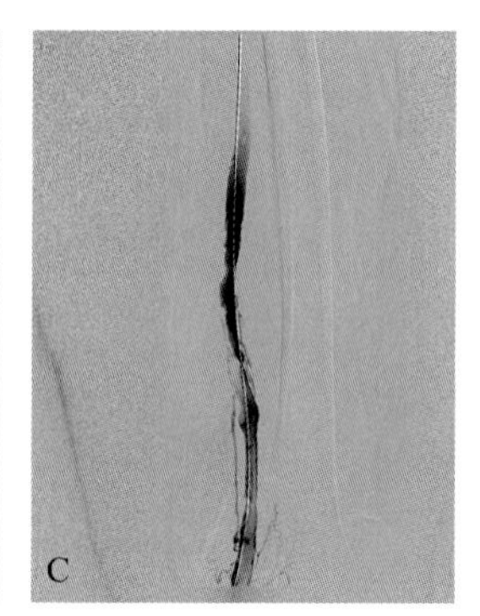

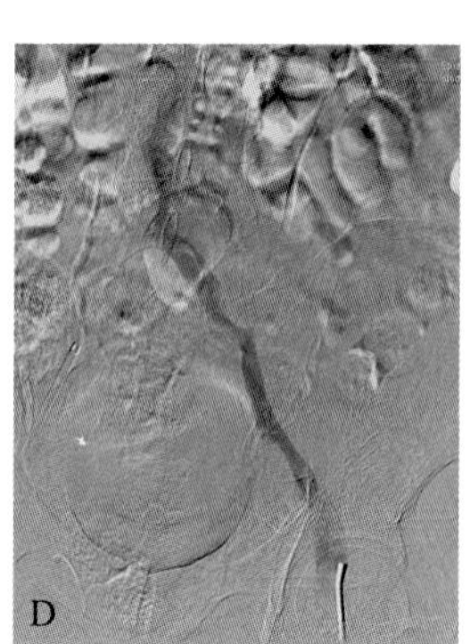

图 7-6-2 股静脉及髂静脉内大量充盈缺损，经 PMT 治疗后股静脉及髂静脉血流改善，仍残留血栓及髂静脉狭窄（A～D）

3. 下腔静脉滤器植入

患者肺动脉 CT 明确肺栓塞，早期血栓清除治疗同时行下腔静脉滤器植入术预防肺栓塞。

四、术后

患者术后下肢肿胀症状明显缓解，腿围由术前膝上 51cm 降至术后 46.5cm，凝血 D-dimer 逐渐下降。

1. 抗凝治疗

患者采用利伐沙班抗凝治疗，根据复查情况决定抗凝治疗周期。

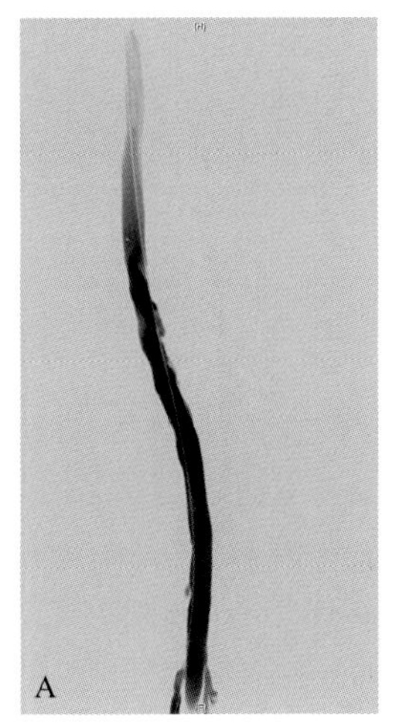
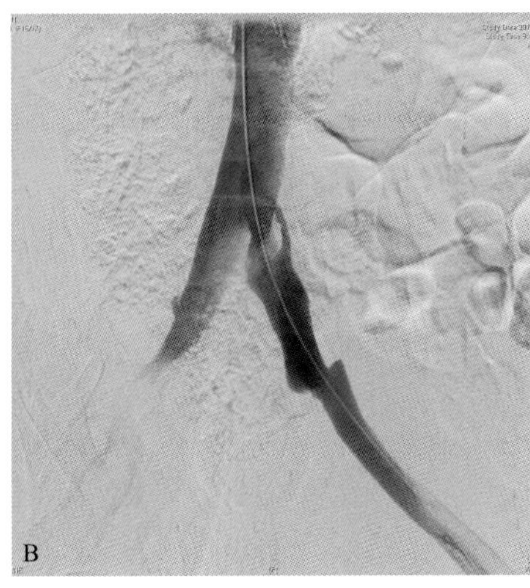
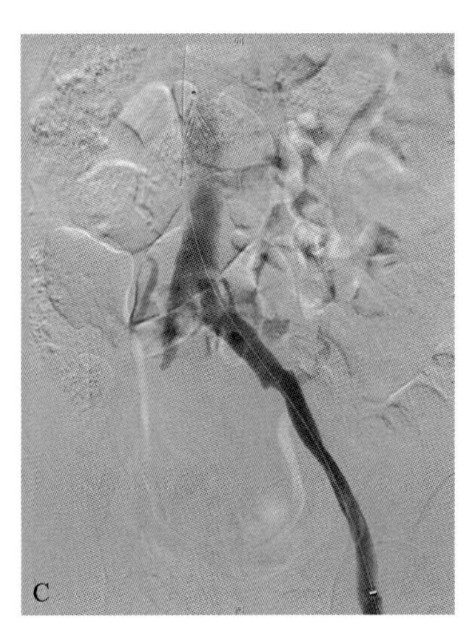

图 7-6-3　CDT 治疗 2 天后股静脉及髂静脉内血栓完全消失，髂静脉狭窄部位植入支架（A～C）

2. 压力治疗

嘱患者长期弹力袜压力治疗，预防血栓后综合征。

五、随访

1. 术后 1 个月复查，取出下腔静脉滤器。
2. 术后 1、3、6、12 个月复查下肢静脉超声、肺动脉 CT、超声心动、D-diemer 等检查。

六、病例讨论

下肢深静脉血栓形成（deep venous thrombosis，DVT）是指血液在下肢深静脉内异常凝结，导致血液回流受阻，出现肢体肿胀、疼痛等症状。血栓脱落导致肺栓塞（pulmonary embolism，PE）与 DVT 合称为静脉血栓栓塞症（venous thromboembolism，VTE）。在美国每年有超过 90 万人患 VTE，VTE 已成为美国第三大心血管疾病。抗凝治疗目前仍是 VTE 的经典治疗方案，近几年介入治疗 VTE 如置管溶栓（catheter-directed thrombolysis，CDT）、机械取栓（percutaneous mechanical thrombectomy，PMT）、下腔静脉滤器（inferior vena cava filter，IVCF）及支架等均取得良好的效果。

1. 抗凝治疗

ACCP9 指南建议急性下肢静脉血栓形成患者抗凝治疗（1B），抗凝治疗是目前静脉血栓栓塞性疾病的主要治疗方式，可有效的预防血栓进展及复发。VTE 抗凝治疗可分为三个阶段，第一阶段为发现 VTE 7 天以内，在高度怀疑及诊断 VTE 后立即使用低分子肝素或磺达肝葵那。维生素 K 抑制剂（华法林）与低分子肝素或磺达肝癸钠重叠使用最少 5 天或直到国际标准化比值（INR）达到 2 以上。第二阶段为抗凝治疗 3 个月，通常使用华法林抗凝治疗，控制 INR 在 2～3 之间。ACCP 9 指南及 NICE 指南对于病因明确的 VTE 均建议抗凝3个月。第三阶段为延长抗凝治疗，病因不明的VTE如出血风险小建议延长抗凝时间，复发VTE建议延长抗凝时间。近几年多种新型口服抗凝药物出现，有Xa因子抑制剂（利伐沙班、阿哌沙班、依度沙班）及凝血酶抑制剂（达比加群）。在ACCP9指南中只被推荐为骨科术后VTE预防用药（1B），而在NICE指南中推荐利伐沙班作为成人急性DVT后抗凝治疗的可选药物。

2. 早期血栓清除治疗

随着对VTE患者长期预后的关注增加，减少血栓复发，降低肺动脉高压及PTS发生率成为治疗VTE的重要问题。传统抗凝无法有效预防PTS，即使配合弹力袜也仅能减少50%的发生率。溶栓治疗起自20世纪70年代，可早期有效清除血栓，保护静脉瓣膜，预防PTS。2014年的Cochrane研究中提到CDT明显提高早期血管通畅（RR 35.05；95% CI 2.28～539.63），降低PTS的发生（RR，0.74；95% CI，0.55～1.00），改善静脉功能（RR 0.16；95% CI，0.04～0.62）。CDT增加出血风险，延长住院时间，增加费用等方面的问题限制了其应用，目前ACCP 9指南（2B）及NICE指南中提到广泛急性DVT、病程小于14d、身体机能良好、预期寿命>1年且出血风险低的患者可采用CDT治疗。对于肺栓塞伴有低血压患者，抗凝禁忌、抗凝失败或休克危及生命时如条件允许可行CDT（2C）。在美国血管外科学会的指南中提到对于股青肿患者建议早期CDT（1A），对于孤立的股腘静脉血栓不建议CDT（1C）。1997年Uflacker报道了第一例经皮穿刺机械取栓术。PMT通过介入手段清除血栓，相比于CDT减少溶栓药物的使用量及治疗时间，降低出血风险，并可减少治疗费用。Peter H. Lin等总结CDT及PMT治疗下肢静脉血栓形成的临床经验，PMT在血栓清除、PTS发生率等同于CDT，但明显减少ICU的治疗时间、住院时间及治疗费用。最近一篇随机对照研究中将42例髂股静脉血栓患者随机分为PMT组（21例）和药物组（21例），随访一年结果PMT组通畅率明显高于药物组（57.1% *vs* 4.76%），临床症状也明显改善。左侧髂动脉压迫左侧髂总静脉的现象称为髂静脉压迫综合征，又称为May-Thurner综合征或Cockett综合征，50%～60%的左侧DVT合并有左侧髂静脉压迫或粘连。静脉流出道梗阻是导致DVT复发和PTS的主要原因，血管成形（percutaneous transluminal angioplasty，PTA）或置入支架可有效缓解梗阻症状，预防血栓复发及PTS，改善患者生活质量，目前多篇文献报道DVT后髂股静脉病变部位PTA或支架置入结合CDT或PMT治疗可有效解除梗阻病变，缓解患者症状，并发症少，并且有良好的近远期通畅率。在美国血管外科学会的指南中提到推荐在髂静脉压迫或梗阻性病变使用自彭式裸支架（1C），但不建议在股腘静脉置入支架（2C）。

参考文献

CAKIR V, GULCU A, AKAY E. Use of percutaneous aspiration thrombectomy *vs*.anticoagulation therapy to treat acute iliofemoral venous thrombosis: 1-year follow-up results of a randomised, clinical trial [J]. Cardiovasc Intervent Radiol, 2014, 37: 969-976.

GREGORY A S, ERIN H M, MITCHELL M P, et al. Midterm results of percutaneous endovascular treatment for acute and chronic deep venous thrombosis [J]. J Vasc Surg: Venous and Lym Dis, 2013, 1: 52-58.

HUSMANN M J, HELLER G, KALKA C, et al. Stenting of common iliac vein obstructions combined with regional thrombolysis and thrombectomy in acute deep vein thrombosis [J]. Eur J Vasc Endovasc Surg, 2007, 34: 87-91 .

JOHN A. Heit. The epidemiology of venous thromboembolism in the community [J]. Arterioscler Thromb Vasc Biol, 2008, 28 (3) : 370-372.

KEARON C, AKL E A, COMEROTA A J, et al. Antithrombotic therapy for VTE Disease: antithrombotic therapy and prevention of thrombosis, 9th ed: American College of Chest Physicians evidence-based clinical practice guidelines [J]. Chest, 2012, 141: 419-494.

LIN P H, ZHOU W, DARDIK A, et al. Catheter-direct thrombolysis versus pharmacomechanical thrombectomy for treatment of symptomatic lower extremity deep venous thrombosis [J]. Am J Surg, 2006, 192, 782-788.

MARK H, MEISSNER, PETER GLOVICZKI, et al. Comerota, et al. Early thrombus removal strategies for acute deep venous thrombosis: Clinical Practice Guidelines of the Society for Vascular Surgery and the AmericanVenous Forum [J]. J Vasc Surg, 2012, 55: 1449-1462.

MATSUDA A, YAMADA N, OGIHARA Y, et al. Early and long-term outcomes of venous stent implantation for iliac venous stenosis after catheter-directed thrombolysis for acute deep vein thrombosis [J]. Circ J, 2014, 78: 1234-1239.

MICKLEY V, SCHWAGIEREK R, RILINGER N, et al. Left iliac venous thrombosis caused by venous spur: treatment with thrombectomy and stent implantation [J]. J Vasc Surg, 1998, 28: 492-497.

MURPHY K D. Mechanical Thrombectomy for DVT [J]. Techniques in Vascular and Interventional Radiol, 2004, 7 (2) : 79-85.

SAMUEL Z GOLDHABER, HENRI B. Pulmonary embolism and deep vein thrombosis [J]. Lancet, 2012, 379: 1835-1846.

UFLACKER R. Mechanical thrombectomy in acute and subacute thrombosis with use of the amplatz device: Arterial and venous applications [J]. J Vasc Interv Radiol, 1997, 8: 923-932.

Venous thromboembolic diseases: the management of venous thromboembolic diseases and the role of thrombophilia testing [S]. CG144 NICE clinical guideline 2012.

WATSON L, BRODERICK C, ARMON M P. Thrombolysis for acute deep vein thrombosis (Review) [Z]. The Cochrane Collaboration. JohnWiley & Sons. 2014.

WELLS P S, FORSTER A J. Thrombolysis in deep vein thrombosis: is there still an indication? [J]. Thromb Haemost, 2001, 86: 499-508.

（赵俊来）

病例 7 微创手术治疗大隐静脉曲张

一、病历摘要

患者为 45 岁女性，因“左下肢静脉迂曲扩张 10 年”入院，临床表现为左下肢静脉迂曲扩张，主要累及小腿内侧，伴活动后左下肢沉重感，偶有水肿及瘙痒，无色素沉着、破溃或出血。查体：左小腿轻度可凹性水肿，左小腿内侧可见多处曲张静脉包块，质软，无压痛，无明显硬结，局部皮温正常。左下肢 Trendelenburg 试验阳性；左下肢 Perthes 试验阴性。双足背动脉搏动可及。

辅助检查：

（1）下肢静脉超声：双侧大隐静脉腔内未见明显异常回声，血流充盈好，未见明显血栓，Valsalva 试验，右侧大隐静脉可见反流，时间超过 1s，左侧大隐静脉可见持续反流。双侧股总、股浅、腘静脉管腔结构清晰，腔内未见明显异常回声，可压缩。CDFI 和 PW 显示上述静脉血流通畅，充盈良好，Valsalva 试验，右侧股总静脉可见反流，时间超过 1s，左侧股总静脉可见持续反流。双小腿肌间静脉未见扩张，加压扫查可压闭。左小腿可见多发浅静脉扩张。超声提示：双侧大隐静脉瓣膜功能不全，双侧股总静脉反流，左小腿浅静脉曲张。

（2）静脉瓣膜功能检查：左下肢存在中重度静脉瓣膜功能不全。

二、诊断及鉴别诊断

结合患者病史、查体及辅助检查结果，考虑患者左下肢静脉曲张诊断明确，依据 CEAP 分级为 C4 级，具有手术指征。虽然下肢静脉超声提示双侧大隐静脉瓣膜功能不全、双侧股静脉反流，但结合患者症状及静脉瓣膜功能检查结果，考虑此次仅处理左下肢静脉曲张。

鉴别诊断：

（1）下肢深静脉瓣膜功能不全：大隐静脉曲张患者约有 60% 可合并深静脉瓣膜功能不全，表现为活动后肢体明显肿胀，程度较重。该患者超声提示双侧股静脉反流，考虑存在深静脉瓣膜功能不全。

（2）左髂静脉压迫综合征：因解剖结构特点，左髂总静脉可受到右髂动脉或椎体压迫致局部狭窄，进而导致左下肢静脉压力增高而出现静脉曲张，对于左下肢单侧曲张患者应警惕该疾病可能，明确诊断需 DSA 下造影明确，亦可行髂静脉超声初步排查。该患者临床表现为左下肢单侧静脉曲张，可进一步完善检查评估是否存在左髂静脉压迫。

（3）深静脉血栓及其后遗症病史：本病常有明确下肢血栓病史，部分患者可表现为肢体突发肿胀疼痛，因血栓未及时清除导致静脉瓣膜功能受损，而出现血栓后肢体水肿、沉重感等表现，下肢静脉 BUS 可见深静脉血流受阻或陈旧附壁血栓。该患者无明确血栓病史，下肢静脉超声亦无相关表现，暂不考虑。

（4）布加综合征或心脏瓣膜性疾病：部分表现为双下肢严重静脉曲张的患者需警惕近心端回流受阻至下肢静脉高压可能，常见于布加或心脏瓣膜疾病患者，查体可见腹壁、会阴处静脉曲张。

三、手术过程

手术方案：左下肢大隐静脉主干射频＋硬化剂注射＋局部剥脱治疗。

手术步骤：

（1）平卧位，局部＋强化下常规消毒铺巾。

（2）超声定位下穿刺左侧大隐静脉主干，导丝引导下置入血管鞘，超声定位下射频消融导管经血管鞘到达大隐静脉汇入部，导管头端距汇入部 2cm，大隐静脉主干周围注射肿胀麻醉药物，再次确认导管头端，行分段射频消融治疗。

（3）小腿内侧迂曲血管团及交通支另行小切口局部剥脱、结扎，曲张较轻部位及交通支给以硬化剂局部注射治疗。

（4）止血彻底后，清点器械、纱布无误，逐层关闭各切口，无菌敷料及弹性绷带加压包扎。

四、术后及随访情况

患者术后恢复良好，1h 后即下地活动，无明显疼痛等不适，自觉下肢沉重感较术前好转；术后第 2 天伤口换药后出院。出院后规律穿戴弹力袜，术后 1 周、1 个月、3 个月、6 个月定期门诊复查，自觉下肢沉重感明显好转，小腿处曲张血管消失，伤口愈合良好（见图 7-7-1）。

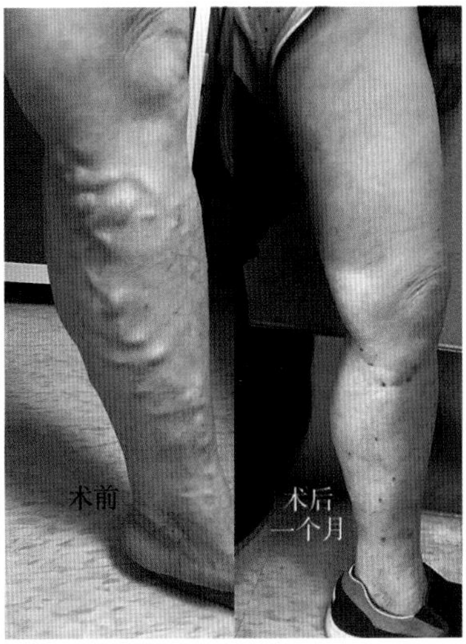

图 7-7-1　患者术前及术后 1 个月效果对比

五、病例讨论

下肢静脉曲张是指外周静脉系统形态或功能的异常，导致患者出现长期的临床症状或体征表现的一类疾病。其临床表现多样，从轻微的毛细血管扩张到网状静脉丛、静脉曲张，到更为晚期的皮肤色素沉着、硬化和溃疡形成等。根据 CEAP 分级中的临床分级进行统计可以发现，C0 -C6 的发生率各不相同，且与年龄、性别、肥胖、种族等多种因素密切相关，其中：网状静脉（C1）影响高达 80% 的人群；而静脉曲张（C2）也较为常见，其报道的患病率从 20%～64% 不等；而 C3-C6 则大约影响 5% 的人群，而愈合或活动溃疡（C5＋C6）的发生率则为 1%～2%。

各种原因导致的静脉压力升高、血液回流受阻均会导致静脉发生病变，包括深浅静脉瓣膜关闭不全、静脉交通支功能不全等。瓣膜功能不全最常发生于深浅静脉系统连接处，通常在股隐交界处（saphenofemoral junction，SFJ）和隐腘交界处（saphenopopliteal junction，SPJ）最为明显，因此 SFJ 及 SPJ 的处理是手术的关键。

静脉曲张的治疗主要分为非手术治疗和手术治疗，其中非手术治疗包括物理机械治疗和药物治疗等，而手术治疗主要有传统手术及微创治疗两种，后者又分为硬化剂治疗及热消融两种。

传统手术，即大隐静脉高位结扎剥脱术，是在腹股沟处切口将大隐静脉与股总静脉结合点处（即 SFJ）进行结扎，同时剥除大隐静脉主干及曲张血管。此手术已经有 100 余年的历史，是治疗静脉曲张的经典手术方式。

微创治疗，即通过不同的作用方式使曲张静脉粘连闭合，机化后形成束状纤维化结构，从而达到治疗静脉曲张的目的，微创治疗不仅效果确切，而且具有无痛苦、恢复快、瘢痕小等特点，主要包括：①硬化剂治疗，即通过静脉内注射化学药物的方式闭合血管，目前临床中常用的硬化剂为泡沫硬化剂，适合轻中度的静脉曲张。将硬化剂泡沫化后，在曲张静脉处局部注入，导致静脉闭塞，就可以使静脉曲张消失。②热消融治疗，即通过热能对病变血管的热损伤来达到闭合血管的目的，常用的治疗方式有射频消融治疗及激光治疗。通过穿刺置入射频导管，射频闭合曲张的静脉团。近期和远期疗效确切，手术切口较小，满足美观要求。

无论是传统手术治疗还是微创治疗均可以达到治疗静脉曲张的目的，区别在于创伤的大小及恢复的快慢。传统手术需要通过静脉剥脱器全程剥除大隐静脉主干，皮下创面较大，术后出现疼痛、淤青、红肿、局部麻木的可能性大，不适症状较明显，影响早期恢复。硬化剂治疗可在门诊局麻完成，操作简便，对于局部较细曲张静脉治疗效果明显，但部分患者局部炎症反应比较明显，会出现红肿、色素沉着等现象，同时对于主干治疗效果不确切，复发可能性大。射消融治疗可根据患者情况，采用局麻或者全麻，仅腘窝处穿刺就可以完成治疗，创伤小、并发症少，局部麻醉术后即可活动，恢复快，是目前常用的治疗方式之一。

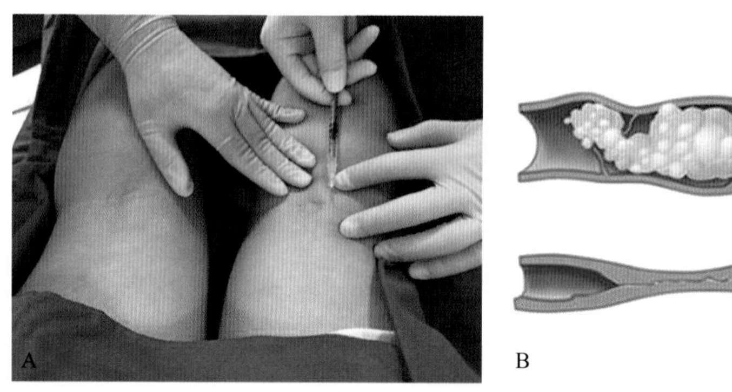

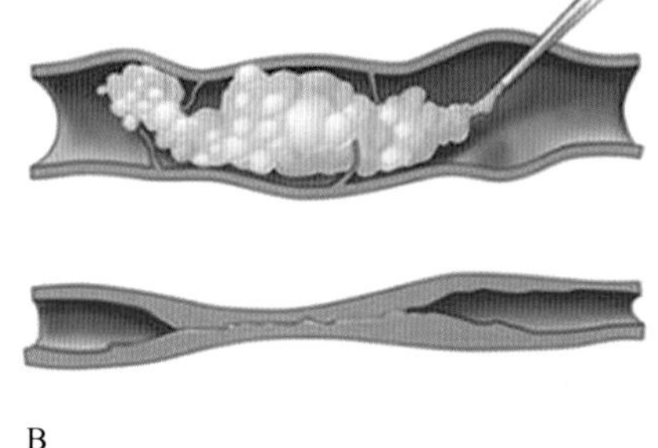

图 7-7-2　泡沫硬化治疗（A、B）

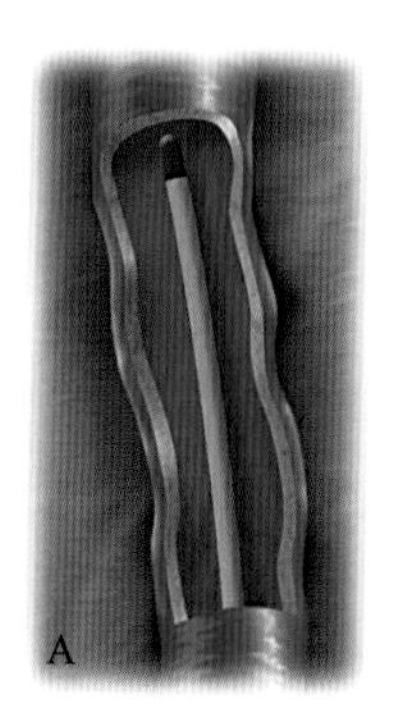

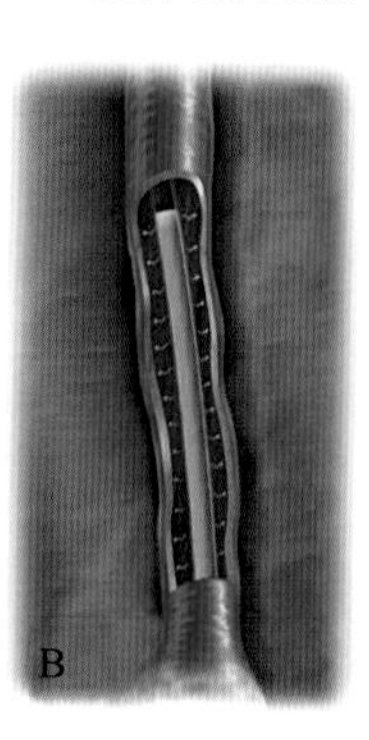

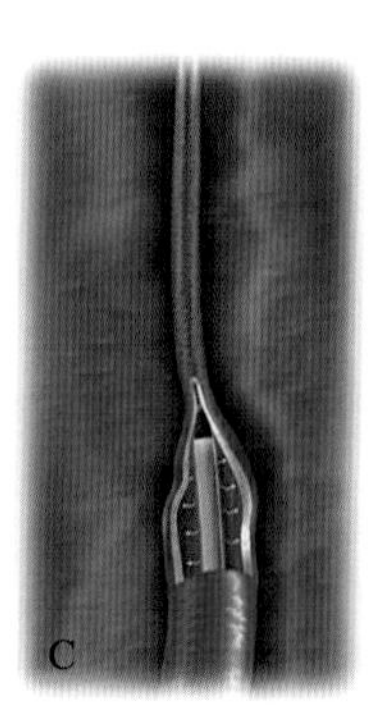

图 7-7-3　射频治疗下肢静脉曲张原理图（A～C）

参 考 文 献

BEEBE-DIMMER J L, PFEIFER J R, ENGLE J S, et al. The epidemiology of chronic venous insufficiency and varicose veins [J]. Ann Epidemiol, 2005, 15 (3): 175-184.

CARANDINA S, MARI C, DE PALMA M, et al. Varicose vein stripping vs haemodynamic correction (CHIVA): a long term randomised trial [J]. Eur J Vasc Endovasc Surg, 2008, 35: 230-237.

EKLÖF B, PERRIN M, DELIS K T, et al. Updated terminology of chronic venous disorders: the VEIN-TERM transatlantic interdisciplinary consensus document [J]. J Vasc Surg, 2009, 49: 498-501.

GRAHAM I D, HARRISON M B, NELSON E A, et al. Prevalence of lower-limb ulceration: a systematic review of prevalence studies [J]. Adv Skin Wound Care, 2003, 16: 305 e16.

LABROPOULOS N, GIANNOUKAS A D, DELIS K, et al. Where does venous reflux start? [J]. J Vasc Surg, 1997, 26: 736-742.

WEISS R A, FEIED C F, WEISS M A. Vein diagnosis and treatment: A comprehensive approach [M]. New York: McGraw-Hill, 2001: 211-221.

WITTENS C, DAVIES A H, BÆKGAARD N, et al. Editor’s Choice e Management of Chronic Venous Disease. Clinical Practice Guidelines of the European Society for Vascular Surgery (ESVS) [J]. Eur J Vasc Endovasc Surg, 2015, 49: 678-737.

（赵俊来）

第8章 骨科疾病

病例1 强直性脊柱炎双髋强直的髋关节置换术

一、病历摘要

患者男，28岁，因“右髋疼痛19年，双髋关节僵直9年”入院。19年前无明显诱因出现右髋关节前内侧软组织疼痛，下地行走自如，夜间可疼醒，期间于当地医院输“地塞米松”治疗，1年余后症状逐渐缓解。10年前因双膝关节积液、疼痛，于当地医院确诊为强直性脊柱炎，予“柳氮磺胺吡啶、甲氨蝶呤、正清风痛宁、塞来昔布”等治疗，服用1周后症状无明显缓解，自行停药。后于外院行双膝关节切开滑膜切除术。9年前因双髋关节疼痛、右髋关节屈曲畸形、左髋关节屈曲稍畸形就诊于外院，考虑双侧股骨头坏死，予双侧髋关节坏死骨清除、血管移植、感觉神经离断术（具体术式不详）治疗，术后双髋关节伸直位石膏制动固定45天，双髋固定于伸直位，逐渐完全僵直。患者自觉脊柱自下至上活动度逐渐丧失。3年前曾行中药、针灸、益赛普等治疗，关节疼痛可有所缓解。现患者为进一步恢复髋关节功能就诊于我院，以“双髋关节骨性关节病”收入院。

体格检查：一般情况可。轮椅入室，强迫体位。双髋关节伸直位强直，无活动度。双侧腹股沟处压痛（－），髋关节周围叩击痛（－），双下肢纵向叩击痛（－）。双膝关节屈曲位强直，无活动度，右膝屈曲畸形约35°，左膝屈曲畸形约25°。双侧踝关节跖屈位强直，无活动度。双下肢肌肉萎缩明显。双侧Harris评分均为0分。

术前X线及外观像示双髋强直，双膝屈曲强直（图8-1-1～图8-1-3）。

术后X线示右髋关节置换术后，假体在位良好（图8-1-4）。

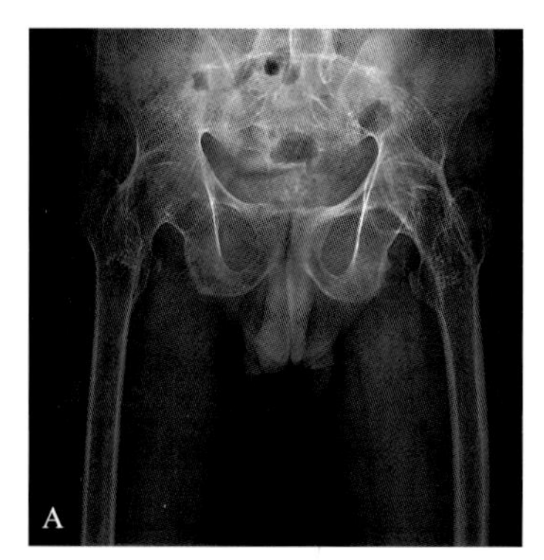

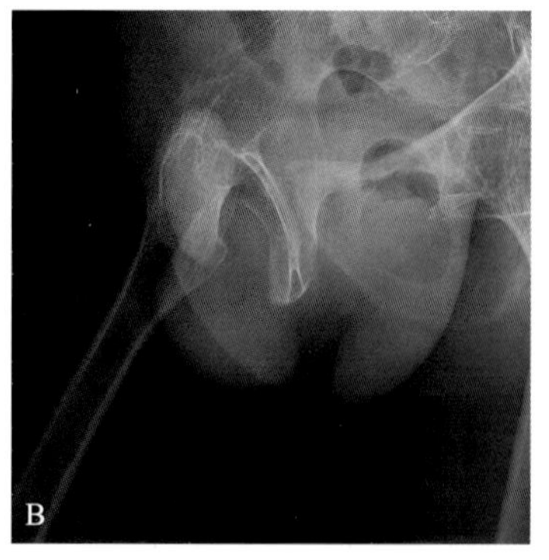

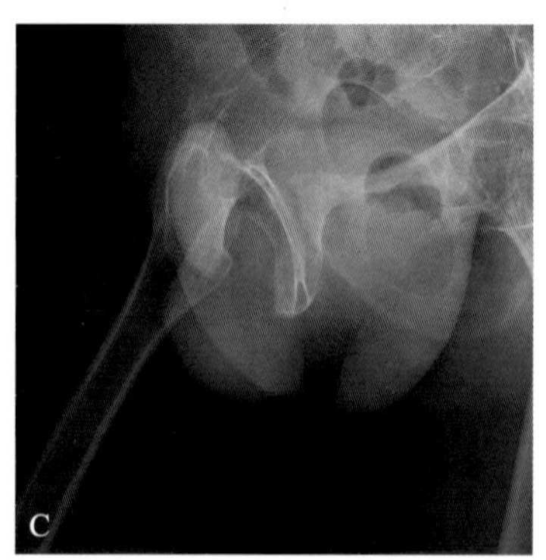

图8-1-1 术前髋关节正侧位平片显示双髋关节强直（A～C）

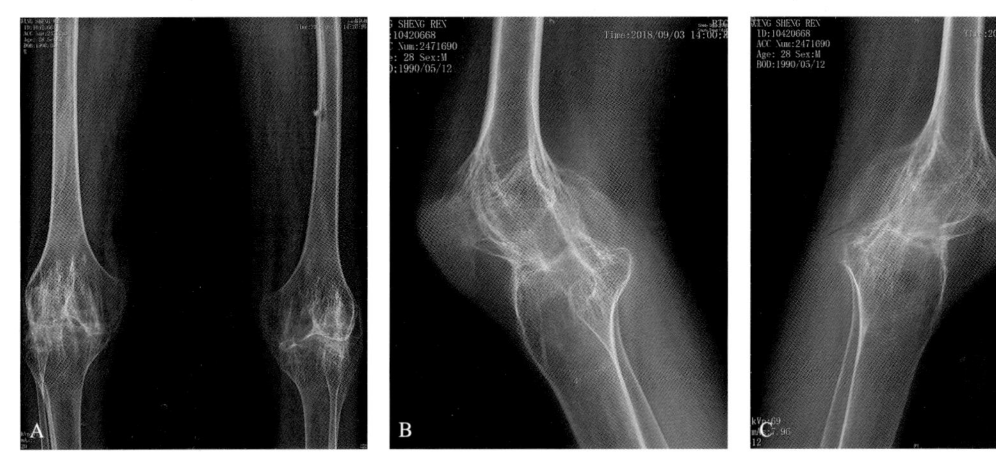

图 8-1-2　术前膝关节正侧位片示双膝关节屈曲强直（A～C）

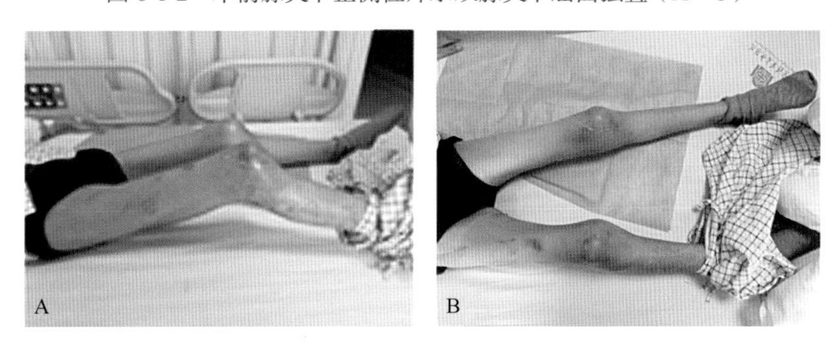

图 8-1-3　术前外观像示双髋双膝强直（A、B）

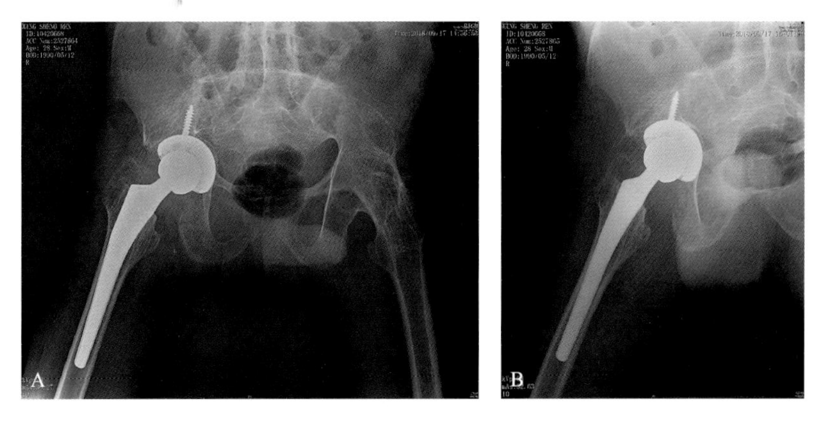

图 8-1-4　术后 X 线示髋关节假体位置良好（A、B）

二、临床决策

强直性脊柱炎是以中轴关节疼痛为主的结缔组织疾病，髋关节受累的发生率为25%～50%，其中双侧受累的发生率为 50%～90%。临床研究表明，髋关节病损是影响 AS 预后的真正因素。发生髋关节骨性强直的患者，疾病多处于中晚期，病变进展快，同时可有脊柱、骨盆畸形；受累髋关节多强直于非功能位，关节周围多出现废用性骨质疏松以及关节附近肌肉的萎缩等。本例患者髋关节强直，严重影响生活质量，行全髋关节置换术。

1. 手术时机的掌握

强直性脊柱炎患者一般都较年轻，且对强直关节进行手术难度较大，这使医生为患者实施全髋关节置换手术带来一定顾虑。目前，大多数学者提倡早期人工关节置换治疗 AS 合并髋关节骨性强直，术后可明显缓解关节疼痛，增加关节活动范围，提高患者生活质量。由于强直性脊柱炎髋关节强直后关节周围肌肉发生废用性萎缩，且时间越长肌肉废用性萎缩甚至纤维化越严重，上述因素均可导致手术难度和手术创伤增大，手术时间延长，后期直接影响术后恢复速度和满意度。故对此类患者更应早期手术治疗。强直性脊柱炎患者髋关节出现疼痛、僵硬而药物治疗的疗效不确定时即可进行全髋关节置换术，这一般在强直性脊柱炎确诊后的 20 年内。

2. 术前准备

强直性脊柱炎患者的术前准备具有很多难度。部分患者全身状况差，由于疾病的长期影响，常存在贫血，低蛋白血症等，需要进行良好评估，长期服用药物可能会导致肾上腺皮质功能异常，皮肤薄弱，胃肠溃疡或炎症等。这些需要进行一系列评估及治疗。如果患者存在内收畸形时，在侧卧位体位摆放，备皮，消毒，铺单时均要多加小心，避免消毒时发生股骨骨折。

3. 麻醉方法

由于强直性脊柱炎患者棘上韧带、棘间韧带及黄韧带均存在不同程度的钙化，因而实施硬膜外阻滞麻醉或腰麻较困难。这种情况下可能采用气管插管麻醉更安全。因患者有不同程度的颈椎强直，甚至有些患者存在颞下颌关节僵硬，经口腔气管插管较困难。该类患者在手术前一定要做颈椎 X 线检查，必要时行颈椎 CT 检查，排除发育异常等情况。建议该类患者使用纤维支气管镜辅助插管，必要时清醒插管。

4. 手术入路和软组织松解

这类患者往往显露困难，绝大多数可采用常规后外侧直切口，重度外旋患者可考虑直接外侧入路或前入路。对于髋关节强直在伸直位的患者，可以不行软组织松解，而强直在屈曲位时，关节前方软组织必须松解，否则将影响术后功能的恢复。需要松解的组织包括髂腰肌、股直肌、髂胫束、缝匠肌，有时还应松解内收肌群。对于超过 60° 的严重屈曲畸形患者，在术中将上述组织松解后小心拉伸患髋，不必完全伸直，以免引起股动、静脉及神经的牵拉伤，待麻醉恢复后，根据患者受牵拉的感觉逐渐将髋关节伸直。

5. 股骨颈截骨

由于骨组织畸形，强直，往往截骨困难，不能脱位，操作不便，通常采用股骨颈二次截骨的方法。首先于股骨小转子上 1～1.5cm 处常规锯断股骨颈，再将髋臼侧残留股骨颈锯除或用骨刀凿除。保证截下骨块后宽前窄，在截骨时如果前方皮质骨未锯断时不要轻易使用骨刀截断，因为可能造成股骨颈连同髋臼前壁骨折，骨折块影响股骨前移，取出困难。对于股骨颈远端的截骨线容易掌握，而近侧切除应在原髋臼缘的位置，但因髋关节骨性强直，股骨头与髋臼缘已完全融合，寻找原髋臼缘有时困难。应将与骨质已紧密结合的关节囊彻底清除，其在髋臼侧的结合处即原髋臼缘。需要注意在髋臼缘截除股骨颈时，一定保持 15° 前倾角，否则将导致髋臼后壁的缺损。一旦切除股骨颈后即可确定原股骨头的位置。

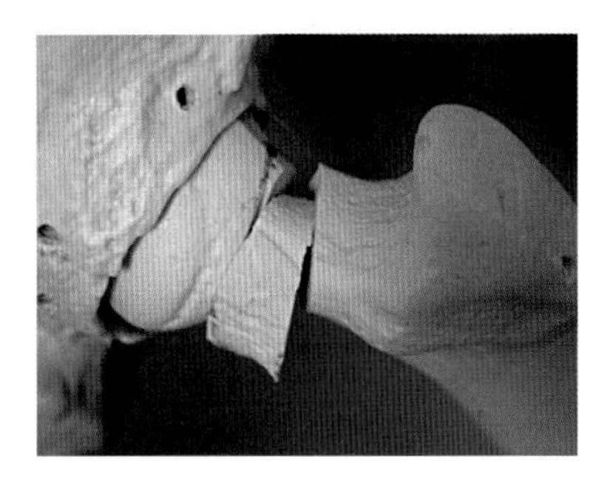

图 8-1-5 股骨颈二次截骨

6. 髋臼准备

对于股骨头的清除，我们采用髋臼锉直接磨挫股骨头，即将小号髋臼锉直接对准残余股骨头，依次增加髋臼锉的直径，直至完全锉除股骨头及完全骨化的残留软骨，然后安装非骨水泥型髋臼假体。术中应注意患者体位并随时调整髋臼锉的方向，使髋臼锉完全对准原髋臼中心。若必须将原股骨头彻底切除，原髋臼窝内脂肪组织可作为标志。有研究表明，髋臼卵圆窝内的脂肪组织不会发生骨化，可凭借脂肪组织区分真臼底界限，磨锉至真性髋臼软骨形成良好渗血面，深度以平齐马蹄窝的内壁为基准，在锉除原股骨头骨质时会暴露出原髋臼窝内的脂肪，可以此作为参照锉除骨质。虽然髋关节已发生骨性强直，但原关节面处一般会有灰白色未完全骨化的软骨残留，借此可寻找原关节面。

7. 髋臼内陷的处理

对于 AS 后期合并髋关节内陷并强直患者，髋臼内陷重建的原则是：恢复髋关节中心的解剖位置及力线；保证髋臼缘软骨下骨的完整性，利用髋臼缘支持固定假体；通过植骨修复髋臼底或内壁空腔的骨缺损。通过手术将向上向内移位的髋关节运动中心向下向外移位，使髋臼旋转中心接近正常，恢复髋关节正常运动轨迹。外移髋臼旋转中心，可以加大偏心距，从而加长外展肌力臂，保证外展肌运动功能和肌力接近正常。

8. 假体的安放

由于长期丧失活动，并且服用激素药物导致严重骨质疏松，在进行股骨柄假体植入过程中，应该沿髓腔方向进行操作，否则易造成股骨干骨折。假体置入的角度应根据术中脊柱畸形、髋关节强直的位置、骨盆倾斜程度等不同情况调整。研究表明，若骨盆前倾 1° 则髋臼假体前倾角度减小 0.7°～0.8°，若骨盆后倾 1° 则髋臼假体前倾角度增大约 0.8°，由于存在脊柱后凸畸形及骨盆代偿性后倾，如果采用常规方法安装假体，术后易出现髋关节的前脱位。若骨盆倾斜角度＜20°，髋臼假体可按解剖位放置；若骨盆倾斜角度＞20°，髋臼假体应按功能位放置。此外需根据髋关节屈曲畸形的严重程度，适当调整假体的安放角度，根据联合前倾角放置假体。单纯髋关节屈曲畸形者，可采用常规方法置入假体；合并下肢内旋畸形者，可适当减小髋臼假体前倾角度、增大股骨假体前倾角度；合并下肢外旋畸形者，可适当增大髋臼假体前倾角度、减小股骨假体前倾角度；合并下肢内收畸形者，可切断部分挛缩的内收肌肌腱，适当减小髋臼假体外展角度。我们认为最佳手术方案需脊柱与关节科共同设计，脊柱科术前规划截骨矫形后改变的躯干轴线方向，关节科医生确定 THA 后髋关节的运动范围；两者相互协调，使髋关节有效运动范围与新的躯干轴线相匹配。

9. 假体的选择

强直性脊柱炎患者因骨的代谢异常，加之长期缺乏足够的体力活动，因而普遍存在骨质疏松。一般来讲，骨质疏松的患者应尽量采用骨水泥型假体。但因强直性脊柱炎患者的发病年龄较轻，同时考虑假体的使用寿命和二次翻修问题，在假体选择时，应尽可能选择生物型假体。其优点如下：①非骨水泥假体具有良好生物相容性，可实现较牢固生物学固定。②避免骨水泥固定的毒性反应。③有利于后期翻修时假体的取出，减少对骨质的破坏。但对于年龄较大且严重的骨质疏松患者，仍以骨水泥型股骨假体为宜。

10. 多处畸形的手术顺序

髋关节骨性强直与脊柱后凸畸形同时存在时，我们认为对于髋关节轻度屈曲位骨性强直畸形的病例，手术顺序不是很重要；但对于髋关节高度屈曲强直畸形的病例，一定要首先完成髋关节置换手术，才方便脊柱后凸畸形矫形手术时的体位摆放，否则无法实施脊柱后凸畸形矫形手术。但在进行髋关节置换术前，一定要与脊柱医生探讨脊柱可矫形的度数，在这个度数的基础上再制定髋关节置换的外展角和前倾角。对于合并严重双侧髋关节及膝关节受累的强直性脊柱炎患者，可先采用髋关节置换治疗，能够为膝关节置换术提供良好的基础，有助于降低其手术操作难度。因为若髋关节挛缩畸形没有被良好纠正，则膝关节很难确定力线也容易出现挛缩畸形。

11. 术后康复重点

由于患者病程较长，多数有 10 年以上，肌肉萎缩严重，这为术后康复训练带来影响。在术后早期康复训练中，不但要鼓励患者主动活动关节，在安全的范围内被动活动同样重要，被动活动可以增加关节周围软组织的延展性，从而增加主动活动时的动作协调。对于术前严重屈曲畸形的患者被动伸直髋关节时切忌暴力，以免引起神经、血管牵拉伤。

三、讨论与总结

强直性脊柱炎髋关节强直后关节周围肌肉发生废用性萎缩，延迟手术直接影响术后恢复速度和满意度。故对此类患者更应早期手术治疗。由于患者全身情况差长期服用药物，要进行充分的术前准备，尤其是要请麻醉科会诊，评估困难气道情况。对于髋关节强直在伸直位的患者，可以不行软组织松解，而强直在屈曲位时，关节前方软组织必须松解，同时要避免过度牵拉损伤神经血管。在截骨时可以采用股骨颈二次截骨的方式，利于脱位。在髋臼准备时，可以采用髋臼锉直接磨挫股骨头，利用髋臼卵圆窝内的脂肪组织进行定位，假体安放要考虑到脊柱畸形，骨盆倾斜，股骨内外旋情况，并与脊柱科共同设计。在假体选择方面由于患者多为年轻人，建议选择非骨水泥假体。在术后康复时术前严重屈曲畸形的患者被动伸直髋关节时切忌暴力，以免引起神经、血管牵拉伤。

四、专家点评

作者在该病例中介绍了强直性脊柱炎髋关节强直行髋关节置换术的围手术期注意事项，尤其是对术中注意事项描写详细并根据临床经验给出指导。通过图表形式使读者一目了然，对强直性脊柱炎髋关节强直行髋关节置换术手术有极大的指导意义。全髋关节置换治疗 AS 髋关节强直疗效确切，及早治疗可以获得更好的临床效果，显著改善患者关节功能，解除关节疼痛，提高患者的生活质量。要注重围手术期处理，预判术中风险，将并发症降到最低。

（孙长鲛 蔡 谞）

病例 2 膝关节创伤性关节炎行膝关节置换术

一、病历摘要

患者男，54 岁，因“左膝外伤后 36 年，疼痛 1 年余”入院。患者 36 年前尖刀刺伤左小腿近端后外侧，伤口愈合后左膝逐渐开始出现伸直受限，次年因外伤至左股骨骨折，行夹板固定治疗。骨折愈合后左膝开始出现外翻、屈曲畸形，肌肉逐渐萎缩，未诉明显疼痛。未予特殊治疗，后上述病情逐渐加重。去年 2 月患者被汽车撞伤左膝外侧至左膝疼痛加重，自行卧床休息，疼痛稍缓解。现患者行走后出现左膝关节疼痛，左膝外翻屈曲畸形较重，严重影响生活。为进一步就诊来我院就诊，门诊以“左膝骨关节病”收入科。自患病以来，患者精神、睡眠、饮食可，二便如常，近期体重无明显变化。

体格检查：跛行步态，左膝关节屈曲，外翻畸形，肌肉较对侧明显萎缩。股骨外侧髁发育异常，较对侧小，髌骨位于股骨外侧，活动度差，浮髌试验（－），髌骨研磨试验（＋），左膝活动度 120°-30°-0°，过伸过屈试验（－），侧方应力试验（＋），内翻时外侧关节间隙可张开，外翻出现膝外侧疼痛。右膝查体未见明显异常。双踝、双髋未见异常，双下肢肌力 5 级，皮肤感觉正常、对称，肢体末梢血运好。双侧膝腱反射、跟腱反射正常，踝阵挛、髌阵挛阴性，病理征未引出。左膝 KSS 评分 13 分。

术前 X 线显示左膝创伤性关节炎，膝外翻，胫骨平台骨缺损（图 8-2-1）。

术中常规胫骨截骨，发现胫骨内侧骨缺损严重，同时由于股骨外髁磨损严重，缺少解剖标记，使用等量截骨法可能会导致误差，因此结合测量截骨法进行股骨前后髁截骨，股骨远端外侧使用 4mm 垫块，内侧胫骨平台使用 8.5mm 垫块填充骨缺损，同时加用延长杆，采用髁限制性假体进行固定（图 8-2-2～图 8-2-4）。

术后 X 线显示假体固定良好（图 8-2-5）。

二、临床决策

该病例存在几个难点，包括骨缺损的处理，膝外翻畸形的校正及测量截骨法的使用。

1. 骨缺损的处理

目前针对不同类型骨的缺损分型方法较多，分型主要是用于全膝关节置换翻修术。因初次全膝关节置换中骨缺损的种类较少，程度亦通常较全膝关节置换翻修轻，所以初次

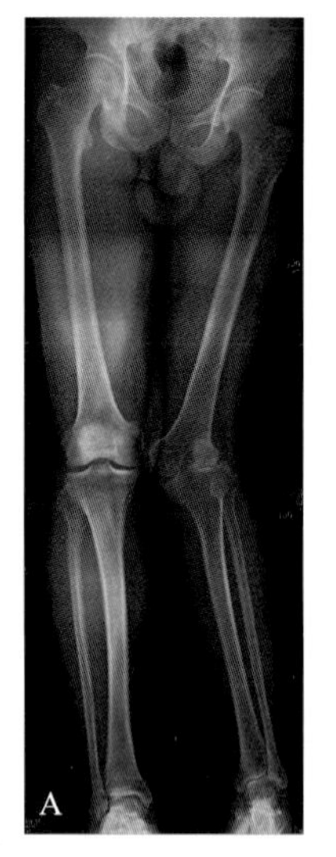

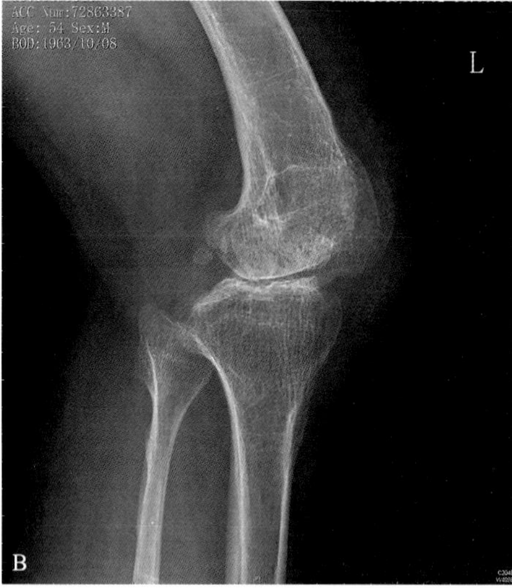

图 8-2-1 术前膝关节正侧位平片显示左膝创伤性关节炎，膝外翻，胫骨平台骨缺损（A、B）

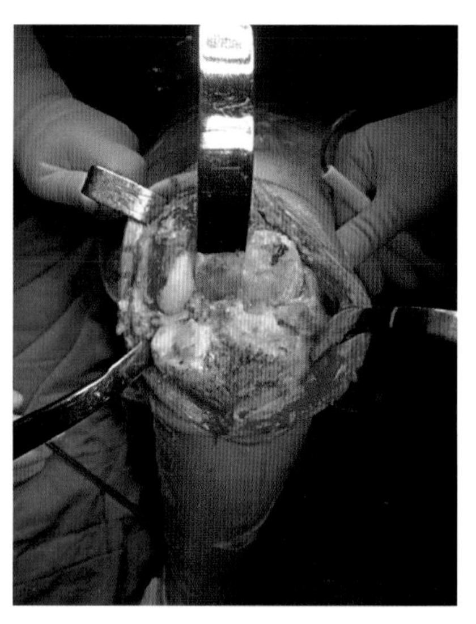

图 8-2-2 术中照片显示胫骨平台和股骨外侧髁缺损情况

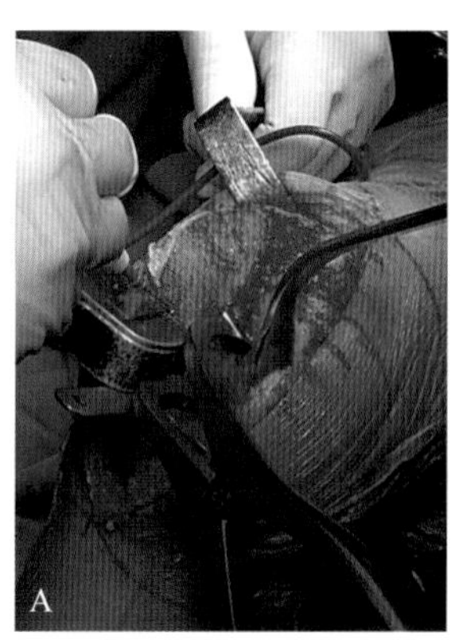

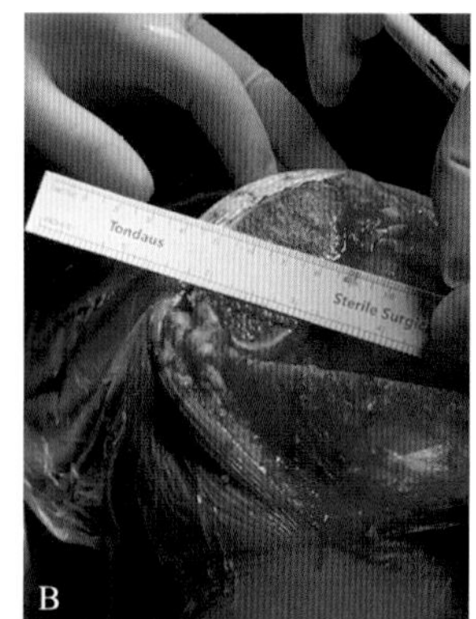

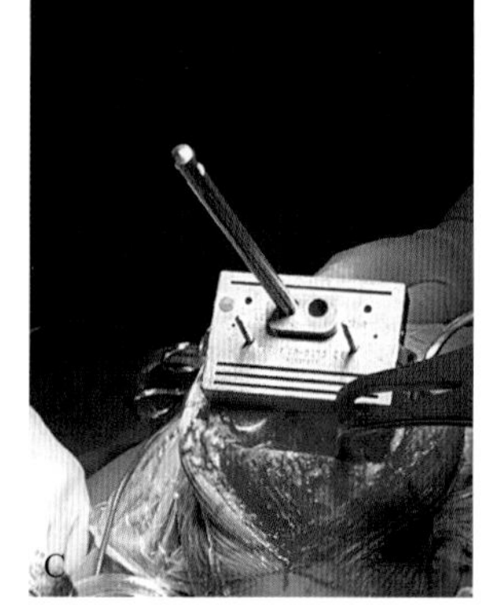

图 8-2-3 测量截骨法（A～C）

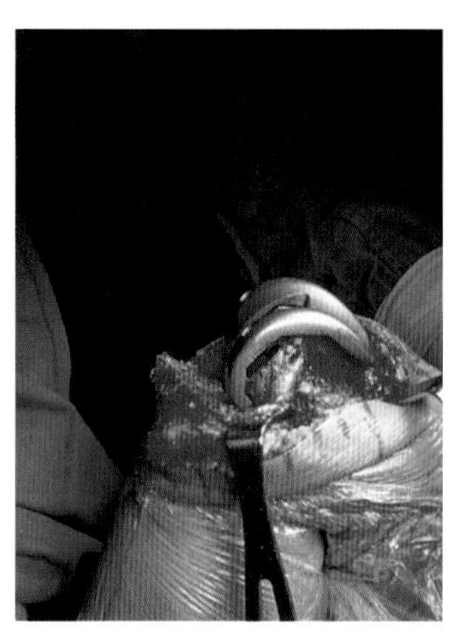

图 8-2-4 股骨远端内侧使用垫块

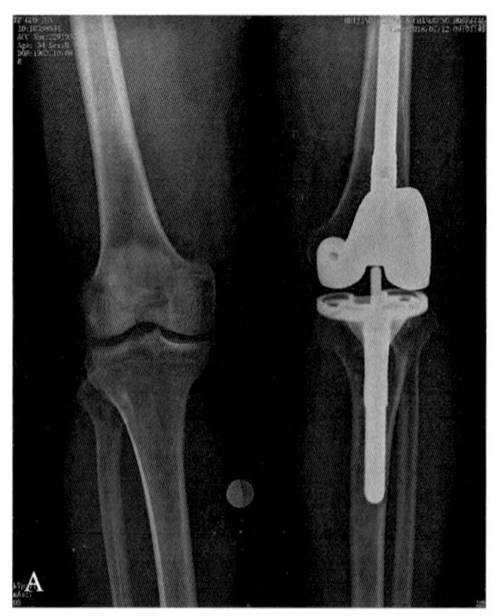

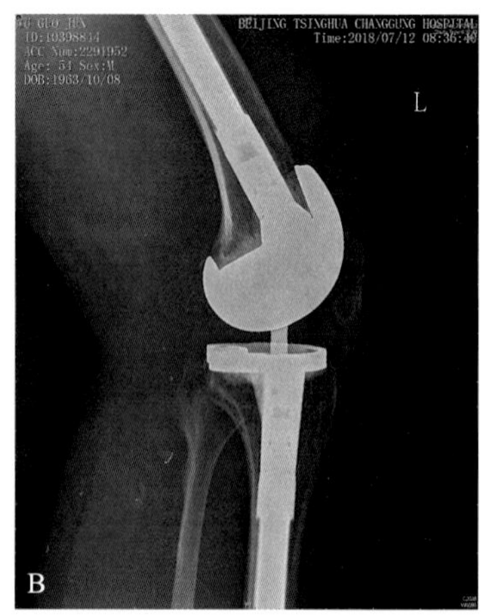

图 8-2-5 术后 X 线示髋关节假体位置良好（A、B）

全膝关节置换完全可以按照全膝关节置换翻修的方法进行分型。目前最常用的骨缺损分型是 AORI（Anderson Orthopaedic Research Institute）分型（图 8-2-6）。该分型如下，Ⅰ型缺损：股骨远端及胫骨近端干骺端骨皮质完整，仅有轻度骨缺损，股骨及胫骨假体均无下沉。Ⅱ型缺损：干骺端骨皮质缺损，股骨假体下沉，胫骨假体下沉至腓骨头或低于腓骨头水平。Ⅱ型缺损又根据是一侧或两侧股骨髁 / 胫骨平台受累，又分为 A 和 B 亚型。Ⅲ型缺损：干骺端节段性缺损累及大部分股骨髁或胫骨平台，股骨假体下沉至内外上髁水平，胫骨假体下沉至胫骨结节水平，有时还可累及侧副韧带或髌腱的附着处。根据胫骨或股骨缺损又分为 T 和 F。对于骨缺损的重建包括：骨水泥 ± 螺钉，适用于骨缺损狭窄且深的情况；骨移植，即结构性植骨用于大块骨缺损，打压植骨用于包容性骨缺损；组配式金属加强块 / 楔垫；结构性金属块（如 Sleeve/TM Cone）；异体骨复合假体；特制假体或肿瘤假体。该病例是 AORI ⅡA 型骨缺损，我们采用的是垫块技术。假体垫块最常用于中等大小的非包容性单髁（Type-ⅡA）或双髁（Type-ⅡB）骨缺损。胫骨侧的金属垫块有多种形状以供选择，包括半平台矩形垫块、半平台楔形垫块以及全平台成角垫块等。文献已经证实，改变缺损区的形态可对整个结构的僵度造成影响。使用矩形垫块可更有效的降低剪切应力，从而获得较楔形垫块更高的稳定性。与成角的楔形垫块相比，采用矩形垫块可使支撑骨上的应力分布更为均匀。在 AORI ⅡB 型胫骨缺损病例中，可在内外侧各使用 1 块矩形垫块，达到有效恢复关节线高度并避免使用过厚的胫骨衬垫的目的。当外周性骨缺损的深度达到 5～15mm，且缺损范围超过大部分内侧或外侧胫骨平台时，通过胫骨垫块进行填充是理想的选择。股骨侧假体垫块的厚度从 5～15mm 不等，且多为矩形，可用于填充股骨远端和后侧的缺损。与同种异体骨不同，使用垫块不存在疾病传播的风险，也不会出现畸形愈合、不愈合以及垫块塌陷等并发症。有研究证实，假体垫块具有良好的负荷传导功能，且能达到即刻的支撑和稳定。但是，假体垫块相当昂贵且受到形状和尺寸的限制。在垫块与假体的连接处还有产生磨损碎屑的可能性，当垫块下方骨质的支撑强度不足时，假体垫块还有松动的可能。带延长杆的假体可一定程度弥补支撑能力的不足并提高假体固定强度。在应用于全膝置换翻修术时，垫块通常会与植骨重建和延长杆联合使用，这在一定程度上限制了对垫块单独疗效的准确评估。

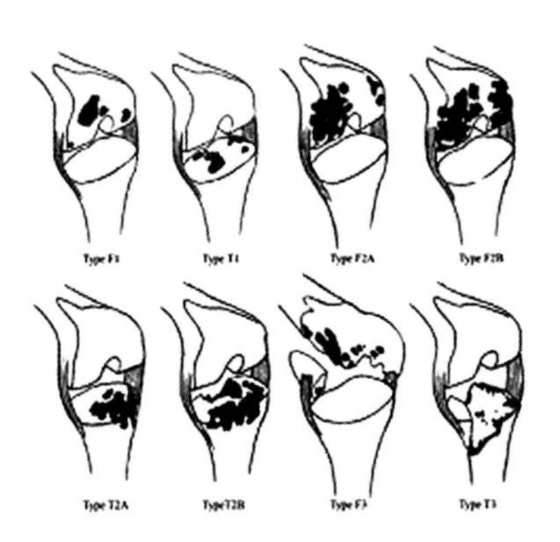

图 8-2-6 AORI 分型

2. 膝外翻的处理

软组织松解是膝外翻手术很重要的手术步骤。在术中，要根据患者膝关节外翻的具体情况作出相应处理，最终达到关节间隙平衡、膝关节稳定的目标。然而，具体的松解步骤没有统一的观点。大多数学者主张采用“哪里紧张，先松哪里”的观点。外侧主要需松解的结构有：外侧副韧带、髂胫束、后外侧关节囊、腘肌腱、腓肠肌外侧头。有学者研究认为，在不损伤后交叉韧带时，松解外侧副韧带、髂胫束、腘肌腱、腓肠肌外侧头大约可以纠正 5° 以内的外翻畸形，将后交叉韧带切除后可以矫正 9° 的外翻。有学者认为由于外侧副韧带是膝关节外侧的最主要的稳定结构，髂胫束、后外侧关节囊、腘肌腱等是次要结构，如果先松解次要结构，之后发现矫正不理想，再松解外侧副韧带往往会矫枉过正，导致膝关节外侧不稳。因此松解时，应首先松解外侧副韧带，然后是髂胫束、后外侧关节囊、腘肌腱等。有学者认为，当外侧间隙在伸直时过紧时，可以通过松解髂胫束和腘肌腱达到松解的目的。如果外侧间隙在屈膝时过紧，可以通过松解后外侧关节囊达到松解的目的。在膝关节伸直时采用尖刀或者针头在被绷紧的后外侧关节囊上做小切口也可以松解关节囊。但是，采用这种方法时要注意避免损伤腓总神经。在伸膝状态时，腓总神经距离后外侧关节囊的距离为7～9mm，严重的外翻膝时该距离更近，这就对操作提出了更高要求。对于股骨髓内定位，通常情况下，股骨髓内定位点选择通过髁间轴的中点或稍偏内，然而外翻膝的患者常常合并有股骨髁的缺损，使得髁间轴的中点不易确定或者确定的中点存在偏差。为避免此类情况，一定要在术前根据股骨髓腔位置来定位髓腔进针点。具体做法是在术前在正、侧位X线上分别画出股骨干的解剖轴线，该轴线在股骨髁上的开口位置即是股骨髁进针点，在正位片上，测量该线与力线的夹角即为股骨远端截骨要选择的外翻角。对于膝关节不稳、股骨及胫骨近端存在大量骨缺损、股骨髁及胫骨平台发育严重畸形、膝关节严重退变合并韧带损伤、伸膝装置受损或断裂的患者，应采用限制性假体。本例患者我们使用的是髁限制性假体。假体的限制性越高，膝关节越稳定，但是在稳定性的背后，带来的是膝关节生物力学的改变。因此，选择限制性假体，尤其是旋转铰链膝关节假体应该慎重。截骨方面，部分患者由于外翻角度较大，经过截骨后，股骨髁或胫骨平台仍有明显骨质缺损，此时盲目的选择LCCK或铰链膝关节假体也是不对的，这时我们可以采用骨块、垫块、螺钉或者骨水泥进行补充。本例患者我们采用的是垫块技术来处理骨缺损并获得良好的初始稳定性。

3. 间隙平衡技术

在说间隙平衡技术之前需要先阐述一下测量截骨技术。测量截骨技术又称为等量截骨技术，该技术维持了术后关节线稳定，具有学习曲线短、操作简单、操作时间短等优点，但有些患者尤其是翻修手术的患者股骨后髁截骨参照的骨性标志物不易识别，术者判断不准确，以及股骨远端旋转个体化差异等原因容易导致股骨假体旋转不良情况出现。

间隙平衡技术应用的基本要求是先松解软组织再行股骨前后髁关节面截骨，术中按照胫骨、股骨截骨先后顺序又分为屈膝间隙优先法和伸膝间隙优先法。Freeman等在1970年首先提出了采用屈膝间隙优先的间隙平衡技术。屈膝间隙优先法：显露膝关节后，先屈膝90°，垂直胫骨力线行胫骨近端准确截骨，松解软组织并去除骨赘，张力下尽量使胫骨平台截骨面与通髁线平行，并以此来确定股骨旋转，参照胫骨近端关节面行股骨前后髁截骨，获得内外侧相等的屈曲关节间隙；再伸直膝，根据屈膝时所获得的内外侧平衡的间隙去标记伸膝间隙，行股骨远端截骨，从而获得内外侧平衡的屈伸间隙。Insall等在此基础上改进并提出了伸膝间隙优先的间隙平衡技术。伸膝间隙优先法：显露膝关节后，先屈膝90°，垂直胫骨力线行，然后胫骨近端准确截骨按照术前测量的股骨内、外翻角度行股骨远端关节面截骨，松解两侧软组织并去除骨赘，使伸直间隙呈矩形，再屈膝90°，根据伸直间隙确定屈曲间隙大小，张力下尽量使胫骨平台截骨面与通髁线平行，并以此来确定股骨旋转，参照胫骨近端关节面行股骨前后髁截骨，以获取屈伸间隙及内外侧间隙平衡。

（1）间隙平衡技术的优势

屈伸间隙及内外侧间隙平衡：无论采用何种技术行全膝关节置换术，膝关节屈伸间隙及内外侧间隙平衡是最终的目标，术中软组织准确松解尤其关键。在测量截骨技术中，根据假体的厚度参照骨性标志先进行截骨再松解软组织，而软组织的松解导致膝关节屈伸间隙变化不一致，从而导致膝关节屈伸间隙不完全平衡。与测量截骨技术不同的是，间隙平衡技术先通过截骨和松解软组织获得内外侧平衡的伸直间隙或屈曲间隙，再根据已经获得内外侧平衡的伸直间隙或屈曲间隙来确定屈曲间隙或伸直间隙，再完成进一步截骨，弥补了测量截骨技术可能导致屈伸间隙不完全平衡的不足。

股骨旋转稳定性：股骨冠状面上的旋转稳定性对于手术后膝关节的功能及远期手术效果非常重要，被视为全膝关节置换术后取得良好功能的前提条件，旋转失稳会导致髌骨运动轨迹不准确、假体磨损等髌股关节并发症。测量截骨技术参照股骨后髁线外旋3°角、通髁线、股骨前后轴等行股骨的后髁关节面旋转截骨，因后髁线与通髁轴的夹角有个体差异性，并不是维持3°内旋不变，另外股骨髁发育不全、畸形以及术中辨认不准确等因素都会导致股骨外旋截骨不准确。与测量截骨技术不同的是间隙平衡技术不依赖于骨性标志物，而是通过先松解两侧软组织再行股骨前后髁截骨，可获得更加准确的膝关节旋转稳定。

（2）间隙平衡技术的局限性

关节线上移：测量截骨技术根据假体具体厚度来决定股骨、胫骨截骨，尽可能维持了术后膝关节线位置。间隙平衡技术是通过先松解软组织再行股骨前后髁截骨，术中对后交叉韧带的松解及切除会增大屈曲间隙，对伸直间隙影响不明显，为保证屈伸间隙平衡，则需要更多截取股骨远端骨质和增加胫骨垫片厚度，这也会导致术后关节线上移。

依赖胫骨近端准确截骨及两侧软组织松解：区别于股骨、胫骨截骨独立进行的测量截骨技术，间隙平衡技术中股骨前后髁的截骨是参照胫骨近端关节面进行，故胫骨平台的准确截骨很重要。股骨、胫骨截骨不准确会导致膝关节屈伸间隙不相等。间隙平衡技术是依赖先松解软组织再决定股骨前后髁截骨，可能会因软组织松解不准确而导致股骨旋转截骨不到位。

要求内外侧副韧带的完整和平衡：内外侧副韧带分别是正常膝稳定结构的内外侧组成成分，内侧副韧带浅层缺失会导致股骨屈膝位时内侧屈曲间隙过大，从而导致参照胫骨平台行股骨的前后髁关节面截骨后股骨远端内旋增加。反之，外侧腘绳肌腱和侧副韧带复合体的缺失会导致屈膝时外侧间隙过松，导致参照胫骨近端截骨后股骨远端外旋增加。

屈膝中期不稳：为获得屈伸间隙平衡而追加股骨远端截骨会导致屈膝中期内外侧间隙不平衡，并且与股骨远端追加截骨量呈正相关性。不同于根据假体厚度来决定截骨量的测量截骨技术，间隙平衡技术为获得屈伸间隙的平衡会增加股骨远端截骨，从而导致屈膝中期不稳，这也是许多手术医师仍然选择测量截骨法的原因。屈膝中期的稳定是获得术后良好的膝关节功能和无膝前痛的基础。

本例我们结合了测量截骨法和间隙平衡法进行截骨，力争将影响因素降到了最低。

三、讨论与总结

骨缺损可被简单地分为包容性和非包容性骨缺损。包容性骨缺损周围仍有完整的骨皮质进行包绕，翻修时可通过颗粒骨植骨或骨水泥螺钉进行填充。而非包容性骨缺损周围的骨皮质部分或全部丧失，通常需要通过组配式假体垫块、结构性植骨或干骺端金属袖套或锥形补块进行重建。对于膝外翻患者需术前进行全面的评估，尤其是严重的外翻膝。精确的术前设计，选择合适的手术入路及膝关节假体，术中精细的操作，术后进行规范化护理及关节功能锻炼，可以获得良好的临床疗效，提高患者的生活质量。对于严重的外翻膝患者更要注意手术相关并发症的发生，密切随访，以便及时作出相应处理，最大限度地提高患者的生活质量。全膝关节置换术的目的是重塑正常下肢机械轴线和获得相等的内外侧间隙及屈伸间隙。间隙平衡法中增加截取股骨远端骨质来获得屈伸间隙平衡的同时会上移膝关节线，但是大部分文献中的数据提示关节线上移基本上控制在屈伸间隙最佳的 3mm 内，从而并没有影响膝关节术后功能。除少数膝内翻严重、术中胫骨前脱位困难需广泛行软组织松解者外，间隙平衡技术适应证广泛。该技术不依赖骨性标志物，理论上较测量截骨技术可获得内外侧及屈伸间隙平衡、旋转稳定及准确的下肢力线，且两者术后疗效差异无统计学意义，在全膝关节置换术中我们可以根据实际情况选择应用。

四、专家点评

作者在该病例中介绍了创伤性关节炎行膝关节置换的术中处理注意事项。该病例存在多个手术处理难点，包括骨缺损的处理，作者介绍了骨缺损的常见分型，各种骨缺损分型如何处理，以及各处理方法的临床效果。对于膝外翻作者主要从软组织松解的角度进行了讲解，包括伸直外翻和屈曲外翻如何处理以及面对这些患者可能发生的并发症情况。对于测量截骨技术与间隙平衡技术作者分别讲解了两种技术的适用情况，对间隙平衡技术的优点和缺点进行了详细的讲解。对于创伤性关节炎骨缺损严重的手术有极大的指导意义。

（孙长鲛　蔡　谞）

病例 3　Felix IIB 型胫骨假体周围骨折翻修术

一、病历摘要

患者女，78 岁，因“右膝摔伤后关节肿胀、疼痛 3 个月”入院。19 年前曾于加拿大行右膝关节置换术，17 年前行左膝关节置换术。术后恢复好，无特殊不适。3 个月前不慎自行摔倒致右侧膝关节肿胀、疼痛，未予特殊诊治，仍扶助行器行走，患肢不能负重。

2个月前就诊于外院，行X线检查提示右侧胫骨假体周围骨折，建议保守治疗。近期仍有2次摔伤史，未特殊诊治。入我院7小时前患者再次不慎摔倒，致右膝关节疼痛、肿胀明显加重，就诊于我院。

既往史：7年帕金森病史，口服息宁治疗。高血压病史10余年，最高血压达180/80mmHg，口服降压药物治疗，自诉平素血压控制在140/80mmHg。

体格检查：右下肢跛行步态。双下肢等长。双侧膝关节可见长约15cm手术瘢痕，皮肤不红，无破溃。右膝关节肿胀，压痛明显。双侧无下肢静脉曲张。双下肢皮肤感觉及血运正常，足背动脉搏动正常。双髋关节活动自如，双踝关节活动自如。双膝关节活动度：左侧120°-0°-15°，右侧50°-0°-0°。双下肢肌力如下：髂腰肌：左Ⅴ级，右Ⅴ级；股四头肌：左Ⅴ级，右Ⅴ级；胫前肌：左Ⅴ级，右Ⅴ级；踇长伸肌：左Ⅴ级，右Ⅴ级；肌张力正常。双侧膝、跟腱反射正常，双侧Babinski征阴性。KSS评分5分。X线示右膝关节胫骨假体周围骨折，假体松动，骨溶解严重（图8-3-1）。

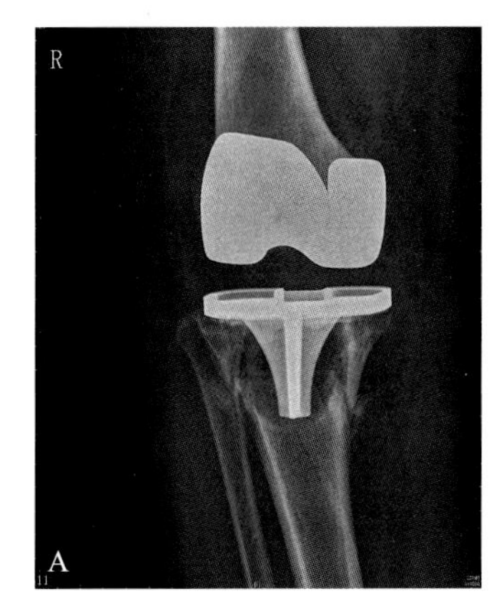

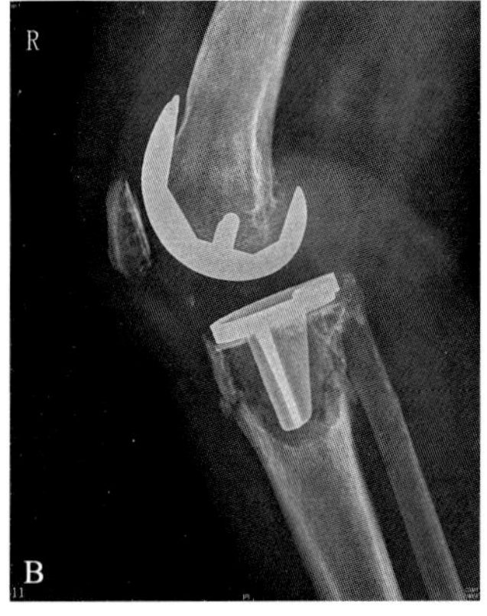

图8-3-1　术前平片显示为Felix IIB型胫骨平台假体周围骨折胫骨假体柄松动合并有严重的骨溶解、胫骨干骺端有腔洞样或节段性骨缺损（A、B）

二、临床决策

诊断与鉴别诊断：该患者有明显的外伤史，且X线片提示假体周围骨折，胫骨假体松动，诊断比较明确，但仍需与假体周围感染相鉴别。无菌性松动导致的疼痛常为“起始痛”刚开始走路时疼痛，逐渐变为活动后疼痛，休息后疼痛减轻，疼痛与运动或负重有关，并由于剧烈运动而加重。而大部分假体周围感染发生在术后几个月内，最早可出现于术后两周，也有晚至几年才出现。早期主要表现为急性关节肿胀、疼痛和发热，如术后肺炎、泌尿系感染等。感染的疼痛在夜间更甚，为深部持续剧痛或跳痛，应用抗生素后症状可减轻。部分患者有发热。从影像学上说无菌性松动和感染鉴别存在困难。假体无菌性松动通常表现为常假体周围透亮带，带宽≥2mm，并呈进行性增宽。假体周围感染的骨与软组织呈多种改变，X线表现为扇贝样骨质破坏，同时伴假体周围>2mm的不规则透亮线。MRI对感染诊断要由于X线，MRI显示假体周围软组织不同程度水肿，关节囊内向外膨出的不规则软组织影，T1为低信号，T2呈高低混杂信号；伴有假体周围骨质水肿改变。对于感染的诊断最终需要关节腔穿刺培养结果来进行最终确定致病菌。在对感染进行鉴别的同时我们还要对要排除各种关节外原因导致的疼痛例如血管和神经异常或与髋和脊柱相关的疾病，特别是怀疑有牵涉痛时。除了由腰神经根压迫导致的疼痛外，检查者应该时刻记住刺激闭孔神经是膝关节疼痛的一个原因。应该排除神经或血管性跛行以及表浅皮肤瘤。关节外肌腱问题也可能导致TKA疼痛。股四头肌，髌骨和鹅足肌腱炎是更常见的情况。

治疗：该患者胫骨假体周围骨折，假体明显松动，严重影响生活质量，行膝关节翻修术。术中发现股骨假体未松动，髌骨假体未松动。胫骨平台假体完全松动，胫骨平台骨骼几乎被完全吸收，中央骨骼缺损，只剩周边薄层骨皮质，该层骨皮质已经碎裂成数块骨碎块，平台衬垫磨损严重（图8-3-2AB）。用薄骨刀松动股骨假体，顺利取出股骨假体，发现股骨侧假体为生物型固定假体（图8-3-3）。髌骨去神经支配，切除边缘增生瘢痕组织，确定髌骨假体稳定。术中快速冰冻结果回报示平均每高倍镜视野下中性粒细胞为5个，提示无感染，决定行一期关节翻修。由于胫骨骨缺损严重，因此胫骨侧使用TM CONE包容性锥形填充块，里面填充异体骨，股骨远端也放置2块10mm垫块，股骨胫骨假体均采用延长柄连接进行固定。（图8-3-4AB）。术中测试屈伸间隙相等，软组织平衡良好，下肢力线良好，膝关节活动范围满意，关节稳定。术后拍片假体在位良好（图8-3-5）。

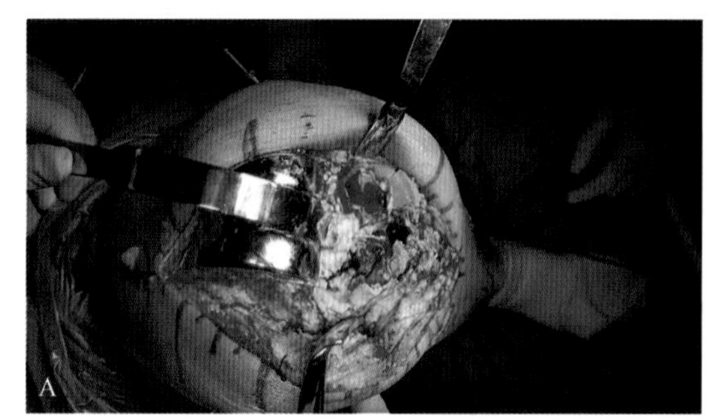

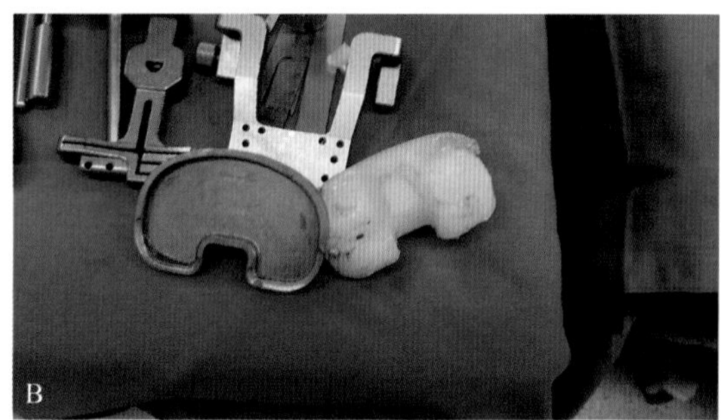

图8-3-2 术中可见胫骨平台骨骼几乎被完全吸收，被纤维瘢痕组织填充，胫骨平台假体完全松动，平台衬垫磨损严重（A、B）

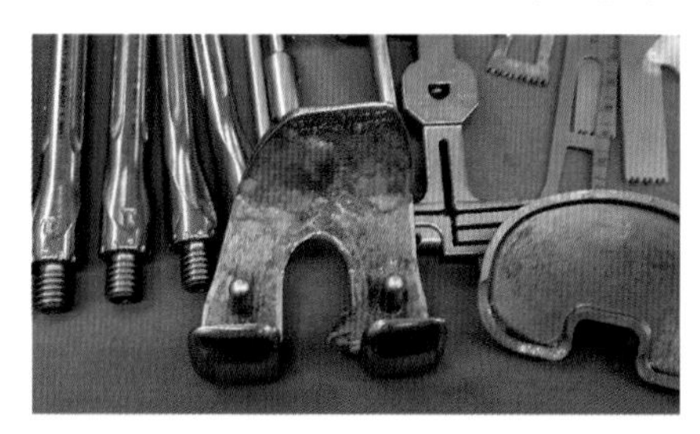

图8-3-3 取出原非骨水泥股骨假体

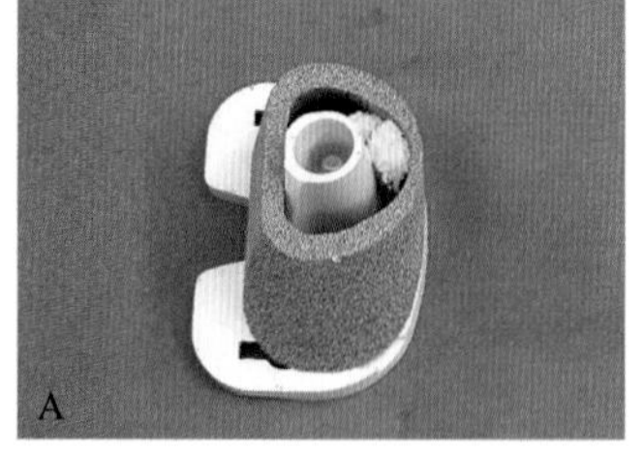

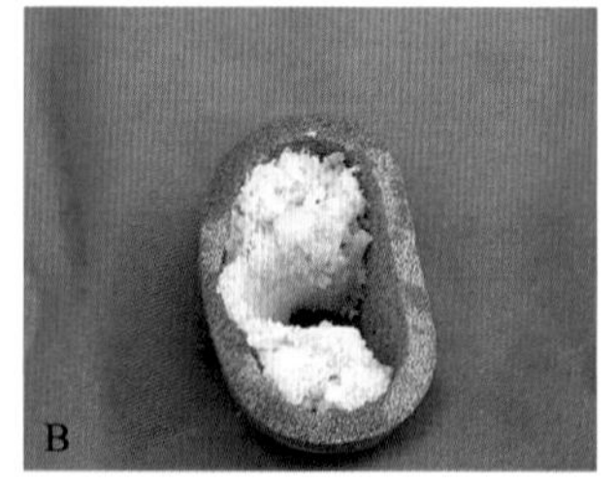

图8-3-4 胫骨锥形填充块内填充异体骨（A、B）

随访：术后3个月复查假体位置良好，患者功能恢复良好，KSS评分82分（图8-3-6）。

胫骨假体周围骨折分型：根据胫骨假体周围骨折的解剖位置和假体固定情况可将其分为4型（图8-3-7）。该分型同时评估了骨折的时间（术中-术后），相对胫骨假体骨折的部位、假体的固定情况（未定-松动），得到了广泛的认可。Ⅰ型骨折位于胫骨平台，Ⅱ

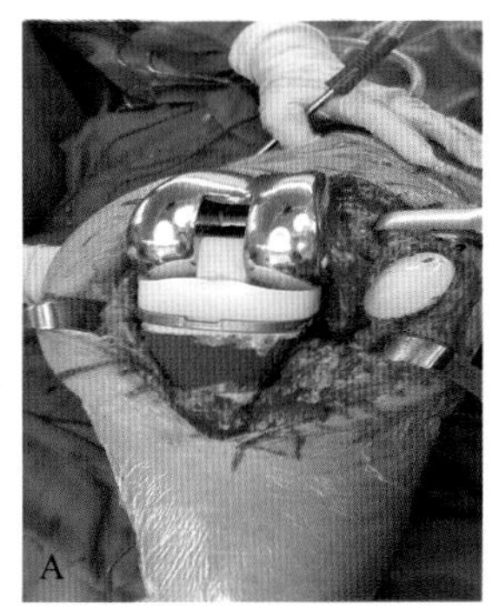

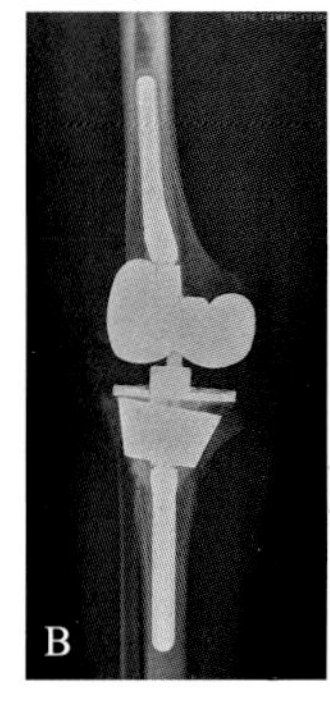

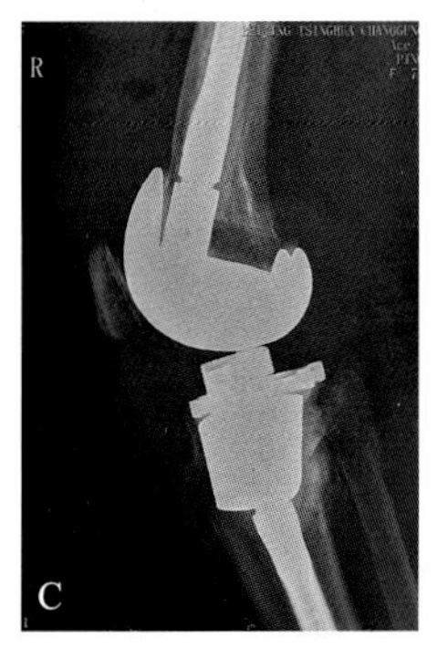

图 8-3-5 翻修后的假体及术后 X 线（A～C）

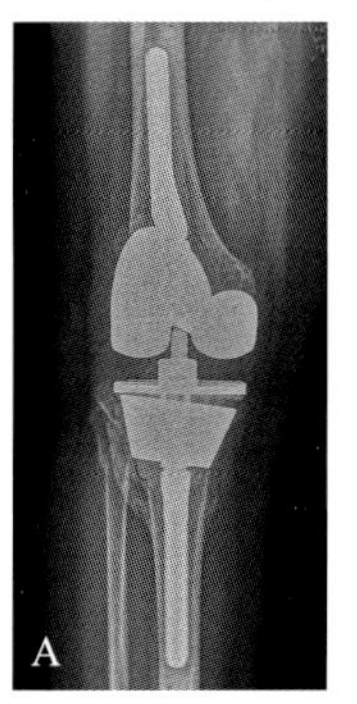

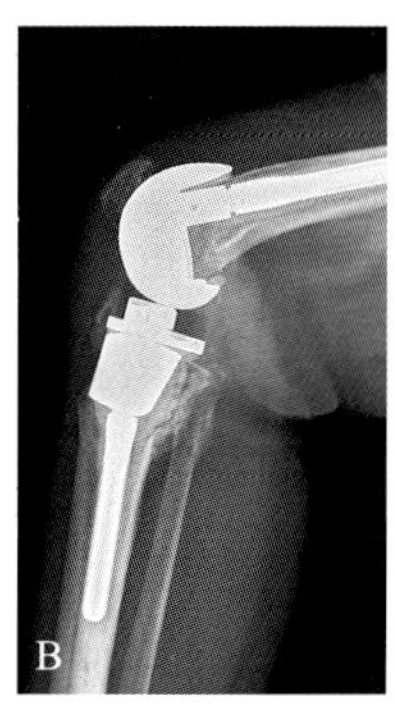

图 8-3-6 术后 3 个月随访，假体在位良好，KSS 评分 82 分（A、B）

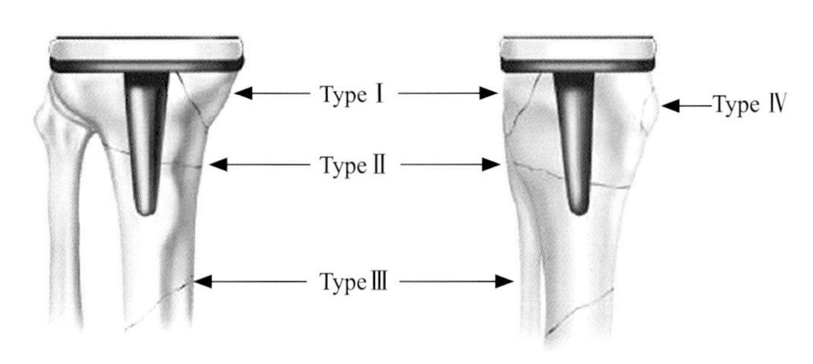

图 8-3-7 胫骨假体周围骨折分型

型骨折位于胫骨平台下方邻近假体柄，Ⅲ型骨折位于胫骨柄远处，Ⅳ骨折为胫骨结节骨折。A 型骨折在影像学上显示假体稳定，B 型骨折为具有假体松动的影像学证据，C 型骨折为术中发生的骨折。其中Ⅰ型骨折最为常见，主要发生在胫骨平台，为假体内翻安放或胫骨假体松动导致的应力性骨折。该型骨折更长发生在无龙骨或胫骨柄的早期假体设计中。Ⅱ型骨折多发生在假体柄周围，多由创伤导致，广泛骨溶解被认为是导致Ⅱ型骨折的主要原因。此例患者骨折位于胫骨平台下方邻近假体柄，同时具有假体松动的影像学证据，存在广泛骨溶解，因此为ⅡB 型骨折。Ⅲ型骨折发生假体远端且未造成假体松动。Ⅳ型骨折发生在胫骨结节处，极其罕见。

治疗：与股骨假体周围骨折相似，伴有胫骨假体松动（B 亚型）的所有类型骨折（Ⅰ型 - Ⅳ型）是至少行胫骨假体置换的翻修术的明确适应证，翻修术中可能需要进行内固定或使用长柄翻修假体。翻修假体的类型取决于胫骨骨折相对于假体固定的水平面。因此，Ⅰ型骨折可能不需要使用长柄假体，而Ⅲ型骨折必须使用一个长柄假体，这样在越过近端胫骨骨折处后可以固定在胫骨髓腔中。同时要注意，当发生ⅢB 型骨折时，骨折的部位如果远离假体，最好等骨折愈合后再进行膝关节翻修术。在固定胫骨假体后，可能需要额外的内固定来固定剩余不稳的骨块。对于近端胫骨的任何骨缺损，应使用金属加强块来获得假体稳定性。金属加强块和厚的聚乙烯内衬对于处理≤5cm 深的骨缺损是有效的。然而，一些严重的骨缺损或粉碎性骨折应该使用同种异体结构植骨、包容性填充垫块（TM CONE）甚至肿瘤假体。此例患者即存在严重的骨缺损，胫骨平台骨骼几乎被完全吸收，中央骨骼缺损，只剩周边薄层骨皮质，而该层骨皮质也已经碎裂成数块骨碎块。处理这种严重的骨缺损，我们选用 TM CONE 处理骨缺损。TM CONE 分为包容和半包容。包容性 CONE 的特点为放置稳定，同时可以进行植骨。非包容性 CONE，当放置稳定时可非水泥固定。不稳定时可采用骨水泥固定。TM CONE 的优点是具有良好的把持力，与宿主骨紧密结合获得稳定，不会被吸收，具有良好的抗压能力，同时放置简便，具有良好的填充能力。但是其也具有一定局限性，其三维的立体结构，不仅能吸附成骨细胞诱导骨长入，也能吸附细菌，使感染长期不愈，同时为适应其安放需要进行修整，这样也牺牲了一定骨量。在进行操作时要注意：要根据稳定性选择骨水泥或非骨水泥固定。要仔细准备磨钻，并时刻注意 TM CONE 与宿主骨间的稳定性。图 8-3-8 总结了胫骨假体周围骨折的治疗路线图。

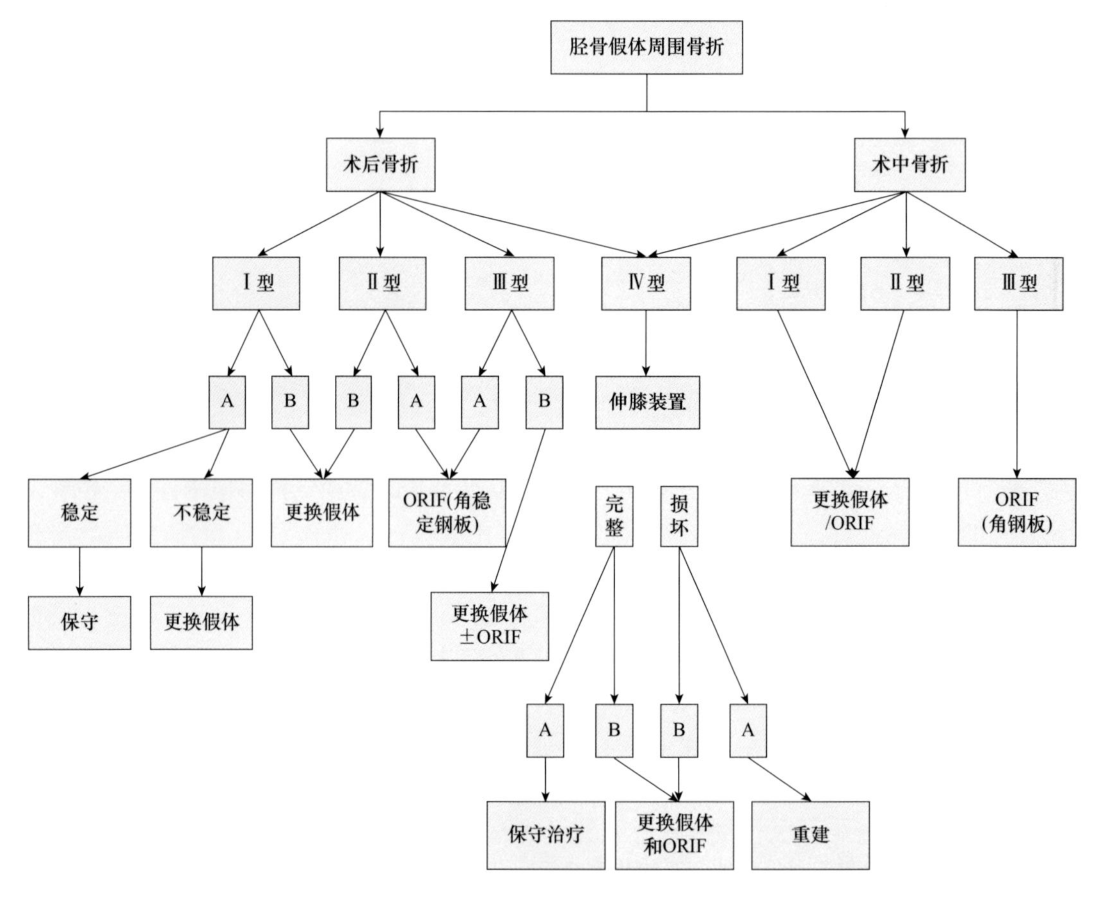

图 8-3-8 胫骨假体周围骨折治疗方案

三、讨论与总结

假体周围骨折的治疗不同于一般骨折，处理起来比较困难。假体周围骨折的治疗难点在于：①人工假体的存在使处理一般骨折的一些常用方法无法得以应用，②骨折部位的假体周围骨质常合并不同程度的骨丢失与骨缺损，会导致修复及其困难；③骨折常发生于骨量差的患者，容易导致内固定的失败；④多数患者为高龄患者，并存病较多，骨折愈合能力差；⑤处理假体周围骨折时在将骨折固定的同时必须充分考虑假体的固定情况；⑥连接在韧带和骨折碎片上的附件会导致膝关节潜在的不稳定以及膝关节正常弯曲角度的局限等问题，而膝关节不稳可能需要使用限制性假体，带来限制性假体可能引起的问题。

对于术中发生胫骨假体周围骨折的病例，治疗方案与骨折特点和部位有关。大多数术中骨折发在胫骨平台处，通常没有移位，往往在术后拍片时才发现，对于这些病例，无需手术干预，术后部分负重和影像学随访即可。对于移位骨折，可能需要额外固定。对于不稳定的ⅠC骨折，先用螺钉固定骨折块，然后将长柄假体通过骨折部位放入到胫骨髓腔内。ⅡC型骨折使用长柄胫骨假体和移植骨处理骨折部位的骨缺损。ⅢC型骨折使用坚强内固定。

对于术后骨折的病历，治疗方案取决于骨折部位、移位情况和假体的稳定情况。如果假体位置正常，固定稳定，骨折移位轻微闭合复位和石膏固定即可获得良好结果。然而，移位严重、骨折不稳定，即使假体固定牢固也必须采用切开复位内固定的方法。在这种时候通常使用钢板进行内固定因为胫骨假体的存在妨碍髓内钉安放。对于骨量严重丢失的膝关节，胫骨柄周围的锁定钢板和锁定螺钉即可获得牢固固定。要特别注意的是移位ⅠA型骨折即使假体没有松动也应该更换胫骨假体，因为这种骨折类型通常存在假体内翻或外翻，这种力线不正会产生更高应力再次导致假体松动。同时这类骨折通常存在内侧胫骨平台缺损，会用到金属或骨骼加强块

四、专家点评

作者在该病例中介绍了膝关节假体周围骨折的分型和如何处理。胫骨假体周围骨折比较罕见，治疗起来也比较复杂。其所面临的挑战包括骨量较差、愈合能力降低以及在老年人中的生物和生理储备较差。治疗方案取决于骨折部位、移位情况和假体的稳定情况。骨折伴有假体松动和/或柄位置移位以及骨折一移位通常需要手术干预。对于Ⅰ型骨折，由于胫骨假体通常内翻，建议行膝关节翻修术，翻修术中胫骨平台内侧缺损通常必须使用金属或骨头加强块。对于Ⅱ型骨折，如果假体固定良好、骨折移位很小建议行非手术治疗。如果骨折移位明显或假体松动建议使用长柄假体进行翻修。有时，对于骨丢失严重的患者可能需要采用同种异体结构植骨、包容性填充垫块（TM CONE）甚至肿瘤假体。对于假体稳定的Ⅲ型骨折，可能需要使用内固定进行骨折复位。罕见的Ⅳ型骨折可以采用切开复位内固定治疗，对于可能导致骨折发生的骨溶解缺损可以采用合适的骨移植技术进行处理。作者在该病例中介绍了胫骨假体周围骨折分型及治疗方法，通过图表形式使读者一目了然，对胫骨假体周围骨折患者的手术有极大的指导意义。在临床工作中，大多数胫骨假体周围骨折的患者可以达到功能恢复和无痛关节的主要目标。我们应尽一切可能避免这类并发症。对于骨质疏松严重的患者要格外注意。合适的截骨，准确的假体安放位置，轻柔的打击假体，避免应力集中，这些都有助于避免胫骨假体周围骨折。

（孙长鲛　蔡　谞）

病例 4　多学科合作，建立“人生最后一次骨折”诊疗绿色通道

一、病历摘要

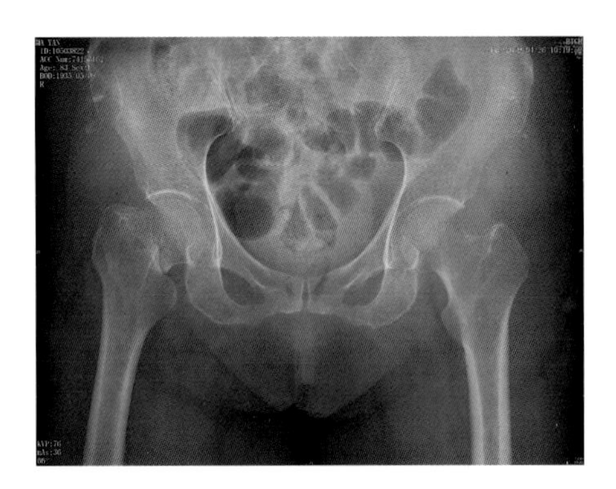

图 8-4-1　术前 X 线

患者，84 岁老年女性。入院前 1 天在家洗澡时不慎滑倒，导致右髋关节疼痛、肿胀、活动受限，于我院急诊就诊，查 X 线（图 8-4-1）、CT（图 8-4-2）示右股骨颈骨折，急诊收入院。

既往史：11 年前因肺栓塞住院治疗，期间低分子肝素、华法林抗凝，目前口服华法林 1.5mg，每日 1 次持续抗凝治疗。否认高血压、冠心病、糖尿病等慢性病史，否认血友病、再障等血液系统疾病史，否认其他手术及重大外伤史，否认肝炎、疟疾等传染病史，否认药物及食物过敏史，否认输血史，预防接种史不详。个人史及家族史无特殊。

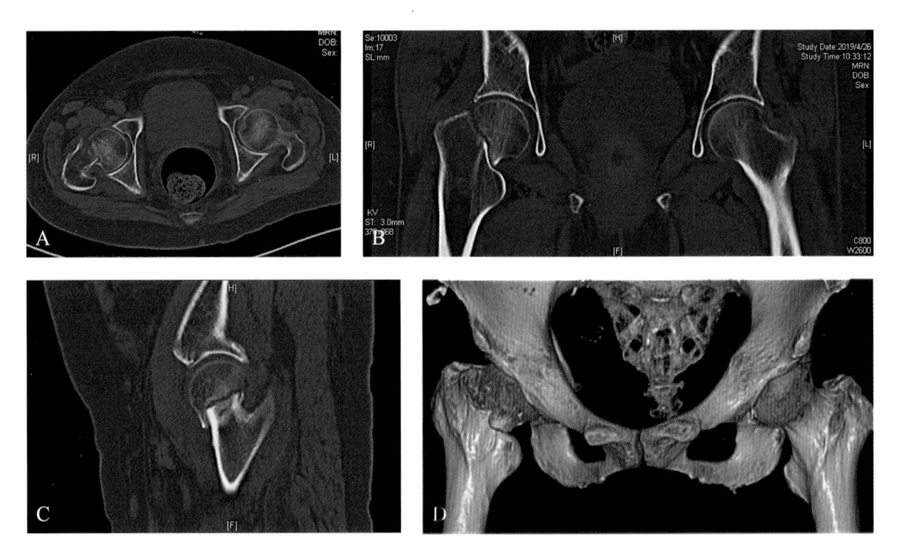

图 8-4-2　术前 CT（A～D）

查体：体温 36.5℃，脉搏 78 次 / 分，呼吸 20 次 / 分，血压 125/78mmHg。一般情况可。平车推入。双肺少量湿啰音。心前区可闻及 3 级收缩期杂音。左下肢无畸形，皮肤无溃疡、窦道、水泡及分泌物，无皮疹、出血点与紫癜。双侧无下肢静脉曲张。双下肢皮肤感觉及血运良好，双足背动脉搏动触诊不清，双胫后动脉搏动良好。右髋关节屈曲外旋，压痛及叩痛明显，活动因疼痛未查；左髋关节活动自如，两侧膝及踝关节活动正常。

二、临床决策

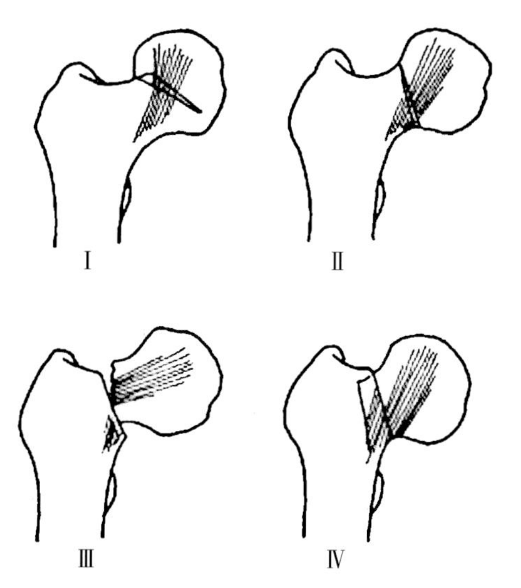

图 8-4-3 股骨颈骨折 Garden 分型

（Ⅰ型为不完全骨折或嵌插型骨折，Ⅱ型为完全骨折但无移位，Ⅲ型为部分移位型骨折，Ⅳ型为完全移位骨折。）

1. 诊断及鉴别诊断

结合患者病史、查体及影像学检查，右股骨颈骨折诊断明确。

鉴别诊断方面，首先需同病理性骨折鉴别。该类骨折主要由于骨转移性肿瘤或骨原发性肿瘤侵蚀骨质，轻度外力或活动时就可导致骨折。患者有明确外伤史，无肿瘤病史，该诊断可能性不大，入院各项影像学检查不支持该诊断。同时需鉴别是否为陈旧性骨折，该患者此次外伤史明确，症状体征明显，可基本排除陈旧性骨折可能。

对于骨折，需明确骨折类型，以指导进一步治疗。股骨颈骨折常用的分型为 Garden 分型（图 8-4-3），该患者分型为 Garden Ⅳ型。

2. 术前绿色通道评估

患者高龄，合并肺栓塞病史，长期口服华法林抗凝。为全面评估患者病情，排除手术禁忌，患者入院后即进入绿色通道，完善各项血液化验、心电图、胸片、心脏超声、下肢静脉超声、颈动脉超声、头颅 CT、肺动脉增强 CT、下肢血管增强 CT 等各项术前检查，同时请全科医学科高年资医师共同术前评估，排除手术禁忌。

术前评估明显异常结果：

凝血六项：国际标准化比值 1.59↑，D- 二聚体试验 4.09mg/L，纤维蛋白（原）降解产物测定 11.33mg/L。

超声心动：左房增大，室间隔稍厚；主动脉瓣钙化性中度狭窄（PGmax44.2mmHg，PGmn27.5mmHg），微量反流；二尖瓣少量反流；三尖瓣中量反流，肺动脉收缩压增高（估测肺动脉收缩压 75mmHg）；左室射血分数正常范围。

血气分析：氧分压 50.0mmHg。

全科医学科评估：患者 11 年出现肺栓塞，给予长期华法林抗凝治疗，患者 11 年来无明确血栓事件，肺动脉压升高缓慢，患者无头晕、黑矇，抗凝期间无新发血栓，超声心动心功能尚可，但肺动脉压升高明显，尚需专科评估，建议多学科讨论。

多学科讨论：患者完成绿色通道各项术前评估后，因手术风险高，延请心内科、呼吸科、心脏外科、麻醉科、重症医学科等相关科室行多学科讨论。讨论后认为患者无手术绝对禁忌，可于密切监护下行手术，术后需于 ICU 监护治疗。

3. 手术

综合患者年龄、骨折类型、术前健康状态等，经科室讨论后决定行人工股骨头置换术。术中采用全身麻醉，手术顺利，假体置入位置良好，术后患者入 ICU 监护治疗。

4. 术后治疗及并发症处理

患者术后第 2 天病情稳定后，由 ICU 转至骨科病房治疗。常规予预防感染、止痛、抗凝等治疗，定期复查血常规、肝肾功能、凝血功能、血气分析、下肢静脉超声等。患者术后生命体征平稳，未出现肺部感染、压疮、下肢静脉血栓等并发症。拔除导尿管后，患者出现尿频症状，伴有高热，抽取血培养见革兰阴性杆菌阳性，考虑泌尿系感染，予喹诺酮类药物抗感染治疗后，患者症状消失，未再次出现发热，且多次尿培养阴性。

患者术后复查 X 线（图 8-4-4）示假体位置良好，牢固在位。术后 3 日即在骨科医生及康复科医生指导下练习站立、行走。骨科治疗结束后，患者转至康复科进一步康复治疗。

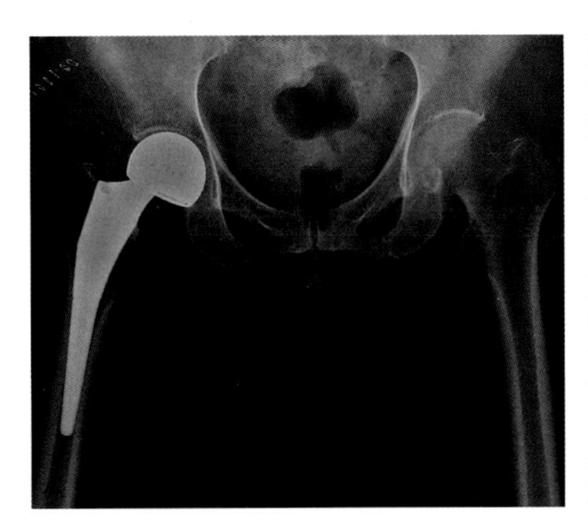

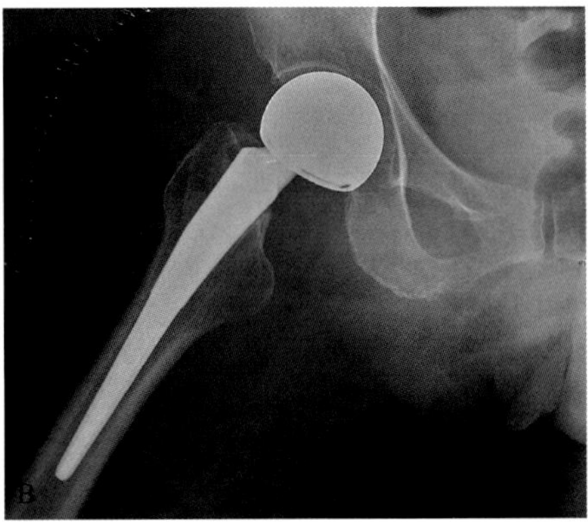

图 8-4-4 术后 X 线（A、B）

三、讨论与总结

包括股骨颈骨折、股骨转子间骨折等在内的老年髋部骨折，致死及致残率高，被称为人生“最后一次”骨折。对于该类型骨折等治疗，是目前创伤骨科工作的重点及难点之一。

1. 老年股骨颈骨折是否需要手术

对于无移位的股骨颈骨折，保守治疗是可考虑的一种选择；但保守治疗有很高的再次移位风险，且需长期卧床。老年股骨颈骨折患者，常合并高血压、糖尿病、冠心病等慢性疾病，长期卧床可导致下肢深静脉血栓、肺部感染、压疮、尿路感染等并发症，增加老年患者的死亡率。因此，对于老年股骨颈骨折患者，不论骨折是否移位，手术治疗是其治疗首选。而保守治疗仅适用于内科合并症多，经评估后无法耐受手术的患者，预期寿命较短的患者，以及重度痴呆无法配合手术及术后康复的患者。

2. 老年股骨颈骨折手术时机

对于老年股骨颈骨折的手术时机，国内外文献报道不一，但都强调尽早手术的重要性。一般来说，如无特殊情况，我科于伤后 48h 内完成手术。

3. 手术方式选择

股骨颈骨折的手术方式选择，需根据骨折类型、患者年龄、健康状况以及活动需求等综合判定。

对于年龄小于65岁的患者，应首选闭合复位内固定，如果复位不满意，则辅助切开复位内固定术。内固定多选择三枚空心钉内固定。对于年龄在65～75岁之间的患者，如骨折无移位，患者骨质较好，可行内固定术。如骨折移位明显，复位困难，则选择髋关节置换术。对于预期寿命较长、伤前活动良好、术后活动需求大的患者，或者合并髋关节疾病者，行全髋关节置换术。对于预期寿命较短、伤前活动较差者，可行人工股骨头置换术。对于年龄在75岁以上的患者，若患者骨折尚可且骨折无明显移位，仍可选择内固定术；而移位明显患者大多采取人工股骨头置换。

4. 多学科合作、绿色通道

老年股骨颈骨折患者的治疗，不仅涉及骨科医生对于骨折本身的治疗，更需要包括全科医学、相关内科专科、麻醉科、重症医学科、康复医学科等在内的多学科共同配合治疗。老年股骨颈骨折患者要求尽早手术，且术后各种并发症可能性大，通过绿色通道完成围手术期评估、治疗是治疗成功的最有效保障。

四、亮点精粹

（1）绿色通道提速，多学科协力治疗老年股骨颈骨折患者。

（2）老年股骨颈骨折大多可通过及时手术取得良好的疗效，手术方式选择需根据患者年龄、术前活动状况、术后需求、骨折类型等综合判定。

（袁 野 潘勇卫）

病例5 复杂骨盆骨折合并多发创伤

一、病历摘要

患者1h前施工时不慎被大块岩石砸伤，致腹部疼痛、腰背部疼痛、下肢活动受限，无意识丧失，由救护车送至我院急诊抢救室。初步查体：体温36℃，脉搏111次/min，呼吸19次/min，血压61/41mmHg，血氧饱和度100%，平车入室，平卧位，神清，痛苦面容，双下肢遵嘱活动，瞳孔5mm，等大，对光反射迟钝，右侧眶上可见1cm伤口，无活动出血。院外检查：无。

二、临床决策

初步评估：首先形成以创伤骨科医师为核心的创伤小组，指挥患者的抢救与处理。按照ABCDE的顺序完成患者基本评估：气道、呼吸、循环、功能障碍与暴露，确认无气道、呼吸方面问题后，予吸氧、心电监护，迅速建立双静脉通路补液（乳酸钠林格）及导尿，在完成配血及抽血检查（血常规、ABO＋RH 血型、血气分析、凝血六项、肝功能、肾功能、感染八项）的同时，进行全面查体。查体：神清，对答可，双侧瞳孔 5mm，等大，对光反射稍迟钝，右侧眼眶上部可见 1cm 伤口，深及皮下，背部可见淤青；颈部无压痛，活动可；胸骨未及压痛，季肋部可及压痛，呼吸大致正常；腹软，下腹部压痛，未见明显反跳痛；骨盆挤压分离阳性，后背部压痛，叩击痛阳性；肛门指诊指套未染血，可疑触及耻骨支骨折断端，四肢活动及感觉未见明显异常，双足背动脉及胫后动脉无法触清，尿袋导尿为鲜红色。予腹带临时固定骨盆；请胃肠外科、血管外科、神经外科、泌尿外科会诊。待患者生命体征平稳后，前往 CT 室完善头颅 CT、颈椎 CT、胸部 CT、全腹部 CT 平扫、髋关节 CT 平扫，搬运以脊柱损伤搬运为标准。后返回急诊抢救室。

初步诊断：①休克；②骨盆骨折；③腰椎骨折（L1）；④右第 8～12 肋骨骨折；⑤腹腔积液出血？⑥膀胱损伤；⑦创伤性硬膜下出血；⑧软组织损伤。

鉴别诊断：①心源性休克；②神经源性休克；③感染性休克。

治疗决策：患者入院 1h 后突然出现心跳骤停，自主呼吸消失，血压 40/20mmHg，血氧饱和度持续下降，瞳孔散大，无对光反射，立即予心外按压，紧急气管插管，机械通气。每 3min 注射肾上腺素，多巴胺持续泵入，约 10min 后患者自主心律恢复，血氧饱和度增加至 90% 以上。继续抗休克、静脉应用血管活性药物，并积极输血治疗。多科会诊后，决定由骨科、血管外科、胃肠外科、泌尿外科联合急诊手术，首先由急诊外科行大动脉造影术。

手术技术：入院当日急诊由血管外科医师首先行大动脉造影术，术中可见髂内动脉壁支血流尚可，脏支可见血流中断，予髂内动脉栓塞术；后胃肠外科医师开腹探查，术中见直肠上段和升结肠挫伤，膀胱破裂，升结肠广泛挫伤。与此同时，骨科医师行骨盆闭合复位外固定架固定术，术后泌尿外科医师行膀胱造瘘术；胃肠外科继续回肠末端造瘘，距离回盲部约 30cm 处切断回肠血管弓后，近侧小肠经右侧腹壁单腔造瘘；患者伤后 17d，骨科医师行骨盆闭合复位内固定术，双侧置入 LC2 空心螺钉（直径 7.0mm，长度 130mm）各 1 枚，固定双侧髂骨骨折；经左侧骶髂关节、骶 2 椎体，贯穿到对侧骶髂关节置入一枚空心螺钉（直径 7.0mm，长度 130mm），固定两侧骶髂关节；经左侧骶髂关节、骶 1 椎体置入一枚空心螺钉（直径 7.0mm，长度 95mm），透视前环，双侧耻骨坐骨支骨折粉碎严重，无法用螺钉固定，决定保留原外固定架固定骨盆前环。

三、讨论与总结

多发创伤患者的处理包含以下方面：

（1）成立抢救小组：根据首诊负责制，形成由首诊医师为核心的抢救小组；在本病例中，骨科医师作核心指挥患者的抢救与处理。

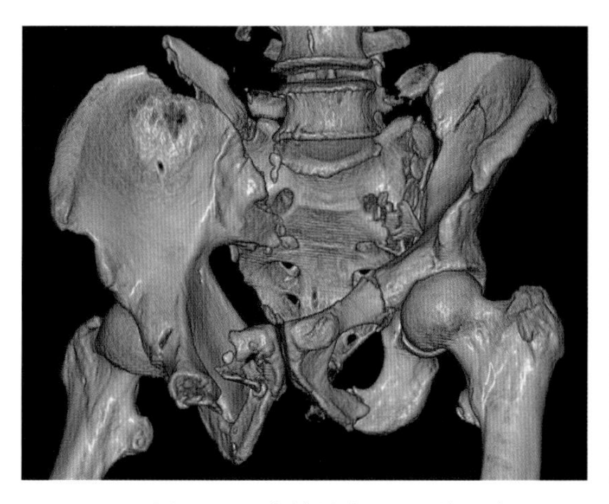

图 8-5-1 术前骨盆 CT 三维重建

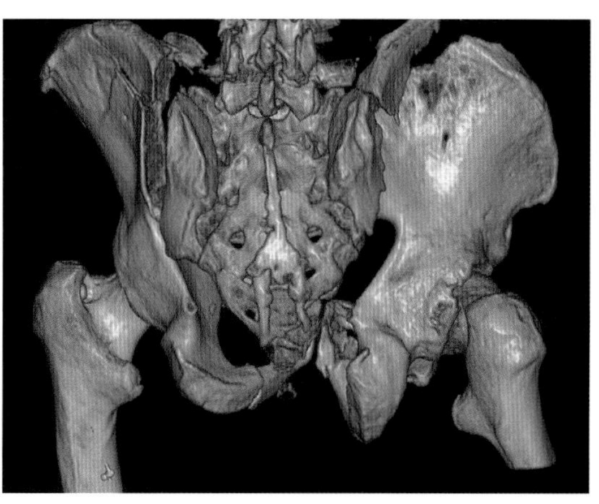

图 8-5-2 术后骨盆正位 X 线片

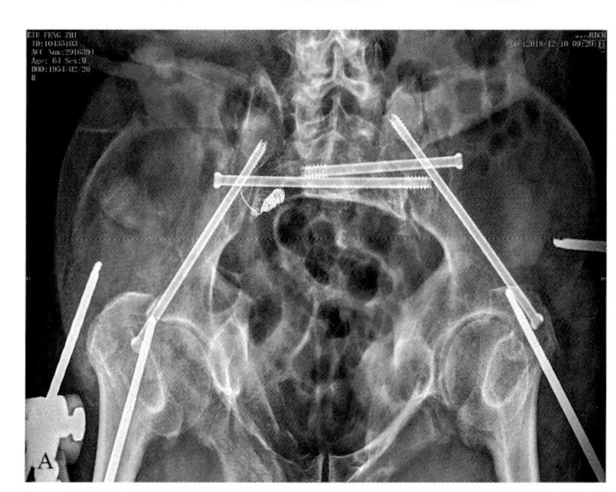

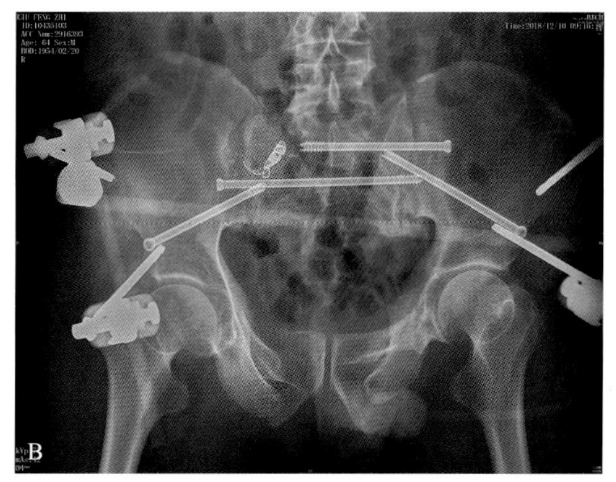

图 8-5-3 术后骨盆入口位 X 线片（A、B）

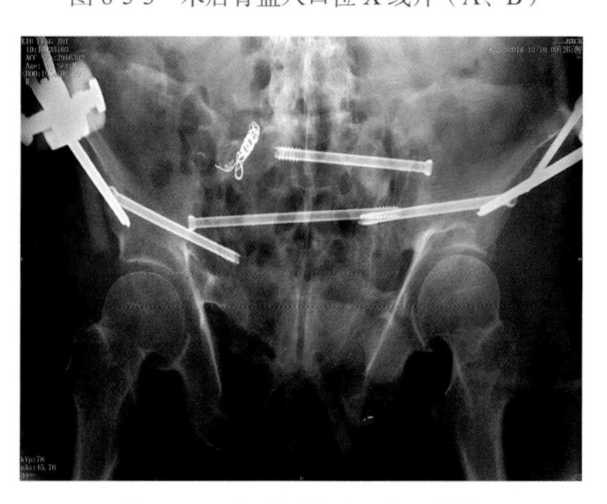

图 8-5-4 术后骨盆开口位 X 线片

（2）初步评估：按照 ABCDE 的顺序完成基本评估；显露（E）需去除创伤患者所有衣物，全身检查损伤的症状和相关体征。评价包括头部、胸部、腹部、脊柱的损伤，明确所有肢体和骨盆损伤，同时应仔细评估肢体远端的神经血管情况；骨盆不稳定可导致肢体长度的差异，包括患侧下肢的短缩或显著的内外旋畸形；评估骨盆稳定性的前后及侧方挤压试验只能进行一次；会阴部须仔细检查，以防遗漏骨盆开放骨折损伤，所有骨盆环断裂的创伤患者都应进行直肠检查，女性还应进行阴部检查，骨盆环损伤的患者若遗漏了同时合并的直肠或阴部贯通伤，预后会很差。O'Brien 和 Dickson 提出了一系列治疗步骤，然而，他们推荐各医疗机构根据自身具体资源和设备状况制定自己的方案。

（3）休克的早期处理：直接控制明显的出血；建立大孔径的静脉通路，使用乳酸钠林格液复苏，监测尿量、中心静脉压、pH 值；连续监测红细胞比容，必要时输血；使用支具固定不稳定骨折，减少出血，本例采用腹带临时固定骨盆；可考虑血管造影（必要时行栓塞），或立即手术。

（4）输血：最好使用交叉配型的全血，实验室交叉配血与血液准备大约需要 1h；将血液复温，有助于防止体温过低；监测凝血因子、血小板、血钙水平；必要时使用气压抗休克衣或军用抗休克裤。

（5）急症手术的指征：出血继发于：肝、脾、肾等实质器官脏器损伤，应予开腹探查；主动脉、腔静脉或肺血管撕裂，应予开胸探查；颅骨凹陷性骨折或急性颅内出血，应予开颅手术。

（6）放射学评估；创伤系列影像学检查应包含以下方面：颈椎侧位片，必须能够包含 7 个颈椎和 T1 的顶部，必要时行 CT 扫描；在未获得合适的 X 线或 CT 除外颈椎损伤前，应使用硬质颈托保护；若有任何原因的意识不清（酒精中毒），也不能直接除外颈椎损伤可能；胸部正位；骨盆正位片；多部位损伤可使用 CT 扫描代替 X 线片。

（7）骨盆骨折的治疗的手术指征：手术治疗的绝对适应证包括开放骨盆骨折或合并内脏穿孔需要手术干预的患者；伴有血流动力学不稳定的开书样骨折或垂直不稳定骨折。手术治疗相对适应证：耻骨联合分离＞2.5mm；下肢长度差异大于 1.5cm；旋转畸形；骶骨骨折移位＞1cm；难以控制的疼痛。

（8）手术技术

外固定：可于髂嵴前部打入 2～3 枚直径 5mm 的外固定针，间隔 1cm，或者以前后方向在髋臼上方区域打入一枚外固定针（Hanover 架），连接外固定架。外固定架是一种复苏急救时的固定方法，作为骨折的最终固定只能用于前方的骨盆损伤；而不能作为后方不稳定型损伤的最终治疗。

内固定：髂骨翼骨折可采用切开复位，应用拉力螺钉与中和接骨板进行稳固的内固定；耻骨联合分离最常用的是接骨板固定，若存在开放性损伤，直肠或膀胱损伤，则需要骨科、胃肠外科或创伤科、泌尿外科医生共同合作制定最佳的治疗方案；骶骨骨折一般采用接骨板或非加压骶髂螺钉进行固定；单侧骶髂关节脱位可直接使用骶髂关节螺钉或应用骶髂前方接骨板进行固定；不稳定的双侧后方断裂，骨盆移位部分可通过后方螺钉与骶骨体进行固定，此外，这些病例还可在腰椎与骨盆之间固定。

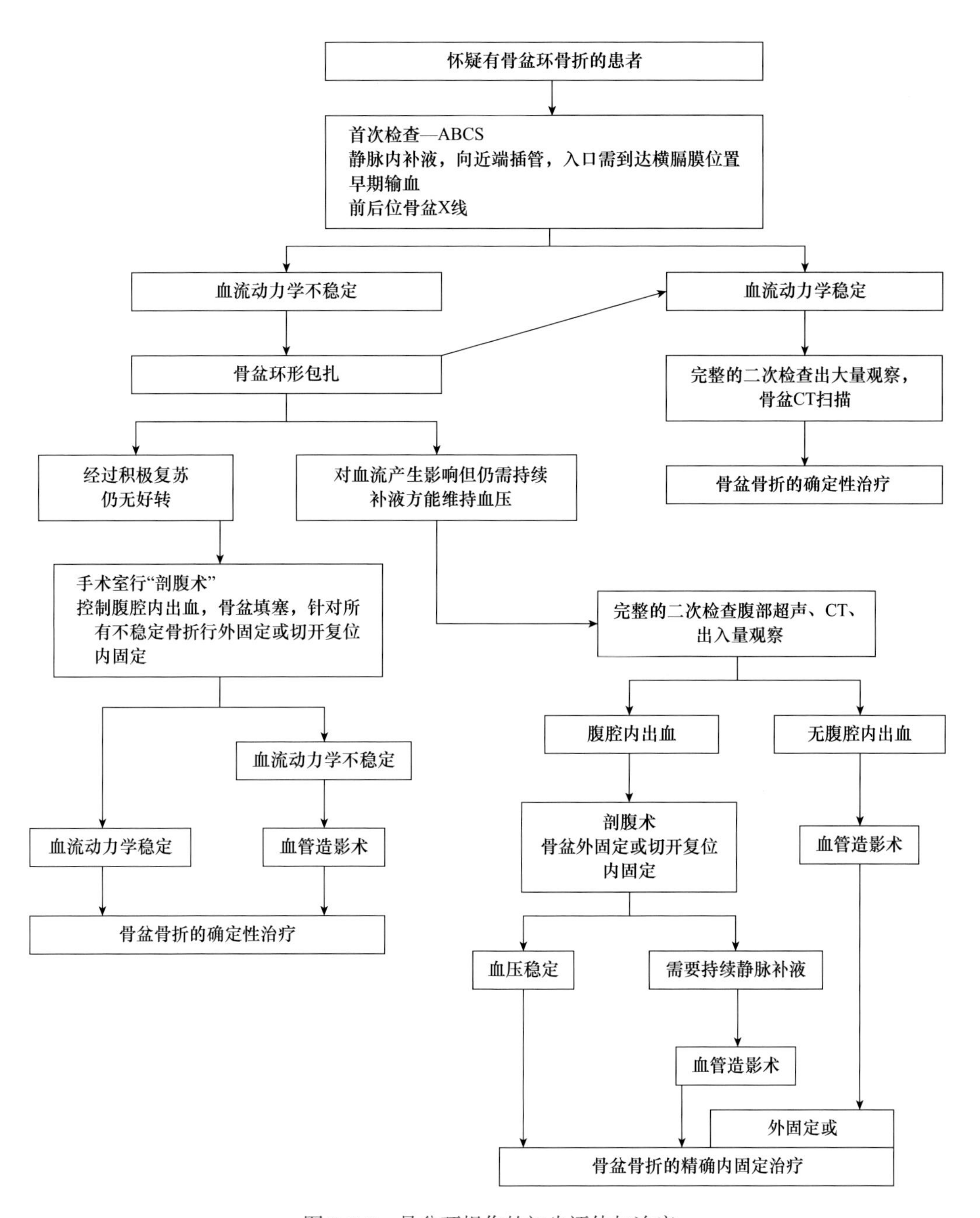

图 8-5-5 骨盆环损伤的初步评估与治疗

（源自 O’Brien P J, Dickson K F. Pelvic fractures: evaluation and acute management. Orthopaedic Knowledge Update (Trauma). Rosemont, IL: American Academy of Orthopedic Surgeons, 2005: 233-241.）

（何大炜 潘勇卫）

病例 6　股骨非典型骨折

一、病历摘要

患者李某，女，63 岁。因“不慎摔倒后左下肢肿痛、活动障碍 4h”来诊。患者入院前 4h 转身时出现左大腿疼痛，站立不能，而后摔倒，无头晕、头痛、意识障碍，可详细回顾受伤过程。

体格检查：左下肢外旋、短缩畸形，无明显皮肤破损，左大腿近端软组织稍肿胀，无明显淤青。左髋压痛、纵向叩击痛（＋）。左下肢活动受限，屈髋障碍，足踝活动尚可，双下肢皮肤无明显感觉异常，病理征未引出。

辅助检查：急诊 X 线检查提示左股骨转子下骨折（图 8-6-1）。

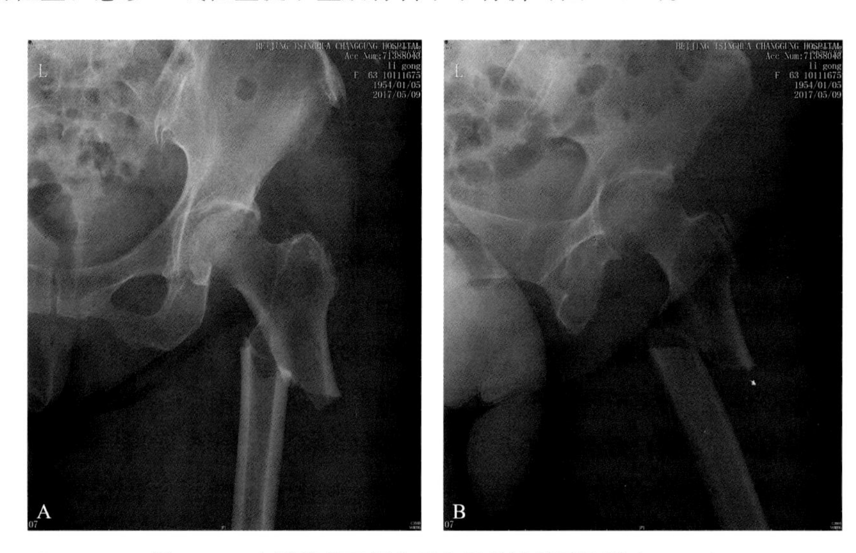

图 8-6-1　左髋关节正侧位示左股骨转子下骨折（A、B）

既往高血压史，口服氯沙坦钾氢氯噻嗪片、琥珀酸美托洛尔缓释片治疗，平素血压控制可。重度骨质疏松病史，长期口服阿仑膦酸钠、碳酸钙、骨化三醇等药物治疗。

二、临床决策

患者初步诊断：①左股骨转子下骨折，②重度骨质疏松，③高血压病。

根据患者在急诊拍摄的髋关节 X 线影像，考虑诊断左股骨转子下骨折是明确的。骨折的治疗分为保守治疗与手术治疗。保守治疗要求患者患肢穿防旋鞋，保持患肢旋转中立位，卧床 3 个月，以期骨折愈合。而手术治疗的主流选择是闭合复位、髓内固定。据统计，老年髋部骨折保守治疗患者死亡率达约 30%，死亡原因以下肢静脉血栓形成、坠积性肺炎、压疮等长期卧床并发症为主，更有统计结果提示老年髋周骨折保守治疗患者 1 年生存率不高于 50%，且致残率高达 80%。故目前共识是：老年髋周骨折患者在没有明确的手术禁忌的情况下，应积极行内固定术治疗，且应视为限期手术。

经初步评估心肺功能等，考虑患者一般情况尚可，可耐受手术治疗。为避免发生卧床并发症，予急诊行左股骨转子下骨折髓内固定术治疗。术后复查 X 线如图（图 8-6-2）。

内固定治疗后患者可翻身、坐起，鼓励早期部分负重，可扶双拐下地活动。术后每 6 个月复诊（图 8-6-3～图 8-6-5）。

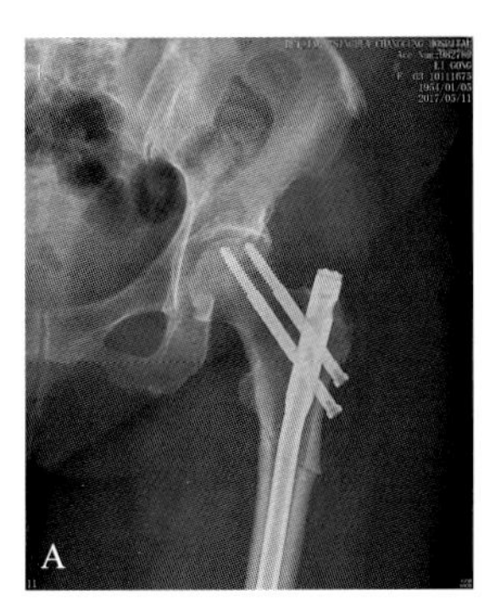

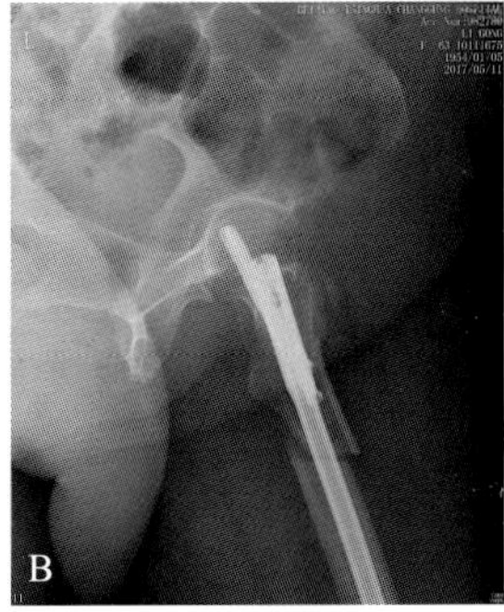

图 8-6-2　左股骨髓内固定术后

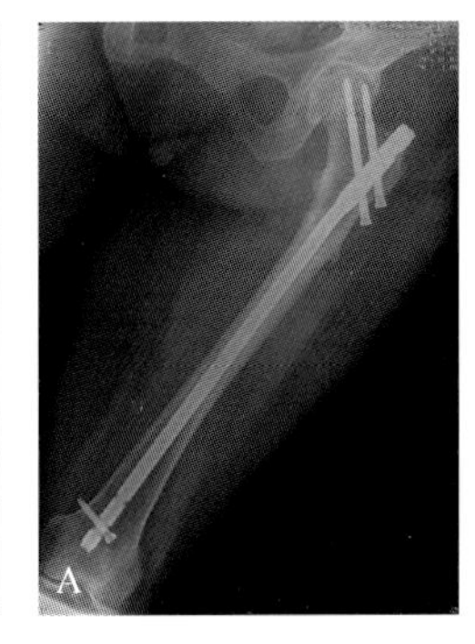

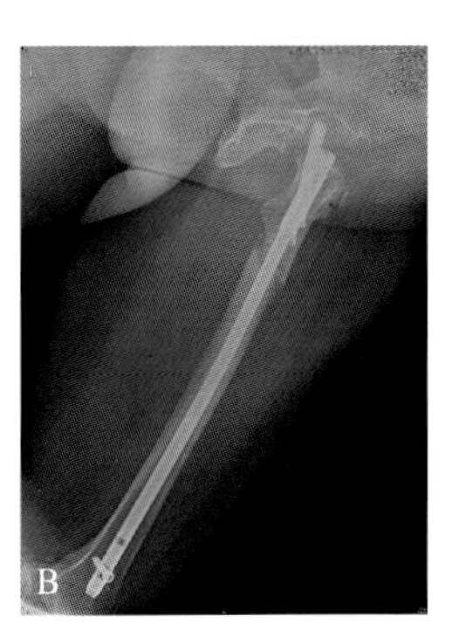

图 8-6-3　术后 6 个月

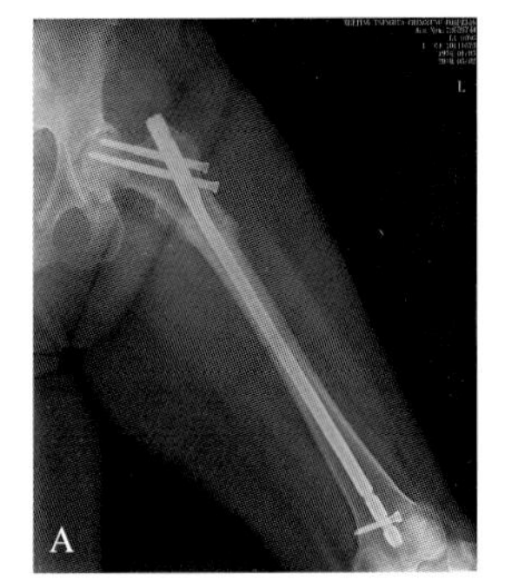

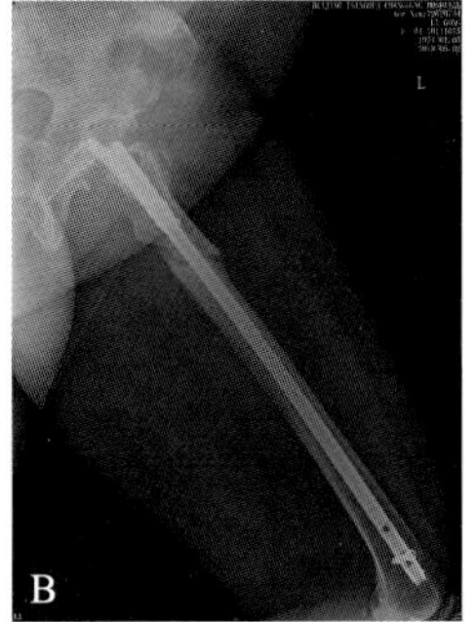

图 8-6-4　术后 1 年

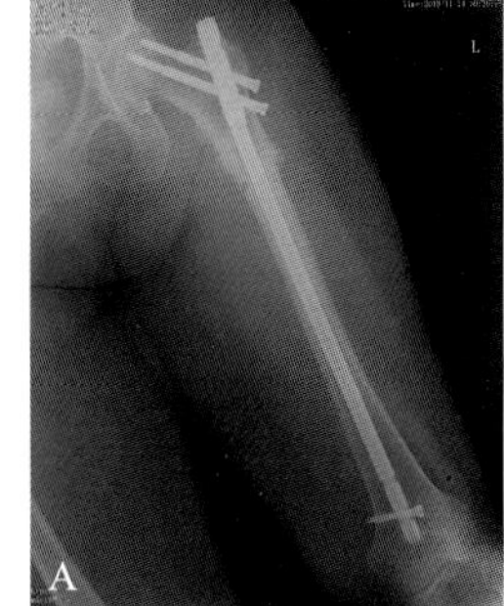

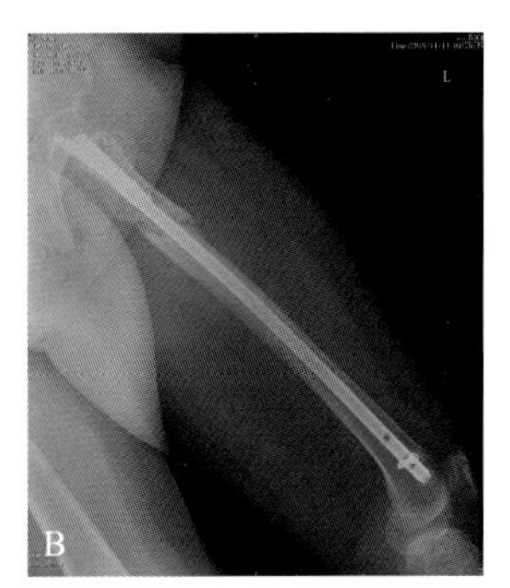

图 8-6-5　术后 1 年 6 个月

三、讨论

治疗就结束了吗？

1. 这只是个股骨转子下骨折么？

股骨转子下骨折系股骨小转子及以远 5cm 以内的骨折，占髋部骨折 10%～30%，常见于高暴力损伤或病理性骨折。追问患者受伤史，明确无明显暴力外伤，摔倒前转身时发生大腿近端剧痛，而后摔倒。故可判断：患者在摔倒前因“转身”这样一个低暴力动作即已发生了骨折，而后摔倒，依此，当高度怀疑患者存在病理骨折的可能。

回顾患者病历资料，无明确肿瘤病史，患者曾在骨折前 1 个月因“左腿疼痛”就诊于我院门诊，行 MRI 检查，未见明显骨折、脱位或占位迹象（图 8-6-6），仅见左股骨转子

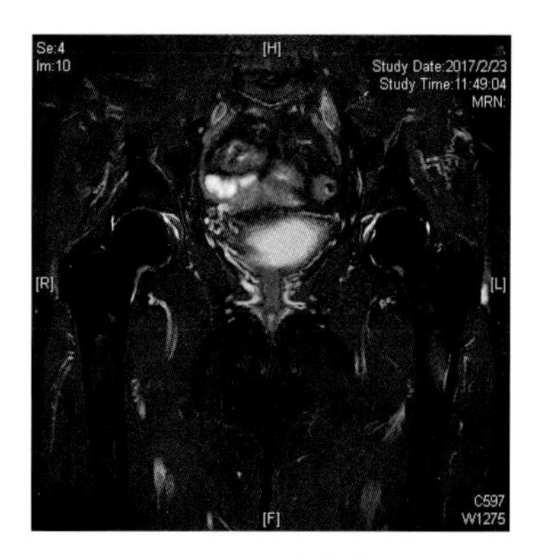

图 8-6-6　患者受伤前 1 个月 MRI 见左股骨转子下水肿信号

下水肿信号，门诊以“骨挫伤”予对症止痛治疗，嘱患者避免剧烈运动。因患者骨质疏松病史，继续按既往方案予阿仑膦酸钠（患者已服用此药 5 年）＋碳酸钙＋骨化三醇治疗。但术后回顾此 MRI 及患者的受伤机制，显然单纯的“股骨转子下骨折”诊断不足以解释患者病史、受伤机制及影像学特征，应考虑“不典型股骨骨折”。

2. *什么是不典型股骨骨折？*

美国骨科研究学会（The American Society for Bone and Mineral Research，ASBMR）对于完全及不完全非典型股骨骨折的特征归纳如下，主要特点包括：①骨折位于自股骨小转子以远至股骨髁以近的骨干范围；②骨折无明显创伤史或仅有低暴力损伤史；③骨折线为横形或短斜形；④骨折非粉碎性或微粉碎性；⑤完全性骨折贯穿两侧骨皮质，而不完全骨折只涉及外侧骨皮质。非典型性骨折的诊断应当满足至少 4 条上述主要特点。同时，有些症状常伴随于非典型骨折，但并不是诊断所必须的，被称为次要特点，包括：①骨折区域出现局部增厚的骨膜或骨内膜；②单侧或双侧前驱症状，如腹股沟或大腿的钝痛或酸痛；③双侧完全或不完全性股骨干骨折；④延迟愈合。回到此列患者，其骨折部位、受伤机制、形态、粉碎程度，符合主要特征中的 4 项，并且在 1 个月前已经出现明显的前驱症状，应当诊断股骨非典型性骨折。

目前普遍认为，双膦酸盐的应用与股骨非典型性骨折密切相关。据统计，美国每年 10 万人中 20 到 30 人发生股骨转子间折以及股骨干骨折。股骨非典型性骨折发病率远远低于股骨转子间折及股骨干骨折的总发病率，服用双膦酸盐药物的患者发生股骨非典型性骨折仅占所有骨折的 0.4%。ASBMR 发现，服用双膦酸盐 2 年后，每年 10 万人中有 2 人出现股骨非典型性骨折，而服用 8 年后增加至 78 人，提示股骨非典型性骨折发病率在正常人群中很低，但随着双膦酸盐服用时间的延长而升高。除此之外，应用狄诺塞麦［美国食物与药品管理局（the US Food and Drug Administration，FDA）批准的一种治疗妇女骨质疏松性骨折的药物］以及不使用以上药物的骨质疏松患者也同样会发生股骨非典型性骨折。

3. *治疗策略是否妥当？*

就本病例而言，患者已明确发生了完全骨折，正如前文所述，为避免长期卧床造成的并发症，尽可能改善患者生活质量，手术治疗是具有充分指征的。但从内固定方式的选择策略上，是否和普通股骨转子下骨折一样呢？

在针对非典型骨折的回顾性分析中，有学者比较了钢板固定和髓内钉固定的预后，结果是钢板治疗再手术率（38% *vs* 22%）和内固定失败率（29% *vs* 11%）高于髓内钉治疗，这样的结果和普通的转子下骨折两种内固定方式的结果是类似的，选择髓内的固定更有优势。但在非典型性骨折的患者中，髓内钉治疗股骨非典型骨折初次愈合率较低，只有 54%。也就是说有 46% 的患者需要二次手术治疗。非典型性骨折的预后并不理想。

4. 是否发生了延迟愈合?

本列中患者依从性好，坚持定期门诊复诊，严格遵照医嘱进行部分负重锻炼。当患者的主治医生意识到非典型性骨折的问题时，就已经告知患者需进入药物假期，停用阿仑膦酸钠，使用碳酸钙+骨化三醇，加用四烯甲萘醌（维生素 K_2 同类药）。但遗憾的是，骨折并没有如期愈合。可以明显看得到的是，在直至术后 1 年 6 个月复查的股骨 X 线片上，仍能观察到清晰的骨折线及肥大型生长的骨痂。

目前针对非典型骨折骨不连的定义仍不明确，有学者回顾了 42 例患者共 48 处非典型股骨骨折，将 1 年定义为不愈合，然而对其中一些骨不连的患者（约 3/5）延长观察时间，仍可观察到最终的愈合（18～104 个月）。通过影像学分析，发现非典型股骨骨折不愈合的最重要的危险因素是复位不良：其中颈干角小于 125.6°，内翻超过 4.4°，矢状面上屈曲超过 5.5°，提示失败和延迟愈合率提高。另有学者回顾了 109 例不典型股骨骨折患者，将超过 6 个月以上愈合定义为问题愈合，包括了延迟愈合或不愈合。愈合组与问题愈合组在 BMI，BP 使用时长，是否有前驱症状存在差异。同时总结了出问题愈合的非可控因素：骨折位于峡部近端，冠状面上股骨弓大于 10°，外侧 / 内侧皮质厚度>1.4；以及可控因素：在骨折部位的医源性骨折；在外侧和前方遗留的间隙 / 皮质厚度≥0.2。以上这些研究都提示非典型股骨骨折可能有着更长的愈合周期，或更高的延迟愈合、不愈合概率。这种概率或许与患者基础情况及双膦酸盐的应用有关，但同时也和手术复位效果密切相关。

综上，该患者发生延迟愈合是明确的，而侧围上的复位效果不理想也增加了患者的愈合困难。既然患者随访 18 个月后没有获得理想的愈合效果，是否就需要接受翻修手术呢？术者的治疗团队在分析了患者一系列术后随访 X 线后认为：尽管目前仍可以观察到清晰的骨折线，但断端骨痂生长良好，这种“象足”型骨痂预示着断端血运及成骨功能良好，并且存在适当的微动效果，这些都是有利于骨折愈合的因素，而负面因素往往来自于生物力学上的问题。故此，术者延长了观察时间，并说服患者停止双拐保护下的部分负重行走，而是允许患者完全负重行走。值得欣慰的是，在术后第 24 个月的复查中，观察到了明显的骨折线模糊、骨痂通过（图 8-6-7）。

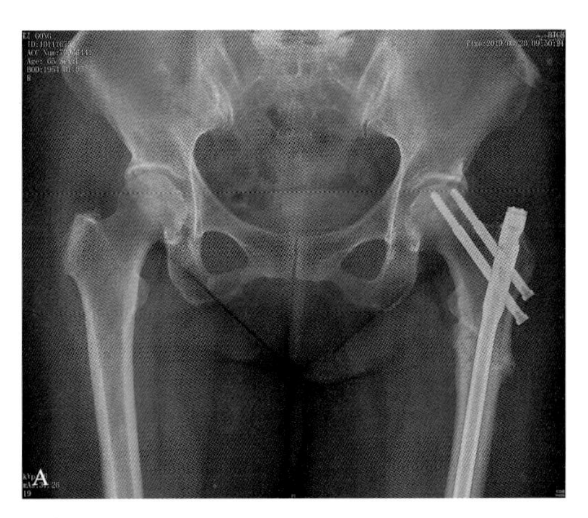

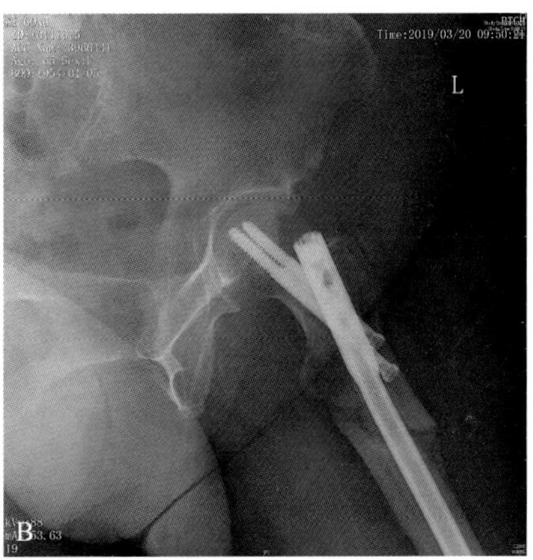

图 8-6-7　术后 24 个月复查见骨折线模糊

四、总结

非典型骨折常见于股骨转子下或股骨干的低暴力损伤，其病因可能与双膦酸盐的长期使用有关。非典型骨折的诊断应当符合至少4项主要特征，可以出现或不出现次要特征。完全的非典型骨折应当选择内固定治疗，髓内固定更具有优势。非典型骨折的愈合可能较典型的转子下或股骨骨折需要更长的愈合周期，但延长观察时间的期待治疗仍是有价值的。

参考文献

CHO J W. Healing of atypical subtrochanteric femur fractures after cephalomedullary nailing: Which factors predict union?. J Orthop Trauma, 2017, 31 (3) : 138-145.

DELL R M. Incidence of atypical nontraumatic diaphyseal fractures of the femur [J]. J Bone Miner Res, 2012, 27 (12) : 2544-2550.

IWATA K. Accumulation of microdamage at complete and incomplete fracture sites in a patient with bilateral atypical femoral fractures on glucocorticoid and bisphosphonate therapy [J]. J Bone Miner Metab, 2018.

LIM H S. Factors associated with increased healing time in complete femoral fractures after long-term bisphosphonate therapy [J]. J Bone Joint Surg Am, 2016, 98 (23) : 1978-1987.

SHANE E. Atypical subtrochanteric and diaphyseal femoral fractures: report of a task force of the American Society for Bone and Mineral Research [J]. J Bone Miner Res, 2010, 25 (11) : 2267-2294.

SCHILCHER J. Bisphosphonate use and atypical fractures of the femoral shaft [J]. N Engl J Med, 2011, 364 (18): 1728-1737.

TEO B J. Post-operative outcomes of atypical femoral subtrochanteric fracture in patients on bisphosphonate therapy [J]. Bone Joint J, 2014, 96 (5) : 658-664.

WEIL Y A. The outcome of surgically treated femur fractures associated with long-term bisphosphonate use [J]. J Trauma, 2011, 71 (1) : 186-190.

（朱剑津　潘勇卫）

病例7　小腿开放性骨折伴血管损伤救治

一、病历摘要

患者男性，57岁，主因“车祸致右侧小腿出血、活动受限3h”急诊入院。

患者3h前行走时被小汽车撞击小腿后摔倒，导致右侧小腿疼痛、畸形、活动受限，伴大量出血。受伤后有一过性意识不清，无头晕头痛，无恶心呕吐，无胸痛，无腹痛，无其余肢体疼痛及活动障碍。经现场简单包扎、制动后由救护车送至我院急诊。我院急诊对伤口加压包扎，行小腿及足部CT扫描，提示“右侧胫骨、腓骨骨折，右足多发骨折”。

急诊以“右下肢开放性骨折”收入院。患者近期精神、睡眠、饮食可，伤后未饮食，二便如常，体重无明显变化。既往体健。否认外伤、输血史，否认药物及食物过敏史。

体格检查：体温36.1℃，脉搏98次/min，呼吸19次/min，血压116/73mmHg。神志清楚，查体合作。右下肢夹板固定，右小腿中下1/3前方可见开放性伤口，皮肤撕脱，骨折端外露，可见搏动性出血；右足背动脉搏动未触及，有胫后动脉搏动存在；足部皮温低，末梢毛细血管反应迟钝；足趾主动活动存在，足底感觉存在。头颈部、胸廓、腰部、腹部、骨盆无压痛。双上肢主动活动可，末梢感觉正常，血运存在；左下肢主动活动可，末梢感觉正常，血运存在。

右下肢CT：右胫骨中下1/3粉碎性骨折，斜型骨折线自后向前延伸至踝关节上约5cm区域；腓骨远端及腓骨近端粉碎性骨折，最远端距离踝关节约4cm（图8-7-1）。右足第一跖跗关节骨折脱位，右第一足趾近节跖骨干部粉碎性骨折，右第二、三、四跖骨头骨折，无明显移位（图8-7-2）。

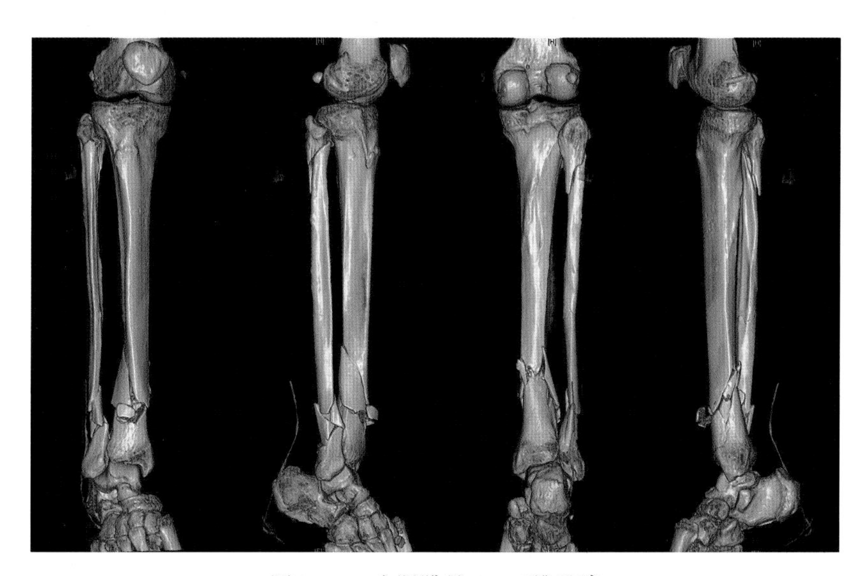

图8-7-1 右胫腓骨CT三维重建

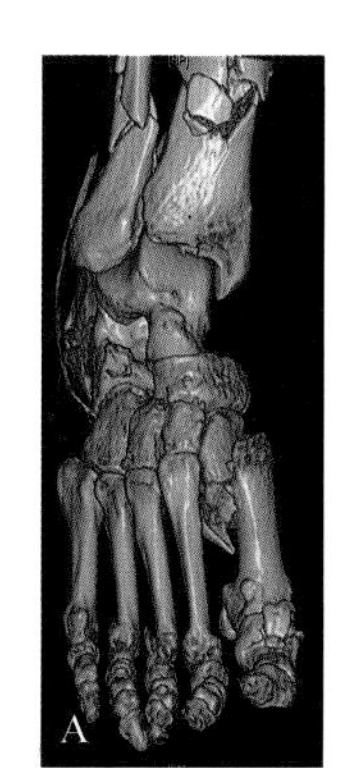

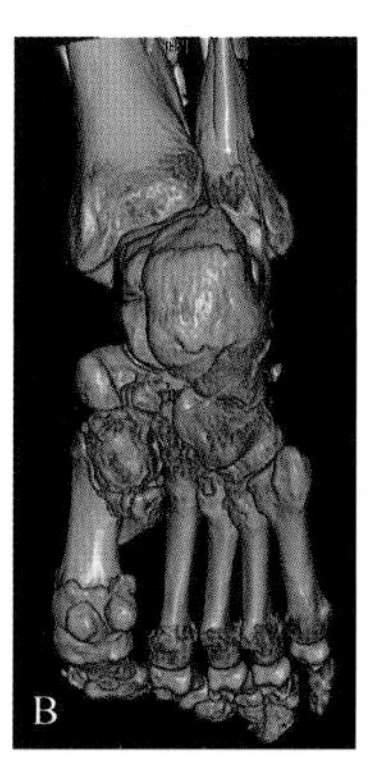

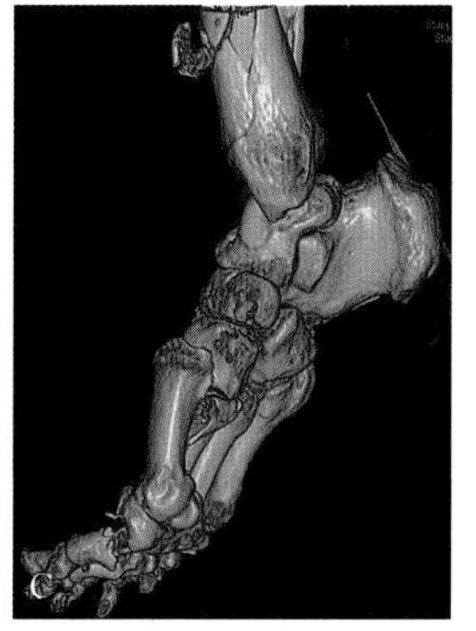

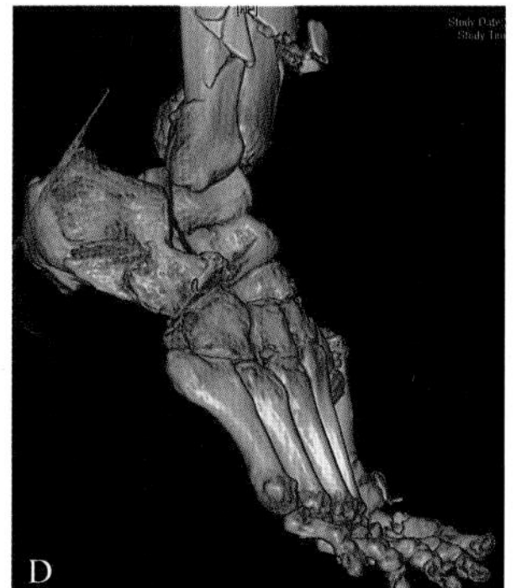

图8-7-2 右足CT三维重建（A～D）

二、临床决策

1. 入院诊断及诊断依据

右胫骨开放性骨折（42C3（k），AO/OTA 分型）（ⅢB 型，Gustilo 分型）：患者明确外伤史。伤后右下肢出血、畸形。查体可见右小腿中下 1/3 开放性伤口，骨外露，搏动性出血，足背动脉搏动丧失；根据 Gustilo 开放骨折分型系统，患者骨折端外露，伴需要修复的动脉损伤，但由于胫后动脉尚存，足部血供得以维持，属于ⅢB 型。根据 CT 扫描结果，胫骨干部骨折，AO/OTA 分型解剖定位 42；骨折端碎片大于 2 块，为 C 型，3 组；骨折端位于中远 1/3，限定码为 k。

右腓骨骨折（4F1A（n），4F2B（c），AO/OTA 分型）：根据 CT 扫描结果，腓骨两处骨折。根据 AO/OTA 分型系统，近端骨折解剖定位近端为 4F1；简单骨折，为 A 型；骨折线未波及关节面，限定码为 n。远端骨折解剖定位近端为 4F2；粉碎骨折，为 B 型；位于干部中下 1/3，限定码为 c。

右第一跖骨骨折脱位（87.1.1B（b）[6b]，AO/OTA 分型）：根据 AO/OTA 分型系统，跖骨解剖定位为 87，第一跖骨为 1，近端骨折为 1；骨折波及部分关节面，为 B 型；骨折为粉碎性骨折，限定码为 b；合并向背侧的脱位，通用附加码为 6b。

右足踇趾近节趾骨骨折（88.1.2.2C，AO/OTA 分型）：根据 AO/OTA 分型系统，趾骨解剖定位为 88，第一跖骨为 1，近节为 2，骨干中部为 2；骨折为粉碎性骨折，分型为 C。

右足第二、三、四趾骨骨折（87.2.3A(a)、87.3.3A(a)、87.4.3A(a), AO/OTA 分型）：根据 AO/OTA 分型系统，跖骨解剖定位为 87，第二跖骨为 2，第三跖骨为 3，第四跖骨为 4，骨折位于远端位置码为 3；骨折未波及关节面，为 A 型；骨折为简单骨折，限定码为 a。

失血性休克（代偿期）：患者开放骨折，院前有失血过程，体格检查心率增快，但血压尚在正常范围内，考虑失血性休克代偿期。

2. 治疗决策

开放性骨折是指骨折端经软组织破口与外界相通的骨折。对开放性骨折分类时，常 Gustilo-Anderson 分型。虽然研究显示该方法的分型一致性约为 60%，主要的分歧在于中间型的损伤，但由于该分型系统简单明了，能够对治疗方案的制订提供参考，因此成为被骨科医生广泛接受的分型方法。该分类方法根据软组织破损程度及污染程度将骨折分为三型，对于第Ⅲ型骨折又分为 3 个亚型（表 8-7-1）。该患者合并动脉损伤，造成远端肢体血运受到影响，裸露的创面不能被皮肤良好覆盖，属于严重的ⅢB 型开放骨折。虽然患者仍保留了胫后动脉的血供，但因为局部软组织挫伤严重，动脉损伤继发血栓的风险同样存在，因此可能继发肢体坏死。

患者到达急诊室时，已经经现场急救人员进行简单包扎固定。急诊室医生在打开辅料之前准备充足的无菌辅料，充分暴露伤口观察伤情后，对骨折肢体尽情轻柔的牵引复位，并使用大量无菌辅料填塞并加压包扎伤口，之后使用夹板固定肢体。进一步完善全身检查

表 8-7-1 Gustilo-Anderson 分型法

分型	伤口	污染程度	软组织损伤	骨折损伤
Ⅰ	<1cm	清洁	轻	简单骨折
Ⅱ	1cm 到 10cm	中度	中度，一定程肌肉损伤	中度粉碎骨折
Ⅲa	大于 10cm	重度	严重挤压伤	粉碎骨折，软组织可覆盖骨折区域
Ⅲb	大于 10cm	重度	软组织缺损、丢失	骨外露，需软组织重建方可覆盖
Ⅲc	大于 10cm	重度	软组织缺损伴有需要修复的血管损伤	骨外露，需软组织重建方可覆盖

及相关影像学检查。

该患者小腿开放骨折并血管损伤，骨折端粉碎，软组织损伤严重，全身检查未见其他危及生命的严重合并伤，在完善检查后，需要尽快送往急诊手术室，进行急诊清创、血管探查。考虑到感染风险高，且确定性骨折内固定术耗时长，因此对骨折采用外架结合克氏针的临时固定策略，缩短手术时间，同时降低内植入物感染风险。

初次清创固定手术历时 2.8h，手术记录如下："麻醉满意后，患者取平卧位，下肢止血带控制出血，压力 280mmHg。碘伏消毒右下肢，双氧水，碘伏反复浸泡伤口，铺巾。探查伤情，见右下肢胫骨结节内侧，小腿中下 1/3，足背多发皮肤撕裂，大块皮肤呈皮瓣样掀起，皮肤皮下组织挫伤严重，伸趾肌腱外露。胫腓骨远端开放粉碎骨折，创面污染严重，胫骨前方有 3cm×4cm 骨缺损，骨断端污染。腓骨远端粉碎骨折，胫前动脉连续性存在，但动脉破裂，出血活跃。第一跖跗关节骨折脱位，第一趾近节粉碎骨折，第二、三、四跖骨头粉碎骨折。清创，将污染挫伤组织彻底清除，然后用双氧水碘伏反复冲洗，在胫骨近端打入 2 枚外固定架针，跟骨打入一枚 5mm 斯氏针，然后将胫腓骨骨折复位，外固定架固定。在第五跖骨打入 1 枚 4.0mm 斯氏针，将踝关节背伸 0 度外固定架固定。然后将第一跖跗关节复位，克氏针固定。将第一趾近节骨折复位，克氏针固定。用 7-0 普理灵缝线修复胫前动脉。缝合皮肤。小腿中下段皮肤撕裂伤无法完全缝合，将皮肤覆盖骨断端及肌腱。C 型臂 X 线机透视，见胫腓骨骨折对位对线好，第一跖跗关节复位良好，包扎。术中出血 500ml，术中血压不稳，输血 4U。术毕转 ICU 治疗。"

手术当日在 ICU 病房，给予监护、补液、雾化吸入、抑酸、镇静镇痛、输血、头孢曲松抗感染治疗，肢体保暖，次日病情平稳后转回骨科病房。复查右小腿（图 8-7-3）及右足部（图 8-7-4）X 线评估骨折固定情况。维持体液及酸碱平衡，抗感染、抑酸、镇痛、雾化、抗凝治疗，右下肢创面出现水疱、渗出，局部皮肤坏死，给予换药处理，患者病情趋于平稳。

经过 10 天的治疗，患者全身情况好转，局部皮肤结痂，虽然在胫骨前方及小腿外侧仍存在局部皮肤坏死，但已结痂，深部组织无外露。无感染表现，拟行二期内固定作为最终治疗。考虑到患者局部皮肤坏死，钢板螺丝钉内固定手术剥离范围广，感染风险高，一旦皮肤不愈合，则钢板直接外露，造成内固定失败。因此该患者选择了胫骨交锁髓内钉＋腓骨弹性髓内针的固定方案。足部复位固定良好，维持克氏针固定并辅助石膏外固定治疗。

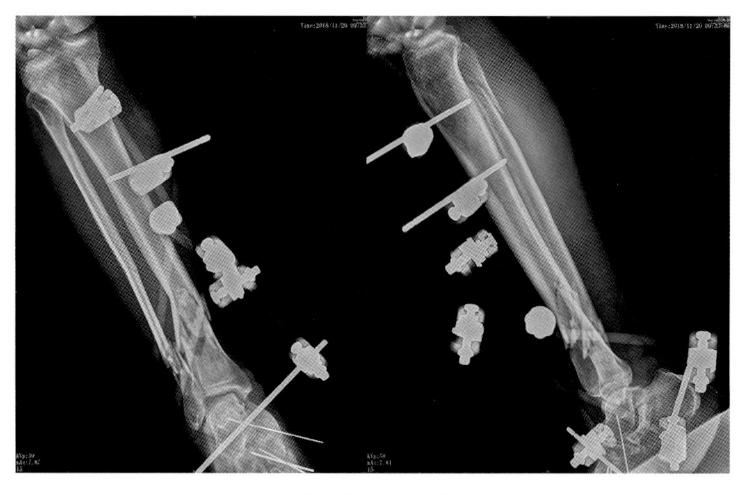

图 8-7-3 清创术后右胫腓骨 X 线片

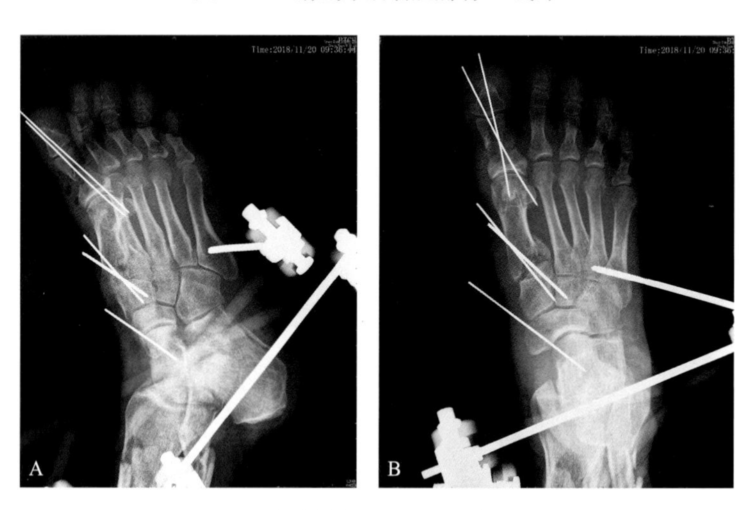

图 8-7-4 清创术后右足 X 线片（A、B）

二期手术历时 3.1h，手术记录如下：“麻醉满意后，常规消毒，铺巾。拆除胫骨外固定架，双氧水，碘伏反复冲洗小腿外固定架针道及小腿前方创面。G 形臂 X 线机透视，见右侧胫骨中远 1/3 粉碎骨折伴骨缺损。采用髌上入路，沿股四头肌腱切开皮肤，皮下，纵行劈开肌腱，显露髌上囊及髌骨上极。从髌骨下方插入保护套，经保护套在胫骨近端关节面前缘、胫骨髓腔中央延长线打入导针，G 形臂 X 线机透视，确认导针位置恰当，开髓器开髓，打入复位器，将远近端骨折块贯穿联合，G 形臂 X 线机透视，确认复位器在骨髓腔内，且位置位于骨髓腔中央，沿复位器打入髓内钉导针。取出复位器，保留髓内钉导针，测量需要髓内针长度 31cm。沿髓内钉导针扩髓，确定髓腔大小约 10mm，从 9mm 扩髓到 11.5mm 后，打入直径 10mm，长度 31cm 髓内钉。远端锁定 3 枚 5.0mm 螺钉，将髓内钉轻微回抽，近端打入 2 枚直径 5.0mm 静态锁定螺钉。G 形臂 X 线机透视，进一步确定骨折对位对线良好。腓骨骨折位于近端、中段及远端，其中远端骨折线为粉碎性。由于皮肤软组织条件差，决定用弹性髓内针固定，以避免皮肤坏死。在外踝尖做一小切口，直达骨面，用尖锥开髓后，插入直径 3.0mm 弹性髓内针，直达腓骨头。G 形臂 X 线机透视，见骨折复位良好，髓内钉位置恰当，剪除针尾。冲洗伤口，缝合股四头肌腱及皮肤，术毕安返病房。”术后复查小腿 X 线（图 8-7-5）。

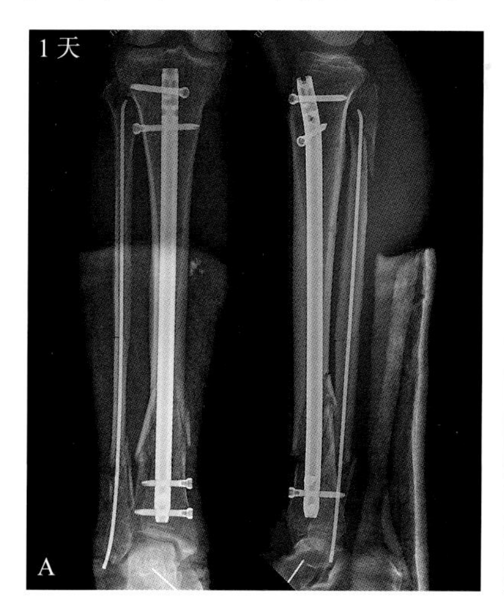

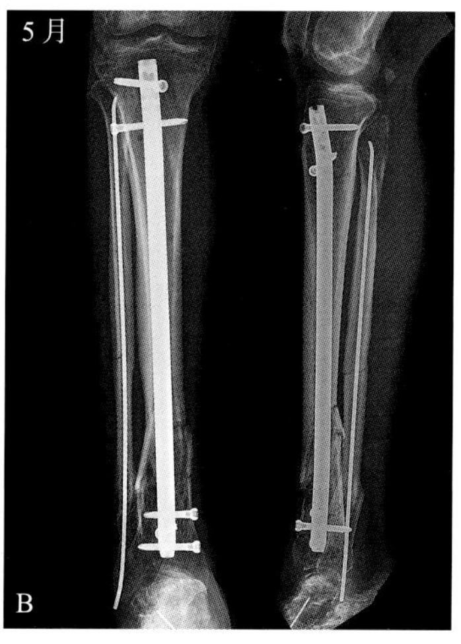

图 8-7-5 右胫腓骨最终固定（A、B）

三、讨论与总结

开放性骨折是指骨折处皮肤破裂，造成骨折部位与外界相通的骨折，既包括经过破裂皮肤与外界相通的骨折，也包括经过黏膜破口与外界相通的骨折（如骨盆骨折造成膀胱、直肠破裂）。一旦诊断开放性骨折，抗感染治疗将贯穿整个治疗过程。因为细菌已经污染了整个创面，所以开放骨折抗生素使用属于治疗目的，而非预防。Patzakis 等早在 1983 年进行的前瞻性研究确定了开放骨折急诊抗生素使用的基本原则，即尽早使用头孢菌素类抗生素。对于严重的开放性伤口，需注意革兰阴性菌感染的风险，因此在急诊的抗生素选择上，应当使用覆盖革兰阴性菌的广谱头孢菌素，或者采用多药联合治疗。

外科清创是针对开放性损伤最为核心的治疗手段。及时的外科清创可以有效降低晚期感染的风险。同时对伤情进行二次评估。清创术应尽早开始，细菌的繁殖是指数级增长，随着时间的延长，创面细菌总数会迅速增加。在清创过程中对于污染和失活组织的判断需要相当的经验。通过清洗擦拭的方法尽量将污染物去除，对于残留的污染组织，可以通过修剪的方式去除。清洗过程需要使用大量的生理盐水，Gustilo 提出需要使用 10L 生理盐水冲洗，强调水的用量是为了强化大家对冲洗的重视。使用抗菌的冲洗液并不能降低感染率，大量冲洗是最为有效的手段。经过冲洗的创面，更有利于判断伤情和组织活力。有时候，组织活力的判断并不容易。因为Ⅲ型损伤往往合并软组织缺损，过度的清创会增加二期创面覆盖的难度，因此对组织活力存在疑问时，可以有选择的保留，待二期清创处理；需要注意，对于失活的肌肉组织需要尽量去除干净，因为坏死的肌肉容易合并感染。如果条件允许，尽量避免骨骼、血管、神经的裸露。对于无法关闭的创面，充分止血后采用负压辅料覆盖。

Ⅲ型开放损伤会造成骨与内固定物外露，导致感染风险极高；且确定性治疗往往难度大，耗时时间长，不适合在急诊手术条件下进行。因此多采用外固定架固定，使得内植入物远离污染区域。待创面稳定后酌情换用内固定治疗。当然，石膏固定也可作为临时固定的手段，仅仅适用于 Gustilo Ⅰ型骨折，因为这一类情况可能在急诊清创室简单处理伤口后入院治疗，而不用进入手术室清创，石膏固定会给伤口换药造成不便，需要在打石膏的同时留出伤口换药的观察窗口。

外固定支架的种类很多，急诊常用的随意外架可根据伤口及骨折位置建立构型，是最为常用的外架系统；强壮的单边外固定架虽然对固定钢针的安装位置有一定限制，但其足够强壮，在部分开放骨折病例中可以作为最终的治疗手段；钢丝环形外架甚至可以实现骨折矫形等目的。外架为骨折提供初步的稳定，点状的切口也最大程度降低感染风险，大多数情况下允许患者带架活动，从而保护关节功能。当然，外固定架也有缺点，钢针固定肌腱造成活动障碍及疼痛；针道感染可造成钢针松动；外固定装置多数情况下不够牢固以至于影响骨折的愈合；针道人为地制造了骨髓腔与外界的通道，增加二次内固定手术感染的风险。

胫骨骨折的最终治疗存在髓内及髓外固定两种主要方式。髓外固定是采用钢板螺丝钉对骨折进行复位、固定，当骨折临近关节时多采取这种固定方式，以在干骺端提供更强壮的固定和支撑。当骨折接近骨干部位时，髓内固定可以提供更好的固定强度，且与闭合骨折相比，并未显著增加感染风险。

四、专家点评

该患者是一例严重下肢开放骨折，面对复杂情况，治疗团队分期、分步处理，兼顾患者全身情况、足部血供、抗感染、骨愈合、关节功能、足部外伤等各方面问题，思路清晰，处理得当，体现出扎实的基础知识和临床功底。

五、亮点精粹

复杂小腿开放骨折合并血管损伤的情况，在交通伤、坠落伤等高暴力损伤中时有出现，其救治对于需要急诊、创伤、麻醉、外科监护等多团队密切配合，需注意关于手术时机、抗感染治疗、内外固定选择、软组织覆盖等一系列问题，处理不当可造成残疾、截肢等严重后果。在目前医疗水平条件下，类似损伤仍是创伤骨科医师面临的巨大挑战。类似病例的治疗，为创伤团队提供了非常珍贵的诊治经验。

参考文献

ANGLEN J O. Comparison of soap and antibiotic solutions for irrigation of lower-limb open fracture wounds. A prospective, randomized study [J]. J Bone Joint Surg Am, 2005, 87 (7) : 1415-1422.

BRUMBACK R J, JONES A L. Interobserver agreement in the classification of open fractures of the tibia. The results of a survey of two hundred and forty-five orthopaedic surgeons [J]. J Bone Joint Surg Am, 1994, 76 (8) : 1162-1166.

PATZAKIS M J, WILKINS J, MOORE T M. Use of antibiotics in open tibial fractures [J]. Clin Orthop *Relat Res*, 1983, (178) : 31-35.

SMITH E J, KUANG X, PANDARINATH R. Comparing hospital outcomes between open and closed tibia fractures treated with intramedullary fixation [J]. Injury, 2017, 48 (7) : 1609-1612.

VASENIUS J, TULIKOURA I, VAINIONPAA S, et al. Clindamycin versus cloxacillin in the treatment of 240 open fractures. A randomized prospective study [J]. Ann Chir Gynaecol, 1998, 87 (3) : 224-228.

（邓玖征　潘勇卫）

病例 8　多节段颈椎间盘突出的肩颈痛治疗：追本溯源的精准医疗

一、病历摘要

患者张某，54 岁男性，山西人，主诉“左手麻木不适半年、加重伴左肩背部疼痛 40 余天”入院。无头晕、头痛、恶心、呕吐等不适，无寒战、高热，盗汗、消瘦等症状。左上肢及左肩背部放射性疼痛，VAS 评分 8 分，在当地三甲医院就诊并口服止痛药物治疗，症状无明显缓解，为进一步治疗来我院就诊，急诊查体后考虑“颈椎病”可能，收入骨科进一步诊疗。

患者既往史、个人史、家族史无特殊。

入院查体：患者颈部外观呈强迫性前倾体位，夜间难以平卧，后伸颈项可诱发剧烈肩颈部疼痛，疼痛范围为左侧肩胛上区，向上臂及前臂外侧放射，伴随左手食指麻木。双上肢各关节活动正常，双手握力、肌张力正常。肱二头肌、三头肌肌腱反射、桡骨骨膜反射正常，双侧 Hoffman 征（±）。左侧上臂牵拉试验阳性，左胸、腹部感觉皮肤感觉正常。腹壁反射存在，鞍区感觉无异常，双下肢肌力正常，肌张力无异常，双下肢运动无异常，感觉对称无减退。膝腱反射、跟腱反射正常，髌阵挛阴性，踝阵挛阴性，双侧 Babinski 征阴性。

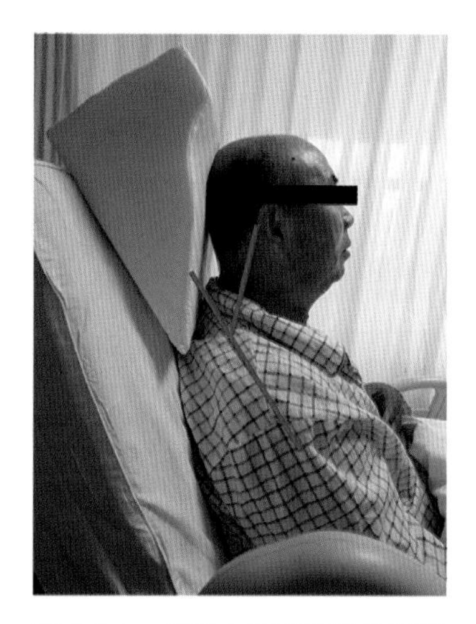

图 8-8-1　患者入院时强迫性颈椎前屈体位，后仰颈项可诱发肩颈痛

二、临床决策

入院后考虑患者肩部痛合并上肢麻木，诊断上需考虑颈椎病、肩周炎、臂丛神经炎等可能。由于患者疼痛与颈部体位变动有关，合并手指麻木，且压颈试验阳性，因此高度怀疑颈椎病；而肩关节活动无明显受限，因此肩周炎可能性较低。入院后进一步完善颈椎X线、MRI、CT检查。

入院后颈椎MRI提示多节段颈椎间盘突出，其中C3/4，C4/5为中央型突出，C5/6，C6/7突出偏向左侧，与患者症状吻合。颈椎双斜位X线提示C5/6、C6/7椎间孔狭窄；颈椎CT未见突出的椎间盘有钙化迹象。因此，该患者诊断：神经根型颈椎病；责任节段为C5/6、C6/7左侧突出的椎间盘。排除手术禁忌证后，在全麻下行颈椎前路C6椎体次全切出＋cage植入＋植骨颈椎融合术。

术中所见：超声骨刀行C6椎体次全切除后，至暴露后纵韧带。椎板咬钳清除后缘及钩椎关节骨赘。上手术显微镜，仔细分离后纵韧带及残余间盘并切除，在切除C6椎体后方、C6/7间隙左上缘探及一增厚后纵韧带，神经剥离子小心分离后见脱出髓核进入后纵韧带夹层，压迫C7神经根。去除压迫因素后，显露硬膜。可见硬膜搏动好，神经剥离子松解探查已无明显压迫。减压后继续行植骨融合，缝合伤口。术后患者苏醒，四肢感觉运动好。安返病房。

术后患者感疼痛明显缓解，VAS评分0分，左手指仍残余稍许麻木感，术后2d患者复查颈椎X线提示钢板螺钉内固定位置良好；复查颈椎CT提示椎管减压范围充分。术后5d换药伤口愈合好，佩戴颈托出院。

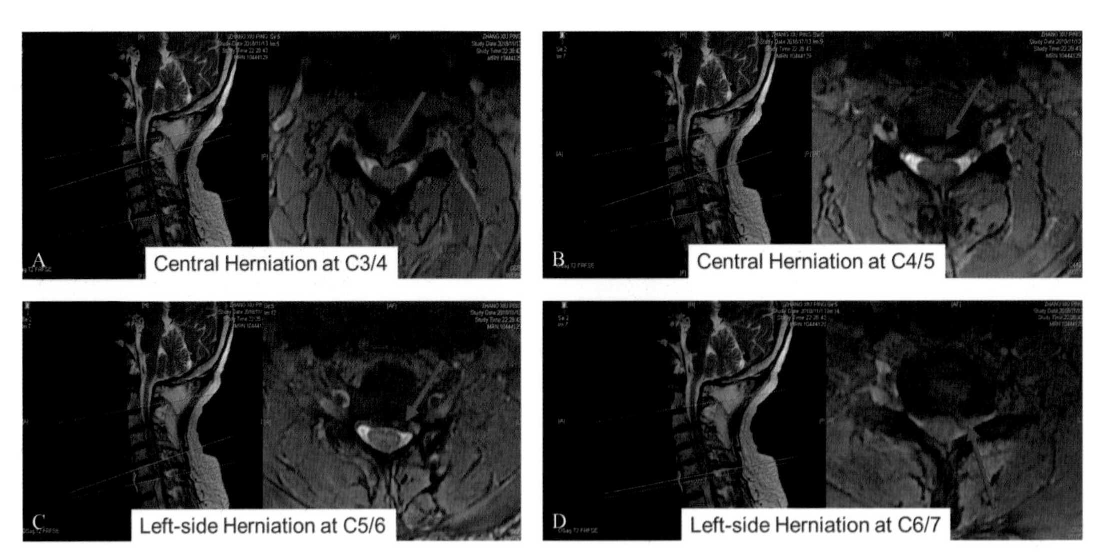

图8-8-2 患者颈椎MRI提示多节段颈椎间盘突出（C3/4，C4/5，C5/6，C6/7）（A～D）

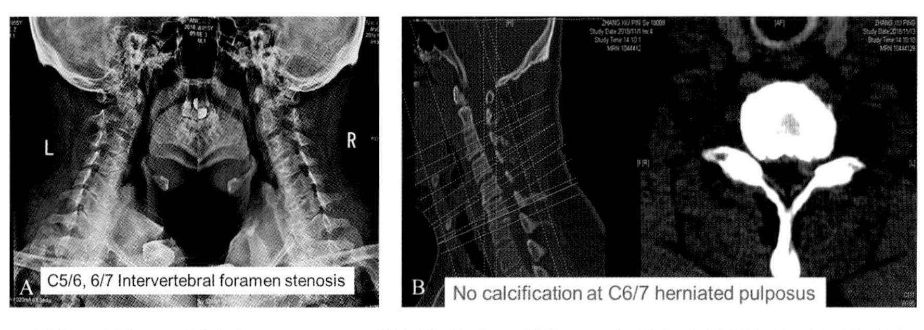

图 8-8-3 颈椎双斜位 X 线提示 C5/6、C6/7 椎间孔狭窄；颈椎 CT 未见突出的椎间盘有钙化迹象（A、B）

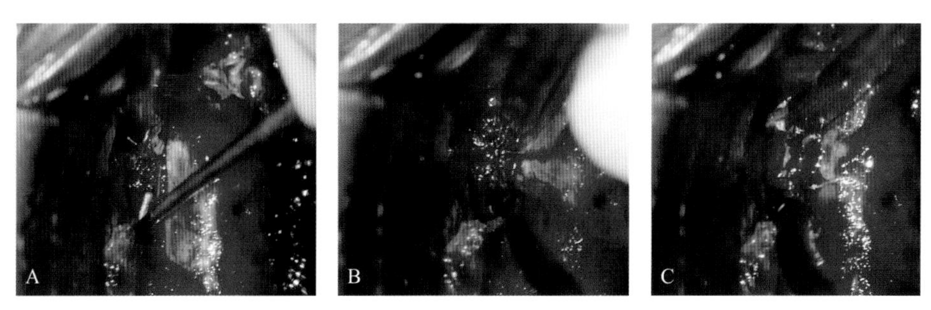

图 8-8-4 术中在切除 C6 椎体后方、C6/7 间隙左上缘探及一增厚后纵韧带，神经剥离子小心分离后见脱出髓核进入后纵韧带夹层，压迫 C7 神经根（A～C）

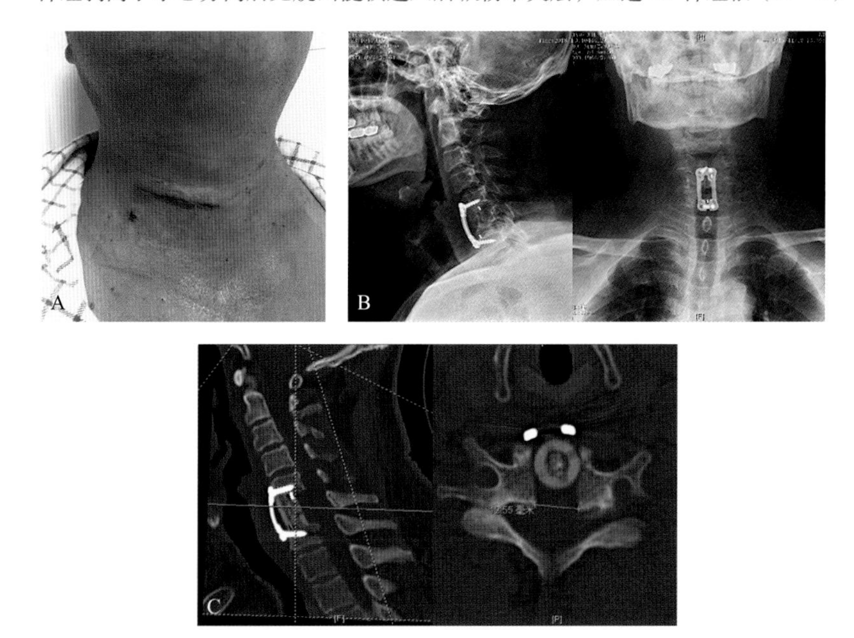

图 8-8-5 颈椎前路术后切口愈合良好；X 线提示钢板螺钉内固定位置良好；CT 提示椎管减压范围充分（A～C）

三、讨论与总结

本案例是一例典型的神经根型颈椎病病例，患者表现为肩颈痛及上肢手指麻木，且疼痛范围与麻木的手指定位明确，虽然影像学检查提示多节段的颈椎间盘突出，但结和症状及查体，可将引起症状的责任节段精准定位，明确为C7神经根受累，在此基础上确定了C6椎体次全切的手术方案。

四、专家点评

神经根型颈椎病是一种常见退变性疾病，在肩颈痛患者中比例很高。多节段突出的颈椎病患者往往在设计手术方案时会出现争议，然而将所有突出节段均进行融合不仅没有必要，而且增加了手术风险、花费，降低了术后的生活治疗。该患者症状典型，入院疼痛明显，经过严格的术前检查及查体后，将引起疼痛症状的责任椎间盘精准定位，并在术中显微镜下得到证实，术后患者症状缓解明显，疗效显著。

五、亮点精粹

随着影像学的飞速发展，临床医生对影像的依赖逐渐增加。当出现多节段颈椎间盘突出时，不少大夫在处理颈椎病特别是神经根型颈椎病时，对手术方案的设计，包括入路的选择和手术节段的选择均存在争议。因此，在参考影像检查之余，患者的症状与术前查体在颈椎病的手术方案设计中仍然十分重要，只有将上述因素综合考虑，才能为患者量身定制最合适的精准治疗方案。

（胡　冬　肖嵩华）

病例9　精准医疗让美好的夕阳再现光辉

一、病历摘要

患者李某，男，80岁，主因“腰痛伴右下肢放射痛1个月余，加重1周”为收入院。患者1月余前无诱因出现腰痛，向右侧臀部及下肢放射，放射痛至小腿外侧，步行后加重，休息可缓解。外院腰椎核磁提示腰椎间盘突出，椎管狭窄，给予小针刀，理疗，推拿，口服非甾体消炎镇痛药物等保守治疗（具体方案不清），效果不佳。1周前无诱因症状加重，疼痛程度重，VAS评分8分，平卧不能缓解，床上翻身活动明显受限，为进一步治疗门诊以“腰椎管狭窄”收入院。

既往史：既往有多年腰痛病史，间断反复发作，休息可缓解；高血压病、糖尿病病史十余年，口服药物治疗血压、血糖控制良好；1年前外院行白内障手术；十余年前外院行胆囊切除术；近6月内无心梗、脑梗等心血管风险事件发生。

查体：体温36.6℃，脉搏97次/min，呼吸18次/min，血压109/48mmHg。发育正

常，营养良好，神志清楚，被动体位，表情痛苦，扶入病房，查体合作。心肺腹查体未见明显异常。脊柱正常生理弯曲。脊柱纵向叩击痛阴性，L5 棘突附近压痛阳性，局部叩痛阴性。左下肢直腿抬高试验阴性，加强试验阴性，右侧 60° 阳性，加强阳性。右髋 4 字试验阳性，左侧阴性。右下肢股神经牵拉试验阳性，左侧阴性。双侧膝跳反射、跟腱反射正常，双下肢肌张力可疑增高，左下肢肌力Ⅴ级，右下肢屈髋肌力Ⅴ级，伸膝Ⅳ级，足背伸Ⅲ级、足屈曲Ⅴ级，病理征阴性。

辅助检查：腰椎 MRI（2019 年 2 月外院）：L4/L5，L5/S1 腰椎间盘突出，继发椎管狭窄。

二、临床决策

入院后完善入院检查：血、尿、便常规，肝肾功能、凝血、术前感染八项、心电图、胸片等。因患者高龄，基础疾病多，针对患者合并症进行术前评估，包括：超声心动图、肺通气＋换气、糖化血红蛋白、双下肢动、静脉超声等检查。专科检查结果见图 8-9-1～图 8-9-3。

相关检查：入院心电图检查提示：窦性心律，室性期前收缩，RV5 高电压，ST-T 改变。超声心动图检查提示：室间隔基底段增厚。主动脉窦部增宽；主动脉瓣少量反流；左室射血分数正常范围。肺功能检查提示：①重度混合性通气功能障碍，阻塞为主；②肺通气储备功能重度下降；③小气道功能重度障碍；④肺弥散功能中度下降；⑤肺残气量占肺总量百分比重度升高。颈部血管超声提示：双侧颈动脉粥样硬化斑块形成。双下肢动脉超声提示：双下肢动脉粥样硬化斑块形成；双下肢静脉超声提示：左侧小腿肌间静脉血栓形成。胸部 X 线检查未见明显异常。头颅 CT 检查提示：脱髓鞘改变，符合老年性颅脑病变。骨密度检查提示：骨质疏松。术前血化验检查未见明显异常。

入院后经全科讨论分析患者病情，患者主要以腰痛伴右大腿后侧，小腿外侧疼痛为主要症状，体征主要表现为：L4、5 棘突及棘突间压痛。右侧直腿抬高试验 60° 阳性，加强阳性。右髋 4 字试验阳性。右下肢股神经牵拉试验阳性，左侧阴性。双侧膝腱反射、跟腱反射正常，左下肢肌力正常，右下肢屈髋，伸膝肌力正常，足背伸Ⅲ级、足屈曲正常。X 线检查提示：腰椎退变、骨质增生明显，继发性椎管狭窄，CT 结果提示：腰 4、5，腰 5 骶 1 间盘突出，钙化，侧隐窝狭窄，腰椎核磁显示：腰 4、5，腰 5 骶 1 间盘突出，椎管

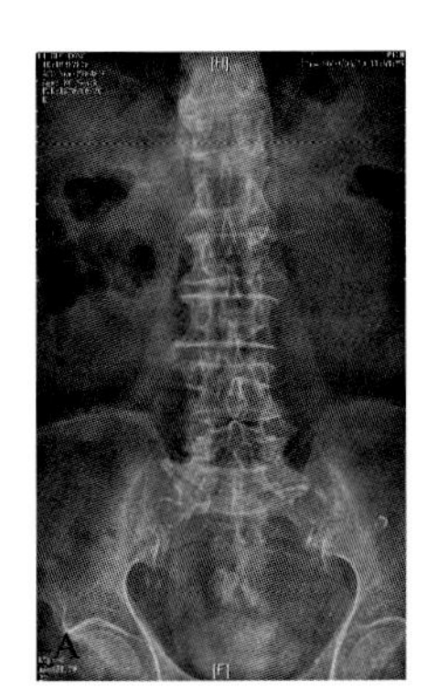
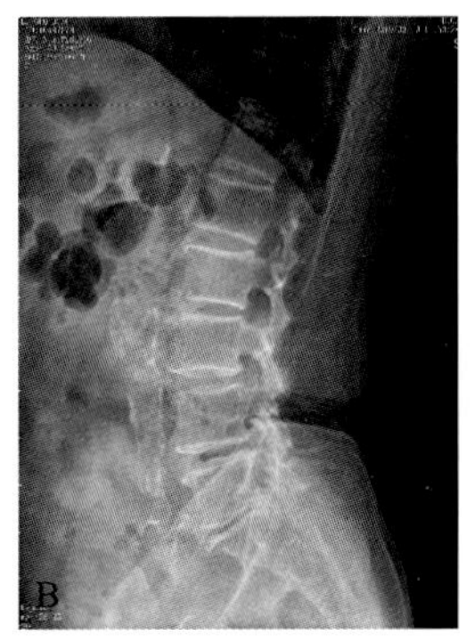
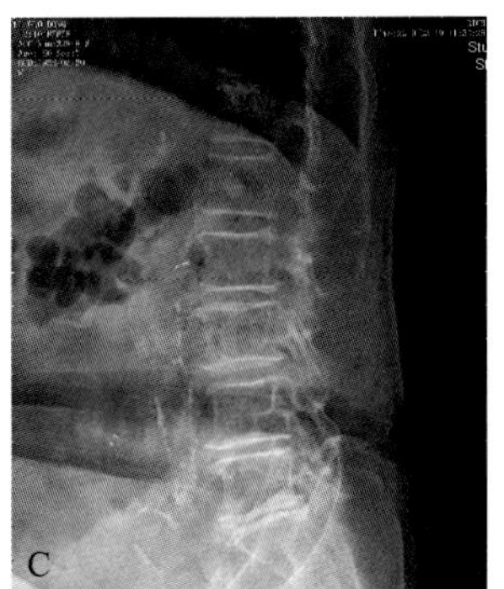
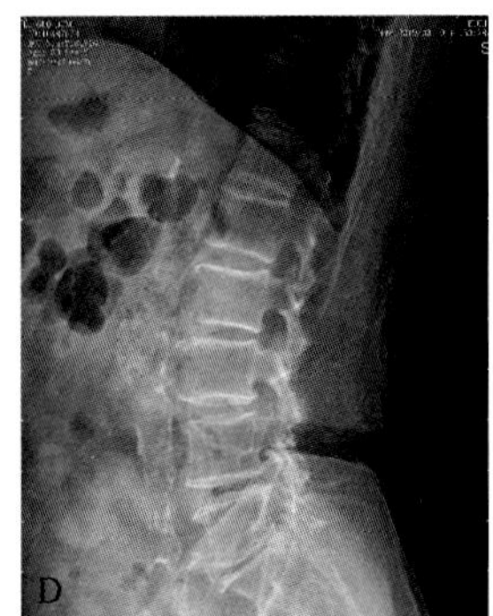

图 8-9-1 腰椎正侧、过伸、过屈位 X 线检查（A～D）

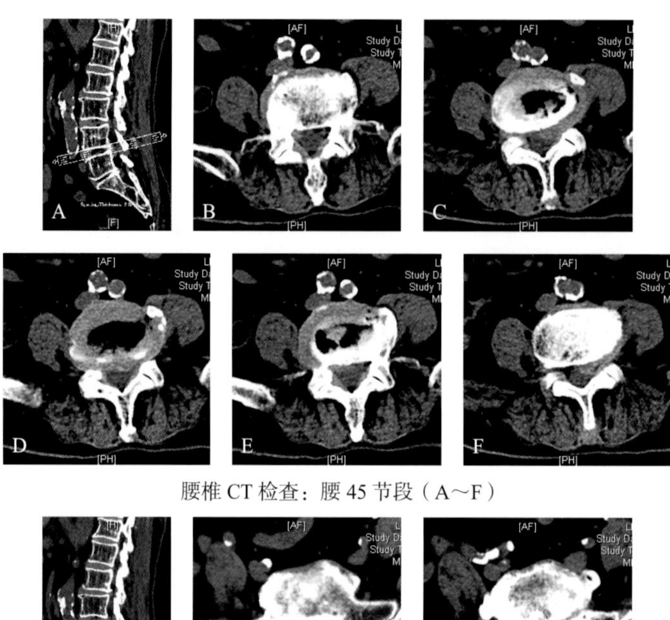

腰椎 CT 检查：腰 45 节段（A～F）

腰椎 CT 检查：腰 5 骶 1 节段（A～F）

图 8-9-2　腰椎 CT 检查

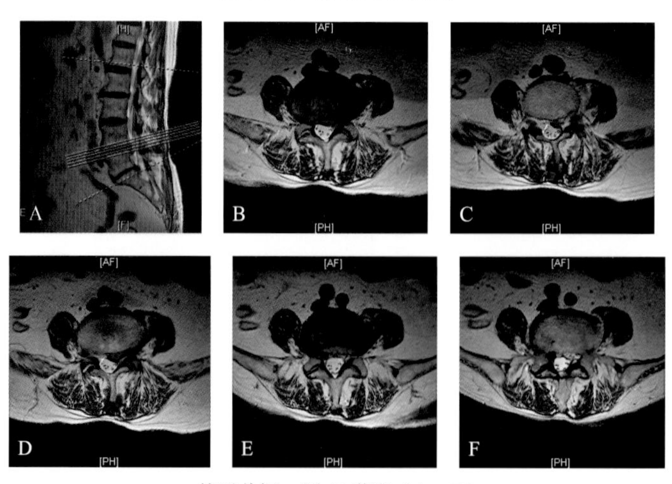

核磁共振：腰 45 节段（A～F）

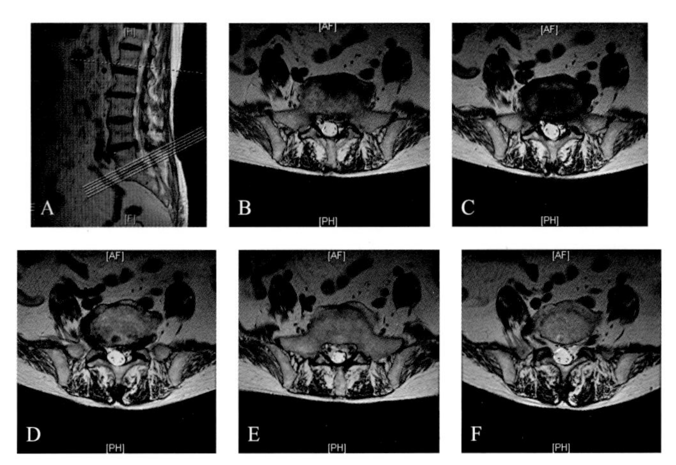

核磁共振：腰5骶1节段（A～F）

图 8-9-3 核磁共振

狭窄，腰4、5右侧走行根出口处可见低密度间盘影，卡压在神经根出口处，说明患者出现腰腿痛主要因为此处间盘脱出卡压腰5神经根所致，常规处理方式应行腰椎后路腰4、5，腰5骶1间盘切除，cage植入、植骨融合、椎弓根螺钉内固定术，传统开放融合手术对腰椎椎旁肌剥离范围大，创伤大，手术时间长，预计出血量多，对此类高龄、基础疾病较多患者造成不可预知风险大大增加，相比较而言，患者责任节段定位为腰4、5节段，通道下椎间盘切除、椎间融合术创伤小，手术时间短，出血量多，间隙处理彻底优势凸显，术后患者可早期下地活动，避免长期卧床导致老年患者常见并发症如：坠积性肺炎、压疮、下肢静脉血栓形成等严重并发症。

手术情况：经皮穿刺预置椎弓根钉道后，行通道下腰45双侧入路减压融合内固定术，术中发现腰4、5间盘脱出，相应节段神经、硬膜囊受压明显，右侧腰5神经根出口处可见脱出间盘组织，神经根卡压明星，周围软组织炎症反应，粘连严重，按原定计划行椎间盘摘除，cage植入，植骨融合内固定术，再次探查见神经根、硬膜囊松解充分，椎管内无残留间盘组织，因患者高龄，基础疾病多，转入ICU进一步治疗。术后第2天患者诉腰腿痛消失，VAS评分0分，给予抗炎、止痛、营养神经，生命支持等对症处理，病情平稳后转入专科病房，指导患者佩戴腰围下地活动，下地活动后出现腰痛加重，已下腰部，髋关节处疼痛为主要，小腿外侧疼痛明显缓解，复查腰椎X线正侧位片、髋关节CT及MRI未见明显异常，符合老年性髋关节退变表现（见图8-9-4，图8-9-5）。继续给予抗炎、止痛、营养神经等对症处理，患者因年老体弱，活动度及活动范围明显减少，恢复过程慢，期间联合普内科、康复科等科室协助治疗，患者最终康复出院，住院时间长达37天。

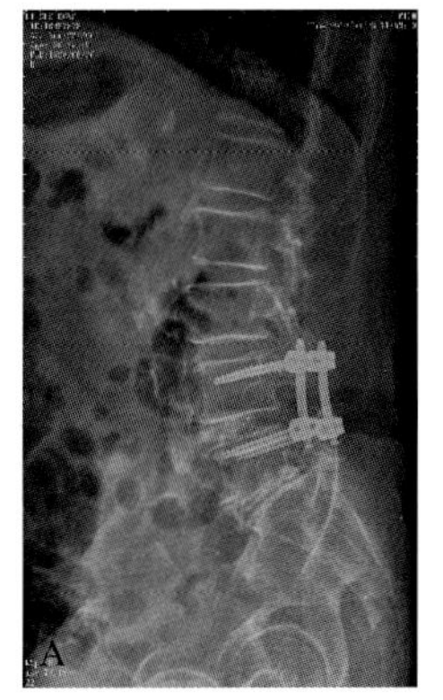

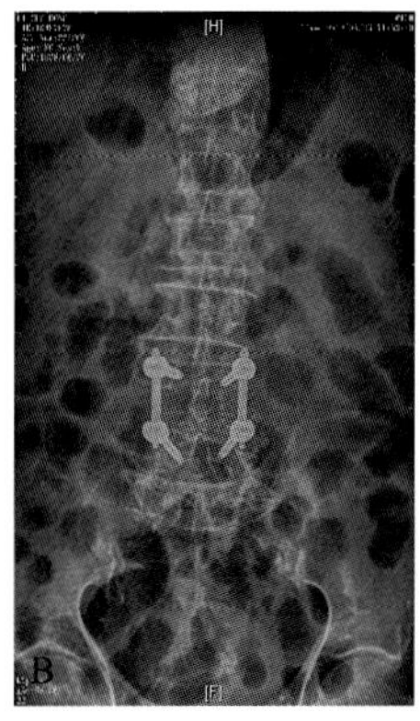

图 8-9-4 腰椎术后X线检查（A、B）

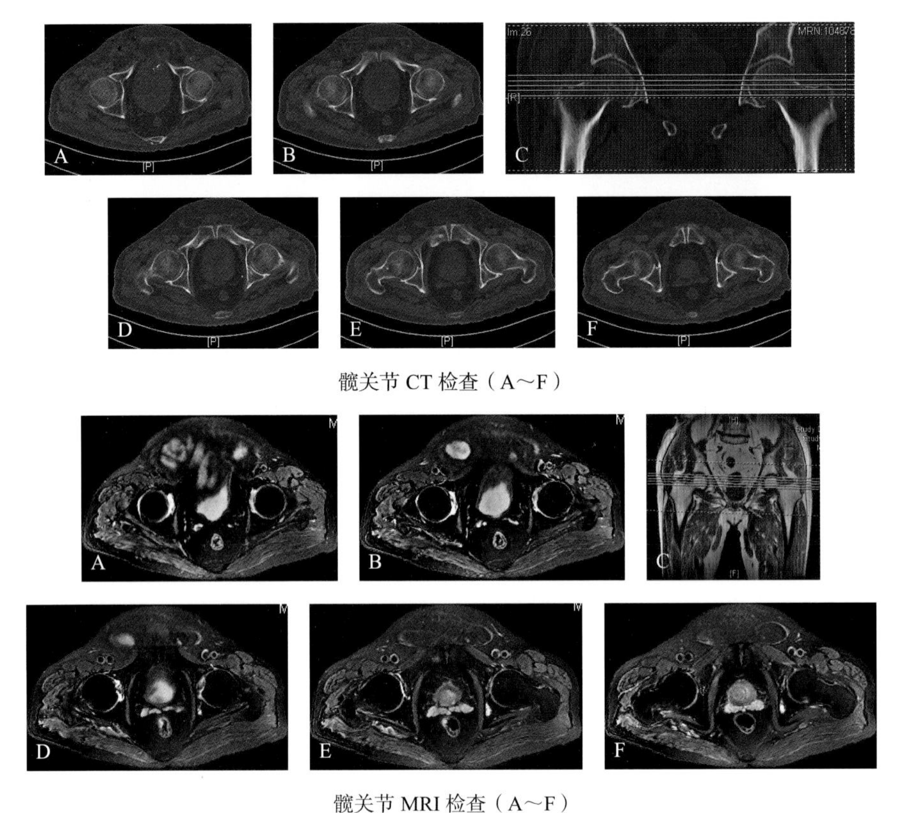

髋关节 CT 检查（A～F）

髋关节 MRI 检查（A～F）

图 8-9-5　髋关节 CT、MRI 检查

三、讨论与总结

本例患者为典型腰椎间盘脱出导致腰腿痛的病例，术前检查提示患者多节段腰椎间盘突出，钙化，黄韧带肥厚、侧隐窝狭窄。慢性病程急性发作，症状、体征、影像学检查均一致，腰 4、5 责任节段明确。腰腿痛严重，影响睡眠及生活质量，保守治疗效果不佳，经过对症状、体征、影像学检查分析病情，结合患者年龄、体质、基础疾病综合考虑，认为选择创伤小，出血少，时间短，恢复快的微创方式，准确、有效的手术方案。

四、专家点评

腰椎间盘突出、脱出、椎管狭窄是一种常见的退行性疾病，占脊柱患者的多数，然而高龄常合并高血压、心脑血管疾病等合并症，手术治疗相对慎重，多数脊柱外科医师本能拒绝收治此类患者，倾向于保守治疗，本例患者发病后症状严重，VAS 评分高达 8 分，严重影响睡眠及生活治疗，保守治疗无效，经过对患者症状、体征、影像学检查结果的分析，明确责任节段为腰 4、5，做到了手术微创化，精准化，做到有的放矢，减少了传统开放融合手术所带来风险，虽然恢复过程及住院时间长，但患者症状缓解明显，疗效显著。

五、亮点精粹

随诊老年化社会到来，老年人口占比越来越高。我国经济高速发展，生活水平不断提升，经济条件好转，老年人对医疗需求和生活质量要求也越来越高，医学也在随时代发展突飞猛进，医疗影像技术、医疗材料学、医疗大数据的发展进一步推动医疗技术的进步，以我院目前的医疗设备及医疗技术水平，可以做到精准化、微创化、无痛化的治疗，为原本因忌讳创伤大、失血多，手术时间长等不能得到相应治疗的高龄患者带来了福音。结合患者症状、体征、影像学检查，明确患者病因，做到有的放矢，并联合我院多学科，密切交流，紧密协作，为高龄患者量身定制一套合适的、精准的、微创的治疗方案，造福广大高龄患者，推动我国医疗事业的发展贡献力量。

（容　威）

病例 10　胸椎血管瘤全脊椎切除术

一、病历摘要

患者，男性，51 岁，双下肢麻木 1 个月，行走不稳 10 天。无大小便功能障碍。双上肢无明显麻木，疼痛，无力。无发热，无咳嗽，咳痰。既往史、个人史无特殊。查体：生命体征平稳，心肺无特殊。双上肢感觉、肌力正常，双侧 hoffman 征阴性。T7 棘突附近轻度叩痛。肋弓以下感觉减退，双下肢肌力正常，双下肢肌张力增高，腱反射亢进，双侧 Babinski 征阳性。CT 提示 T7 椎体略膨胀，椎体及双侧椎弓根呈“栅栏状”改变，考虑侵袭性血管瘤（图 8-10-1）。MRI 提示 T7 椎体及椎体附件可见斑片状短 T1 长 T2 信号，T2WI-FS 呈不均匀稍高信号，其内可见栅栏状短 T2 信号，椎体略膨胀，向后压迫邻近椎管及胸髓。考虑血管瘤（图 8-10-2）。

二、临床决策

根据以上病例特点，目前诊断考虑为胸椎占位，血管瘤可能性大。诊断依据：患者中老年男性，双下肢麻木 1 个月，行走不稳 10 天，无上肢症状。查体：T7 棘突附近轻度叩痛。肋弓以下感觉减退，双下肢肌张力增高，腱反射亢进，双侧 Babinski 征阳性。CT 提示 T7 椎体略膨胀，椎体及双侧椎弓根呈“栅栏状”改变。MRI 可见栅栏状信号，脊髓受压。故患者目前诊断考虑为胸椎占位，血管瘤可能性大。

患者胸椎占位，需要以下疾病鉴别：①脊柱结核，此病常有低热、自汗等全身中毒症状，影像学以椎间盘破坏为主，PPD 试验、T-spot 试验可为阳性。本患者无发热，影像学

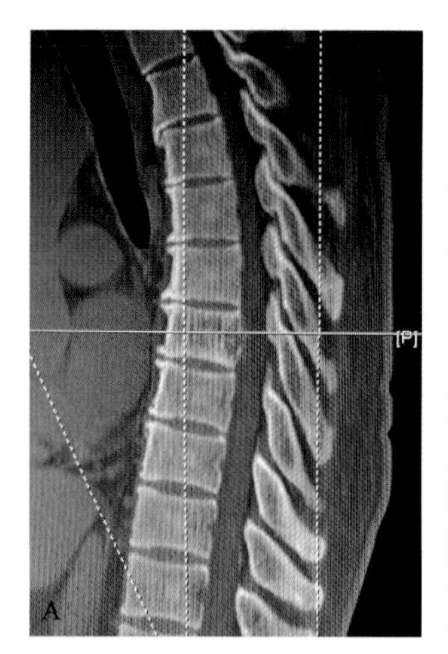

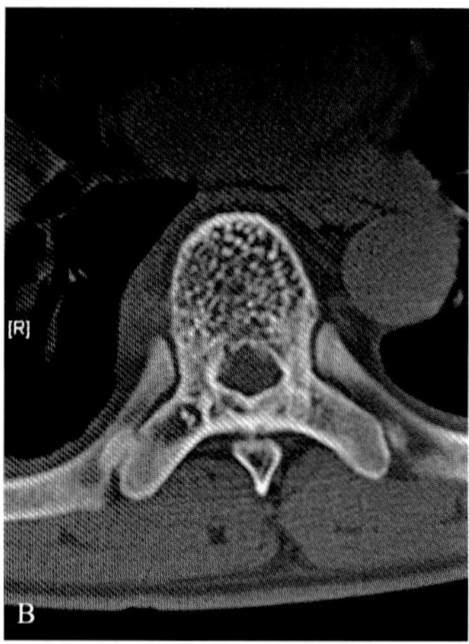

图 8-10-1　术前 CT 片（A、B）

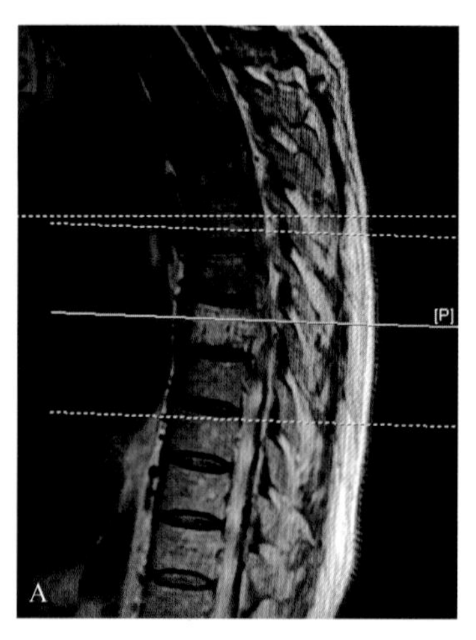

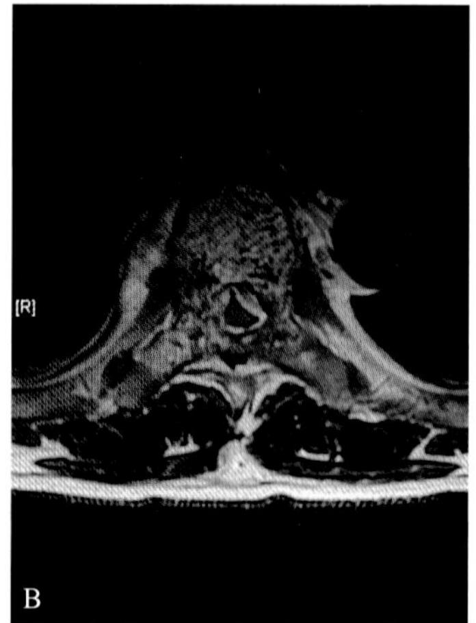

图 8-10-2　术前 MRI 片（A、B）

提示骨质破坏明显，而非间盘破坏，暂不考虑脊柱结核。②脊髓型颈椎病：脊髓型颈椎病是由于颈椎退变引起的脊髓受压。可表现为走路不稳、腱反射亢进、病理征阳性等表现。该患者存在明确的感觉平面，位于肋弓，影像学提示胸椎管内占位，脊髓受压，暂不考虑颈椎病。③其他脊柱肿瘤：该患者影像学提示 T7 椎体略膨胀及典型的栅栏样改变，首先考虑血管瘤。确诊待病理。

患者胸椎占位，压迫脊髓，已有神经症状，应采取手术治疗，解除压迫。肿瘤单发于 T7 椎体及其附件，可应用全脊椎肿瘤整块切除。术前完善相关术前检查，排除手术禁忌，备血，同麻醉科沟通手术方案，术前 1 天栓塞瘤体供血动脉，减少术中出血。术中整块切除椎体及附件（图 8-10-3），植入人工椎体，后路内固定，植骨融合。术后于 ICU 过渡，常规预防性抗感染、补液、止痛治疗，复查 X 线（图 8-10-4）。术后病理符合血管瘤，局灶生长活跃（图 8-10-5）。患者症状逐步恢复中。

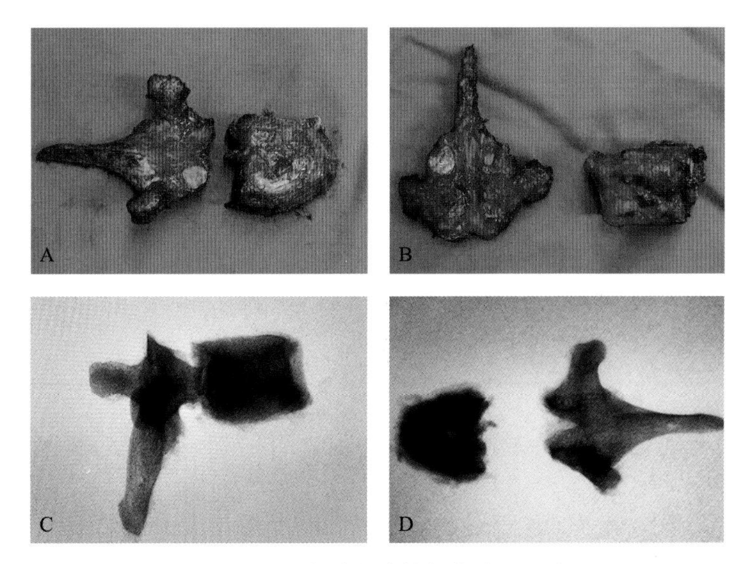

图 8-10-3 切除的脊椎标本（A～D）

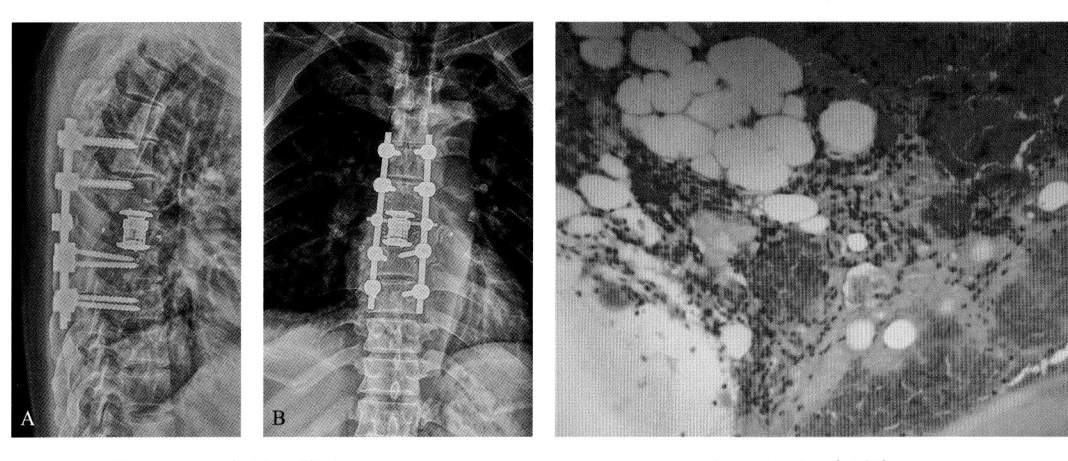

图 8-10-4 术后 X 线片（A、B） 图 8-10-5 术后病理

三、讨论与总结

椎体血管瘤是一种比较常见的椎体良性肿瘤。多数脊柱血管瘤无症状。偶尔可突破椎体后方，压迫脊髓，引起相关症状。影像学可见椎体略显膨胀，椎体骨纹理增粗、垂直走行而呈栅栏状。椎体血管瘤无症状时可定期观察，但本例患者，已有脊髓压迫，故行病变椎体切除及植骨固定。考虑到脊柱解剖的复杂性，国际上常用的脊椎肿瘤的外科分期系统为 WBB 及 Tomita 系统。本例中的血管瘤属于间室内肿瘤，故采取全脊椎肿瘤整块切除。整块切除虽手术难度大，过程复杂，但有利于脊髓彻底减压、改善患者生活质量及减少术后复发。

（徐 凯 肖嵩华）

第 9 章　泌尿系统疾病

病例 1　针状肾镜联合标准通道经皮肾镜技术治疗复杂鹿角形结石

一、病历摘要

女，59 岁，体检发现左肾结石 10 年余，无不适症状，未做处理。近一年来反复出现间断尿频尿急尿痛伴发热，最高体温 38.5℃，给予抗感染治疗后症状可缓解。既往体健。专科查体：未见明显阳性体征。血常规基本正常。尿常规：白细胞大量，细菌大量。尿培养：大肠埃希菌。肝肾功能无异常。CT：左肾完全鹿角形结石（图 9-1-1）。

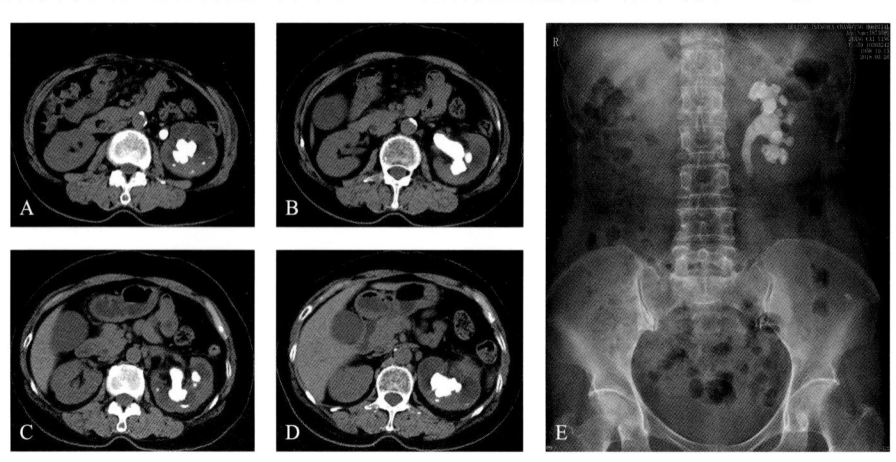

图 9-1-1　术前 CT 平扫及 KUB（A～E）

二、临床决策

1. 诊断

左肾鹿角形结石、泌尿系感染。

2. 手术指征的选择

手术方案：左侧经皮肾镜取石术。

（1）患者长期反复泌尿系感染，考虑与结石继发感染有关。手术选择应以清除结石为主要目的。

（2）患者完全鹿角形结石，结石负荷量较大，存在感染，适宜行高效率清石、低肾盂内压的经皮肾镜取石术，不考虑分期输尿管软镜手术。

3. 术前计划与手术技巧

（1）术前计划：患者完全鹿角形结石，结石填充各肾盏，积水不明显，手术分期多通道的可能性极大，需向患者及家属告知，术中为尽量减少通道数目，提高清石率，根据情况配合膀胱软镜或针状肾镜（Needle-per）进行手术。

（2）术中情况：截石位左侧插管建立人工肾积水后，改俯卧位，B超探查可见左肾上中下盏后组三处平行盏结石（图 9-1-2），分别在超声监控下球囊扩张建立 24F 皮肾通道，负压吸引下，EMS 超声击碎并吸出结石。术中 B 超探查见中盏偏前组残留结石，Needle-perc 针状肾镜穿刺该结石所在目标盏，钬激光长脉宽模式将结石粉末化后将大部分结石碎屑由其狭小盏颈口冲出。

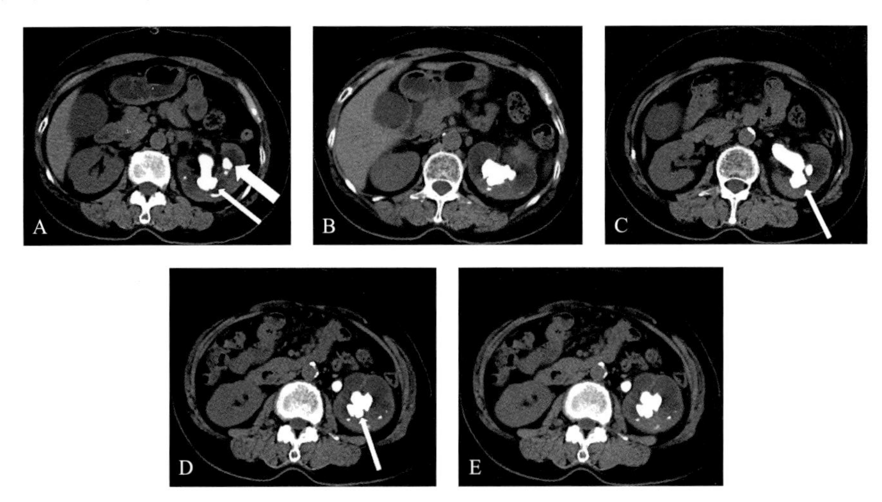

图 9-1-2 各通道位置及所清除结石范围

A. 细箭头示上盏通道位置，可清除目标盏、上盏及部分肾盂、连接部结石；粗箭头为 Needle-perc 穿刺及清除结石位置；B. 上盏结石：可以通过上盏通道清除；C. 细箭头示中盏通道位置，清除目标盏、部分肾盂及下盏结石；D. 细箭头示下盏通道位置，清除目标盏及下盏结石；E. 下盏结石：可以通过下盏通道清除

一期术后行 CT 平扫示上盏通道及中盏通道旁平行盏结石，其余结石均已清理完全，二期手术拟采用 Needle-perc 直接穿刺残石，并用钬激光将其粉末化。

4. 围手术前管理及并发症处理

患者一期术后恢复良好，无发热，引流管引流液清亮，术后常规监测肾功能、血象，术后第 1 天血色素较术前无明显下降。术后第 2 天患者可以下床活动，复查 KUB 示部分残石，术后 1 周行二期 Needle-perc 手术治疗（图 9-1-3），术后第二天夹闭肾造瘘管后患者无不适，分次拔除肾造瘘管，出院复查血色素稳定，肌酐较术前有下降。

三、讨论与总结

鹿角形结石一直是肾结石治疗的难点，经皮肾镜是其治疗的首选方案，首先从术前准备上，对于有明确泌尿系感染的患者，应先使用敏感抗生素抗感染治疗，直到患者无发热

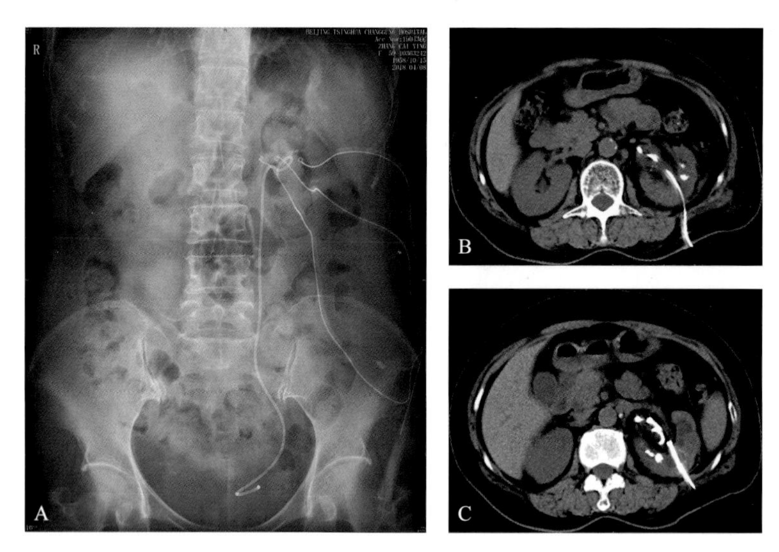

图 9-1-3 一期术后 KUB 及 CT 平扫。

A. 一期术后 KUB 示结石主体已清除，部分残石。B、C. 一期术后 CT 平扫示上盏及中盏通道旁平行盏部分残石，二期 Needle-perc 穿刺并清除结石（蓝色箭头）

症状，尿常规白细胞及细菌数显著下降为止，并不强制要求直到复查尿培养阴性才手术。该类患者一般需多期多通道手术，必要时需行顺逆行多镜联合手术，在术前需和患者有充分沟通。此外，鹿角形结石患者要求完全的代谢评估，除外全身系统性的疾病，如胱氨酸尿症、原发性甲状旁腺功能亢进、高钙尿、低枸橼酸尿等，并在术后根据结石成分，为患者制定个性化的结石预防方案。

四、专家点评

该患者左肾完全鹿角形结石，需多期多通道手术，通道建立一般遵循从上到下，从内到外的顺序，便于建立后续通道及寻找肾盂输尿管连接部。Needle-perc 针状肾镜可处理通道旁平行盏结石，避免再次建立通道扩张带来的出血及损伤风险，提高清石率。该患者鹿角形结石穿刺目标盏无积水，采用筋膜扩张器及金属扩张器逐渐扩张难度较大，容易出现扩张过浅或过深，适合采用超声实时监控下球囊扩张可降低扩张难度，准确建立通道。

参考文献

胡卫国，李建兴，杨波，等. 标准通道经皮肾镜碎石术前预测方案与术中手术方案差异的分析［J］. 中华泌尿外科杂志，2013，34（1）：17-19.

李建兴，田溪泉，牛亦农，等. B 超引导经皮肾镜气压弹道联合超声碎石术治疗无积水肾结石［J］. 中华外科杂志，2006，44（6）：386-388.

WRIGHT A, RUKIN N, SMITH D, et al. “Mini, ultra, micro” -nomenclature and cost of these new minimally invasive percutaneous nephrolithotomy (PCNL) techniques [J]. Therapeutic advances in urology, 2016, 8(2):

142-146.

WRIGHT A E, SOMANI B K, RUKIN N J. Proposition for new terminologies in PCNL: what does “ultra-mini-micro” actually mean? [J]. Urolithiasis, 2014, 42(6): 539-540.

GANPULE A P, CHABRA J, DESAI M R. “Microperc” micropercutaneous nephrolithotomy: a review of the literature [J]. Urolithiasis, 2018, 46(1): 107-114.

（苏博兴　李建兴）

病例 2　顺逆行多镜联合治疗移植肾输尿管膀胱吻合口闭锁

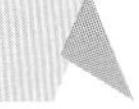

一、病历摘要

女，37 岁，肾移植术后半年，体检发现移植肾积水 1 周。患者半年前因双肾萎缩，在外院行肾移植手术，1 周前体检查盆腔 CT 示：移植肾肾盂扩张积水。肾功能检查示肌酐：207μmoL/L。在外院行移植肾造瘘术，引流量约 3000ml/d，2 天后复查肌酐降至 151μmoL/L，外院顺行造影检查示输尿管膀胱连接部闭锁。既往无特殊。专科查体：右下腹髂窝处可见肾移植手术瘢痕，移植肾无叩痛，输尿管走行区无压痛。血常规基本正常。尿常规：白细胞少量。尿培养阴性。血肌酐：120μmol/L。CT：双肾肾萎缩，右盆腔移植肾并经皮肾盂导管置入改变。顺行造影检查示输尿管膀胱连接部闭锁（图 9-2-1）。

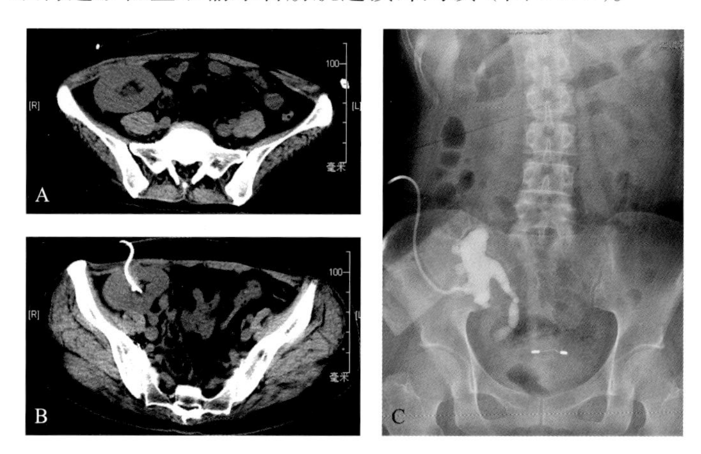

图 9-2-1　术前影像学检查

A、B. 术前 CT 检查示移植肾位于右侧髂窝，前组中盏可见肾造瘘管；C. 顺行造影检查见输尿管膀胱吻合口处完全闭锁

二、临床决策

1. 诊断

移植肾积水、输尿管膀胱连接部闭锁、肾移植术后。

2. 手术指征的选择

手术方案：顺逆行联合输尿管膀胱吻合口狭窄部球囊扩张术。

（1）对于小于1cm的输尿管狭窄闭锁段内镜下治疗的成功率较高，此患者术前顺行造影显示闭锁段紧临膀胱，有内镜下打通的可能性，结合患者意愿可一期试行内镜下治疗，但需与患者及家属充分沟通，闭锁段如不能打通或效果不佳，需行二期开放输尿管膀胱再吻合手术。

（2）患者输尿管膀胱吻合口完全闭锁，单纯通过顺行或逆行内镜操作难以寻及闭锁之吻合口，顺逆联合操作有利于直视下找到闭锁之吻合口，进而通过内镜下治疗将其打通。

3. 术前计划与手术技巧

（1）术前计划：患者取截石位，通过扩张原肾造瘘管通道，使用顺行输尿管软镜联合逆行膀胱镜或肾镜，分别寻找到输尿管最末端闭锁处和膀胱顶部吻合口瘢痕处，使用导丝探查，试行通过。如通过困难，可关闭顺行输尿管镜光源，在逆行肾镜光源引导下使用输尿管软镜下钬激光向光源处内切开，以打通闭锁段，此时注意保护逆行肾镜光源。

（2）手术情况：患者麻醉生效，截石位，沿原通道逐级扩张建立16F皮肾通道，超滑导丝引导下顺行输尿管软镜探查至输尿管最末端可疑闭锁吻合口处，超滑导丝通过困难。同时使用22F肾镜进入膀胱，见膀胱顶可疑输尿管膀胱吻合口处瘢痕。输尿管软镜下更换斑马导丝，近视野旋转加压导丝后顺利通过，肾镜下将斑马导丝由尿道拉出体外。沿斑马导丝肾镜监视下逆行置入Bard U30 6cm/21F球囊扩张导管，球囊通过狭窄段后，输尿管软镜监视下充盈球囊，25atm，充盈扩张5min，撤除球囊导管。输尿管软镜引导下再顺行放置超滑导丝一根，通过狭窄段由尿道拉出体外。沿两根导丝同步顺行放置移植肾DJ管各一根，输尿管软镜及肾镜分别确认DJ管位置正常。留置14F肾造瘘管，术毕。

4. 术后治疗及并发症

患者肾移植术后，围手术期抗排异药物按常规量继续服用。术后暂时夹闭肾造瘘管2h以帮助止血，术后2h及术后第1天常规复查血色素、肾功能、降钙素原等指标。患者术后血色素及肌酐水平稳定，尿液清亮，术后第2天患者可以下床活动，复查KUB平片见两根支架管位置良好（图9-2-2），再次夹闭肾造瘘管，术后第4天拔除肾造瘘管，术后第5天出院。术后3个月随访，更换DJ管。

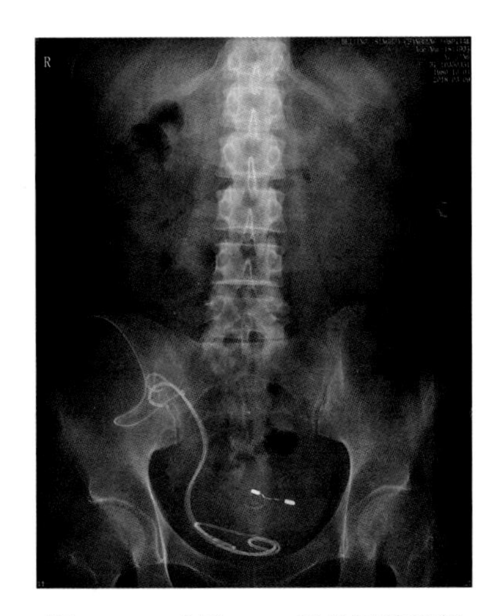

图9-2-2 术后KUB平片示移植肾输尿管内两根支架管位置良好

三、讨论与总结

此例患者的手术难点在于输尿管膀胱吻合口闭锁段的打通，采用顺逆行联合内镜下治疗，在直视下有利于寻找闭锁的吻合口瘢痕，输尿管软镜下探查见吻合口通常位于末端黏膜的凹陷处，逆行肾镜下通常可在膀胱顶找到可疑输尿管膀胱吻合口的黏膜瘢痕，使用顺行导丝旋转加压通过可疑闭锁段时可在逆行肾镜下观察到吻合口黏膜瘢痕同步的外凸变化。如导丝通过困难可使用上述光源引导下激光内切开的方法，切开时注意避开血管搏动明显的地方，通常切开方向为前内方。在导丝通过后闭锁狭窄段后可沿导丝行球囊扩张或内切开等内镜下治疗，扩张或内切开应彻底，直至暴露吻合口外周围脂肪组织。文献报道的球囊扩张或内切开成功率差异较大，通常为60%～85%，可能与随访时间不同，样本量偏少有关。

四、专家点评

对于输尿管闭锁段的打通，导丝的选择也起到关键作用，超滑导丝通过性好，可引导软镜通过迂曲的输尿管到达末端闭锁处，但其质软，头端易回折，穿透性较差，此时选用斑马导丝可弥补该缺点。

对于打通闭锁段后留置支架管的时间目前文献报道也没有统一意见，有研究认为留置支架管时间越长（>6个月），成功率越高，也有研究认为成功率与留置支架管时间长短无关。本中心根据经验一般一期留置两根DJ管，3月后拔除，更换为一根，再带管1～3个月后拔除，观察肾积水情况。

参考文献

李柳林，孔垂泽，刘贤奎，等. 输尿管镜下逆行球囊扩张术治疗良性输尿管狭窄的临床研究［J］. 中华腔镜泌尿外科杂志（电子版），2019，13（2）：85-90.

刘雨杭，陈湘，何垚，等. 双镜种联合技术治疗复杂输尿管狭窄的疗效［J］. 中南大学学报（医学版），2019，44（7）：795-800.

HU W, SU B, XIAO B, et al. Simultaneous antegrade and retrograde endoscopic treatment of non-malignant ureterointestinal anastomotic strictures following urinary diversion [J]. BMC Urol, 2017, 17: 61.

SAMPOGNA G, ALBO G, DE LORENZIS E, et al. Allium ureteral stents for ureteral stenoses after stone surgery: Our experience [J]. European Urology Supplements, 2019, 18(7): e3016-e3017.

VASUDEVAN V P, JOHNSON E U, WONG K, et al. Contemporary management of ureteral strictures [J]. Journal of Clinical Urology, 2019, 12 (1): 20-31.

（苏博兴　肖　博）

病例3　针状肾镜治疗小儿输尿管上段结石

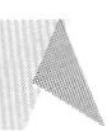

一、病历摘要

女，9岁，体检发现左侧输尿管结石3个月余，无症状，未经任何治疗，既往体健。专科查体：未见明显阳性体征。血、尿常规、生化全项无异常。尿培养：大肠埃希菌，菌量：＞100000CFU/ml。CT：左侧输尿管上段结石，长径约 1cm，继发左肾积水（图 9-3-1）。

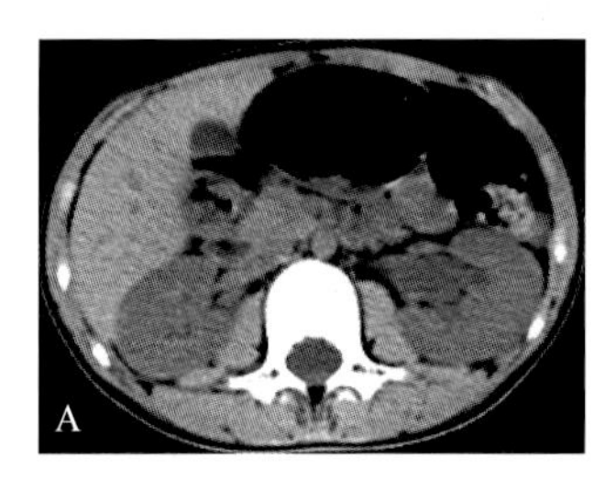

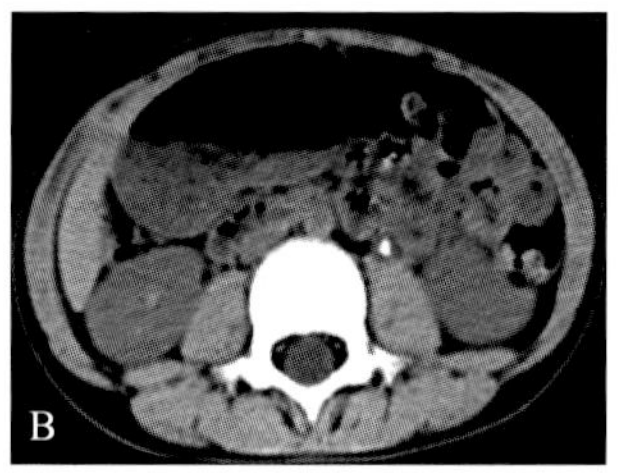

图 9-3-1 左肾积水（A、B）

二、临床决策

1. 诊断

左输尿管上段结石合并左肾积水、泌尿系感染。

2. 手术指征的选择

手术方案：左侧针状肾镜（Needle-perc）碎石术。

（1）患者泌尿系结石虽无明显症状，但已造成肾积水，尿培养大肠埃希菌阳性，结石长期嵌顿有造成肾功能不全，严重泌尿系感染等可能，因此有处理指征。

（2）儿童患者采用输尿管镜手术有输尿管损伤风险，标准通道或微通道经皮肾镜出血风险相对较高。鉴于儿童排石能力较强，结石一般质地较脆，采用 Needle-perc 出血风险较小，激光将结石粉末后便于患儿排出。

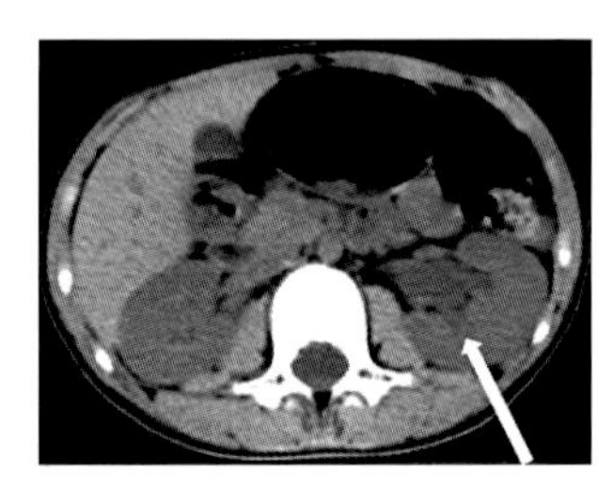

图 9-3-2 箭头示穿刺目标盏

3. 术前计划与手术技巧

（1）术前计划：此例患者结石位于输尿管上段，有肾积水，可选择背侧中盏或上盏穿刺，便于触及结石，穿刺成功后可直接用激光光纤将结石粉末化，注意避免下盏大块结石残留。

（2）手术情况：麻醉成功后，患者取截石位，常规消毒铺巾，经尿道置入 8F 输尿管镜，向左侧输尿管口插入斑马导丝，沿导丝逆行留置 5F 导管，留置尿管，固定导管。改俯卧位，B 超引导下 Needle-perc 可视穿刺左肾中盏后组，进入集合系统，见输尿管连接部黄褐色结石一枚，长径 0.8～1cm，钬激光粉末化碎石。继续探查见下盏少量结石碎块，大者直径约 0.2cm，同法钬激光粉末化碎石。探查集合系统内无异常。缓慢退出可视穿刺针，皮肾通道未见出血，拔除输尿管导管，术毕。

4. 术后治疗及并发症

患者采用 Needle-perc（针状肾镜）碎石术，出血及感染风险小，术中未留置肾造瘘管及输尿管支架管，术后给予敏感抗生素抗感染治疗，术后第 2 天尿色恢复清亮，可以下床活动，复查泌尿系超声示输尿管无扩张，左肾多发小结石。术后第四天出院。患者术后收集尿液过滤得到结石标本，结石成分分析提示：一水草酸钙、二水草酸钙及碳酸磷灰石混合结石。

三、讨论与总结

此例患者为儿童患者，输尿管上段结石合并肾积水，输尿管镜及常规经皮肾镜技术风险较高，选择针状肾镜（Needle-perc）碎石术可将结石粉末化后自行排出，出血及感染风险小，无输尿管损伤，术后并发症少，恢复快。此外相对于输尿管软镜手术，术前及术后无需留置输尿管支架管，为患儿避免了两次全麻手术操作，因此对于结石负荷小于 1.5cm 的儿童患者，针状肾镜技术可成为首选。

四、专家点评

随着内镜技术及腔内碎石技术的发展，经皮肾镜通道直径可以不断缩小，由标准通道（24-30F）缩小到微通道（15-20F）、超细通道（10-15F）、超细微通道（5-10F），我们自主研发的 4.2F Needle-perc（针状肾镜）应运而生，但不同通道直径的经皮肾镜之间并不能相互取代，随着通道的缩小，虽然减少了通道建立所带来的副损伤，但也不可避免地增加了肾盂内压，减少了碎石效率，因此，掌握各种通道经皮肾镜的适应证最为重要。Needle-perc 主要适应证有肾盂结石（直径<1.5cm）、肾小盏结石（直径<1.5cm）、肾盏憩室结石、婴幼儿肾结石，可以用于平行肾盏结石辅助治疗、二步法建立通道的优化（建立标准/微通道的前期准备）、复杂肾结石的多镜联合治疗（软镜联合 Needle-perc）。其禁忌证包括严重凝血功能异常者、心肺功能不佳无法耐受手术者、穿刺路径上有肿瘤者、未经控制的严重泌尿系感染患者，也不推荐单独用于直径>2cm 的肾结石治疗。

参考文献

但超，王黎，姚启盛. 可视化穿刺经皮肾镜在儿童肾结石中的临床应用［J］. 临床外科杂志，2019，27（9）：794-797.

肖博，李建兴，胡卫国，等. 针状肾镜治疗上尿路结石的初步应用经验［J］. 中华泌尿外科杂志，2019，（2）：96-99.

颜昌智，潘铁军. 可视针形穿刺碎石一体镜联合尿石通治疗直径<1.5 cm 肾结石临床分析［J］. 临床外科杂志，2019，27（2）：129-131.

JIANG K, CHEN H, YU X, et al. The “all-seeing needle” micro-PCNL versus flexible ureterorenoscopy for lower calyceal stones of ≤2 cm [J]. Urolithiasis, 2019, 47(2): 201-206.

KNOLL T. Is mini-percutaneous nephrolithotomy the way to go for renal stones? No! [J]. Current Opinion in Urology, 2019, 29 (3): 312-313.

（苏博兴 李建兴）

病例 4　多期经皮肾镜治疗合并肾周感染的复杂肾结石

一、病历摘要

男，59 岁，主因“右侧腰背部胀痛伴发热 4 个月”入院。4 个月前出现间断发热伴右侧腰背胀痛，当地医院诊断为“右肾周脓肿、右肾结石”行右肾周脓肿切开引流术，术后患者腰痛发热症状缓解，为求进一步处理右肾结石来我院。既往：发现双肾结石 26 年，26 年因左肾结石在外院行左肾结石切开取石术，恢复可，10 年前于外院行左侧经皮肾镜碎石取石术，8 年前于外院行右肾结石切开取石术，2 年前于外院行右侧经皮肾镜碎石取石术。

专科查体：双肾区皮肤开放手术瘢痕，右肾区可见 4 个月前手术引流管拔除后未愈合之窦道，余无明显异常。辅助检查：血常无明显异常。尿常规：白细胞 500cells/μl，细菌数量 110.90CFU/μl；尿培养：光滑念珠菌，菌量，40000CFU/ml；血肌酐：153.9umol/L。GFR ml/min：左肾：20.63；右肾：17.42。CT：双肾结石；右肾周脓肿切除引流术后改变（图 9-4-1）。

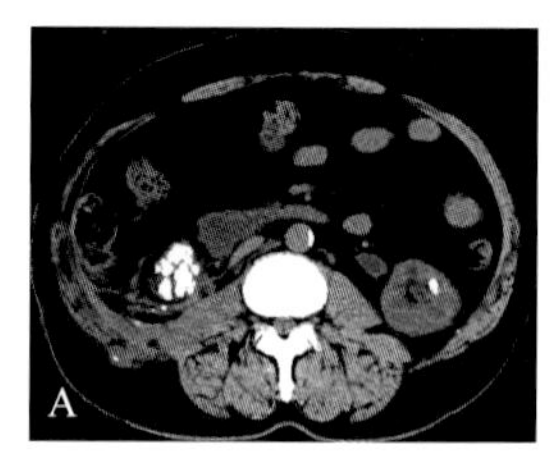

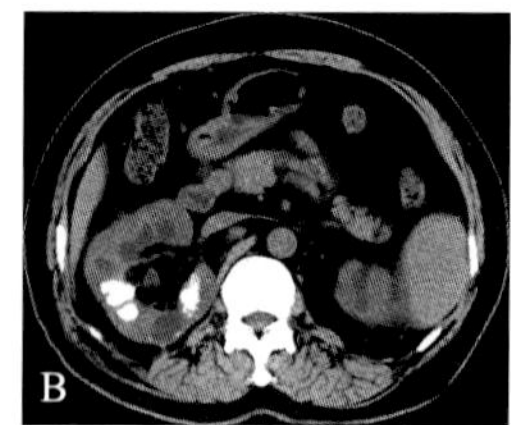

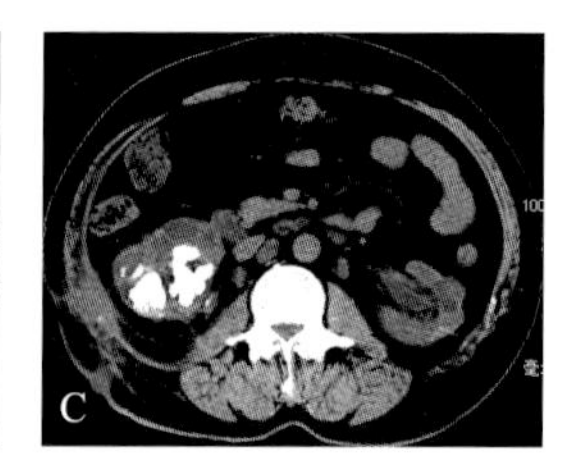

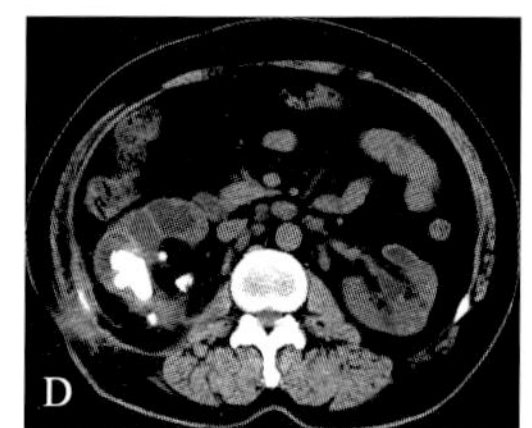

图 9-4-1　术前 CT（A～D）

二、临床决策

1. 诊断

双肾结石、双肾术后、右侧肾周感染。

2. 手术方案与术前计划

（1）患者 4 个月前行右肾周脓肿切除引流术，目前肾周脓肿已明显控制，但仍有皮肤窦道经久未愈，可能与右肾结石感染持续存在有关，清除结石才可能完全去除感染灶，使窦道愈合。

（2）目前无左侧不适及左肾梗阻表现，左肾结石可暂不处理。

（3）患者右肾结石复杂，需多期、多通道处理，必要时联合顺行软镜。通道建立顺序通常按照由上到下，由内到外之顺序。

3. 术中情况

（1）一期术中情况：俯卧位，B 超引导下穿刺右肾上盏后组，逐级扩张建立 24F 皮肾通道，EMS 超声清除目标盏及上盏结石，逆行亚甲蓝引导下寻找肾盂输尿管连接部，导丝引导下顺行放置 6F/26cm D-J 管，患者肾内感染较重，适时终止手术，残余中下盏结石待二期处理。

（2）二期术中情况：俯卧位，B 超引导下穿刺右肾中盏后组，逐级扩张建立 24F 皮肾通道，置入肾镜，见集合系统黏膜充血水肿明显，质脆，触之易出血，目标盏及临近盏内黄褐色结石填充，负压吸引下，EMS 超声击碎并吸出结石，镜下探查可见原通道造瘘管。同法穿刺右肾下盏后组，建立 24F 皮肾通道，通道邻近患者原肾周窦道，扩张时可见大量黄白色黏稠脓液从通道内溢出，进镜见下盏内大量黄褐色结石填充，负压吸引下 EMS 超声予以清除，继续探查可见肾盏黏膜上大量白色质韧脓苔样物质附着，镜下用肾镜抓钳给予剥除，继续探查下盏见肾盏结构紊乱，未见明显盏出口。沿一期手术肾造瘘管内注入亚甲蓝，下盏内未见亚甲蓝。扩张原一期上盏通道至置入 24F 工作鞘，探查见肾盂黏膜充血水肿明显，上盏背侧可见局部黏膜滤泡样新生物，大小约 1cm×1cm，肾镜下抓取活检。继续探查清除上盏及连接部支架管旁残余小结石。从下盏通道内向原上盏通道方向探查，EMS 超声穿透黏膜及附着物，找到盏颈出口，可见肾盂黏膜及中盏通道工作鞘。上盏肾镜监视下，下盏通道内放入 20F 多侧孔引流管，穿过盏颈出口，置入肾盂及上盏内，固定引流管。中盏及上盏内各放置 14F 气囊肾造瘘管，充盈 3ml，固定。

4. 各通道位置及所清理结石范围（图 9-4-2，图 9-4-3）

5. 围手术前管理及并发症处理

患者一期术后恢复良好，无发热，引流管引流液清亮，未拔除肾造瘘管，术后 1 周行二期手术治疗，术后常规监测肾功能、血象，术后第一天血色素较术前无明显下降。术后第 2 天患者可以下床活动，复查 KUB 及 CT 示肾下盏残余结石（图 9-4-4），结合术中情况考虑残余结石可能位于闭锁肾盏内，CT 示周围肾皮质菲薄，已无功能，患者目前无发热、腰疼等不适症状，结合患者意愿，残余结石可定期复查，暂不处理。夹闭肾造瘘管后患者无不适，分次拔除肾造瘘管，出院复查血色素稳定，肌酐较前无明显变化。

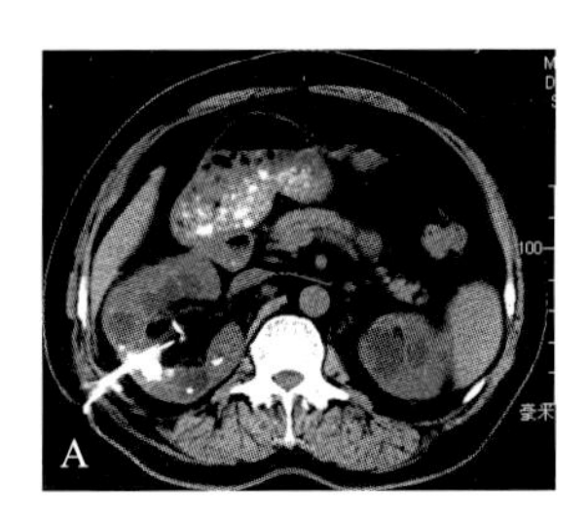

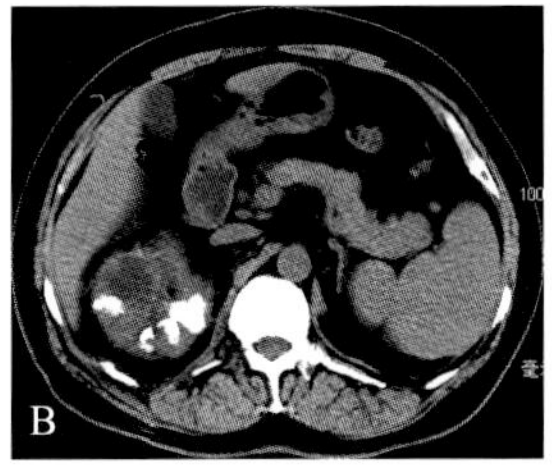

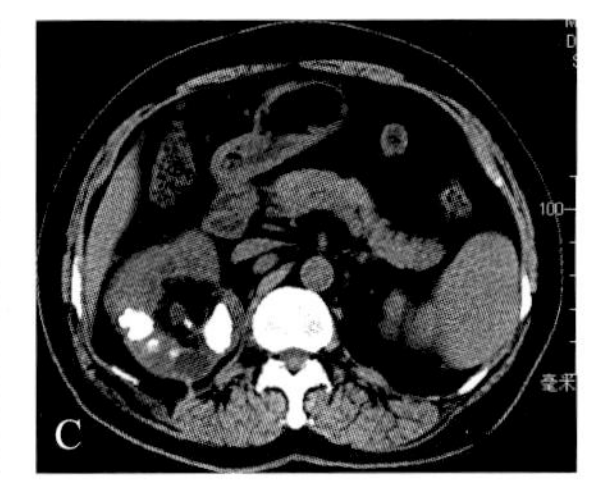

图 9-4-2 一期手术通道位置及结石清除范围。

A. 造瘘管示一期手术穿刺通道部位，目标盏结石被清除。B、C. 一期手术清除结石范围

三、讨论与总结

该患者既往有右肾切开取石术、右侧经皮肾镜手术病史，合并复杂泌尿系感染，右肾解剖结构紊乱，右肾结石分散且负荷较大，右肾下极萎缩，盏内结石填充，很难做到一期

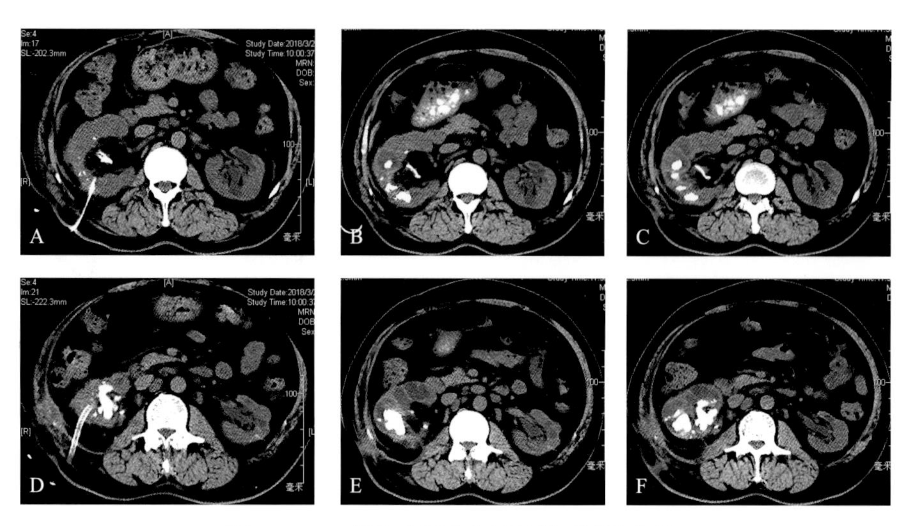

图 9-4-3　二期手术通道位置及结石清除范围。

A．造瘘管示二期手术中盏穿刺通道部位，目标盏及一期通道周围结石被清除；B、C．二期中盏通道清除结石范围；D．造瘘管示二期手术下盏穿刺通道部位，目标盏结石被清除；E、F．二期手术下盏通道清除结石范围，下盏腹侧结石残留

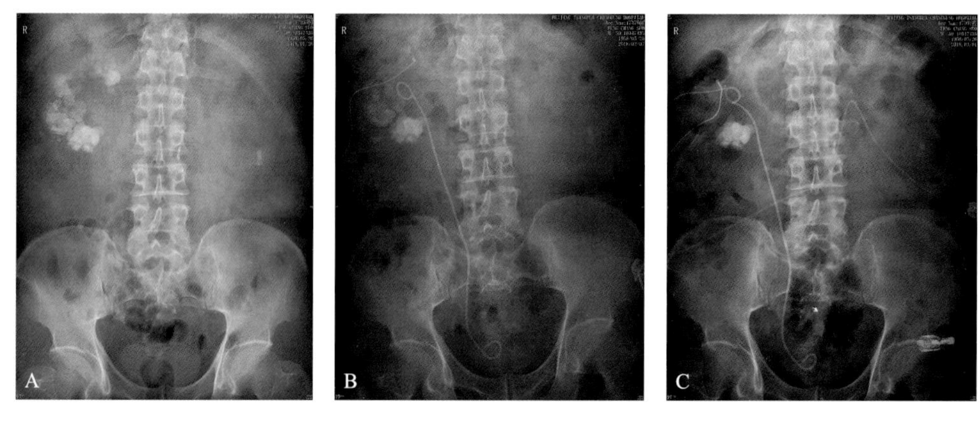

图 9-4-4　KUB 示术前及各期手术结石残留情况

A．术前；B．一期手术后；C．二期手术后

清石，需多通道分期处理，需术前与家属充分沟通。合并右侧肾区皮下组织、肌肉一直延续到肾周的软组织感染，首选行肾周脓肿切开引流，缓解肾周组织感染，待局部感染控制，体温正常后再行经皮肾镜手术。经皮肾镜穿刺目标盏可直接选择结石负荷较大、皮肾通道较薄的背侧盏穿刺，目标盏也需选择盏颈较宽肾盏，以便于处理邻近盏结石。通道建立一般遵循从上到下，从内到外的顺序，有利于固定肾的位置及方便后续通道建立，并且第一个通道需能方便找到肾盂输尿管连接部，以便放置输尿管支架管。

四、专家点评

该患者下盏穿刺通道在清理目标盏结石后发现为闭锁盏，亚甲蓝引导下寻找盏颈出口困难，这是该手术的另一个难点，此时可以中盏及上盏通道为方向标志，人为扩张打开盏

颈口，上盏通道监视下，从下盏通道留置肾造瘘管穿过该盏颈口。此外，该患者结石合并肾周感染，处理结石后对肾功能恢复及肾周窦道愈合有很大帮助，残余结石位于萎缩的闭锁肾盏内，对患者肾功能影响不大，结合患者意愿，可定期复查，如有症状再行处理。

参 考 文 献

栾光超，王勤章，钱彪，等. 经皮肾镜术后尿源性脓毒血症相关危险因素的Meta分析［J］. 中华腔镜泌尿外科杂志（电子版），2019，13（2）：103-107.

GARDINER R A, GWYNNE R A, ROBERTS S A. Perinephric abscess [J]. BJU international, 2011(107): 20-23.

KARIMBAYEV K. Late and Rare Complications of Urolithiasis: Perinephric Abscess and Renal Replacement Lipomatosis [J]. Journal of Case Reports in Medicine, 2019, 8(1):608-610.

MENG M V, MARIO L A, MCANINCH J W. Current treatment and outcomes of perinephric abscesses [J]. The Journal of urology, 2002, 168(4 Part 1): 1337-1340.

（苏博兴　肖　博）

病例5　鹿角形肾结石合并复杂泌尿系感染

一、病历摘要

1. 病史

女性患者，55岁，主因“右侧腰背部疼痛不适7个月余”入院。7个月前患者无明显诱因下出现右侧腰背部疼痛不适，疼痛性质不剧烈，为钝痛，可耐受，反复就诊多家医院，考虑右肾结石，右肾被膜下脓肿，肾结核待排，肺部感染。外院予以试验性性抗结核治疗共5个月余，抗结核治疗过程中患者消瘦、乏力，目前已停药半月，仍反复右侧腰背部疼痛不适，较前无好转。患者为行进一步诊治入院，病程中患者近2个月余反复咳嗽、咳痰，为白色黏痰，近日为黄色黏痰，无胸闷气急，无腹泻及里急后重，无呕血黑便，精神一般，纳差，二便如常，近半年消瘦约10kg。既往：间断尿频、尿急40余年，未治疗；糖尿病5个月余，口服二甲双胍缓释片、阿卡波糖治疗，控制可；乙型病毒性肝炎5个月余，未治疗；肺部感染2个月余，间断咳嗽、咳痰，予抗感染治疗（自诉为头孢类药物，具体不详），目前症状仍未好转；对青霉素过敏，表现为皮肤斑丘疹。

2. 体格检查

体温37.2℃，心率109次/分，呼吸18次/分，血压128/69mmHg。心、肺查体未见明显异常，腹软，无压痛、肌紧张。泌尿外科查体：右肾区叩击痛阳性，左肾区叩击痛阴性，输尿管走行区无压痛。

3. 辅助检查

（1）实验室检查：血常规白细胞、中性粒细胞百分比未见异常，血红蛋白92g/L；C

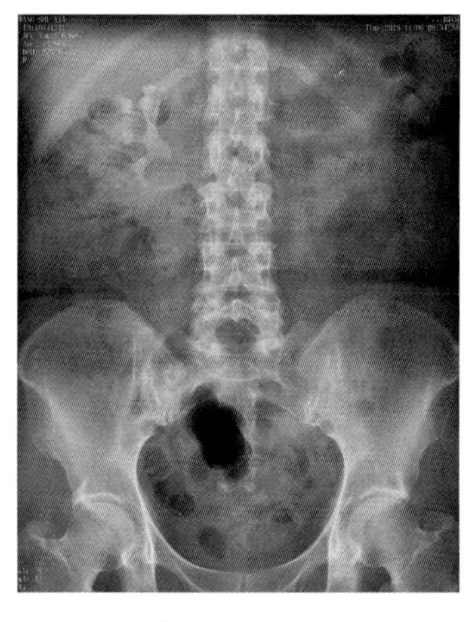
图 9-5-1 KUB

反应蛋白 132mg/L；尿常规 pH 6.5，白细胞 892/μl，亚硝酸盐阳性；尿培养见大肠埃希菌（菌量：＞100000CFU/ml）；结核菌 DNA 测定、抗酸染色及 T-SPOT 实验阴性；生化：血肌酐 51.5μmol/L，尿酸 298μmol/L，甲状旁腺素正常。

（2）胸片：右肺下叶炎症、右膈面抬高；心电图：窦性心动过速。

（3）泌尿系 KUB（图 9-5-1）：右肾铸型结石。

（4）CTU（图 9-5-2）：右侧腹膜后肝右叶下缘及右肾后上方脓肿，其内见分隔，大小 63mm×94mm×135mm，继发肝脏、右肾脓肿可能，右肾铸型结石，左肾多发性结石？右侧卵巢囊肿可能。

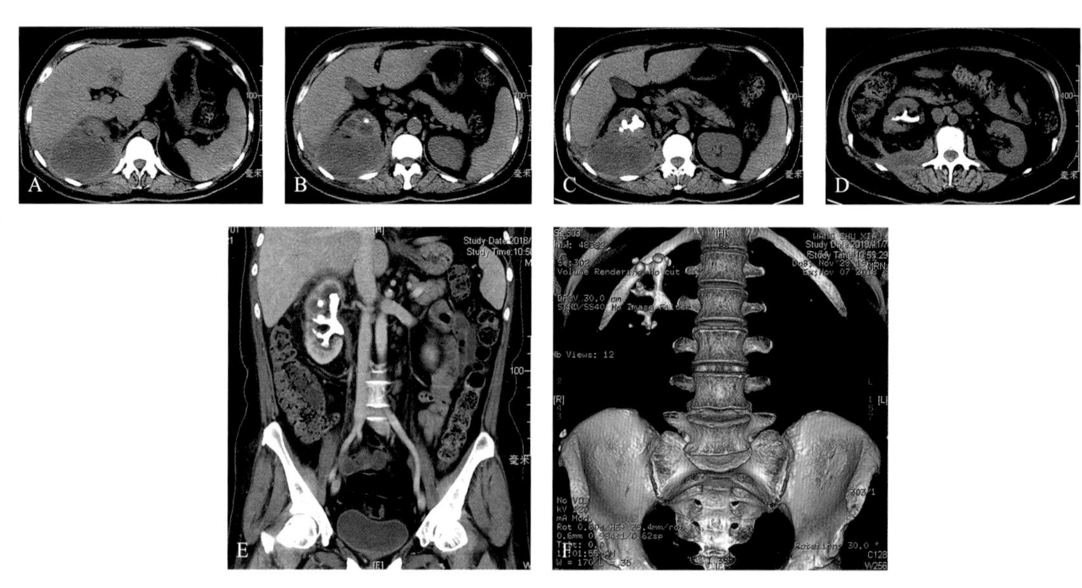
图 9-5-2 CTU（A～F）

（5）利尿肾动态：右肾功能受损，左肾分泌功能延缓，排泄功能明显延缓，静脉注射利尿剂后，右肾图曲线未见明显变化，左肾排泄段可见下降。左肾 GFR 64.46ml/min，右肾 GFR 18.45ml/min。

二、临床决策

1. 初步诊断

右肾鹿角形结石、右肾脓肿、肝脓肿？右肾被膜积液、复杂性尿路感染、右肾结核待排、肺部感染、2 型糖尿病、慢性乙型病毒性肝炎、贫血。

2. 鉴别诊断

患者右侧鹿角形结石，实验室及影像学检查除外代谢因素引起的结石，患者有长期尿路刺激症状，且现合并复杂泌尿系感染，考虑感染继发结石可能性大。

CTU 可见右肝叶下缘及右肾后上方囊性占位性病变，结合患者长期泌尿系感染病史、实验室检查炎性指标升高且尿培养提示大肠埃希菌感染及影像学增强后无明显强化等特点诊断为肾脓肿，可与肾肿瘤进行鉴别。肾肿瘤患者可有腰痛、血尿，查体可见肾区肿块，B 超可见肾实质内中低回声占位，内可见血流信号，CT 可发现低回声占位，增强后明显强化。该患者无上述表现，暂排除。

该患者外院诊断肾结核待排，并给予试验性抗结核治疗，效果欠佳，患者既往无结核病史，且无盗汗症状，CTU 未见肾盂呈虫蚀样改变，实验室检查结核 DNA、T-SPOT、抗酸染色实验均不支持该诊断，但患者有消瘦、低热、长期尿急、尿频等症状，既往 CT 见输尿管上段及肾周的感染性改变，故仅疑诊。

3. 治疗决策

患者入院时持续低热，CTU 可见右肝叶及右肾被膜下脓肿，引起周围组织感染渗出明显，继发右下肺感染，经肝胆外科会诊联合阅片后考虑脓肿原发于肾脏的可能性大。需先行肾被膜下脓肿穿刺引流术，同时根据尿培养结果积极给予敏感抗生素的静脉应用，控制局部及全身感染。

患者为右肾鹿角形结石，需采用经皮肾镜碎石术治疗，但结石情况较复杂，且患者合并感染时间长、病情相对较重，需注意控制术中肾内压及手术时间以避免术后出现严重的感染，可通过多期多通道 PCNL 来逐步处理。

4. 手术及术后恢复情况

入院后行 B 超引导下肾被膜脓肿穿刺引流术。B 超定位穿刺区域，100mg 罗哌卡因局部麻醉成功后，超声引导下穿刺右肾脓肿，抽出针芯，可抽出黄绿色黏稠脓液，Bard 筋膜扩张器逐级扩张至 10F，置入肾造瘘管，脓液浓稠难引流，进一步用 Bard 筋膜扩张器逐级扩张至 16F，置入 14F 肾造瘘管，注射器共抽出脓液约 230ml。术后患者发热、咳嗽、咳痰、腰背疼痛、纳差等症状明显好转。

保守治疗 2 周后，复查患者尿白细胞数量显著下降，亚硝酸盐转阴，影像学提示脓肿范围较前缩小，右肾周围渗出范围较前缩小。全麻下行右肾经皮肾镜碎石术，膀胱镜下右侧输尿管逆行留置 5F 导管，留置尿管，改俯卧位，B 超引导下穿刺右肾上盏后组，见尿后，筋膜扩张器和金属扩张器二步法逐级扩张，建立 24F 皮肾通道，置入肾镜，见集合系统无扩张，其内黄褐色鹿角形结石（图 9-5-3），填充肾盂和多个肾盏，取肾黏膜活检留病

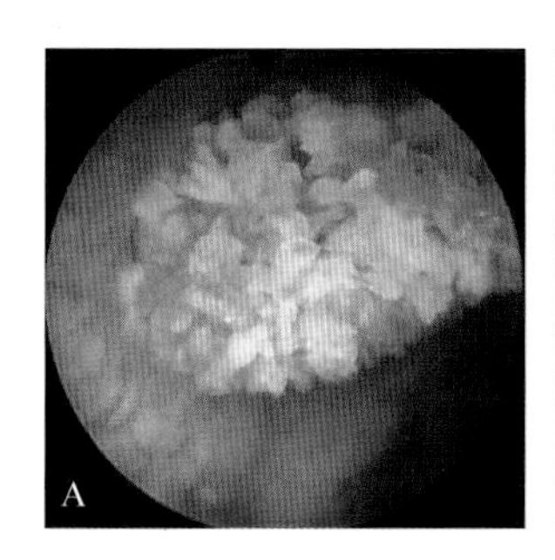

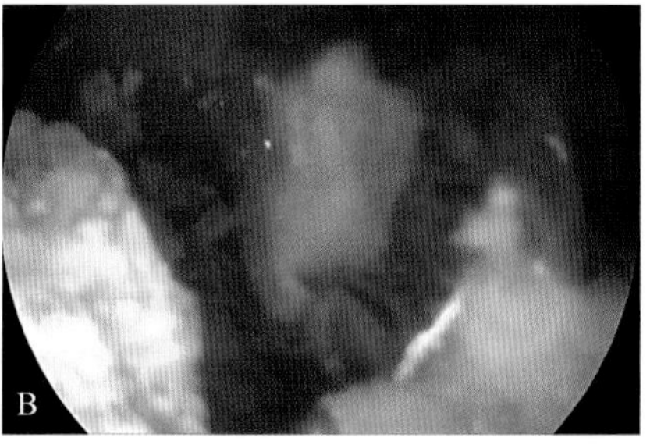

图 9-5-3　采用 F20 肾镜观察见肾盂肾盏内鹿角样黄褐色结石及感染絮状物，结石质地疏松（A、B）

理。负压吸引下，超声击碎并吸出结石。超声引导穿刺偏下位置上盏后组平行盏，同法建立 24F 经皮肾通道并超声碎石。再次超声引导穿刺下盏后组，同法建立 24F 经皮肾通道并超声碎石。患者结石负荷大，中盏残石留二期手术处理。导丝引导下顺行放置 6F/26 留置佳 D-J 管，术毕。

10 天后二期行全麻下经皮肾镜碎石术，患者取俯卧位，原皮肾上盏通道探查未见残石，B 超引导下穿刺右肾中盏上极可见强回声结石影。筋膜扩张器和金属扩张器二步法逐级扩张，建立 22F 皮肾通道，置入肾镜，见集合系统无明显扩张，肾盏内黄褐色圆形结石，长径约 1.2cm。气压弹道结合超声击碎并吸出结石。超声探查，试行穿刺可疑结石，扩张未见结石，肾周感染组织干扰肾脏回声不能清晰辨认。导丝引导下重新放置 6F/26D-J 管，术毕。术后复查 KUB 示：右肾少量结石残留，右输尿管内 DJ 管末端位于右输尿管下段。

1 个月后在全麻下行右侧 mPCNL 及右侧输尿管镜检查术。经尿道置入输尿管镜逆行探查右侧输尿管，上行约 4cm，见输尿管水肿狭窄，其内见 DJ 管末端，钳夹出尿道外口，置入导丝后拔除 DJ 管。导丝引导输尿管镜探查见狭窄段约 1.8cm 长度，9F 输尿管镜勉强通过，近心段输尿管腔通畅。狭窄段管壁取两处活检留送病理。留置虎尾管后，导尿固定。改俯卧位。超声引导穿刺结石所在肾盏，筋膜扩张器逐级扩张，建立 16F 皮肾通道，置入输尿管镜，见不规则结石嵌顿于内。清除可见结石，未见到明显出口，留置肾造瘘管。改结石位，经尿道置入 9F 输尿管镜，留置右输尿管内斑马导丝，置入输尿管狭窄球囊扩张导管，输尿管镜直视下将扩张球囊置于狭窄段，球囊加压扩张开狭窄段，撤出扩张球囊，留置 F6/26DJ 管 2 根于右输尿管，放置 F16 双腔尿管，术毕。

术后结石分析：六水磷酸铵镁、碳酸磷灰石。

病理诊断：（右肾黏膜）挤压变形的黏膜样组织，未见被覆上皮，间质内见钙化及慢性炎细胞浸润。（输尿管管壁）尿路上皮黏膜组织急慢性炎，部分上皮糜烂，局灶上皮增生，淋巴细胞聚集，部分区域疏松水肿，组织挤压变形明显。

5. *最后诊断*

右肾鹿角形结石、复杂性尿路感染、右肾脓肿、右输尿管狭窄、2 型糖尿病、慢性乙型病毒性肝炎。

参 考 文 献

吴荣佩，彭振鹏，李晓飞，等. CT 平扫轴向旋转视频显像在复杂性肾结石经皮肾镜取石术中的应用［J］. 中华泌尿外科杂志，2010，31：165-168.

AL-KOHLANY K M, SHOKEIR A A, MOSBAH A, et a1. Treatment of complete staghom stones：a prospective randomized comparison of open surgery versus percutaneous nephrolithotomy [J]. J Urol, 2005, 173: 469-473.

NETTO N J, IKONOMIDIS J, IKAFI O, et a1. Comparative study of percutaneous access for staghorn calculi [J]. Urology, 2005, 65: 659-663.

SAMPAIO F J, ZANIER J F, ARAGAO A H, et a1. Intrarenal access: 3- dimensional anatomical study [J]. J Urol, 1992, 148: 1769-1773.

SHOKEIR A A, EL-NAHAS A R, SHOMA A M, et a1. Percutaneous nephrolithotomy in treatment of large stones within horseshoe kidneys [J]. Urology, 2004, 64: 426-429.

（王碧霄　胡卫国）

病例6　双侧上尿路结石手术治疗策略

一、病历摘要

1. 病史

患者男，54岁，主因“反复双侧腰背部胀痛不适1年余”入院。患者1年前无明显诱因出现双侧腰背部胀痛，较剧，难忍，无他处放射痛，无明显加重或缓解因素，无明显发热，无恶心呕吐，无肉眼血尿，偶有尿频尿急尿痛，症状反复发作，3个月前上述症状加重，于当地医院行超声检查诊断双肾多发结石，因病情复杂建议转上级医院进一步诊治，今为求进一步诊治就诊我院门诊，门诊拟：“双肾多发结石并积水，泌尿系感染”收治入院。

2. 体格检查

体温37.2℃，脉搏70次/min，呼吸18次/ min，血压127/67mmHg。双肾区无红肿，无隆起，双肾未触及，右肾区轻度叩痛，左侧肾区无叩痛，双侧未闻及血管杂音。右侧上段输尿管区域轻微压痛，余输尿管走行区无压痛，未触及肿物。膀胱区无隆起，无压痛，叩为浊音。

3. 辅助检查

（1）实验室检查：血常规、凝血常规未见异常，Cre 113.9 ↑ μmol/L，余生化未见异常。尿常规：WBC 57.50 ↑（High）/μL，Epith-Cell 8.40 ↑（High）/μL；细菌培养（－）。

（2）术前影像学检查：①肾动态显像：GFR（ml/min）：左肾：56.14；右肾：32.61。②术前KUB及CT，（图9-6-1，图9-6-2）。

二、临床决策

1. 初步诊断

①双肾多发结石并积水；②右侧输尿管结石；③泌尿系感染；④高血压；⑤2型糖尿病。

2. 手术方案与术前规划

（1）双侧上尿路结石一般的治疗原则：一侧肾结石另一侧输尿管结石，优先处理输尿管结石，因其对肾功能影响较大。但临床实践过程中应灵活掌握，本例患者双侧积水梗阻，由于左肾结石较为复杂，多期处理可能性较大，因此在保护肾功能的总体治疗原则基础上尽量减少手术与麻醉次数，减少患者负担，因此本例患者手术规划上双侧结石需分期

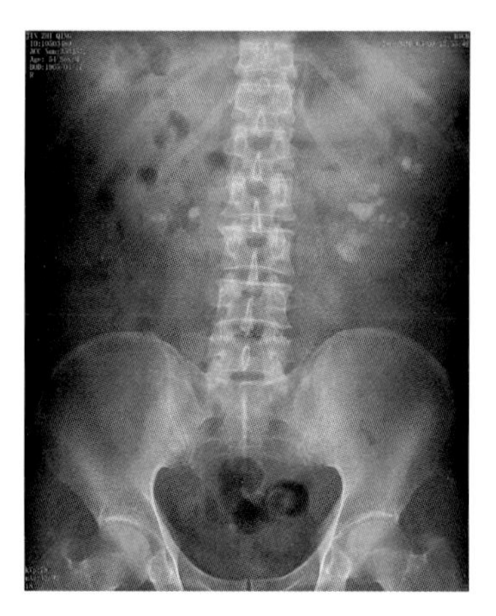

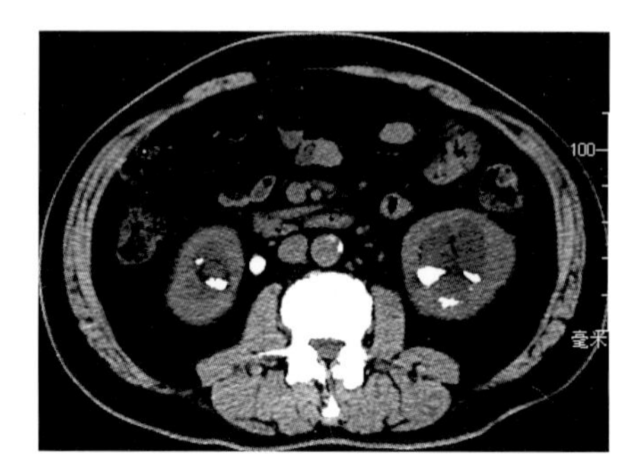

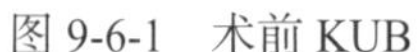

图 9-6-1 术前 KUB　　图 9-6-2 术前 CT 右输尿管结石左肾多发结石

处理，一期先行左侧经皮肾镜同时行右侧 DJ 管植入术，二期行左侧经皮肾镜＋右侧输尿管软镜或经皮肾镜碎石处理左肾残石及右肾及输尿管结石。

（2）患者左肾结石较为复杂，根据术前 KUB 及 CTU 判断患者结石分布散在，集合系统属于小肾盂大肾盏的结构，因此需要多通道处理结石，肾盂结石梗阻各个盏颈口，造成各个盏内继发结石，盏颈狭窄及结石梗阻会进一步使 PCNL 所在通道处理其他肾盏结石受限，因此此例患者多通道是必然，PCNL 通道选择成为关键，第一个通道选择在第 11 肋间穿刺盏肾上盏背侧组（如图 9-6-3A），此通道能够处理上盏散在结石及肾盂主体及下盏结石，第二个通道选择在第 11 肋间穿刺肾中盏背侧组（如图 9-6-3B），此通道能够处理中盏背侧结石及肾盂及下盏结石。

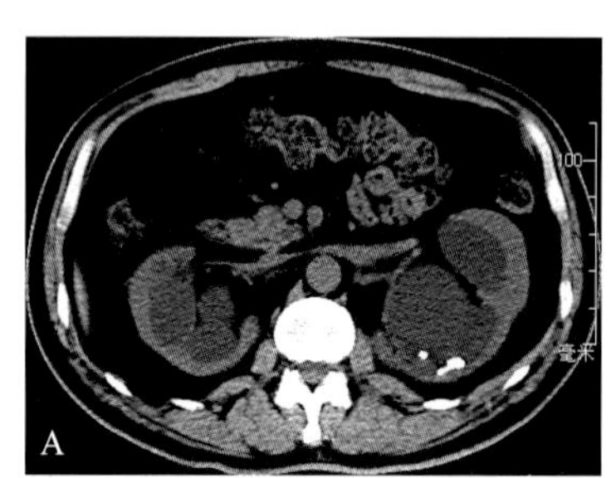

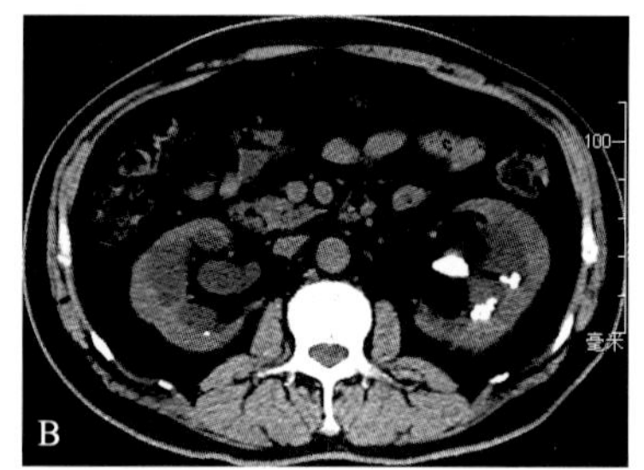

图 9-6-3 术前 CT 穿刺通道规划

A．肾上盏后组通道（第 11 肋间）；B．肾中盏后组通道（第 11 肋间）

3．手术及术后恢复情况

（1）一期按照术前规划，左侧行 PCNL，肾上盏建立 24F 标准通道，中盏建立 16F 微通道，右侧行 DJ 管置入术，术中见结石与黏膜包裹嵌顿明显，肾上盏结石贴附与肾盏黏膜表面，呈“肉包石”表现，各个肾盏盏颈口狭窄，下盏大量继发卵圆形结石，一期 PCNL 术后复查 KUB 见（图 9-6-4），左肾结石清理干净。

（2）1 周后行右侧二期输尿管软镜碎石，二期右肾结石清理干净。患者术后夹闭左肾造瘘管后患者无不适，分次拔除肾造瘘管，出院复查血色素稳定，肌酐较前无明显变化。

三、讨论与总结

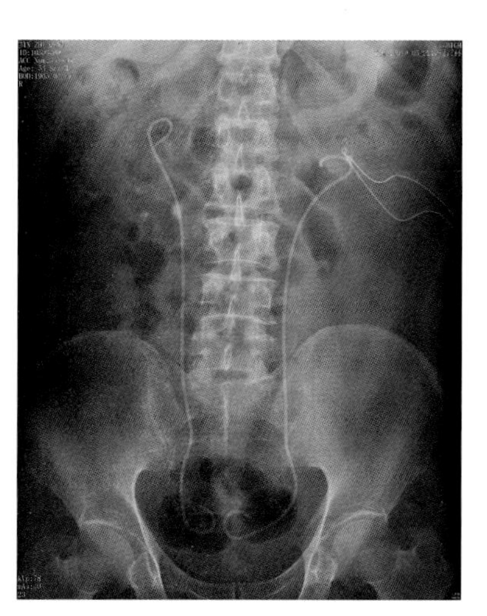

图 9-6-4　术后 KUB

该患者结石梗阻导致双肾积水，临床遇到此类患者应遵循双侧上尿路结石的处理原则。双侧上尿路结石的治疗原则为：①双侧输尿管结石，如果总肾功能正常或处于肾功能不全代偿期，血肌酐值<178.0μmol/ L，先处理梗阻严重一侧的结石；如果总肾功能较差，处于氮质血症或尿毒症期，先治疗肾功能较好一侧的结石，条件允许，可同时行对侧经皮肾穿刺造瘘，或同时处理双侧结石。②双侧输尿管结石的客观情况相似，先处理主观症状较重或技术上容易处理的一侧结石。③一侧输尿管结石，另一侧肾结石，先处理输尿管结石，处理过程中建议参考总肾功能、分肾功能与患者一般情况。④双侧肾结石，一般先治疗容易处理且安全的一侧，如果肾功能处于氮质血症或尿毒症期，梗阻严重，建议先行经皮肾穿刺造瘘，待肾功能与患者一般情况改善后再处理结石。⑤孤立肾上尿路结石或双侧上尿路结石致急性梗阻性无尿，只要患者情况许可，应及时外科处理，如不能耐受手术，应积极试行输尿管逆行插管或经皮肾穿刺造瘘术，待患者一般情况好转后再选择适当治疗方法。⑥对于肾功能处于尿毒症期，并有水电解质和酸碱平衡紊乱的患者，建议先行血液透析，尽快纠正其内环境的紊乱，并同时行输尿管逆行插管或经皮肾穿刺造瘘术，引流肾脏，待病情稳定后再处理结石。

在处理复杂结石的过程中，因为常常一侧结石需分二期甚至三期处理，因此有时为减少手术次数而优先处理较难处理的一侧，但与双尿路结石侧治疗原则并不违背，基本原则就是尽快解除梗阻，恢复肾功能，同时最少的通道数量最少的手术次数清除尽可能多的结石，面对复杂结石建议术前常规行 CTU 检查，能够较 CT 平扫更全面地了解肾盂肾盏解剖结构，从而更有的放矢进行术前规划。同时对于双侧上尿路结石，一般原则应集中处理一侧结石，即一侧复杂结石需多期的情况下，二期也应从残石一侧继续处理，除简单病例外，尽量避免双侧同期手术，避免手术并发症发生时无法判断问题所在。

参考文献

那彦群，叶章群，孙颖浩．中国泌尿外科疾病诊断治疗指南［M］．北京：人民卫生出版社，2014：139.

吴阶平．泌尿外科［M］．山东：科学技术出版社，1993：613-614.

张卫国，金伟红．双侧输尿管结石致急性肾功能衰竭的腔内处理［J］．中国内镜杂志，2003（4）：80，82.

ASSIMOS D. Surgical Management of Stones: American Urological Association/Endourological Society Guideline, PART I [J]. J Urol, 2016, 196(4): 1153-1160.

（唐宇哲　陈　松）

病例 7　输尿管肿瘤

一、病历摘要

1. 病史

患者王某，女，染料厂工人，54 岁，主因“无明显诱因出现肉眼血尿 10 天”入院。患者 10 天前无明显诱因出现肉眼血尿，否认腰痛、发热、尿路刺激等不适症状，就诊我院急诊，行全腹部 CT 回报：“右侧输尿管中、下段管壁增厚，建议 CTU 进一步检查；右肾盂、右侧输尿管继发性积水；右肾炎性改变可能，膀胱腔内凝血块”，现患者为求进一步诊治，收入我院。

2. 体格检查

体温 37.3℃，脉搏 79 次 / 分，呼吸 15 次 / 分，血压 137/80mmHg。双肾区无红肿，无隆起，双肾未触及，右肾区轻度叩痛，左侧肾区无叩痛，双侧未闻及血管杂音。输尿管走行区无压痛，未触及肿物。膀胱区无隆起，无压痛，叩为浊音。

3. 辅助检查

（1）实验室检查：血常规、凝血常规、生化无明显异常，Cre 78.2μmol/L；尿常规：WBC 250 ↑（High）cells/μl，PRO 0.5（1＋）↑（High）g/L，BLD 200（3＋）↑（High）cells/μl 细菌培养（－）；NMP22 阳性，尿脱落细胞学：查见极少许脱落上皮细胞、淋巴细胞及中性粒细胞，并见极少许高度退变的核异型细胞。

（2）术前影像学检查：肾动态显像：GFR ml/min：左肾：58.89；右肾：37.46。双肾分泌功能略延缓，排泄功能明显延缓。

术前 CT（图 9-7-1）。

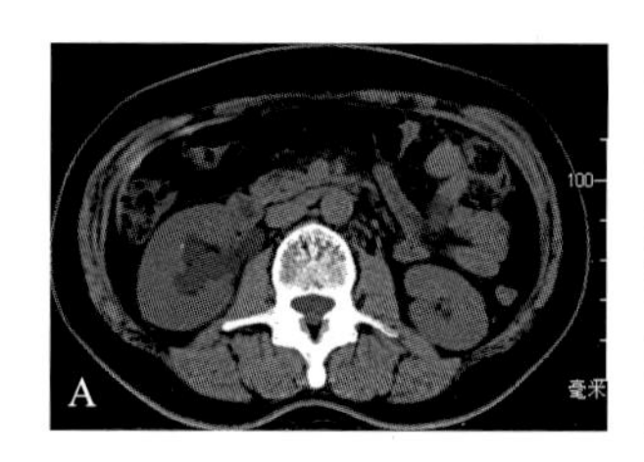

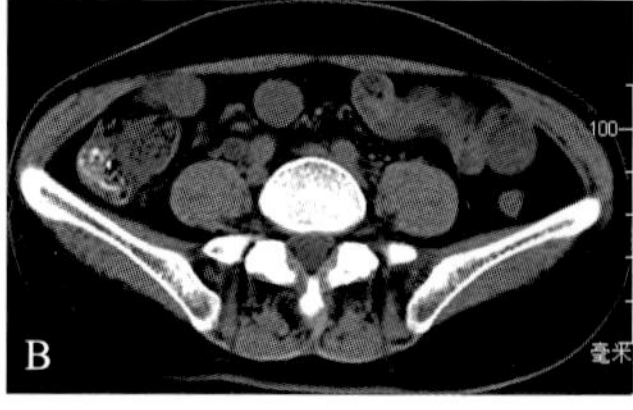

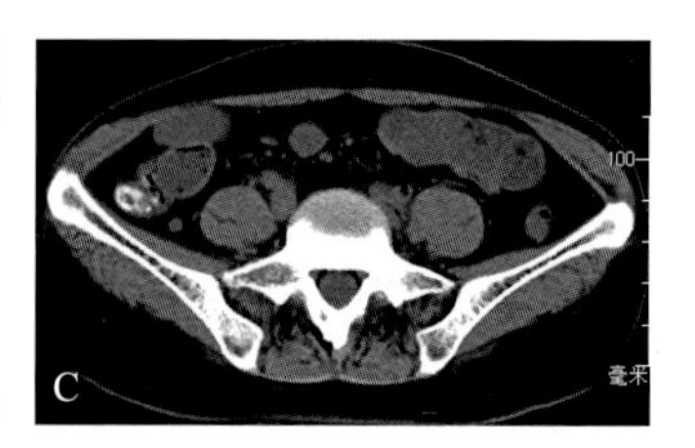

图 9-7-1　A. 右肾积水；B. 右输尿管中段占位性病变；C. 可见扩张积水输尿管逐渐过渡至实性占位性病变

二、临床决策

1. 初步诊断

①右输尿管占位（恶性可能）；②右肾积水；③泌尿系感染。

2. 手术方案与术前规划

（1）根据患者病史、症状、体征及辅助检查结果考虑右输尿管尿路上皮癌可能，为明确诊断及排除膀胱内是否有肿瘤，入院后行全麻下行膀胱镜检查＋右侧输尿管镜探查＋肿物活检术，术中膀胱未见明显异常，右侧输尿管中段距输尿管口约8cm处可见输尿管管腔内菜花样肿物，肿物长度约2cm，管腔狭窄段以上输尿管扩张积水，取肿物活检病理，术后病理回报：（输尿管占位）送检小块尿路上皮黏膜组织，表面上皮大部分缺失，间质急慢性炎细胞浸润，并见退变异型细胞呈片状生长。符合浸润性尿路上皮癌。组织退变、挤压，变形显著。IHC：P53＋、P63＋、CK20局灶弱＋、Ki67 20%＋。

（2）明确诊断后，完善肾动脉CTA，可见右肾一条副肾动脉由腹主动脉发出（见图9-7-2），二期全麻下行腹腔镜右肾输尿管全长切除术＋右输尿管膀胱黏膜袖状切除术，术后病理回报：（输尿管肿瘤）输尿管中、下段浸润性尿路上皮癌，高级别，肿瘤大小1.5cm×1.2cm×0.5cm，癌组织侵及输尿管全层，紧邻外膜、未突破，未累及肾盂、肾盏黏膜及肾实质；未见明确脉管内癌栓及神经侵犯；输尿管断端及肾门血管断端均未见癌浸润。输尿管上段、下段及肾盂黏膜组织慢性炎。肾上极被膜下可见囊泡一枚，符合肾囊肿。肾组织中个别肾小球玻璃样变性，部分肾小管内见蛋白管型。免疫组化：CK7（＋）、CK20（＋）、34βE12（＋）、P63（＋）、P53（90%＋）、AE1/AE3（＋）、DESMIN（平滑肌＋）、Ki-67（50%＋）。术后病理分期pT2bN0M0。

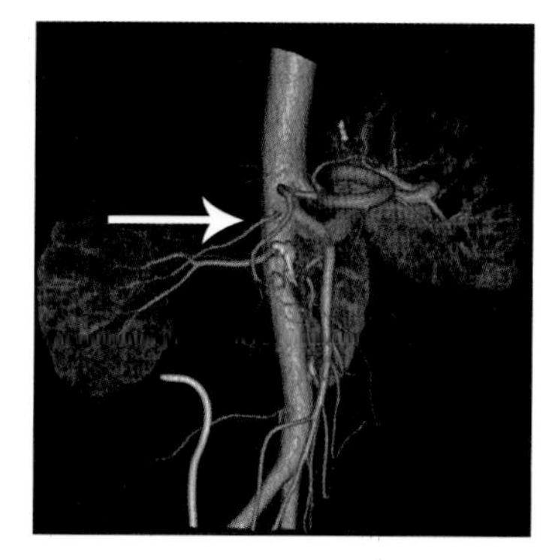

图9-7-2 术前CTA进行手术规划，可见右肾副肾动脉（箭头）

3. 围手术期注意事项及术后随访

（1）围手术期注意事项：术前最好行肾动脉CTA检查，了解肾动脉有无变异，术中应阻断肿瘤下方输尿管，避免肿瘤随尿液种植转移至膀胱，输尿管镜检查不是常规要求，但对不能确定性质的占位性病变，如输尿管息肉或子宫内膜移位症需病理活检进一步明确，手术操作过程中需尽量减少对于瘤体的干扰，避免逆行或顺行的种植转移。输尿管膀胱袖状切除术推荐开放切除，膀胱镜下切除可能会增加尿路上皮癌种植转移风险。术后建议常规性单次膀胱灌注化疗，以减少膀胱肿瘤种植转移可能。

并发症：包括术中周围脏器损伤如胰腺、肠管、脾脏的可能；出血：大血管损伤，肾动静脉损伤；肾脏创面的渗血；腹腔镜气腹的相关并发症：气体栓塞、皮下气肿、高碳酸血毒等。

（2）术后随访：术后每3个月定期复查膀胱镜，CTU术后2年内每6个月一次，然后每年一次。

三、讨论与总结

输尿管癌最常见的病理类型是尿路上皮癌，对于此种类型的肿瘤，应术前行全尿路的检查，因其在肾盂、输尿管、膀胱及后尿道均可能存在病变，因此术前应常规行膀胱镜检查以确定膀胱内情况，腹腔镜或开放肾输尿管切除术＋输尿管膀胱袖状切除术，是治疗大多数肾盂或输尿管尿路上皮肿瘤的金标准，开放手术和腹腔镜手术的安全性和有效性相当，术前 CTA 检查能够发现肾动脉分支血管，更好的实施术前规划。局限性低级别肿瘤患者可选择范围较小的手术，包括腔内手术和输尿管部分切除术，而大部分患者首选肾输尿管切除术＋正常膀胱及膀胱黏膜袖状切除术。远端输尿管低级别病变患者如果没有浸润的证据，则首选输尿管部分切除＋输尿管再植术。对于高危患者，即原发肿瘤 T3-T4 期和（或）淋巴结阳性的患者，建议在肾输尿管切除术后给予辅助化疗，对于需要全身性治疗的晚期疾病患者，化疗方案参考膀胱尿路上皮癌的方案，即甲氨蝶呤＋长春碱＋多柔比星＋顺铂（MVAC 方案）和吉西他滨＋顺铂（GC 方案）。如果在基于铂类的化疗后疾病进展，则检测点抑制剂免疫治疗是重要手段，程序性细胞死亡 1 蛋白（programmed cell death-1 protein，PD-1）/PD-1 配体（PD-L1）检查点抑制剂的临床试验需更长时间的临床随访，以确定其作为一线疗法治疗局部晚期转移性尿路上皮癌新辅助疗法和 / 或辅助疗法的可能性。

参考文献

BABJUK M, BOHLE A, BURGER M, et al. EAU guidelines on non-muscleinvasive urothelial carcinoma of the bladder: update 2016 [J]. Eur Urol, 2017, 71: 447-461.

BOB PHILLIPS C B, SACKETT D, BADENOCH D, et al. Since November 1998. Updated by Jeremy Howick March 2009. Oxford Centre for Evidence-based Medicine Levels of Evidence (May 2009) [J/OL]. http://wwwcebmnet/indexaspx?o=1025.

COSENTINO M, PALOU J, GAYA J M, et al. Upper urinary tract urothelial cell carcinoma:location as a predictive factor for concomitant bladder carcinoma [J]. World J Urol, 2013, 31: 141-145.

ROUPRET M, BABJUK M, COMPERAT E, et al. European Association of Urology guidelines on upper urinary tract urothelial cell carcinoma:2015 update [J]. Eur Urol, 2015, 68: 868-879.

SIEGEL R L, MILLER K D, JEMAL A. Cancer Statistics, 2017 [J]. CA Cancer J Clin 2017, 67: 7-30.

（唐宇哲　陈　松）

病例 8　合并脊柱畸形的泌尿系结石微创手术治疗

一、病历摘要

1. 病史

患者男，46 岁，主因“发现双肾结石 8 年，左侧输尿管结石伴积水 1 个月”入院。患者 8 年前无明显诱因出现下腹部坠胀疼痛，后突发排尿困难、尿闭，遂就诊于当地医院，行CT检查提示："双肾结石；尿道结石；胆囊结石"，当地医院予以留置导尿6d后拔除导尿，患者后排尿有黄豆粒大小结石排出，后未予后续治疗。患者后间断出现双侧腰背部不适，无恶心、呕吐，无尿频、尿急及尿痛，自行口服肾石通、排石颗粒等中药保守治疗，患者自述偶有米粒大小结石排出。1个月前患者就诊于当地医院复查泌尿系CT，提示右肾结石；左输尿管末端结石伴左肾重度积水，未予治疗，现为求进一步诊治收入我科。

既往史：患者30余年前意外摔倒致左股骨骨折，行保守外牵引治疗后好转，并查出患重度骨质疏松症，后逐渐出现强直性脊柱炎等后遗症。

2. 体格检查

体温37.3℃，脉搏89次/min，呼吸20次/min，血压161/117mmHg。BP左上肢162/116mmHg，血压右上肢测不出，右侧桡动脉搏动稍弱，右上臂畸形，脊柱畸形，头部后仰受限（图9-8-1）。双肾区无红肿，无隆起，双肾未触及，左肾区轻度叩痛，右侧肾区无叩痛，双侧未闻及血管杂音。输尿管走行区无压痛，未触及肿物。膀胱区无隆起，无压痛，叩为浊音。

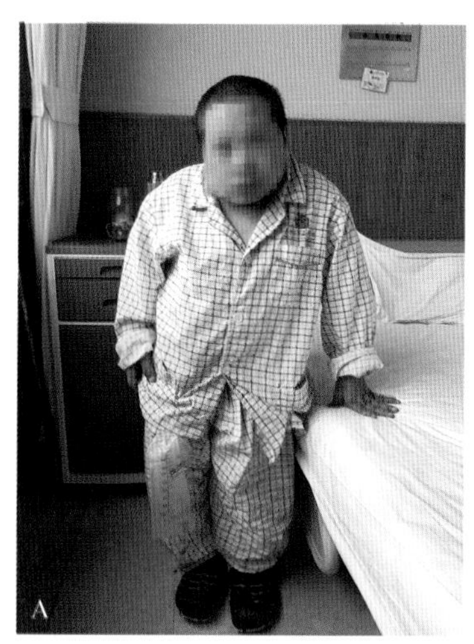

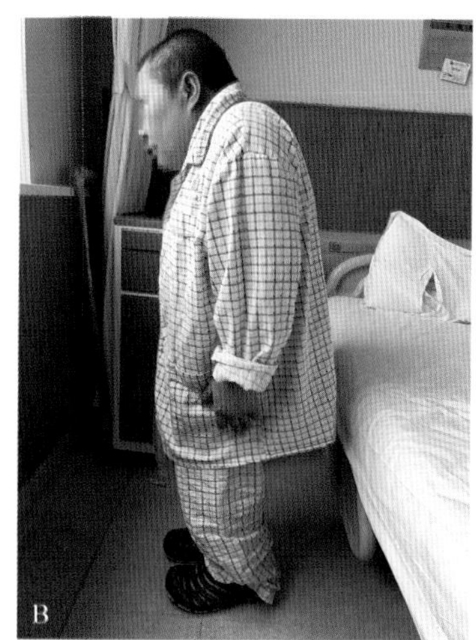

图9-8-1 患者体型，左下肢外伤后活动受限，合并强直性脊柱炎（A、B）

3. 辅助检查

（1）实验室检查：血常规、凝血常规、生化未见异常，尿常规：RBC 454.00 ↑/μl，WBC 35.30 ↑/μl，Epith-Cell 8.60 ↑/μl，细菌培养（－）；HLA-B27（－），ESR 7mm/h；Cre 82.4μmol/L；25OHD3 18.59ng/ml，Intact PTH 214.9 ↑（High）ng/L。

（2）术前影像学检查（图9-8-2～图9-8-4）：①胸部正侧位。②ECG：不完全性右束支阻滞，QTc间期延长（390ms）。UCG：主动脉瓣少量反流，LVEF 60%。③GFR ml/min：左肾：1.88；右肾：34.28。④肺功能：重度小气道功能障碍。⑤四肢血管颈动脉超声：右侧椎动脉无法显示，颈动脉超声未见明确异常。上肢动脉超声检查未见异常。⑥术前KUB。⑦术前CT。

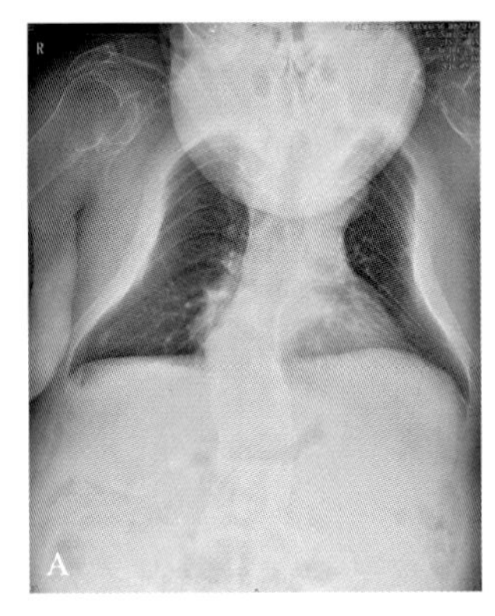
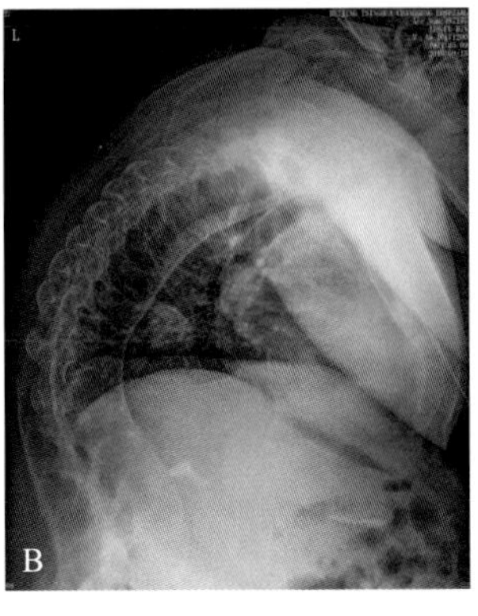

图 9-8-2 胸部正侧位，可见严重脊柱畸形，肺部受压，颈部活动受限（A、B）

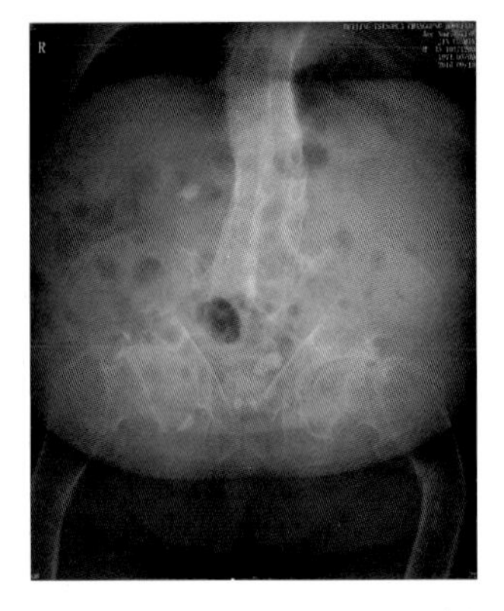

图 9-8-3 术前 KUB，可见脊椎融合变形，右肾结石

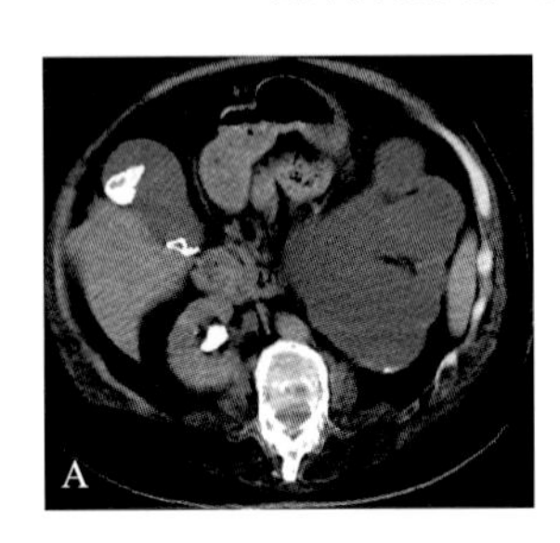
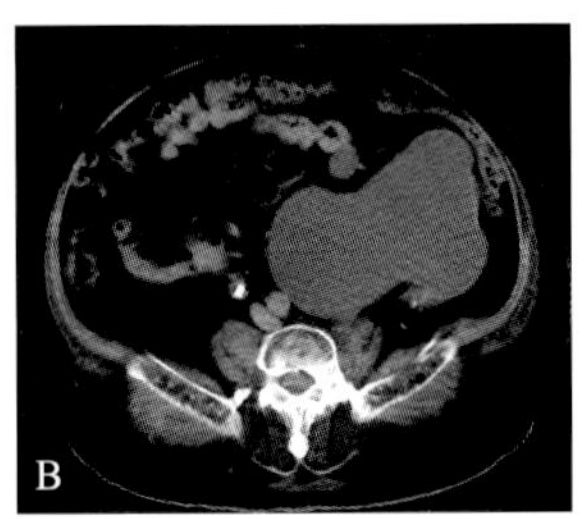
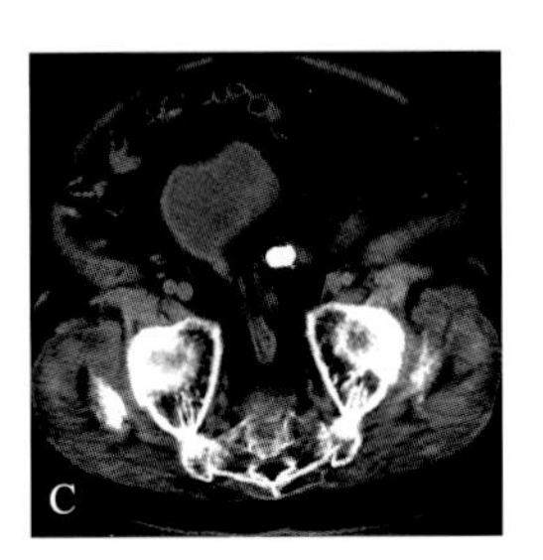

图 9-8-4 术前 CT，可见左肾重度积水，左输尿管末端结石，右肾结石，右输尿管上段结石（A～C）

二、临床决策

1. *初步诊断*

①左侧输尿管结石并左肾重度积水；②右侧输尿管结石；③右肾结石；④泌尿系感染；⑤高血压；⑥高脂血症；⑦强直性脊柱炎；⑧骨质疏松；⑨左股骨颈骨折后畸形愈合伴活动受限。

2. *手术方案与术前规划*

（1）患者双上尿路结石，由于患者存在左侧症状同时左侧输尿管结石对肾功能影响较大，因此按泌尿系结石处理原则，应优先处理左侧输尿管结石，由于患者合并脊柱畸形，同时左下肢外展外旋受限，存在一定难度，因此本例患者手术规划上双侧结石需分期处理，一期先行左侧输尿管镜碎石术＋左肾造瘘术，充分引流恢复左肾功能后，二期行右侧经皮肾镜碎石术。

（2）患者强直性脊柱炎合并左下肢畸形愈合及重度骨质疏松，因此患者体位对于术者是一个巨大的挑战，因此此类患者双侧结石一定要分期处理。同时脊柱畸形患者胸廓及膈肌活动度受限，胸式呼吸及腹式呼吸代偿能力均较差，因此术前肺功能评估极为重要，需与麻醉科充分配合，防止术中低氧血症发生。

3. 手术及术后恢复情况

（1）一期按照术前规划，行左侧 URL（经尿道输尿管镜碎石术）＋左肾穿刺造瘘术，由于患者脊柱畸形不能完全平卧，左下肢外展首先只能不完全截石位条件下行左侧输尿管镜碎石，下肢短小使镜体活动极度受限，左侧输尿管口位置刁钻，因此输尿管镜碎石极度艰难，后双导丝引导完成左侧输尿管镜碎石。

（2）1 个月后行左侧输尿管支架取出＋右侧 PCNL 术＋顺行软镜碎石，患者右肾结石结构较为单纯，因此单通道即清除结石，由于患者输尿管走形迂曲，输尿管上段结石通过顺行软镜最终清除（图 9-8-5），患者术后夹闭左肾造瘘管后患者无不适，分次拔除肾造瘘管，出院复查血色素稳定，肌酐较前无明显变化。

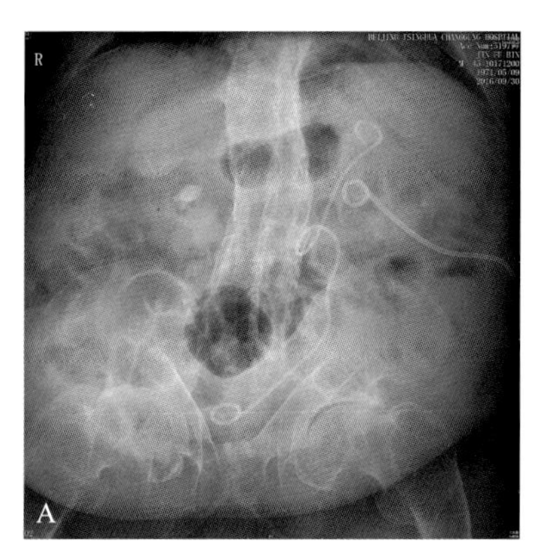

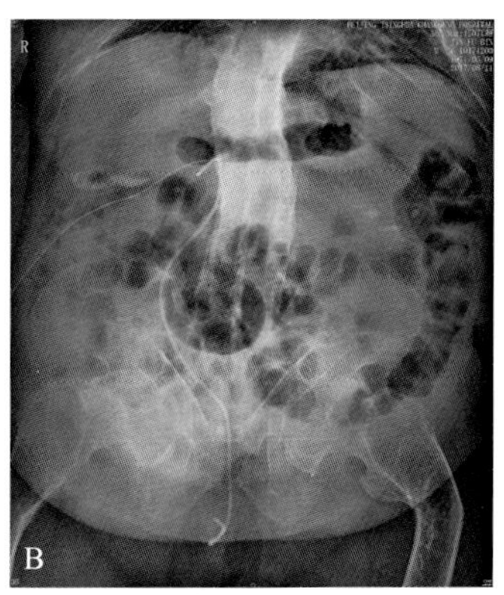

图 9-8-5 术后 KUB（A、B）

三、讨论与总结

该患者脊柱畸形合并结石梗阻积水，处理脊柱畸形患者，往往由于体位受限，很难将患者摆放至经典的截石位或者俯卧位，此时的体位的变异对于术者来说无疑是一个巨大的挑战，因为解剖结构异常同时合并体位异常的情况下要充分的做好术前评估，术前影像学的规划，制定手术策略，防止手术并发症的发生，对于此类患者肌酐在 178μmol 以下，需术前行 CTU 检查，肾功能不全的患者可以行 MRU 替代。同时更为全面的术前检查与多学科会诊极为重要，脊柱畸形患者仰头受限，呼吸活动受限，无疑对于麻醉是一个巨大的挑战，因此术前充分的肺功能锻炼，术中平稳的呼吸机支持，出后早期的康复锻炼对于此类患者更为重要，对于重度肾积水患者的输尿管结石，一般来说由于结石梗阻，结石床黏膜炎性包裹，梗阻以上输尿管扩张迂曲明显，此类结石难度较大，需充分交代手术失败的可能性，留置 DJ 管或行肾造瘘引流积水改善后，一般二期均可成功。

参考文献

PEARLE M S, CALHOUN E A, CURHAN G C, et al. Urologic diseases in America project: urolithiasis [J]. J

Urol, 2005, 173: 848.
PREMINGER G M, ASSIMOS D G, LINGEMAN J E, et al. Chapter 1: AUA guideline on management of staghorn calculi: diagnosis and treatment recommendations [J]. J Urol, 2005, 173: 1991.
PREMINGER G M, TISELIUS H G, ASSIMOS D G et al. 2007 guideline for the management of ureteral calculi [J]. J Urol, 2007, 178: 2418.
SAIGAL C S, JOYCE G, TIMILSINA A R. Urologic diseases in America project: Direct and indirect costs of nephrolithiasis in an employed population: opportunity for disease management? [J]. Kidney Int, 2005, 68: 1808.
SCALES C D Jr, SMITH A C, HANLEY J M, et al. Prevalence of kidney stones in the United States [J]. Eur Urol, 2012, 62: 160.

（唐宇哲　陈　松）

病例 9　多镜联合治疗肾盏憩室结石合并感染

一、病历摘要

1. 病史

患者女性，42 岁，主因“右侧腰痛伴发热 18 天”入院。18 天前患者无明显诱因出现右侧腰痛，为持续性钝痛，阵发性加重，向腹股沟放射，伴寒战发热，最高 42°C，伴恶心呕吐，2～7 次 / 天，呕吐物为胃内容物，伴头晕，无腹痛腹胀，无肉眼血尿等不适，于当地医院诊断为泌尿系感染，给予抗感染治疗，具体不详，发热症状无明显好转，体温波动在 37.5～39°C 之间。16 天前转院至省级医院，查 CT 提示：右肾结石、感染并微脓肿形成、肾包膜下积液，双肾多发囊肿；检验回示：白细胞 20.91×10^9/L，中性粒细胞百分比 94.1%，降钙素原 20.39ng/ml，诊断为肾结石、肾脓肿及肾周感染，给予哌拉西林舒巴坦抗感染及其他对症支持治疗 6d，患者腰痛及发热症状稍好转。10 天前转回当地医院，更换抗生素后出现发热症状反复，体温最高 38.5°C，抗生素更换为莫西沙星，患者发热及右侧腰痛症状好转，昨日患者体温波动在 36.6～37.3°C 之间。今为求进一步诊治来我院，门诊以“肾结石、肾脓肿”为诊断收入院。既往：5 年前曾有一过性腰背部不适，于当地医院就诊，考虑尿路结石，具体不详，未予进一步诊疗。否认高血压、糖尿病、冠心病、脑血管疾病病史，否认传染病病史，无手术史，无药物食物过敏史。

2. 体格检查

体温 37.1℃，脉搏 72 次 /min，呼吸 20 次 /min，血压 127/67mmHg。双肾区无红肿，无隆起，双肾未触及，双肾区无叩痛，双侧未闻及血管杂音。右侧上段输尿管区域轻微压痛，余输尿管走行区无压痛，未触及肿物。膀胱区无隆起，无压痛，叩为浊音。

3. 辅助检查

（1）实验室检查：血常规白细胞 WBC 5.86×10^9/L、中性粒细胞百分比 71.5%；降钙素原 0.05ng/ml；C 反应蛋白 23mg/L；尿常规 pH 7.0，白细胞 3～5/HFP，亚硝酸盐阴性；尿培养阴性；生化：血肌酐、尿酸、甲状旁腺素正常。

（2）胸片、心电图未见明显异常。

（3）泌尿系 KUB（图 9-9-1）：右肾结石，大小约 1.2cm×1.0cm。

（4）泌尿系 CT（图 9-9-2）：右肾上极肾实质部分密度减低，边缘毛糙，右侧肾盏可见结节状致密影，考虑右肾脓肿？右侧肾盏结石。

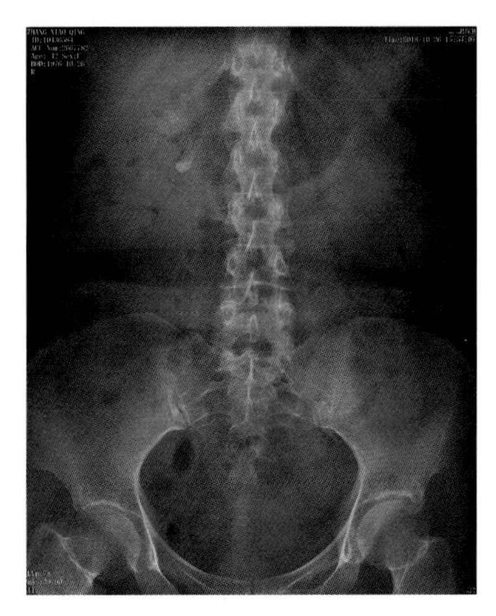

图 9-9-1 KUB 所见

二、临床决策

1. *初步诊断*

右肾结石，肾盏憩室结石不除外；右肾积脓？右肾实质感染？右肾被膜下积液合并感染；双侧肾囊肿；泌尿系感染。

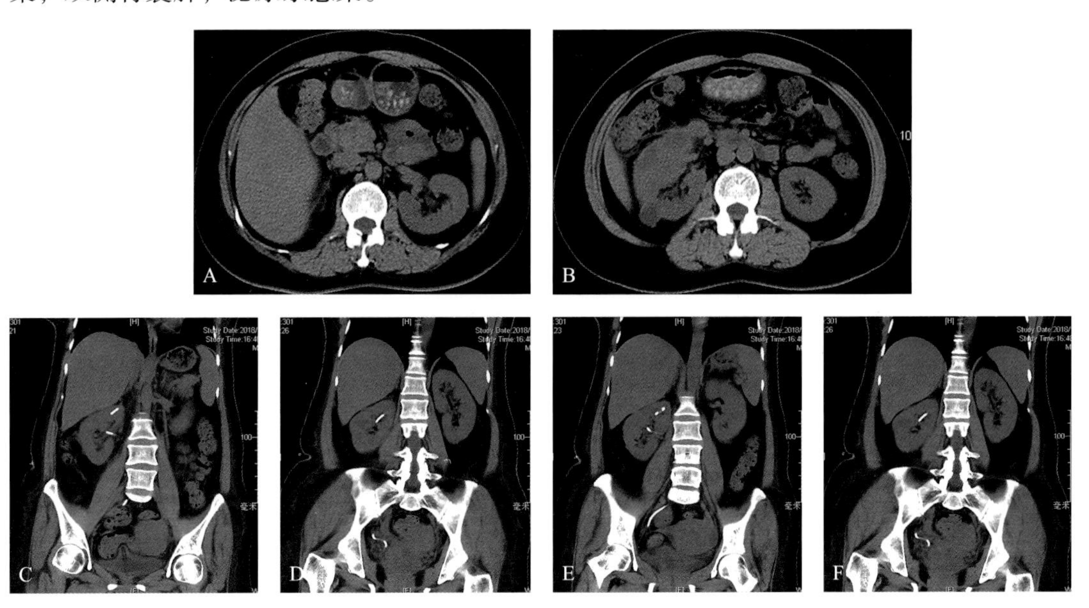

图 9-9-2 泌尿系 CT 所见（A～F）

2. *鉴别诊断*

CT 见右肾上极低密度影合并右肾结石，且患者出现感染发热症状，考虑与以下疾病相鉴别：

（1）肾积水：肾积水局部肾盏扩张，通常由于肾盏盏颈炎症狭窄或结石梗阻所致，肾盏位置正常，位于肾窦脂肪内，肾盏憩室位置异常。

（2）肾囊肿合并感染：可出现腰疼、发热，肾囊肿内容液浑浊，术中予以鉴别。

（3）肾肿瘤和肾结核：肾肿瘤主要表现为肾盏受压变形、边缘不规则，常有充盈缺损。肾结核空洞边缘不整齐，常合并肾盏虫蚀样改变，结核空洞往往是多个同时存在。结合肾结核的临床表现及尿内抗酸菌检查，则可作出鉴别。肾脏B超和CT检查将有助于鉴别憩室、囊肿、肿瘤和结核。

3. 治疗决策

患者入院前出现明显持续性的高热、腰痛等症状，考虑由泌尿系感染引起，入院时全身感染症状已得到基本控制，术前仍应继续使用抗生素。根据CT所见患者右肾结石体积不大，无明显肾盂肾盏积水，但伴有较重的全身感染症状和局部肾被膜下积液，考虑可能存在肾盏憩室合并感染的可能。手术采取经皮肾镜治疗，便于寻找结石部位并充分清石，也有利于降低术中肾内压，避免术后脓毒血症的发生。为了获得更灵活的视野，可准备膀胱软镜备用。

4. 手术及术后恢复情况

全麻下行右肾经皮肾镜碎石术。超声探查见肾结石所在肾上极位置高，穿刺损伤胸腔脏器风险大，不适合直接穿刺，超声引导下穿刺中盏背侧肾小盏，亚甲蓝溶液引导见尿后，建立22F皮肾通道。置入膀胱软镜，探查上盏，见背侧小盏乳头旁小裂隙样开口，激光切开扩大切口，见其内结石及黑褐色絮状感染物质（图9-9-3）。考虑为肾盏憩室合并结石、感染，开口壁薄，激光扩大至约1cm通畅。Zero-tip网篮取出结石以及絮状物，查无残石。顺行留置6F-26cm DJ管，头端置于肾盏憩室腔内。

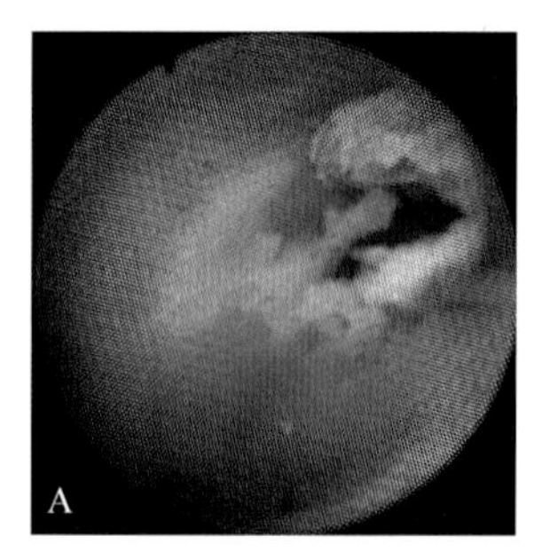

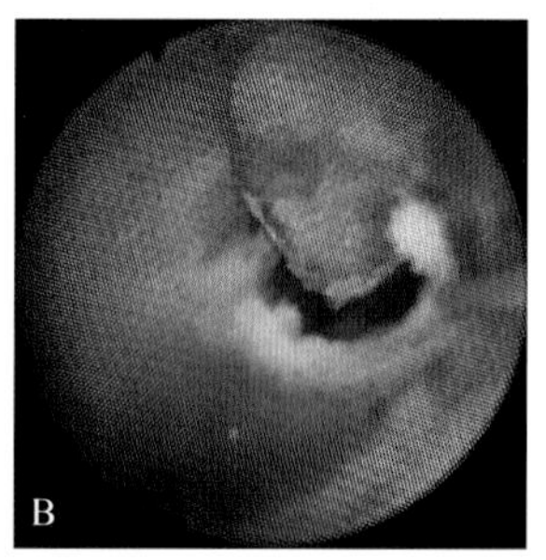

图9-9-3 膀胱软镜下激光扩大切口，见其内结石（A、B）

术后患者无发热，后连续尿培养回示白色念珠菌感染，予以抗真菌治疗。KUB示未见结石影。术后5d拔除肾造瘘管，1周后拔除尿管出院。患者出院时一般情况良好，无发热、明显腰背部疼痛、血尿等不适，造瘘管口愈合良好。

术后结石分析：碳酸磷灰石、一水草酸钙。

5. 最后诊断

肾盏憩室结石、右肾实质感染、双侧肾囊肿、泌尿系感染。

三、讨论与总结

肾盏憩室是位于肾实质内的囊性病变，其囊壁被覆与肾盂相似的移行上皮，没有分泌功能，为胚胎时期形成。肾盏憩室与正常的肾盂肾盏的通道狭小，容易积存尿液致排泄不畅。肾盏憩室罕见，静脉尿路造影（IVU）检查中发现率为 0.2%～0.6%。肾盏憩室可位于肾集合系统任意部位，其中（大约）50% 或以上位于上组肾盏，30% 位于中组肾盏或肾盂，20% 位于下组肾盏。据报道，10%～50% 肾盏憩室内形成结石。尿淤滞和代谢紊乱是肾盏憩室结石形成的基础。大部分肾盏憩室无症状，无需治疗；但是，对合并疼痛，反复感染，血尿或肾功能下降的有症状憩室结石建议治疗。首选的治疗方式取决于结石和憩室的解剖学特征。

PCNL 是大多数肾盏憩室结石的一线治疗方法（2014 指南推荐）。PCNL 能直接穿刺到肾盏憩室，方便碎石和清石，更容易烧灼憩室内壁并扩张憩室颈口。由于憩室和肾包膜之间肾实质最少，后组盏憩室尤其适合 PCNL 治疗，部分病例也可以选择性应用逆行软镜或者多镜联合治疗。

参考文献

梁福律，郑健忠，林剑峰，等. 电子输尿管软镜治疗肾中、上盏憩室结石［J］. 中国微创外科杂志，2018，18（3）：281-282.

BASIRI A, RADFAR M H, LASHAY A, et al. Laparoscopic management of caliceal diverticulum: our experience, literature review, and pooling analysis [J]. J Endourol, 2013, 27(5): 583-586.

CANALES B, MONGA M. Surgical management of the calyceal diverticulum [J]. Curr Opin Urol, 2003, 13(3): 255-260.

CHEN X, LI D, DAI Y, et al. Retrograde intrarenal surgery in the management of symptomatic calyceal diverticular stones: a single center experience [J]. Urolithiasis, 2015, 43(6): 557-562.

LIN N, XIE L, ZHANG P, et al. Computed tomography urography for diagnosis of calyceal diverticulum complicated by urolithiasis: the accuracy and the effect of abdominal compression and prolongation of acquisition delay [J]. Urology, 2013, 82(4): 786-790.

（王碧霄　胡卫国）

病例 10　髓质海绵肾右肾、输尿管结石

一、病历摘要

1. 病史

患者男性，58 岁，主因“发现右肾结石 13 年，右腰部疼痛 1 周余”入院。患者 13 年前因右腰部疼痛当地医院诊断右肾结石，行右肾切开取石术，6 年余前当地医院行右侧 URL 及 PCNL。1 周前患者出现右腰部疼痛，为阵发性钝痛，无放射性，无恶心呕吐，无畏寒发热，无头晕头痛，无腹痛腹胀，无血尿，为求进一步治疗入住本科，门诊拟“右肾结石”收住入院，病程中患者无胸闷气急，无咳嗽咳痰，无腹泻及里急后重，无呕血黑便，食纳可，

二便如常。既往：糖尿病史 10 余年，自服药物控制，左侧肺癌术后 10 年，具体术式不详。

2. 体格检查

体温 37.2℃，心率 91 次 /min，呼吸 16 次 /min，血压：132/77mmHg。腹平软，无压痛、肌紧张。泌尿系查体：右肾区叩痛，左肾区无叩击痛，双侧输尿管走行区无压痛，未触及肿物。外生殖器发育正常。

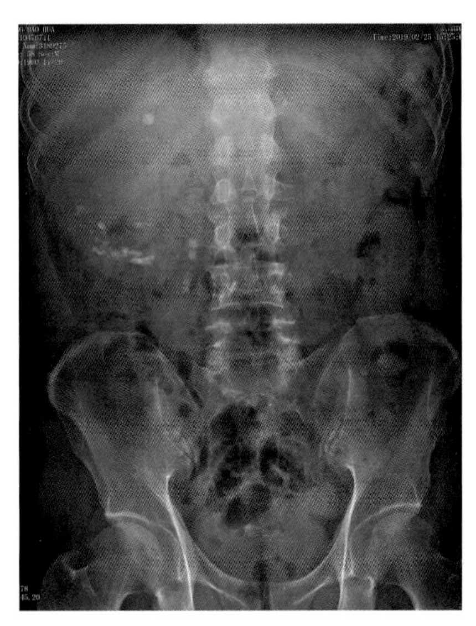

图 9-10-1 KUB 所见

3. 辅助检查

实验室检查：血常规白细胞、中性粒细胞百分比未见异常；C 反应蛋白 149.81mg/L；尿常规 pH 6.0，白细胞 15～30/HPF，亚硝酸盐阴性，酮体 1＋，葡萄糖 4＋；尿培养阴性；生化：血肌酐 73.6μmol/L，尿酸 405μmol/L，甲状旁腺素正常。

胸片：左膈面抬高；心电图：窦性心动过速。

泌尿系 KUB（图 9-10-1）：右肾结石、右侧输尿管结石、胆囊结石？必要时进一步检查。

泌尿系 CT（图 9-10-2）：右肾盏内可见多发 6mm 以下结石；右侧输尿管上段可见串珠状结石，上方输尿管及右肾盂、肾盏扩张、积液，胆囊结石或胆泥淤积，左肾囊肿，右肾上腺增粗，腹腔积液。

利尿肾动态：左肾 GFR 正常，摄取及清除功能

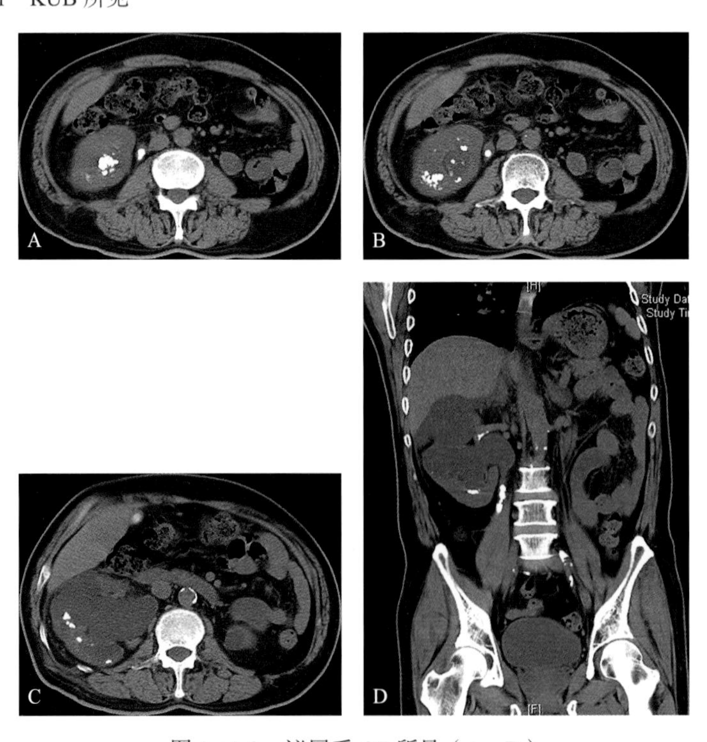

图 9-10-2 泌尿系 CT 所见（A～D）

正常，右肾 GFR 正常，摄取及清除功能减低，静脉注射利尿剂后，右肾排泄段未见下降。

二、临床决策

1. 初步诊断

右侧髓质海绵肾；右肾结石；右输尿管结石；右肾积水；2 型糖尿病；胆囊结石；左肺癌术后。

2. 鉴别诊断

本患者主因“右侧腰部疼痛”入院，可与以下疾病进行鉴别。

泌尿系感染：泌尿系感染时可有腰背疼痛症状，但同时伴有尿频、尿急、尿痛，全身症状可有发热、寒战等。尿常规可见白细胞明显增高，革兰阴性菌感染时尿亚硝酸盐可为阳性，尿培养往往为阳性，并提示感染的细菌。本例患者不具有泌尿系感染的尿路刺激症状及全身症状，尿常规白细胞增高不明显，血象正常，可以除外。

肾肿瘤：患者可有腰痛、血尿，查体可见肾区肿块，B 超可见肾实质内中低回声占位，内可见血流信号，CT 可发现低回声占位，增强后明显强化。该患者无上述表现，暂排除。

3. 治疗决策

患者为髓质海绵肾合并结石，因输尿管上段结石梗阻引起右肾积水，本次手术主要解除右侧输尿管梗阻，去除右侧输尿管结石，并尽可能地去除右肾多发结石，拟行 I 期右侧经皮肾镜碎石术。

4. 手术及术后恢复情况

全麻下行右侧经皮肾镜碎石术。经尿道置入输尿管镜，进镜至右侧输尿管中上段见黄褐色结石多枚，形石街，输尿管镜下将结石全部推入肾内，逆行留置 5F 导管，留置尿管。改俯卧位，B 超引导下穿刺右肾中盏后组，见尿后，筋膜扩张器预扩张后，置入球囊扩张导管 N30，扩张并置入 24F 工作鞘，建立皮肾通道，置入肾镜，见集合系统扩张，肾盂内多枚由输尿管内推入之黄褐色结石，大小约 1cm，质地坚硬，负压吸引下，EMS 超声联合气压弹道击碎并吸出结石。探查，见下盏扩张明显，多发散在游离黄豆样结石，下盏多处黏膜下扩张集合管内多发金黄色小结石，同法给予清理。探查上盏，见上盏黏膜下扩张集合管内直径约 1.5cm 黑褐色结石一枚，肾镜抓钳移动至下盏后同法给予清理。探查各盏，未见明显残余结石。导丝引导下顺行放置 6F/26cm 输尿管内支架管 D-J 管，结束手术。

术后结石分析：一水草酸钙。

5. 最后诊断

右侧髓质海绵肾；右肾结石；右输尿管结石；右肾积水；2 型糖尿病；胆囊结石；左肺癌术后。

三、讨论与总结

髓质海绵肾是一种先天性疾病，其特征是肾椎体的肾盏周围区域出现终末集合管畸形。

髓质海绵肾通常没有症状，一般是在因不同指征而行影像学检查时偶然得出诊断。虽然被视为良性疾病，但相关并发症（如肾结石和尿路感染）可能会在极少数情况下导致慢性肾脏病，甚至肾衰竭。该病早期无症状一般无需治疗，只有以下情况有手术指征需要相应治疗：明显的腰痛等症状、反复尿路感染、反复排石并有结石梗阻、结石比较集中。

髓质海绵肾的常见临床表现是反复形成磷酸钙和草酸钙结石。几种因素都有可能促发结石形成：受累患者常有明确的尿路钙结石形成危险因素，如高钙尿症、高尿酸尿症、低枸橼酸尿症和高草酸尿症。这些结石的发生率可能高于无髓质海绵肾的结石患者。髓质海绵肾患者的囊肿内常有磷灰石（磷酸钙）结晶沉积，这就造成了结石形成。

参考文献

CAMERON S. Medullary sponge kidney [M] // Davison AM, Cameron JS, Gmnfeld JP, et a1. Oxford Textbook of Chmcal Nephrology. 3rd edn. Oxford：Oxford University Press, 2004.

DLABAL P W, JORDAN R M, DORFMAN S G. Medullary sponge kidney and renalleak hypercalciuria. A link to the development of parathyroid adenoma [J]. JAMA, 1979, 241(14): 1490-1491.

FORSTER J A, TAYLOR J, BROWNING A J, et a1. A review of the natural progression of medullary sponge kidney and a novel grading system based on intravenous urography findings [J]. Urol Int，2007, 78(3): 264-269.

HIGASHIHARA E, NUTAHARA K, TAGO K, et al. Medullary sponge kidney and renal acidification defect [J]. Kidney Int, 1984, 25(2): 453-459.

SCHEDL A，HASTIE N D. Cross-talk in kidney development [J]. Curr Opin Genet Dev, 2000, 10(5): 543-549.

（付 猛 王碧霄 李建兴）

病例 11 腺性膀胱炎

一、病历摘要

1. 病史

男性患者，64 岁，主因“查体发现膀胱肿物 20 天”入院。20 天前患者因自感尿频、尿急加重来我院查体，超声提示膀胱壁三角区局部增厚，范围约 3.4cm×4.4cm，考虑膀胱炎可能，占位不除外。无发热、尿痛、血尿、腰背部疼痛、腹痛等不适。遂于我院门诊行膀胱镜检查，进境观察见尿道充血，前列腺两侧叶偏大，进镜见膀胱三角区近左侧管口处及两侧壁弥漫性多发乳头样及绒毯样肿物，余膀胱黏膜未见明确肿物，随机取三处活检送病理，病理回示：可见 Brunn 巢，考虑腺性膀胱炎。为求进一步治疗入住本科，病程中患者食纳可，大便如常，小便如上述。既往：18 年前诊断“左侧股骨下端骨巨细胞瘤”，于外院行异体骨移植手术治疗，10 年前因出现植入物感染行多次手术治疗，现感染已好转。高血压史 20 余年，最高 185/120mmHg，自服安波维、拜新同治疗，平素血压控制可。对青霉素过敏，表现为静脉点滴后出现过敏性休克。

2. 体格检查

体温 37.3℃，脉搏 102 次 /min，呼吸 18 次 /min，血压 168/94mmHg。心、肺查体未见明显异常，腹平软，无压痛、肌紧张。泌尿系查体：双肾区叩痛阴性，双侧输尿管走行区无压痛，膀胱区无隆起，无压痛，叩为浊音。

3. 辅助检查

（1）实验室检查：血常规白细胞、中性粒细胞百分比未见异常；C 反应蛋白 64mg/L；尿常规 pH 6.5，白细胞 5～10/HPF，亚硝酸盐阴性；膀胱肿瘤抗原检测（NMP22）阴性；尿培养阴性；生化：肝肾功能未见明显异常。

（2）心电图：未见明显异常。胸部 CT：右肺下叶微结节，建议年度复查。

（3）全腹部 CT 平扫＋增强（图 9-11-1）：右膀胱三角区膀胱壁增厚、毛糙——原因待查，占位性病变可能性大，前列腺增大，肝多发囊肿。

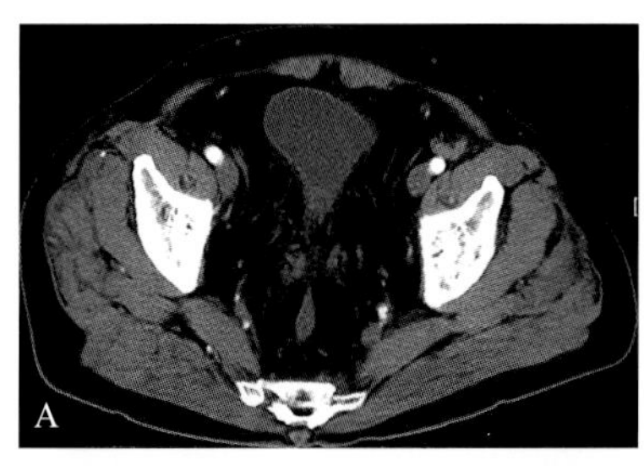

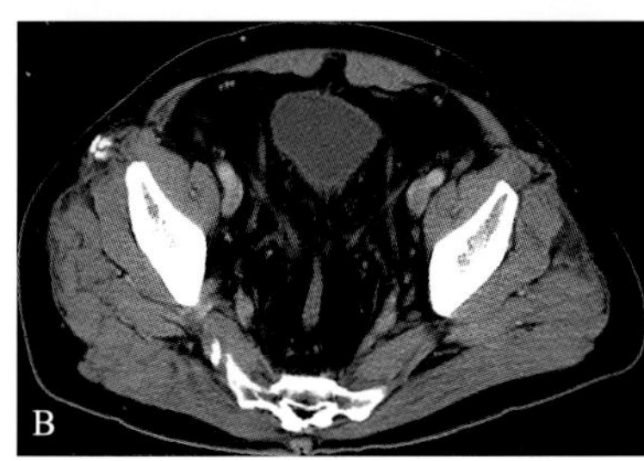

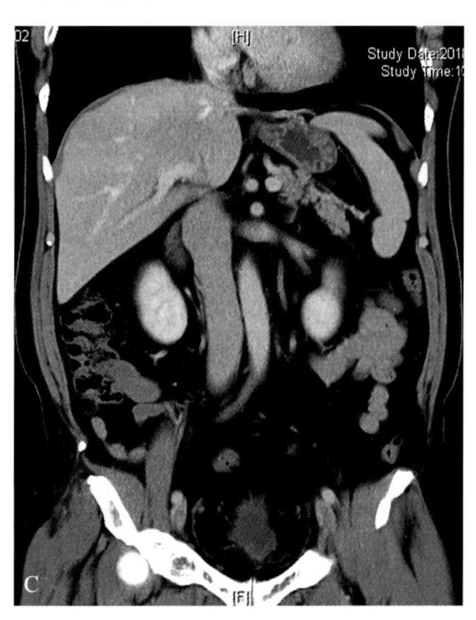

图 9-11-1　增强 CT 所见（A～C）

（4）活检病理：（膀胱肿物）尿路上皮黏膜慢性炎，固有层疏松水肿，可见 Brunn 巢，中心呈腺样结构。综上，腺性膀胱炎。

（5）尿细胞学：查见淋巴细胞、中性粒细胞、组织细胞及脱落上皮细胞，未见明确肿瘤细胞。

二、临床决策

1. *初步诊断*

腺性膀胱炎；膀胱肿物待查；前列腺增生；高血压 3 级；左侧骨巨细胞瘤术后。

2. 鉴别诊断

患者腺性膀胱炎有病理诊断，诊断明确。CT 提示的膀胱肿物可与以下疾病鉴别。

（1）膀胱癌：膀胱癌患者通常表现为肉眼可见血尿或镜下血尿，但刺激性和梗阻性排尿症状（尿频、尿急、排尿困难和夜尿）可以是首发症状。膀胱镜检查是膀胱癌初始诊断的金标准。膀胱镜检查与尿细胞学检查联合进行，该患者膀胱镜活检病理及尿细胞学均未见肿瘤细胞，暂不考虑膀胱癌，但仍需术后病理进一步确证。

（2）膀胱结石：多数有临床症状，KUB 平片或 CT 上一般为高密度影。B 超显示为强回声，后有声影，随体位移动，膀胱镜下可见结石，本病例可排除膀胱结石诊断。

3. 治疗决策

腺性膀胱炎本身是一种良性病变，但存在恶变可能，可发展为腺癌，故视为癌前病变。该患者不合并明显感染及梗阻因素，考虑行经尿道膀胱肿瘤电切术（transurethral resection of bladder tumor，TURBT），术后进行膀胱灌注治疗。

4. 手术及术后恢复情况

全麻下行 TURBT 治疗。患者取截石位，置入 12° 膀胱镜（F26 鞘），见双侧输尿管管口位置良好，可见清亮喷尿，膀胱三角区及膀胱颈口弥漫性多发乳头样及绒毯样突起（图 9-11-2），电切突起肿物送病理，余膀胱黏膜未见明显异常改变，手术结束。

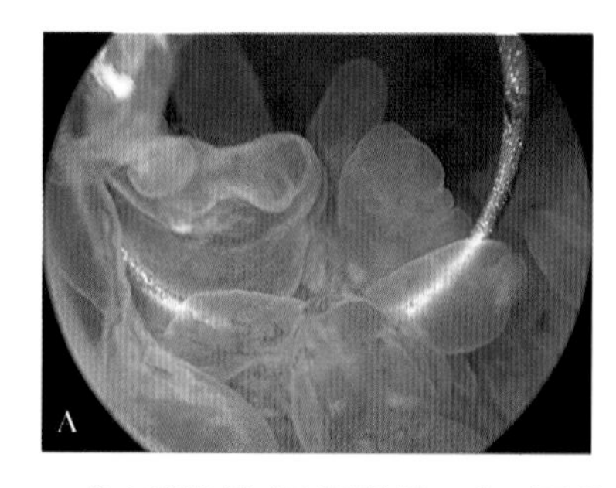

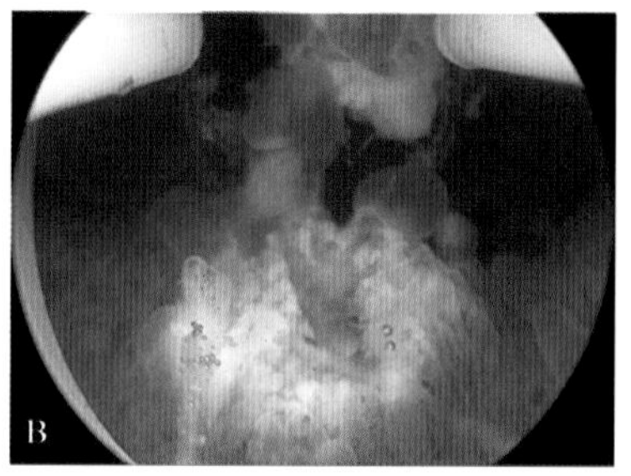

图 9-11-2 术中膀胱镜观察见膀胱三角区及膀胱颈口弥漫性多发乳头样及绒毯样突起（A），电切突起（B）

病理诊断：（膀胱占位）尿路上皮黏膜组织慢性炎，表面上皮大部分缺失，残存上皮烧灼变形，间质内纤维组织增生、慢性炎细胞浸润，血管扩张充血，Brunn 巢增生，呈腺样结构并囊性扩张及钙化，综上，结合临床符合腺性膀胱炎。组织烧灼变形著，形态欠清。

术后 2 周开始予以吡柔比星膀胱灌注，并定期膀胱镜复查。

5. 最后诊断

腺性膀胱炎；前列腺增生；高血压 3 级；左侧骨巨细胞瘤术后。

三、讨论与总结

腺性膀胱炎的治疗主要为药物治疗、手术治疗以及两者的结合，而手术治疗以经尿道腔镜切除治疗为主，药物治疗为膀胱腔内灌注法。

（1）解除感染、梗阻及结石等慢性刺激后采取相应治疗。首先需解除感染、梗阻及结石等慢性刺激，然后根据病变类型、部位及范围采取相应治疗。如在处理膀胱出口梗阻的前提下，经尿道电灼、电切术加膀胱灌注等。因腺性膀胱炎易复发，采用经尿道电灼术或电切术对患者创伤较轻，可反复操作，可作为腺性膀胱炎首选治疗方法。对电灼术或电切术的时机，最好在尿常规正常后手术较为安全、有效、且不易复发，切除范围应遵循浅表膀胱癌的手术原则进行，对于弥漫性改变或已有癌变者行全膀胱切除术式。

（2）膀胱内灌注药物治疗。膀胱内灌注药物治疗与膀胱肿瘤应用药物相同，分两类：其一，化学性毒性药物可直接破坏DNA，干扰DNA复制，主要作用S期，对G_0期无作用，从而可抑制异常膀胱黏膜的非正常增生及不典型增生等；第二类是免疫抑制剂如白介素-2、卡介苗、干扰素等，可通过激发全身免疫反应和局部反应来预防病变复发。

腺性膀胱炎在有效的经尿道电灼术或电切术后，使用有效的药物膀胱灌注，可进一步降低腺性膀胱炎的复发，提高腺性膀胱炎的治疗效果。

参考文献

陈敏，肖传国，曾甫清，等. 腺性膀胱炎尿动力学检查及其临床意义［J］. 临床泌尿外科杂志，2003，18（6）：344.

孔祥波，那万里，谷欣权. 腺性膀胱炎的诊断与治疗（附55例报告）［J］. 临床泌尿外科杂志，2002，17（2）：66.

王固新，姜海洋，夏利萍，等. 经尿道电切加膀胱化疗药物灌注治疗腺性膀胱炎［J］. 现代泌尿外科杂志，2006，11（2）：96.

张循音，王晓雄，曹静. 腺性膀胱炎［J］. 中华泌尿外科杂志，1995，16（4）：413.

SCHLOERB P R. The management of uremia by perfusion of the isolated proximal half of the small intestine in the human: a preliminary report [J]. J Urol, 1959, 81(1): 49.

（姬超岳　王碧霄　胡卫国）

病例12　肾肿瘤

一、病历摘要

患者，男性，52岁。因“体检发现左肾占位1周”入院。既往史无特殊。外院彩超提示：左肾上极占位性病变，大小约4.2cm×3.5cm。入院后CT提示左肾上极占位。

二、临床决策

1. 诊断

左肾占位：肾癌可能（$T_{1b}N_0M_0$）。

2. 诊断依据

（1）中年男性；

（2）主诉“体检发现左肾占位”；

（3）B 超及 CT 均支持（图 9-12-1～图 9-12-3）：左肾占位，肾癌可能，大小约 4.2cm×3.5cm。

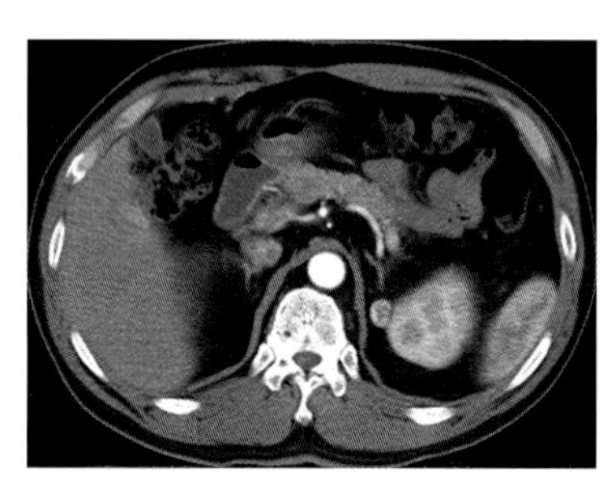

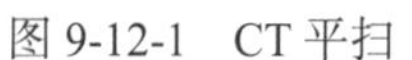

图 9-12-1　CT 平扫

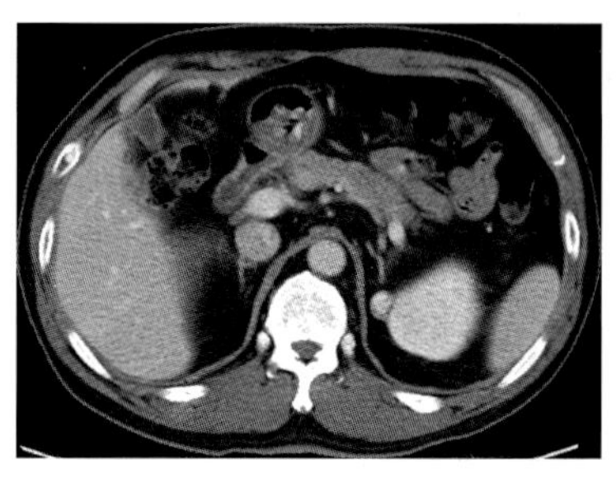

图 9-12-2　CT 动脉期

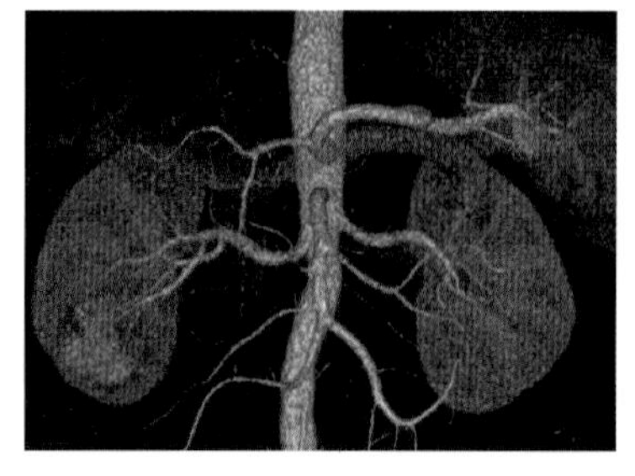

图 9-12-3　CT 血管三维成像

3. 鉴别诊断

（1）肾囊肿：典型的肾囊肿从影像检查上很容易与肾癌相鉴别，但当囊肿内有出血或感染时，往往容易被误诊为肿瘤。而有些肾透明细胞癌内部均匀，呈很弱的低回声，在体检筛查时容易被误诊为肾囊肿。对于囊壁不规则增厚、中心密度较高的良性肾囊肿，单独应用上述任何一种检查方法进行鉴别都比较困难，往往需要综合分析、判断，必要时可行穿刺活检。

（2）肾错构瘤：又称肾血管平滑肌脂肪瘤，是一种较为常见的肾脏良性肿瘤，在 B 超和 CT 图像上都有特征性表现，临床上容易与肾细胞癌进行鉴别。典型的错构瘤内由于有脂肪成分的存在，B 超示肿块内有中强回声区，CT 示肿块内有 CT 值为负值的区域，增强扫描后仍为负值；肾细胞癌 B 超示肿块为中低回声，肿块的 CT 值低于正常肾实质，增强扫描后 CT 值增加，但不如正常肾组织明显。但有时遇到不典型的肾错构瘤，脂肪成分很少，这时很难与肾癌相鉴别。此外，磁共振扫描也是诊断错构瘤的好方法。在临床上对于脂肪成分少的错构瘤往往需要结合 B 超，CT 和磁共振扫描三种方法来联合明确诊断。可以看出，肾癌与肾错构瘤的鉴别要点在于肾癌内没有脂肪组织而错构瘤内有脂肪组织。但少数情况下，肾细胞癌组织中也会因含有脂肪组织造成误诊。另外，含脂肪成分少的错构瘤被误诊为肾癌的情况也不少见。

（3）肾脏淋巴瘤：肾脏淋巴瘤少见但并不罕见。肾脏淋巴瘤在影像学上缺乏特点，呈多发结节状或弥漫性湿润肾脏，使肾脏外形增大，腹膜后淋巴结多受累。

（4）肾脏黄色肉芽肿：是一种少见的严重慢性肾实质感染的特殊类型，形态学上有两种表现：一种为弥漫型：肾脏体积增大，形态失常，内部结构紊乱，不容易与肿瘤混淆；另一种为局灶性：肾脏出现局限性实质性结节状回声，缺乏特异性，有时与肿瘤难以鉴别，但这部分患者一般都具有感染的症状，肾区可及触痛性包块，尿中有大量白细胞或脓细胞，只要仔细观察，鉴别诊断并不困难。

（5）肾脏炎性假瘤：本病临床表现主要为腰痛、低热和血尿，腰部有时可扪及包块，也可无任何症状于体检时发现，和肾癌的临床表现极为相似。临床上较为少见，IVP、B超、CT等影像学检查诊断正确率低，有以下情况值得注意：肿块边界不整齐，包膜不完整，形态不规则；肿块与相邻的肾周围有炎症图像或肾周有血肿、积液等，提示有非恶性肿瘤的可能性。对于疑有肾脏炎性假瘤者，应常规做尿培养，可试用抗生素治疗，观察病情变化，症状改善者可避免手术。对于不能避免手术者，术前应尽量在B超引导下行多点肾穿刺活检。术中应行快速冷冻病理切片检查，然后再决定是否施行肾切除术，这是最后明确诊断的依据，以避免不必要的肾切除。

（6）肾癌与肾盂癌的鉴别诊断：①在CT上肾癌的典型表现为多血管病灶，增强时病灶强化的比肾盂癌更为明显；②肾盂癌通常位于肾中部，可向肾皮质内侵袭，而肾癌往往位于肾外周向内侵袭肾窦；③肾盂癌肿瘤细胞学临床诊断检查有可能呈阳性，并有可能有输尿管、膀胱病变，而肾癌通常肿瘤细胞学临床诊断检查呈阴性，病理变化局限于肾部；④肾盂癌早期即有肉眼血尿，而肾癌须肿瘤侵犯肾盂、肾盏以后才见血尿；⑤肾癌临床诊断检查诊断重点依靠CT，而肾盂癌临床诊断检查诊断重点依靠排泄性或逆行泌尿系造影，也可行CTU（CT尿路重建）检查。

4. *治疗方式*

首选腹腔镜下左肾部分切除术；

其他治疗方式：肾癌根治术。

5. 围手术期注意事项：术前最好行肾动脉CTA检查，了解肾动脉有无变异，肿瘤是否有独立的分支动脉供血，评估有无超选择性肾动脉阻断肾部分切除术的可能，从而术中准确阻断肾血管，减少热缺血时间，最大程度保护肾功能。

6. *并发症*

包括术中周围脏器损伤如胰腺、肠管、脾脏的可能；出血：大血管损伤，肾动静脉损伤；肾脏创面的渗血；腹腔镜气腹的相关并发症：气体栓塞、皮下气肿、高碳酸血毒等；术后尿瘘可能等。

7. *随访*

术后3月行肾脏CT扫描，了解肾脏形态变化，为术后复查做对比用。术后3～6个月定期复查（血常规、生化、胸部CT，腹部CT半年一次），连续3年，稳定者后每年随访一次。

三、讨论与总结

肾癌占成人恶性肿瘤的 2%～3%，占成人肾脏恶性肿瘤的 80%～90%，发病率也呈逐年上升趋势，各国或各地区发病率不同：2012 年欧洲国家新增肾癌 84400 例，癌相关性死亡病例 34700 例；2013 年美国新增肾癌病例 65150 例，肾癌相关性死亡病例 13680 例。2014 年中国全国新发肾癌病例数约为 6.83 万例，发病率为 4.99/10 万，肾癌发病率较以往有明显增加，并由于体格检查国民意识的提高，偶发性肾细胞癌的数量增加，并随诊偶发性肾癌发病特点的变化，肾癌的治疗结局已发生明显的变化。肾细胞癌有三种主要的病理分型：透明细胞（ccRCC），乳头状（pRCC-Ⅰ型和Ⅱ型）和嫌色细胞（chRCC），一般而言，与 pRCC 和 chRCC 相比，ccRCC 的预后更差。透明细胞癌是肾癌最主要的病理分型。由 UICC（the International Union Against Cancer）和 AJCC（the American Joint Committee on Cancer）制定的 TNM 分期系统在临床广泛应用，TNM 分期状态与临床治疗结果预测、治疗方式的选择和肿瘤特异性死亡等密切相关，其中局限性肾癌指肿瘤体积不限，但肿瘤未侵犯出肾包膜，病理分期为 $T_{1\text{-}2}N_0M_0$ 的一类型肾癌。这类肾癌的治疗目前争论很大，既往都以 T_{1a} 期局限性肾癌作为肾部分切除术的标准，从实际临床中看已显得非常保守，更多的学者建议在技术力量可以达到的前提下，局限性肾癌通过肾部分切除术，最大化保留肾功能，可明显延长肾癌患者术后的生存率。

参 考 文 献

DELEA T E, AMDAHL J, DIAZ J, et al. Cost-eff ectiveness of pazopanib versus sunitinib for renal cancer in the United States [J]. J Manag Care Spec Pharm, 2015, 21(1): 46-54.

KARAMI S, DAUGHERTY S E, PURDUE M P. A prospective study of alcohol consumption and renal cell carcinoma risk [J]. Int J Cancer, 2015, 137: 238-242.

LEVI F, FERLAY J, GALEONE C, et al. The changing pattern of kidneycancer incidence and mortality in Europe [J]. BJU Int, 2008, 101: 949-958.

ROHRMANN S, LINSEISEN J, OVERVAD K, et al. Meat and fish consumption and the risk of renal cell carcinoma in the European prospective investigation into cancer and nutrition [J]. Int J Cancer, 2015, 136: 423-431.

RUIZ J N, BELUM V R, CREEL P,et al. Current practices in the management of adverse events associated with targeted therapies for advanced renal cell carcinoma: a national survey of oncologists [J]. Clin Genitourin Cancer, 2014, 12: 341-347.

SHUCH B, AMIN A, ARMSTRONG A J, et al. Understanding pathologic variants of renal cell carcinoma: distilling therapeutic opportunities from biologic complexity [J]. Eur Urol, 2015, 67: 85-97.

（刘宇保　张　刚）

病例 13 输尿管肿瘤

一、病历摘要

患者，女性，73 岁。因“无痛性全程肉眼血尿 3 天”入院，不伴有尿频、尿急等膀胱刺激症状。既往有高血压病史，控制可。外院彩超提示：左肾积水。入院后 CTU 提示左输尿管下段实性占位并左肾积水。尿膀胱肿瘤抗原（NMP22）阳性。双肾 ECT 提示：左侧 GFR：8.6ml/min，右侧 GFR：52.3ml/min。

二、临床决策

1. 诊断

①左输尿管肿瘤（$T_3N_0M_0$）；②左肾积水；③左肾无功能。

2. 诊断依据

①老年女性；②主诉：无痛性全程肉眼血尿 3 天；③ CT 提示：左输尿管下段实性占位并左肾积水；④尿膀胱肿瘤抗原（NMP22）：阳性。

3. 鉴别诊断

（1）输尿管息肉：多见于 40 岁以下青壮年。病史相对较长，输尿管息肉亦可导致肾脏积水及血尿，静脉肾盂造影一般表现为管腔内充盈缺损，呈长条状、蚯蚓状或不规则形，边缘光滑，病变以上输尿管及肾盂可扩张积水，病变段输尿管壁光滑，蠕动正常。典型者在透视下可见管腔内蚯蚓状充盈缺损可随输尿管蠕动而发生变化，称之为“蚯蚓蠕动征”。逆行造影动态观察可见输尿管息肉的类似水草样漂浮征。增强 CT 强化没有输尿管癌明显，且尿脱落细胞学和膀胱肿瘤抗原找癌细胞及其表达阴性，可以用此鉴别。

（2）膀胱肿瘤：膀胱癌常常也表现为无痛性肉眼血尿，特别是位于壁段输尿管周围的膀胱癌可将输尿管口遮盖，出血积水等症状，需与下段输尿管癌突入膀胱相鉴别。输尿管癌突入膀胱有两种情况，一是肿瘤有蒂，瘤体在膀胱，蒂在输尿管；二是肿瘤没有蒂，瘤体在输尿管和膀胱各一部分。鉴别主要靠膀胱镜检查。可用镜鞘前端推开膀胱肿瘤观察与输尿管口的关系。如有蒂与输尿管内相连，则可明确输尿管肿瘤尿路上皮癌可以多发，多中心，除输尿管占位外，需进一步膀胱镜检查有无膀胱肿瘤可能。

（3）输尿管阴性结石：输尿管阴性结石可以引起结石部位以上尿路梗阻，肾积水伴输尿管扩张，且造影发现输尿管内有负影，有时可以混要诊断。该种疾病多见于 40 岁以下青壮年，以绞痛为特点。肉眼血尿少见，多数为镜下血尿，常与绞痛并存。如用造影剂后仍不能确诊，可作输尿管充气作双重对比造影。此时阴性结石多能显影。CT 平扫检查于梗阻段输尿管发现高密度的结石阴影。

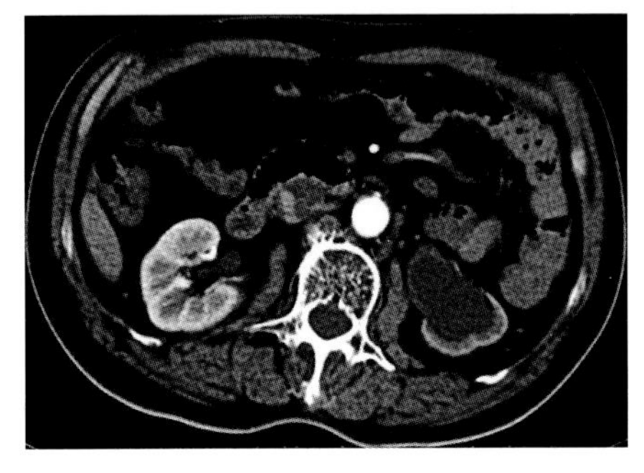

图 9-13-1 CT 增强

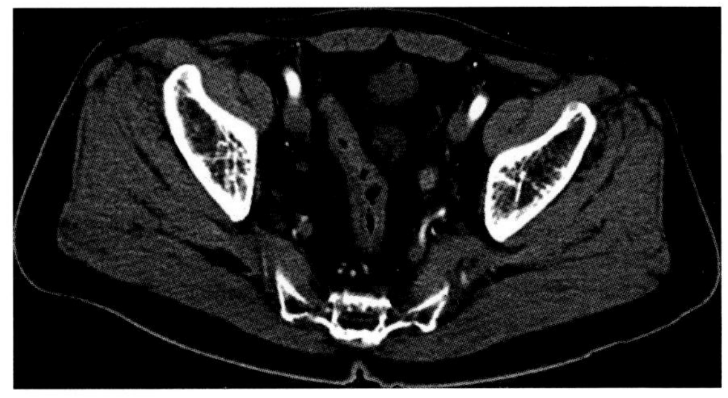

图 9-13-2 CT 增强

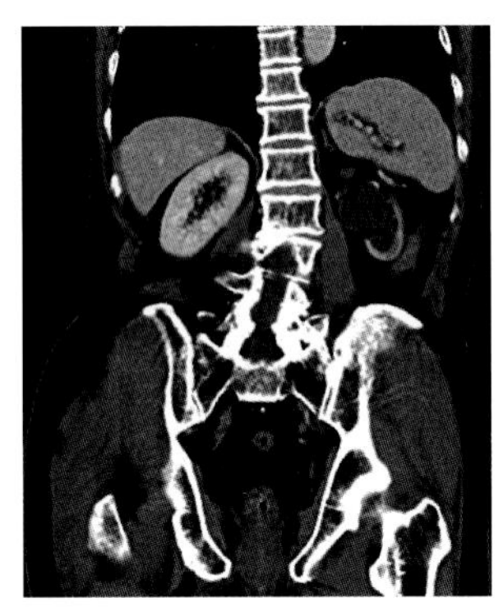

图 9-13-3 CT 冠状位重建

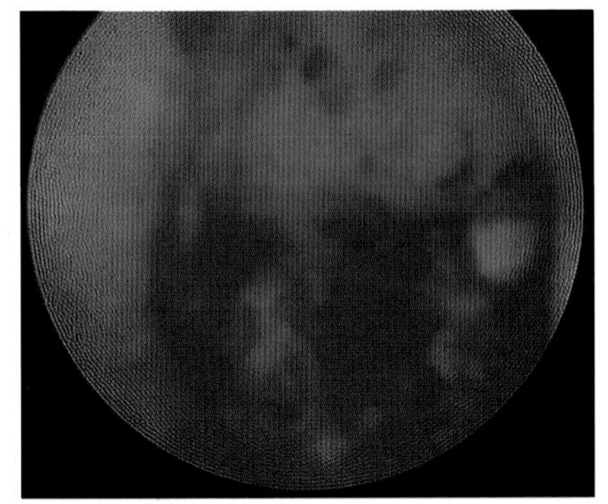

图 9-13-4 输尿管镜下管腔新生物

4. 治疗决策

（1）术前常规膀胱镜检，排除并发膀胱肿瘤。

（2）尿脱落细胞癌细胞筛查和膀胱肿瘤抗原癌细胞基因检测，如果需要可行输尿管镜检查，明确诊断。

（3）首选腹腔镜下输尿管癌根治术（包括：患肾、输尿管全长及输尿管膀胱开口处的膀胱壁）。

5. 围手术期注意事项

术前最好行肾动脉 CTA 检查，了解肾动脉有无变异。术中注意保持集合系统的密闭性，减少种植转移的风险。另输尿管膀胱壁内段需切除彻底。

6. 并发症

包括术中周围脏器损伤如胰腺、肠管、脾脏的可能；出血：大血管损伤，肾动静脉损伤；肾脏创面的渗血；腹腔镜气腹的相关并发症：气体栓塞、皮下气肿、高碳酸血症等；术后尿瘘可能等。

7. 随访

术后每 3 个月定期复查膀胱镜，CTU 术后 2 年内每 6 月一次，然后每年一次。

三、讨论与总结

输尿管癌并不常见，占所有尿路上皮的5%～50%，其中输尿管癌的发生率是肾盂癌的1/2，并初诊约有17%的患者合并膀胱，术后22%～47%患者可继发膀胱癌。输尿管癌初诊时约60%为浸润性肿瘤，远远高于膀胱癌的15%～25%。高发年龄段在70～90岁，男性发病率是女性的3倍。

2018年欧洲泌尿外科学会建议将输尿管癌分为低危和高危分级。低危输尿管癌为：单发病灶，肿瘤＜2cm，尿脱落细胞学发现低级别尿路上皮癌、CT增强表现为非侵袭性肿瘤。高危输尿管癌为：并发肾积水，多发病灶，肿瘤＞2cm，尿脱落细胞学发现高级别尿路上皮癌、CT增强表现为侵袭性肿瘤，或有膀胱癌行根治性膀胱切除病史者。

外科治疗是输尿管癌最主要的治疗方式，标准的手术方案为切除患肾、输尿管全长及输尿管膀胱开口处的膀胱壁。但要依据患者术前评估肾功能状态、肿瘤级别、危险度分级和转移情况个体化治疗。保肾手术、新辅助化疗、扩大淋巴结清扫等都在学术方面存在不同的意见，但给患者个体化治疗提供了思路。

参 考 文 献

LUGHEZZANI G, BURGER M, MARGULIS V, et al. Prognostic factors in upper urinary tract urothelial carcinomas: a comprehensive review of the current literature [J]. Eur Urol, 2012, 62: 100-114.

MARCHIONI M, PRIMICERI G, CINDOLO L, et al. Impact of diagnosticureteroscopy on intra vesical recurrence in patients undergoing radical nephroureterectomy for upper tract urothelial cancer: a systematic review and meta-analysis [J]. BJU Int, 2017, 120: 313-319.

MESSER J, SHARIAT S F, BRIEN J C, et al. Urinary cytology has a poor performance for predicting invasive or high-grade upper-tract urothelial carcinoma [J]. BJU Int, 2011, 108: 701-705.

PARK J, HABUCHI T, ARAI Y, et al. Reassessment of prognostic heterogeneity of pT3 renal pelvic urothelial carcinoma: analysis in terms of proposed pT3 subclassification systems [J]. J Urol, 2014, 192: 1064-1071.

RINK M, ROBINSON B D, GREEN D A, et al. Impact of histological variants on clinical outcomes of patients with upper urinary tract urothelial carcinoma [J]. J Urol, 2012, 188: 398-404.

ROJAS C P, CASTLE S M, LLANOS C A, et al. Low biopsy volume in ureteroscopy does not affect tumor biopsy grading in upper tract urothelial carcinoma [J]. Urol Oncol, 2013, 31: 1696-1700.

ROUPRET M, BABJUK M, COMPERAT E, et al. European Association of Urology guidelines on upper urinary tract urothelial cell carcinoma: 2015 update [J]. Eur Urol, 2015, 68: 868-879.

（刘宇保　张　刚）

病例 14 膀胱肿瘤

一、病历摘要

1. 病史

患者，女性，65 岁。因“间歇性无痛性全程肉眼血尿 6 个月”入院，不伴有尿频、尿急等膀胱刺激症状。外院彩超提示膀胱内实性占位。入院后 CTU 提示膀胱三角区占位性病变，大小约 1.5cm×18cm（图 9-14-1）。尿膀胱肿瘤抗原（NMP22）阳性，尿液脱落细胞学癌细胞检查阳性。膀胱镜检查：右侧膀胱三角区近右侧输尿管开口位置可见带蒂的菜花样肿物。活检病理为低级别尿路上皮癌。

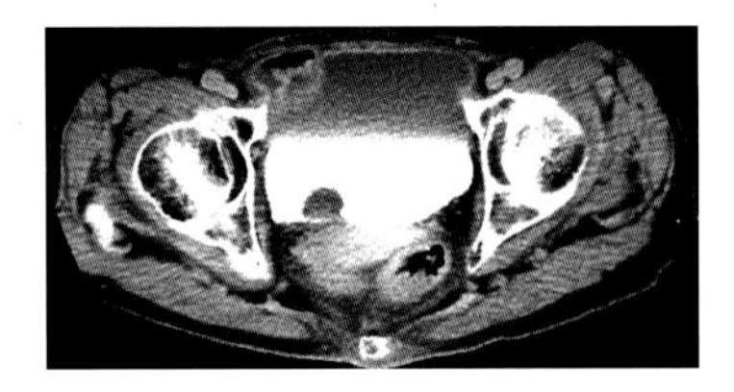

图 9-14-1 CT 增强

二、临床决策

1. 诊断

膀胱癌（T1N0M0）。

2. 诊断依据

①老年女性。②主诉：间歇性无痛性全程肉眼血尿 6 个月。③外院彩超提示膀胱内实性占位。④入院后 CTU 提示膀胱三角区占位性病变，大小约 1.5cm×18cm。⑤尿膀胱肿瘤抗原（NMP22）阳性，尿液脱落细胞学癌细胞检查阳性。⑥膀胱镜检查：右侧膀胱三角区近右侧输尿管开口位置可见带蒂的菜花样肿物。⑦活检病理为低级别尿路上皮癌。

3. 鉴别诊断

膀胱癌的主要表现为血尿，引起血尿的原因非常多，除泌尿系统与邻近脏器外，全身多种疾病及药物可引起血尿，常见疾病的鉴别如下：

（1）肾、输尿管肿瘤：血尿特点也为全程无痛性肉眼血尿，与膀胱癌类似，可单独发生或与膀胱癌同时发生，上尿路肿瘤引起的血尿可出现条形或蚯蚓状血块，明确诊断需要 B 超、CT、泌尿造影等检查。

（2）泌尿系结核：除了血尿外，主要症状为慢性膀胱刺激症状，伴有低若热、自汗、消瘦、乏力等全身症状，通过尿找抗酸杆菌、IVP、膀胱镜检查等与膀胱癌鉴别。

（3）前列腺增生：主要症状为进行性排尿困难及尿频，有时出现肉眼血尿，在老年人，膀胱癌可以和前列腺增生同时存在，需要行尿脱落细胞学、B 超、CT、膀胱镜检查等鉴别。

（4）尿石症：血尿多为镜下血尿，上尿路结石可出现肾、输尿管绞痛，膀胱结石可出现排尿中断现象，通过 KUB 平片、B 超、膀胱镜检查等鉴别，由于膀胱结石对局部黏膜的刺激，可导致肿瘤发生。因此，长期膀胱结石出现血尿时，应想到膀胱癌的可能，必要时行膀胱镜检查及活检。

（5）腺性膀胱炎：有明显的膀胱刺激症状，需要膀胱镜检及活检，单纯膀胱镜检有时误诊。

（6）前列腺癌：血尿癌肿浸润膀胱时出现，经直肠指诊、B超、CT、活组织检查等明确。

（7）其他：如放射性膀胱炎（多有盆腔放疗史，膀胱镜下有放射状毛细血管扩张、膀胱黏膜溃疡及肉芽肿，需行活检确诊），子宫颈癌（侵入膀胱后可出现血尿，但一般先有阴道出血，阴道检查可鉴别）等。

4. 治疗决策

（1）术前常规膀胱镜检，明确肿瘤临床分期，并取活检明确肿瘤分化程度。

（2）膀胱肿瘤电切术（或激光膀胱肿瘤切除术）

5. 围手术期注意事项

①尿道狭窄：遇到尿道狭窄时，如仍考虑电切治疗，可行会阴部外尿道切开术。②肿瘤的部位：不管肿瘤位于何处，只要能够将电切镜插入膀胱，肿瘤又表浅，就有可能经尿道将肿瘤切除。只有憩室内的肿瘤不能电切，须用其他手术方法治疗。③闭孔神经反射：有时，当膀胱后侧壁的肿瘤被电切时，同侧的大腿可向内抽搐。这种警报是由于闭孔神经被电凝电流刺激使股内收肌收缩所引起。在闭孔神经反射的第一个信号出现时，应立即停止这一区域的电切，不然膀胱壁可在痉挛中穿孔。④膀胱穿孔　当膀胱某一区域复发肿瘤被反复深切时，膀胱周围脂肪可最终显现，表示已经穿孔。关键是术者要能认得出膀胱穿孔，当看到电切的深部闪现脂肪组织时，应立即停止这一区域的电切。

6. 并发症

经尿道电切膀胱肿瘤后应密切注意血块积存。膀胱穿孔导致尿外渗。

7. 随访

定期膀胱灌注化疗，其目的是最大限度预防肿瘤复发，具体化疗药物的选择，化疗药物的周期，应根据肿瘤的病理和临床特征来个体化治疗。术后每3个月定期复查膀胱镜，CTU术后2年内每6个月一次，然后每年一次。

三、讨论与总结

膀胱癌一般发生于膀胱内上皮细胞，是世界上第五大最常见的癌症类型，估计每年有151000例新发膀胱癌，每年有超过52000例死亡。尿路上皮癌是膀胱癌中最常见的类型，约占所有膀胱癌的90%。多数膀胱癌可以在早期诊断，但复发和进展率很高，约78%的患者在5年内复发。膀胱癌的生存率与肿瘤分期、病理类型和诊断时间有关。Ⅳ期膀胱癌的5年生存率仅为15%。

经尿道膀胱肿瘤电切术是非肌层浸润性膀胱尿路上皮癌的主要治疗手段。对低危非肌层浸润性膀胱尿路上皮癌术后可只进行单剂即刻膀胱灌注化疗。对中、高危肌层浸润性膀胱尿路上皮癌，术后即刻膀胱灌注化疗后，应进行后续化疗药物或 BCG 维持灌注治疗。对高危非肌层浸润性膀胱尿路上皮癌首选 BCG 维持灌注治疗。膀胱灌注化疗无效的非肌层浸润性膀胱尿路上皮癌（如肿瘤进展、肿瘤多次复发、原位癌等）建议行根治性膀胱全切术。

参考文献

BABJUK M, BOHLE A, BURGER M, et al. EAU guidelines on non-muscleinvasive urothelial carcinoma of the bladder: update 2016[J]. Eur Urol, 2017, 71: 447-461.

COSENTINO M, PALOU J, GAYA J M, et al. Upper urinary tract urothelial cell carcinoma:location as a predictive factor for concomitant bladder carcinoma [J]. World J Urol, 2013, 31: 141-145.

O’BRIEN T, RAY E, SINGH R, et al. Prevention of bladder tumours after nephroureterectomy for primary upper urinary tract urothelial carcinoma: a prospective, multicentre, randomised clinical trial of a single postoperative intravesical dose of mitomycin C(the ODMIT-C Trial) [J]. Eur Urol, 2011, 60: 703-710.

SOUKUP V, CAPOUN O, COHEN D, et al. Prognostic performance and reproducibility of the 1973 and 2004/2016World Health Organization grading classification systems in non-muscle-invasive bladder cancer: a European Association of Urology Non-muscle Invasive Bladder Cancer Guidelines Panel systematic review [J]. Eur Urol, 2017, 72: 801-813.

XYLINAS E, RINK M, MARGULIS V, et al. Multifocal carcinoma in situ of the upper tract is associated with high risk of bladder cancer recurrence [J]. Eur Urol, 2012, 61: 1069-1070.

（刘宇保　王　强）

病例 15　肾上腺嗜铬细胞瘤

一、病历摘要

患者，男性，35岁。因“间断性恶性高血压3个月”入院。既往史无特殊。外院彩超提示：左肾上极占位性病变，大小约4.2cm×3.5cm。入院后CT提示左肾上极占位（图 9-15-1）。辅助检查：尿肾上腺素 232.53μg/24h，尿多巴胺 201.78μg/24h；血肾上腺素 584.33pg/ml，血去甲肾上腺素 2379pg/ml，多巴胺 18.67pg/ml。立位醛固酮 3436pg/ml，肾素活性 3.08pg/ml，血管紧张素Ⅱ482.98pg/ml。

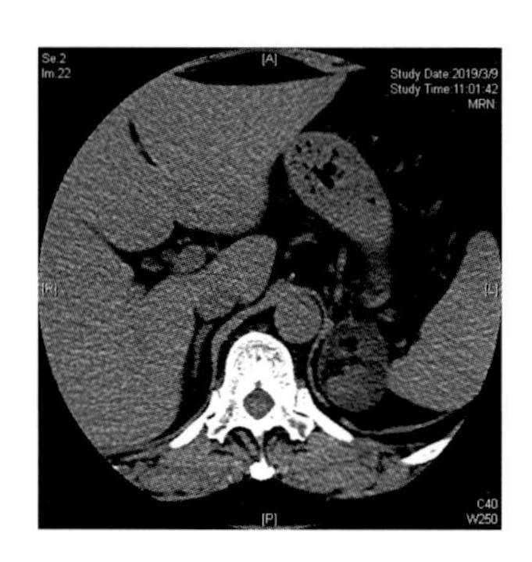

图 9-15-1　CT 平扫

二、临床决策

1. 临床诊断

肾上腺嗜铬细胞瘤。

2. 诊断依据

（1）中年男性。

（2）主诉“间断性恶性高血压3个月”。

（3）B超及CT均支持：左侧肾上腺占位。

（4）辅助检查：尿肾上腺素232.53μg/24h，尿多巴胺201.78μg/24h；血肾上腺素584.33pg/ml，血去甲肾上腺素2379pg/ml，多巴胺18.67pg/ml。立位醛固酮3436pg/ml，肾素活性3.08pg/ml，血管紧张素Ⅱ482.98pg/ml。

3. 鉴别诊断

（1）肾上腺肿瘤定性鉴别诊断：肾上腺肿瘤的分类可按期性质分为良性 / 恶性肿瘤。按有无内分泌功能可分为功能性 / 非功能性肿瘤。

①肾上腺恶性肿瘤：肾上腺皮质癌（adrenocortical carcinoma）甚少见，一般为功能性，发现时一般比瘤体大，重量常超过100g，呈浸润性生长，正常组织破坏或被淹没，外向侵犯周围脂肪组织，甚至同侧肾脏。小的腺癌可有包膜，常出现出血、坏死及囊性变。常转移到腹主动脉淋巴结，或血行转移到肺、肝等脏器。

②皮质醇增多症：患者多呈向心性肥胖。女患者可出现沉默寡言，闭经或月经失调。影像学可见明确肿瘤定位检查。生化检查上，除常规的血、尿检查外，须做血浆皮质醇等相关检查。

③醛固酮症：可分为原发及继发性两种。是由于醛固酮分泌增加而引起肾素分泌受抑制的综合征，临床上以高血压和低血钾为特征。生化检查：筛查醛固酮 / 肾素大于20倍，双侧肾静脉采血为金标准。

（2）非肾上腺疾病的鉴别诊断：许多疾病都有类似嗜铬细胞瘤表现，因此鉴别诊断很重要。

①原发性高血压：某些原发性高血压患者呈现高交感神经兴奋性，表现为心悸、多汗、焦虑、心输出量增加。但患者的尿儿茶酚胺是正常的。尤其是在焦虑发作时留尿测定儿茶酚胺更有助于除外嗜铬细胞瘤。

②颅内疾病：在颅内疾病合并有高颅压时，可以出现类似嗜铬细胞瘤的剧烈头痛等症状。患者通常会有其他神经系统损害的体征来支持原发病。但也应警惕嗜铬细胞瘤并发脑出血等情况。

③神经精神障碍：在焦虑发作尤其是伴有过度通气时易与嗜铬细胞瘤发作相混淆。但是焦虑发作时通常血压是正常的。如果血压亦有上升，则有必要测定血、尿儿茶酚胺以助鉴别。

④癫痫：癫痫发作时也类似嗜铬细胞瘤，有时血儿茶酚胺也可升高，但尿儿茶酚胺是正常的。癫痫发作前有先兆，脑电图异常，抗癫痫治疗有效等以助除外嗜铬细胞瘤。

⑤绝经综合征：处于绝经过渡期的妇女会出现多种雌激素缺乏导致的症状，如潮热、出汗、急躁、情绪波动难以控制等，类似于嗜铬细胞瘤发作，通过了解月经史，进行性激素及儿茶酚胺的测定可有助于鉴别。

⑥其他：甲亢时呈现高代谢症状，伴有高血压。但是舒张压正常，且儿茶酚胺不会增

高。冠心病心绞痛发作、急性心肌梗死等均需与嗜铬细胞瘤鉴别。一般根据发作时心电图改变、改善心肌供血治疗有效等可以与之区别。最关键的还是尿儿茶酚胺的测定。

4. 诊疗决策

在充分扩容的准备下首选腹腔镜下肾上腺腺瘤切除术。

5. 围手术期注意事项

术前采用 α- 受体阻滞剂阻断儿茶酚胺的外周血管收缩效应，降低血压，使微循环血管床扩张，血容量减少的病理生理变化得到生理性调整与补充，在肿瘤切除后，使血压平稳，避免难治性低血压休克的发生。

6. 并发症

包括术中周围脏器损伤如胰腺、肠管、脾脏的可能；出血：大血管损伤，肾动静脉损伤；肾脏创面的渗血；腹腔镜气腹的相关并发症：气体栓塞、皮下气肿、高碳酸血毒等；术后尿瘘可能等。并由于嗜铬细胞瘤疾病的特殊性，患者容易出现以下并发症：①心血管并发症：儿茶酚胺性心脏病、心律失常、休克。②脑部并发症：脑卒中、暂时性脑缺血发作（TIA）、高血压脑病、精神失常。③其他：如糖尿病、缺血性小肠结肠炎、胆石症等。

三、讨论与总结

20 世纪 60～70 年代，嗜铬细胞瘤手术死亡率非常高，其主要原因是由于在麻醉诱导或挤压肿瘤时可产生严重的高血压危象，心衰，甚至发生脑溢血；在切除肿瘤后，可发生难以控制的低血压，甚至休克死亡。80 年代以前手术的并发症和死亡率高达 13%，近年 30 余年来，随着人们对嗜铬细胞瘤病理生理特点认识的不断提高，发现充分、有效的术前准备是降低手术并发症和死亡率最主要的因素之一，使手术并发症和死亡率降低到 1%～5%。

目前认为嗜铬细胞瘤可分泌大量的儿茶酚胺类物质，如肾上腺素，去甲肾上腺素和多巴胺等，致使患者外周微循环血管床长期处于收缩状态，血容量减少，并引起高血压。患者受精神刺激，剧烈运动或肿瘤被挤压，血儿茶酚胺类物质剧增，可产生严重的高血压危象，并发心衰，肺水肿，脑溢血等严重后果。手术切除肿瘤后，血中儿茶酚胺物质骤减，微循环血管床突然扩张，使血管容积与血管量不相称，而发生低血压，甚至休克死亡。有效的术前 α- 肾上腺能受体阻滞剂的应用，是提高嗜铬细胞瘤手术的安全性，降低死亡率最为关键的因素之一

术前准备是否充分可依据的标准为：血压是否稳定在 16/10.7kPa 左右；无阵发性血压升高，心悸，多汗等现象；体重呈增加趋势；血细胞比容减少＜45%；此外患者若感觉有轻度鼻塞，四肢末端发凉感觉消失或有温暖感，甲床由治疗前的苍白转变为红润。这些现象表明微循环灌注良好。一般术前用 2 周左右 α- 肾上腺素能阻滞剂。

参考文献

ARIYAN C, STRONG V E. The current status of laparoscopic adrenalectomy [J]. Adv Surg, 2007, 41: 133-153.

Chotirosnramit N, ANGKOOLPAKDEEKUL T, KONGDAN Y, et al. A laparoscopic versus open adrenalectomy in Ramathibodi Hospital [J]. J Med Assoc Thai, 2007, 90: 2638-2643.

MIR M C, KLINK J C, GUILLOTREAU J, et al. Comparative outcomes of laparoscopic and open adrenalectomy for adrenocortical carcinoma:single, high-volume center experience [J]. Ann Surg Oncol, 2013, 20: 1456-1461.

NIGRI G, ROSMAN A S, PETRUCCIANI N et al. Meta-analysis of trials comparing laparoscopic transperitoneal and retroperitoneal adrenalectomy [J]. Surgery, 2013, 153: 111-119.

RANE A, CINDOLO L, SCHIPS L, et al. Laparoendoscopic single site (LESS) adrenalectomy: technique and outcomes [J]. World J Urol, 2012, 30: 597-604.

WANG H S, LI C C, CHOU Y H, et al. Comparison of laparoscopic adrenalectomy with open surgery for adrenal tumors [J]. Kaohsiung J Med Sci, 2009, 25: 438-444.

（刘宇保　王　强）

第 10 章　心脏外科疾病

病例 1　间断胸闷憋喘，伴晕厥，左房黏液瘤

一、病历摘要

患者女，37 岁，主因“间断胸闷憋喘伴咳嗽 20 天”入院。患者 20 天前活动后出现胸闷憋喘现象，伴咳嗽，休息后可自行缓解，无胸痛、心悸、头晕、乏力、恶心、呕吐、黑矇、意识丧失、体温升高，全身疼痛等不适，未特殊处理，上述症状于活动后间断出现，数次每天。1 天前患者再次出现上述症状时就诊于当地医院，行心脏彩超考虑“左房黏液瘤”，患者今晨。1：30 于宾馆上厕所时发生晕厥现象，无恶心呕吐，平躺 2min 左右清醒，伴面色苍白，急打 120 送至我院急诊科，行床旁超声心动图，见图 10-1-1，图 10-1-2。予吸氧心电监护等治疗后患者面色逐渐红润，以“左房黏液瘤”收入院。

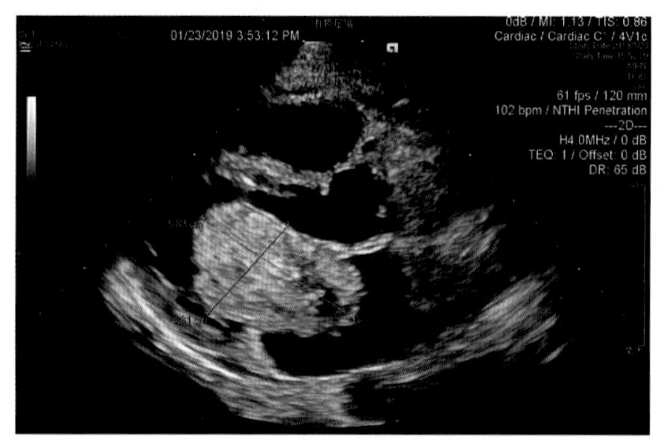

图 10-1-1　超声心动图（胸骨旁左室长轴切面）：舒张期左房占位通过二尖瓣脱入左心室，堵住二尖瓣口

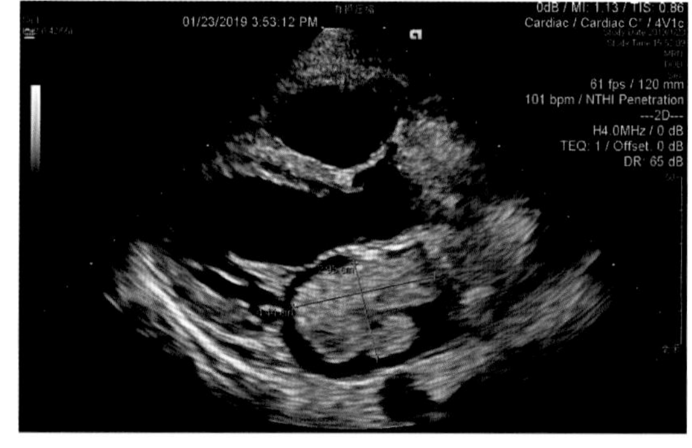

图 10-1-2　超声心动图（胸骨旁左室长轴切面）：收缩期左房占位返回左房占据左房大部分

既往体健，无高血压糖尿病等慢性病史。否认呼吸、消化系统疾病病史，否认肝炎、结核等传染性疾病及其密切接触史，否认手术外伤史、输血史，否认药物及食物过敏史。

查体：体温 38.9℃，心率 123 次 /min，呼吸 30 次 / min，血氧饱和度 90%，四肢血压：右上肢 111/73mmHg，左上肢 93/59mmHg，右下肢 157/71mmHg，左下肢 134/72mmHg，未见颈静脉怒张，肝颈静脉回流征阴性，呼吸节律规整，双肺呼吸音清，可闻及双肺湿啰音，左肺为甚。心前区无隆起，心尖搏动位于左侧第 5 肋间锁骨中线内侧 0.5cm，未及心脏摩擦音，心律齐，二尖瓣听诊区可闻及舒张期扑落样杂音，

叩诊心界不大，腹软无压痛，肝脾肋下未触及，双胫前无凹陷性水肿，双足背动脉搏动可。

二、临床决策

诊断：左房占位主要根据间断胸闷憋喘伴咳嗽等临床症状结合影像学主要是超声心动图评估作出诊断；根据超声心动图检查，可见左房占位蒂附着于房间隔左房面与卵圆窝相应的位置，单发，通过形态及活动度，考虑为单纯黏液瘤。

鉴别诊断：本病从病理生理方面主要与风湿性心脏病二尖瓣病变相鉴别。黏液瘤患者无风湿热病史，病情进展较快，可以有一过性晕厥史。随体位而改变的杂音是黏液瘤的特征。超声心动图检查具有鉴别诊断价值。

手术：黏液瘤可阻塞瓣膜开口导致心力衰竭或心搏骤停，瘤栓脱落导致脑栓塞等也可以引起死亡。因此，一旦确诊，立即争取手术治疗。一般心脏患者如有长期发热、心力衰竭、贫血、红细胞沉降率增快等现象，须延缓手术。但对心脏黏液瘤患者需具体分析，否则可能丧失手术机会。如有高热、红细胞沉降率快，全身症状为主要表现，并且考虑是由黏液瘤引起，应立即手术，摘除肿瘤能使体温下降、心率变慢、红细胞沉降率恢复正常、心衰得到控制。本例摘除肿瘤前后超声对比见图 10-1-3，肿瘤见图 10-1-4，病理见图 10-1-5。如果感染性心内膜炎引起的高热、心力衰竭，不宜急于手术，应该控制高热、心衰后手术，以免发生严重的并发症。该患者左房占位病变巨大，且血流动力学不稳定，肿物随左心室舒张通过二尖瓣从左房脱入左室，左心室收缩又反流回左房，因黏液瘤部分阻塞二尖瓣口，随体位变化有间歇性昏厥的患者，我们选择严格限制卧床休息，应用静脉滴注多巴胺强心维持血压，同时给予利尿药减轻肺水肿，准备急症手术。

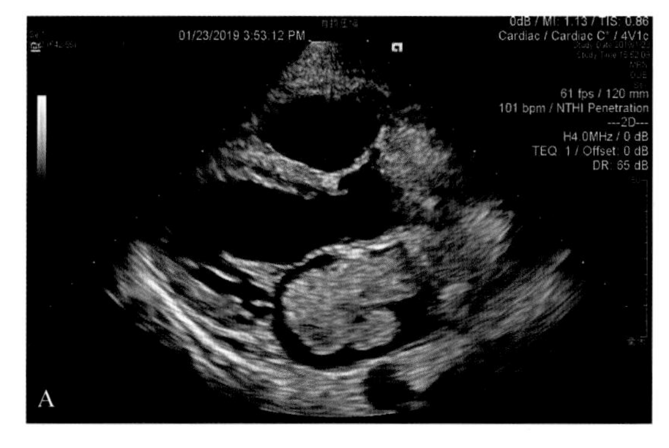

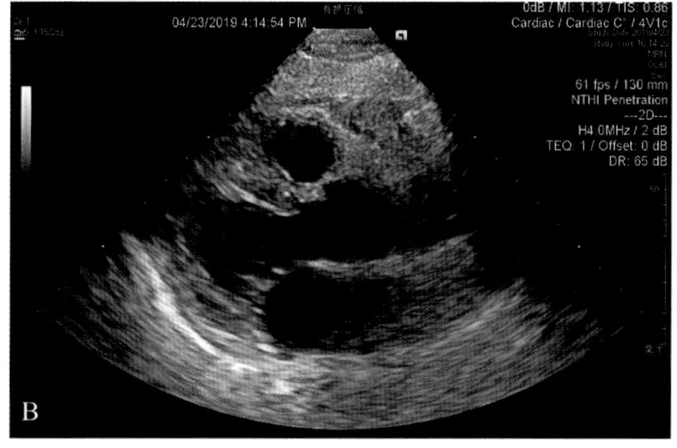

图 10-1-3 左房黏液瘤清除术前后超声（胸骨旁左室长轴切面）对比（A、B）

围手术期：一般的术后处理与体外循环心内直视手术相同。此患者与二尖翻器质性病变，在病理生理方面有不同的特点，其病史较短，未引起心房扩大与心室肥厚劳损；肺血管的改变也较轻微，未发生肺血管的器质性改变，其体内血容量也没有显著的改变。因此术后早期输血液时严密监测左房压，避免补充过量胶体引起急性左心衰肺水肿。考虑患者

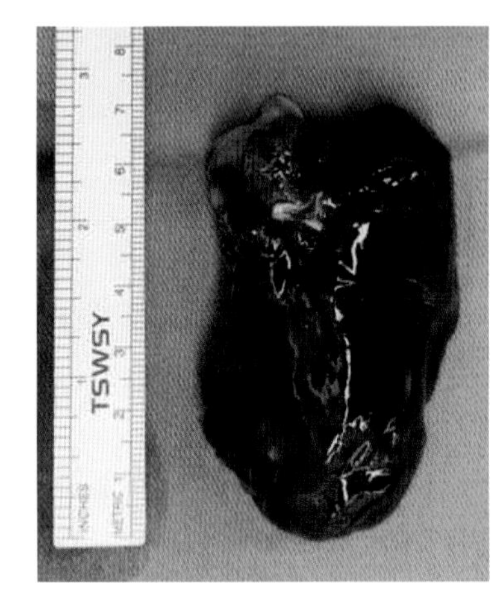

图 10-1-4　术后标本

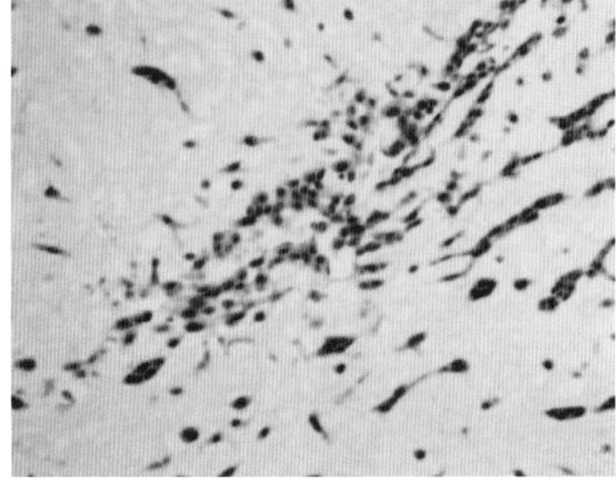

图 10-1-5　术后病理

术前心功能良好，术后给予应用少量多巴胺与多巴丁胺微泵泵入，提高心肌收缩力与心输血量，同时加强辅助呼吸，补充丢失的血容量，维持正常的血压。

并发症及其防治：

（1）栓塞：发生栓塞的主要原因为探查时过度挤压心脏，或体外循环插管导致肿瘤碎裂脱落；还有切除肿瘤时强行提拉瘤蒂发生瘤体碎裂。如发生上述情况，应反复冲洗左右四个心腔，避免肿瘤碎片隐藏在心室的肌小梁内。冲洗后应鼓肺促使血液从肺动静脉内溢出，使可能脱落至肺血管内的碎片随血液流出，有时需暂时松开主动脉阻断钳，使血液回流入左室吸除后再阻断主动脉钳进行冲洗检查。瘤体碎片栓塞的部位多见于脑血管，也可发生于其他部位的血管。主要表现为术后早期患者意识不清、抽搐，并出现偏、失语等定位体征。治疗的方法主要是采用头部降温，利尿脱水，应用甘露醇降低颅内压等措施，使患者渡过危险期，促使康复。但其预后较差，多数患者遗留不同程度的偏瘫。其他较大的动脉栓塞，确定诊断后，可手术摘除瘤栓。

（2）急性心力衰竭：心脏黏液瘤切除后，解除了二尖瓣的梗阻；由于心肌的代偿能力较好，术后发生心衰的机会较少。发生这种并发症的主要原因，是术后短期内补充液体特别是胶体过多过快，造成容量负荷过重，引起急性左心衰竭，严重者可以并发急性肺水肿。治疗措施主要是静脉注射毛花苷 C，静脉持续滴注多巴胺或多巴酚丁胺，增强心肌收缩功能；快速利尿脱水，减轻心脏容量负荷。应用硝普钠等扩张血管药物，降低压力负荷，采用呼气末正压轴助呼吸，减轻肺泡间质水肿，增强肺泡的弥散功能，避免缺氧与加重心力衰竭。

（3）心律失常：心房黏液瘤切除术一般须切除部分房间隔，对于结间束有一定的损害，而易发生传导系统的紊乱。常出现的为房性心律失常或部分传导阻滞。这种心律失常往往是窦性心动过速或过缓，如对血流动力学影响不显著，可严密观察，暂不作处理。如窦性心动过速超过 150 次 /min，影响心脏输血量时，可以静脉缓慢注射维拉帕米，使心率降至 100～120 次 /min；窦性心动过缓至 60 次 /min 以下者，静脉滴注异丙肾上腺素溶液，使心率增加到 80 次 /min 以上。针对性的应用抗心律失常药物均可得到有效的控制。但对于肿瘤基底部过大，切除范围较广而造成Ⅲ度房室传导阻的患者，则需要安装永久起搏器。

术后病理：（左心房肿瘤）肿瘤细胞呈圆形、梭形及星芒状，单个散在或呈条索状排列，其周可见空晕，间质富于黏液，部分肿瘤细胞围绕血管周围排列，血管扩张充血伴大片出血。形态符合黏液瘤。

三、讨论与总结

心脏肿瘤比较少见。可分为原发性肿瘤和继发性肿瘤两大类。

原发性心脏肿瘤远比继发性心脏肿瘤少见。

1959 年 Columbus 首先报告了心脏肿瘤；1931 年 Yaten 对心脏肿瘤分类；1934 年 Bares 首次作了心脏肿瘤的临床报道，后来尸体检验证实为原发性心脏肉瘤。原发性心脏肿痛的发病率各家报道不一致，为 0.0017%～0.01%，而继发性心脏肿瘤却高出 10～20 倍。在原发性心脏肿瘤中良性肿瘤占多数（大约 75%），恶性肿瘤较少见。心脏黏液瘤是最常见的心脏良性肿瘤，约占 1/2。Endo 对 1993—1994 年全日本 126 家大学医学院 115 例原发心脏肿瘤进行了分析，其中 98 例（85%）是良性的，黏液瘤最常见占 91 例（79%）。恶性肿瘤 17 例（15%），肉瘤最常见。在原发性心脏肿瘤中，60% 是女性患者。在黏液瘤中，左心系统占 84%（76 例），右心系统占 13%（12 例），累及双侧心腔者占 3%。在恶性脚瘤中，右心系统发生率高于左心系统。

心脏黏液瘤是最常见的心脏良性肿。以女性为多见，男女比例约为 1∶2。可见于任何年龄。发病年龄多见于 30～50 岁。黏液瘤可发生于各个心腔，最常见的是左心房约占 75%；其次为右心房，约占 20%；少数位于右心室或者左心室，也可累及多个心腔。黏液瘤绝大部分为单发性，见于一个心腔；但也可为多发性，同时发生在多个心腔内；还有家族性的黏液瘤病例。黏液瘤可分为单纯或散发的黏液瘤和复杂黏液瘤两类。前者占绝大多数，多为单发，多见于典型部位（即左房内房间隔上与卵圆窝相应的部位）。手术切除后一般不复发。后者包括黏液瘤综合征、家族性黏液瘤、多中心发生的黏液瘤。上述三方面又有交叉重叠。患者一般比较年轻，生长部位常常不典型，临床表现凶猛、复杂。黏液综合征又称 Carney 综合征，包括以下几种罕见情况：①心脏黏液；②皮肤黏液；③黏液性乳腺纤维；④皮肤斑点色素沉着（包括雀斑和某些痣）；⑤可引起 Cushing 综合征的原发性着色结节性肾上腺皮质病；⑥垂体腺瘤；⑦睾丸肿瘤，特别是巨大细胞钙化性 Sertoli 细胞瘤。这类患者有多中心发生的倾向。家族性黏液瘤患者也较年轻，肿瘤易累及右侧或双侧心腔，且易复发。单发的黏液瘤女性多见，而家族性黏液瘤中男性患者数量接近于女性。对家族性黏液瘤的研究提示，它常具有不同表现型的染色体先行方式遗传或 X 连锁的显性遗传。有人发现家族性黏液瘤患者的细胞染色体均存在异常，而非家族性散发性粘液瘤患者中仅 20% 有此改变。

参考文献

顾恺时. 顾他时胸心外科手术学［M］. 上海：上海科学技术出版社，2003.
刘沙，王哲，陈安清，等. 心脏黏液瘤和黏液肉瘤的外科治疗［J］. 上海医学，2003，26（2）：145-147.
汪曾炜. 手术学全集［M］. 心脏血管外科卷. 北京：人民军医出版社，1995.
朱晓东，张宝仁. 心脏外科学［M］. 北京：人民卫生出版社，2007.
CARNEY J A. HRUSKA L S. BEAUCHAMP G D, et al. Dominant inheritance of the complex of myxomas, spotty pigmentation, and endocrine overactivity [J]. Mayo Clin Proc, 1986, 61 (3): 165-172.
ENDO A, OHTAHARA A, KINUGAWA T, et al. Clinical incidence of primary cardiac tumors [J]. J Cardiol, 1996, 28 (4): 227-234.
MALEKZADEH S, ROBERTS W C. Growth rate of left atrial myxoma [J]. Am J Cardiol, 1989, 64 (16): 1075-1076.
SILVERMAN N A. Primary cardiac tumors [J]. Ann Surg, 1980, 191 (2): 127-138.

（崔晓征）

病例 2　治疗冠心病的经典外科手术

一、病历摘要

女性患者，67 岁，以发作性胸痛 4 年，加重 1 周急诊入院。患者 4 年前活动时出现胸闷、胸痛不适，症状持续 3～5min，休息后自行缓解，就诊于当地医院行冠脉造影术提示冠脉狭窄 75%（具体不详），未行再血管化治疗，出院后规律口服氯比格雷、阿托伐他汀、酒石酸美托洛尔、单硝酸异山梨酯治疗，自觉症状好转。1 周前出现轻微活动后心前区压榨样疼痛，伴胸闷、大汗，持续 10min 左右自行好转，未予重视，2 天前活动后再次出现上述症状，在附近医院诊断为“急性非 ST 段抬高型心肌梗死”，住院给予药物治疗症状缓解。因仍偶有心绞痛发作，转至我院急诊冠脉造影示左主干＋三支病变。

既往高血压病史 10 余年，规律降压治疗；糖尿病病史 10 余年，口服降糖药物治疗；高脂血症病史 4 年余，口服降脂药物。

体格检查：右上肢 118/58mmHg，左上肢 106/56mmHg，右下肢 144/65mmHg，左下肢 151/67mmHg。双侧瞳孔等大等圆，对光反射灵敏。双肺呼吸音清，未闻及明显干湿性啰音。HR：70 次 /min，心律齐，各瓣膜区未闻及病理性杂音。双侧 Allen 征阴性。双侧股动脉搏动良好，双侧足背动脉搏动稍弱。左下肢大隐静脉走行区未见团块状突起，右下肢大隐静脉走行区可见团块状微突起。双侧病理征阴性。

造影结果如图 10-2-1～图 10-2-2：

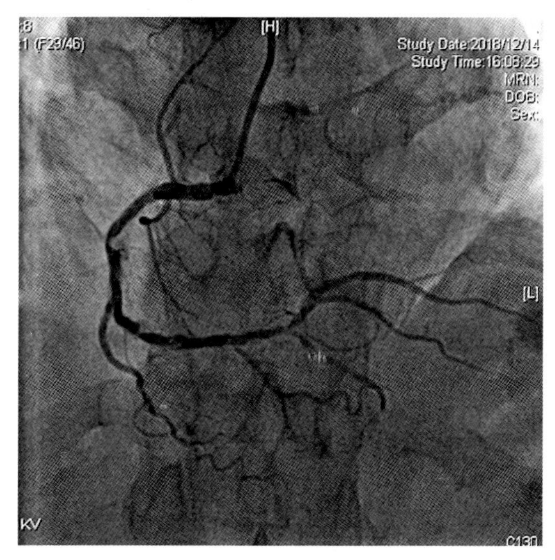

图 10-2-1　造影结果（一）

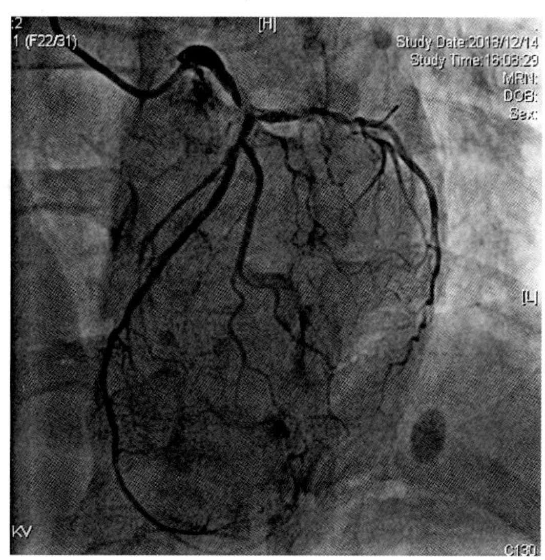

图 10-2-2　造影结果（二）

（可见左主干末端严重狭窄，前降支及回旋支开口严重狭窄，第一对角支开口 80% 狭窄，
右冠脉弥漫性病变，严重段 90% 狭窄，后降支弥漫性病变。）

心电图（图 10-2-3～图 10-2-4）：

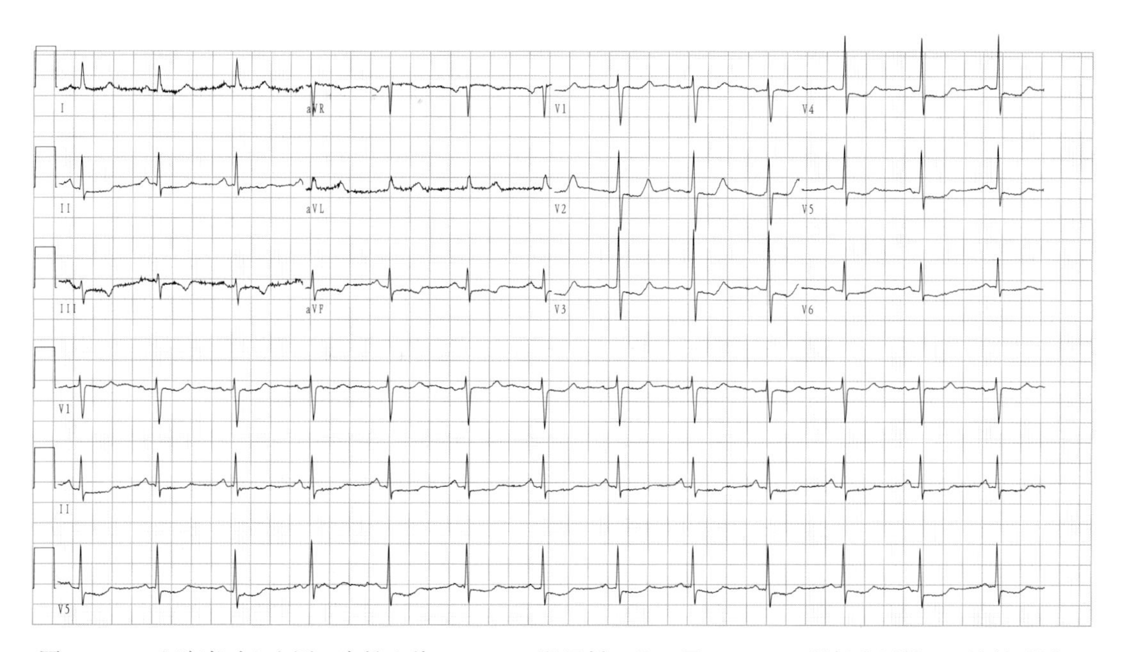

图 10-2-3　入院当时心电图，窦性心律，V1-6ST 段压低，Ⅱ、Ⅲ、αVF ST 段轻度压低，T 波低平倒置

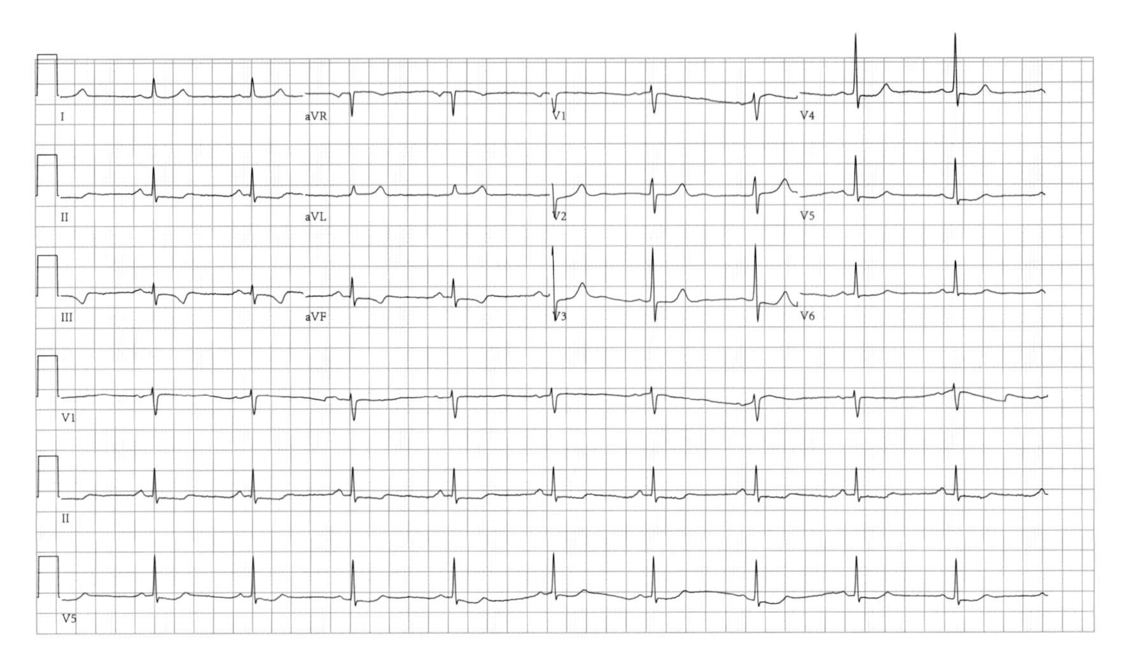

图 10-2-4 入院后第三天心电图，窦性心动过缓 Ⅱ、Ⅲ、αVF ST 段轻度压低，T 波低平倒置。ST 段较入院时改善

心脏超声：左室舒张末径 47mm，LVEF：54%，左室下后壁基底段运动不协调，收缩幅度减低，主动脉瓣少量反流，二尖瓣少 - 中量反流。

心损指标变化：（第一时间点为急诊入院结果）（图 10-2-5）。

显示结果值 隐藏结果值 功能操作　　圆点：高值　叉点：低值　其他：正常范围

肌钙蛋白T-高敏（急）

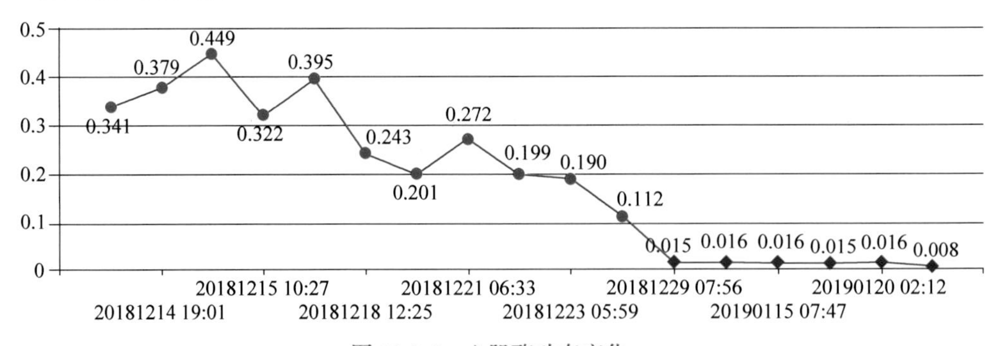

图 10-2-5 心肌酶动态变化

二、临床决策

1. 临床诊断

冠心病，急性非 ST 段抬高心肌梗死。

患者典型心绞痛症状，心电图显示心肌缺血并有动态演变，出现心肌酶明显升高，诊

断急性非ST段抬高型心肌梗死比较明确。

2. 治疗方案选择

冠脉造影显示患者为严重左主干狭窄患者，严格药物治疗仍出现心肌缺血进展，需要采用再血管化治疗方案。对于左主干病变，冠状动脉旁路移植手术一直以来是首选的再血管化治疗方案，推荐级别及证据等级为Ⅰa类。所以，对于该患者，首选冠状动脉旁路移植手术。

3. 手术时机选择

患者转入我院后，症状比较稳定，停用双联抗血小板治疗（阿司匹林＋氯吡格雷）改为阿司匹林＋低分子肝素治疗过渡，同时完善相关手术前检查。5天后在全麻下行冠脉搭桥手术。

4. 手术方案设计及手术过程

手术在全麻非体外循环下完成。

移植物选择：左乳内动脉（LIMA）、非优势手桡动脉（RA）及大隐静脉。

目标血管：左前降支（LAD）、第一对角支（D1）、钝缘支（OM），右冠脉（RA）分支。结合术中探查情况，后降支（PDA）弥漫性硬化，不适合搭桥。最终选择条件较好的左室后支（PL）进行搭桥。

手术过程循环平稳，术中出血约400ml，自体血回输110ml

三、讨论与总结

本病例是临床工作中经常遇到的情况，在治疗过程中体现了冠状动脉旁路移植手术中常见问题的探讨和决策，以上呈现的仅仅是实际的一种选择，而现实工作中，可能实施的选择并非仅此一种。下面针对相关的常见决策点及思路进行简单讨论。

1. 治疗方案选择

单纯药物治疗？冠脉介入（PCI）？冠状动脉旁路移植手术（CABG）？

患者4年前通过冠脉造影明确冠心病诊断，并规律严格服用药物治疗，入院前1周再发症状，且逐渐加重，复查冠脉造影显示严重左主干＋三支病变。病情进展，血管病变严重程度均提示单纯药物治疗已经无法控制病情，需要进行再血管化治疗。

再血管化治疗有两种基本方法：PCI和CABG。

对于左主干，尤其是左主干远端病变，延续至前降支和回旋支开口的“三叉口”病变，不论是在国内专家共识还是AHA/ACC及欧洲冠脉再血管化指南中CABG都是Ⅰa类推荐。而且合并糖尿病的患者，CABG的获益更大。PCI目前在临床实践中越来越多的应用于左主干病变患者中，取得了很多经验，推荐等级也在不断提升，但病例选择仍需严格把握，谨慎选择。

目前，冠脉“杂交”技术在临床实践中有所增加，结合PCI和CABG两项技术的优势，取长补短。在合适的患者中减小了外科手术的创伤和风险，同时也降低了PCI的风险。此例患者“杂交”手术方案也是可以探讨的。

2. 手术时机选择

急诊手术？限期手术？择期手术？

左主干严重狭窄属于高危冠脉病变，一旦发生缺血加重，病情通常比较危重，甚至猝死。所以，对于这类患者，通常采取积极的手术态度，但并不是都需要急诊手术。目前在实施冠脉造影检查前常常给予双联抗血小板治疗，而且要达到负荷剂量，这种情况下实施急诊外科手术，手术出血及术后出血较多，增加相应风险。而且在手术前对全身状况评估不充分的情况下实施急诊手术，也存在未知的潜在风险。所以在这个病例中，症状相对稳定的情况下，我们选择了在密切监护下（症状评估、心电图观察、心肌酶追踪）完善常规术前评估，同时停用双联抗血小板治疗，转变为阿司匹林口服联合低分子肝素治疗，5d后进行外科手术。但是对于监护过程中临床状况不稳定的患者（症状频繁或不能完全缓解，心电图呈不稳定或恶化状态，缺血引起频发心律失常等情况），不应局限于以上顾虑，需要权衡利弊，必要时果断实施急诊手术。实施急诊手术后可补充血小板和新鲜血浆以减少术后出血。

3. 体外循环亦或非体外循环手术

体外循环作为心脏外科手术的基本技术目前已经非常成熟，安全性也不断提高，体外循环下实施冠状动脉旁路移植术也是心脏外科医生普遍采用的方案。但是因为体外循环毕竟不是生理循环状态，对人体的影响仍然存在。单纯冠状动脉旁路移植术是心脏表面手术，不需要切开心脏进行心内操作，所以理论上并非必须进行体外循环，从而可以避免体外循环对人体的不良影响。在实际临床工作中，实施非体外循环冠状动脉旁路移植手术效果可靠，但是在没有体外循环辅助状态下精准完成手术同时维护平稳的生理循环状态对手术医生和麻醉医生要求比较高。

单纯冠状动脉旁路移植术采用体外循环还是非体外循环是外科医生的决策之一。在手术组团队能够精准完成再血管化手术计划，并保持平稳的血流动力学状态下，我们首选非体外循环手术。在患者循环状态不平稳，非体外循环下难以完成预定手术计划时，体外循环辅助下完成手术也同样是安全的。

4. 血管移植物的选择

冠状动脉旁路移植手术中常用的血管移植物——“桥血管”有乳内动脉（胸廓内动脉）、桡动脉，大隐静脉。其他可供选择的血管还包括腹壁下动脉、胃网膜右动脉，小隐静脉等。我们通常情况下，每例冠状动脉旁路移植术都会选择 LIMA 完成 LAD 的搭桥；年龄小于 70 岁患者，术前评估桡动脉（桡动脉超声及 Allen 试验），血管条件较好，选择非优势手（多数情况是左侧）桡动脉作为血管移植物；其他桥血管选择大隐静脉。

LIMA 在冠状动脉旁路移植术中的优势已得到心脏外科医生和冠脉介入医生的公认。更多的使用动脉移植物作为桥血管，也成为普遍观点。因为可供选用的动脉移植物血管数量有限，同时动脉移植物血管在手术早期的痉挛以及远期因竞争血流问题出现的闭塞也逐渐得到关注，所以静脉血管作为移植物也是常用的。如何安全地利用有限的动脉移植物，如何根据患者冠脉血管情况及心脏功能情况选择合适的移植物也是外科医生的决策之一。

5. 搭桥目标血管的选择

搭桥的目标血管，通常也称为“靶血管”。通常靶血管的选择是术前通过阅读冠脉造影确定的，术中还要结合阅片选定的靶血管进行探查。对于弥漫性硬化性改变的冠脉血管是否进行再血管化，是否进行内膜剥脱再行搭桥，同样是外科医生的决策之一。本例患者 PDA 术中探查呈弥漫性硬化改变，而 PL 的血管条件较好，所以仅选择对 PL 实施搭桥，放弃对 PDA 的处理。

现在广泛采用的冠状动脉旁路移植手术始于 20 世纪 60 年代，沿用至今已成为治疗冠心病的经典外科术式。基本方法是应用移植物血管从主动脉及其直接分支建立血运重建的通路，绕过冠状动脉主要的狭窄部位以改善心肌缺血。历经半个世纪以上的临床实践，充分证实了这种手术方式的有效性和安全性。在临床实际工作中，因患者病情轻重缓急不同，合并疾病情况各异，采用同样的决策原则而临床结果却可能存在差异。当然，对于同一个患者不同的抉择也可能取得相似的结果，所以实施手术前和术中的决策是对心脏外科医生一种考验。

（沈冬焱）

第 11 章　胸外科疾病

病例 1　肺尘埃沉着病表现为高代谢结节伴多发纵隔淋巴结肿大

一、病历摘要

患者男性，44 岁，以“痰中带血 1 个月”为主诉于 2018 年 6 月 4 日入院。患者 1 个月前无诱因出现痰中带血。无发热、胸闷、胸痛、乏力、体重下降。2 周前外院胸部 CT 示：右肺上叶后段近叶支气开口不规则软组织影，大小 2.8cm×2.3cm，可见短毛刺及分叶；多发肺门及纵隔淋巴结肿大，最大者 1.3cm×1.0cm；双肺可见散在分布的磨玻璃样斑片、小结节、粟粒影（图 11-1-1）。

PET/CT 示：结节代谢增高，SUV_{max} 12.2；淋巴结代谢增高，SUV_{max} 4.3（图 11-1-2）。

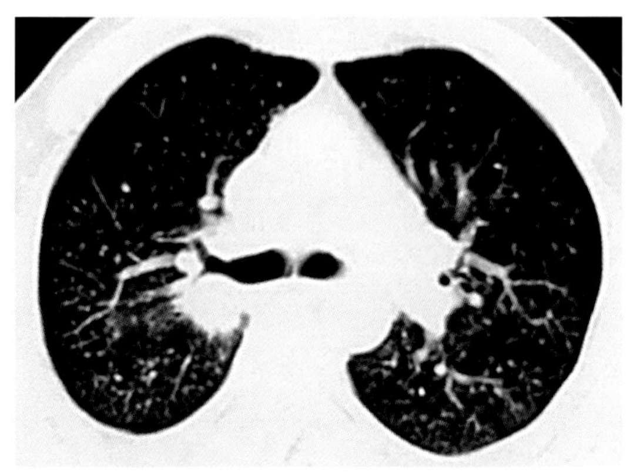

图 11-1-1　胸部 CT（平扫）：右肺上叶后段近叶支气开口可见不规则软组织影，大小 2.8cm×2.3cm，边界不清晰，可见短毛刺及分叶。肺窗可见双肺散在分布的磨玻璃样斑片影、小结节、粟粒影

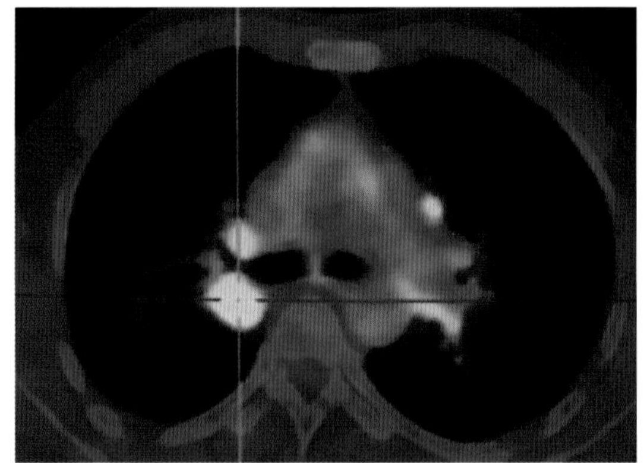

图 11-1-2　PET/CT 检查提示右肺上叶结节代谢增高，SUV_{max} 12.2；双侧肺门及纵隔多发代谢增高的肿大淋巴结，SUVmax 4.3

既往无肺结核病及密切接触史。吸烟 20 年，平均 10 支 / 天。建筑工地工作 20 年，日常可接触建筑粉尘。查体双侧锁骨上淋巴结未及肿大，双肺未闻及异常呼吸音。

入院后完善 PPD 试验及 T-SPOT，结果阴性。肺部肿瘤相关标志物 CEA、CA-125、cyfra21-1、SCC、NSE、pro-GRP 均未见增高。肺功能示：FEV1 2.72L，FEV1%FVC 71.34%，

占 pred 78.6%；DLCO/pred 82.3%。纤维气管镜检查示：右肺主支气管及各叶、段支气管通常，黏膜色泽正常，未见腔内新生物和外压性狭窄。

二、手术过程

2018年6月7日行胸腔镜探查术。术中见：胸膜腔下部广泛致密粘连，上部脏层胸膜散布大量粟粒样灰白色结节，大小介于2～5mm，结节周围肺组织碳末沉积明显（图11-1-3）。

因不排除结核可能性，未进一步行肺肿物切除或活检。将部分胸膜小结节及右气管旁肿大淋巴结完整切除送检后结束手术。手术后恢复良好，2d后拔除胸引管。

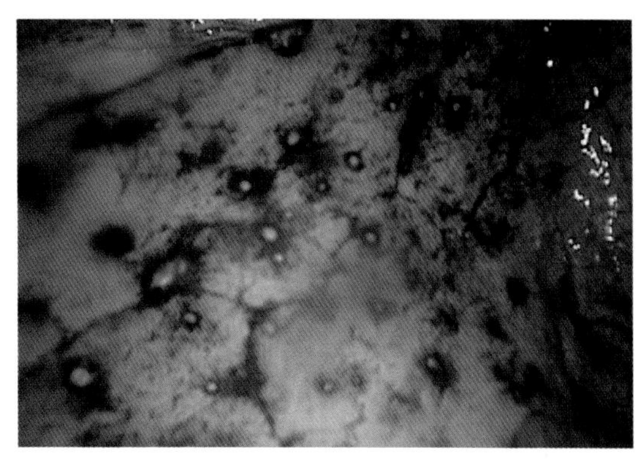

图11-1-3　术中探查可见脏层胸膜散布大量粟粒样灰白色结节，大小介于2～5mm，结节周围炭末沉积增多

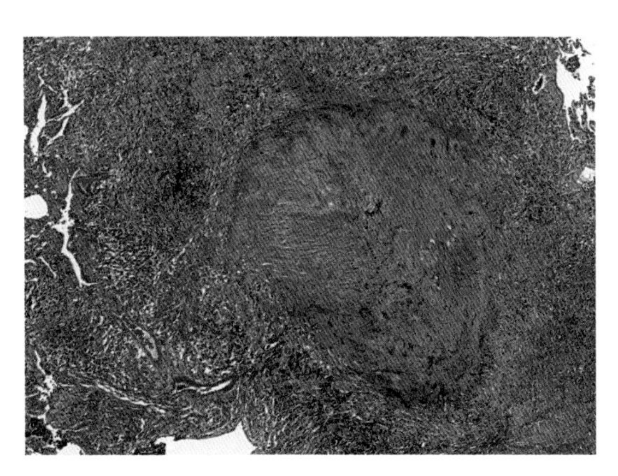

图11-1-4　镜下见局部肺组织肺泡萎缩，纤维结缔组织增生，其中可见灶状的胶原结节，即尘肺结节（HE X50）

三、术后情况

术后病理提示：纤维结缔组织增生，见灶状增生的胶原结节，周围慢性炎细胞浸润（图11-1-4）。

结合病史、影像学检查和病理检验结果，诊断为肺尘埃沉着病，即尘肺病。因其易并发肺结核、肺癌，予CT引导下肺肿物穿刺活检。经病理检验确认未见肿瘤细胞，抗酸染色阴性。患者出院后安排常规随访。

四、病例讨论

肺尘埃沉着病是我国现阶段最严重的职业病，每年新发病例数占新发职业病总数的80%以上。2010年，全国共报告2万余例。疾病的潜伏期，即从接触粉尘开始到初次诊断为尘肺，介于10～26年不等。根据2015年《职业性尘肺病的诊断》，尘肺病被定义为由于在职业活动中长期吸入生产性矿物粉尘并在肺内潴留而引起的以肺组织弥漫性纤维化为主的疾病。主要包括矽肺、煤工尘肺、石棉肺等类型共12种。国际劳工组织（International Laber Organization，ILO）将尘肺病定义为粉尘在肺内的蓄积和组织对粉尘存在的反应。对于外科肺切除标本，我国现行诊断标准主要依据2014年发布的中华人民共和国国家职业卫生标准 GBZ25—2014《职业性尘肺病的病理诊断》。

显微镜下观察尘肺肺组织，可见到尘肺结节、尘性弥漫性纤维化、尘斑等尘性病变，也可见尘粒。尘肺结节是具有胶原纤维核心的粉尘性病灶。尘肺结节融合或大片尘性胶原纤维化后可表现为尘性块状纤维化。结节型尘肺病变以尘性胶原纤维结节为主，弥漫纤维化型以肺尘性弥漫性胶原纤维增生为主；而尘斑型以尘斑 - 气肿为主。

尘肺病随病情进展，影像学上可表现出一定的特征。病程早期，支气管血管周围的尘肺结节在 CT 上表现为散在的多发的小结节影，其边缘较锐利，大小多介于 2～5mm 之间，多位于小叶中心和胸膜下。上肺的结节分布较下肺密集，尤其是上肺后部密度最大。小结节逐渐融合，形成大块纤维病灶，此时在 CT 上常表现为肺部边缘不规则的实性肿块，多位于上叶的尖段和后段。肿块周围肺实质发生扭曲和瘢痕，表现出类似短毛刺的影像特征。当肿块继续增大，可出现中央的坏死和钙化，进一步形成空洞。肺门和纵隔的淋巴结可伴随出现增大、钙化的表现。PET/CT 在尘肺鉴别诊断上的意义尚不明确。王艳丽等报道，直径介于 1.5～4.6cm 的尘肺结节，^{18}F-FDG 摄取可出现增高，SUV_{max} 介于 2.6～12.4。此范围与肺癌、炎症等高代谢病变无统计学差异。

五、专家点评（北京大学第一医院胸外科李简主任）

肺结核是尘肺最严重而常见的合并症。高达 20%～30% 的尘肺患者并发肺结核。且一旦并发肺结核，病情将加速恶化，病死率极高。报道约 1/3 的尘肺患者最终死于肺结核。尘肺本身也是肺癌的危险因素之一，尘肺并发肺癌同样值得高度警惕。在以尘肺大结节（大于 2cm 的结节）为主要表现的患者中，23.8% 的结节可通过穿刺检出肺癌。本例患者以痰中带血为首发症状，表现为肺实质结节合并多发淋巴结肿大，需排除并发肺结核和肺癌的特殊情况。在胸腔探查获术后，建议患者进行了主病灶的穿刺活检，排除了上述情况。

因临床症状和影像学表现的类似，以肺部结节为主要表现的尘肺与肺癌、肺结核的鉴别非常困难。对于确诊尘肺的病例，是否合并肺结核、肺癌也值得警惕。本病例提示：具有粉尘吸入史、胸部 CT 可观察到双侧肺门和纵隔淋巴结肿大、肺实质背景上散布磨玻璃样斑片、小结节和粟粒影等征象，是提示此诊断的重要线索。

参考文献

蔡志春. 对 GBZ70-2015《职业性尘肺病的诊断》的理解［J］. 中华劳动卫生职业病杂志，2016，866-867.

李宝平，张宇新. 尘肺病的 CT 研究现状［J］. 临床肺科杂志，2010，225-227.

李宝平，周云芝，杨德昌，等. 尘肺的流行病学［J］. 职业与健康，2007，549-552.

施子廷，曾德余，刘志红. 煤尘肺大阴影 18F-FDGPET/CT 误诊肺癌一例［J］. 医学临床研究，2012，1840-1841.

苏敏，邹昌淇，关砚生，等. 职业性尘肺病的病理诊断标准（GBZ25—2014）［OL］. 中国毒理学会第七次全国毒理学大会暨第八届湖北科技论坛论文集．武汉：2015.
王丹，张敏．中国2010年报告尘肺病发病情况分析［J］．中华劳动卫生职业病杂志，2012，801-810.
王艳丽，张华，崔新建，等．18F-FDGPET/CT在鉴别尘肺病大阴影良恶性的应用价值［J］．中华劳动卫生职业病杂志，2014，186-189.
BERGIN C J FAU -MULLER N L, MULLER Nl FAU -VEDAL S, et al. CT in silicosis: correlation with plain films and pulmonary function tests [J]. Am J Roentgenol, 1986, 146: 477-483.
MANDRIOLI D, SCHLUNSSEN V, ADAM B, et al. WHO/ILO work-related burden of disease and injury: Protocol for systematic reviews of occupational exposure to dusts and/or fibres and of the effect of occupational exposure to dusts and/or fibres on pneumoconiosis [J]. Environ Int, 2018, 119: 174-185.
REMY-JARDIN M, DEGREEF JM FAU-BEUSCART R, BEUSCART R FAU -VOISIN C, et al. Coal worker's pneumoconiosis: CT assessment in exposed workers and correlation with radiographic findings [J]. Radiology, 1990, 177: 363-371.

（杨 帆 曹加顺 陈东红）

病例2 肺癌侵及心脏大血管行胸腔内局部晚期恶性肿瘤切除手术

一、病历摘要

患者男性，65岁，以“胸闷1个月”为主诉入院。胸部CT提示右肺上叶癌侵及肺门、左右无名及上腔静脉、右心房、心包及纵隔胸膜。外院气管镜活检诊断肺腺癌。术前分期检查未见远处转移。

二、手术过程

手术采用胸骨正中切口，进胸后细致分离肿瘤与胸骨间粘连，充分探查后可见肿瘤侵及肺门、左右无名及上腔静脉、右心房、心包及纵隔胸膜。进行右全肺、上腔静脉切除，人工血管重建。材料采用Gore-Tex带环人工血管，直径12mm，先以人工血管建立左无名静脉-右心耳血管桥，进一步心包内切除右全肺及受肿瘤侵犯的部分右心房，手工牢固缝合右心房，整块切除肿瘤后搭右无名静脉-右心耳血管桥。进一步彻底清扫纵隔淋巴结。完成手术后可见心脏搏动有力，血流动力学指标平稳。术中情况见图11-2-1。

三、术后情况

术后返回监护病房，术后2天拔除引流管，3天后转回普通病房，术后5天可自行下床活动。术后患者恢复良好，8天后顺利出院。术后CT图像见图11-2-2。

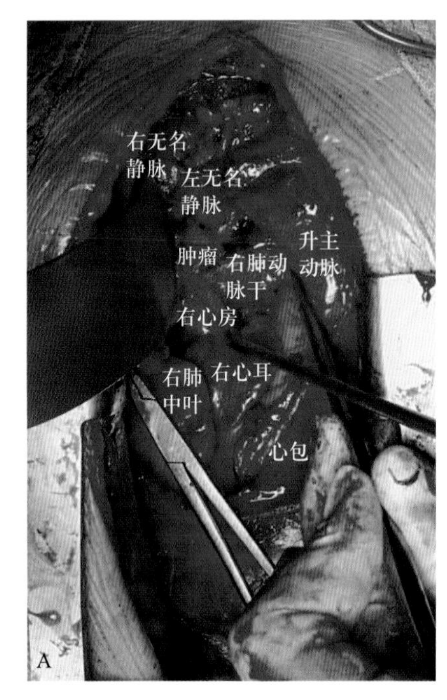

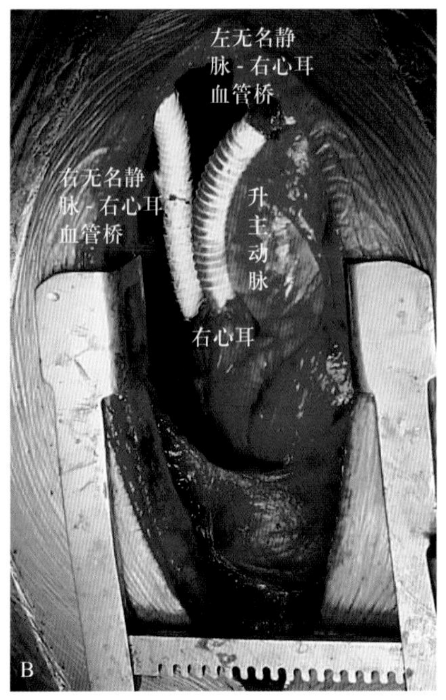

图 11-2-1 术中情况（A、B）

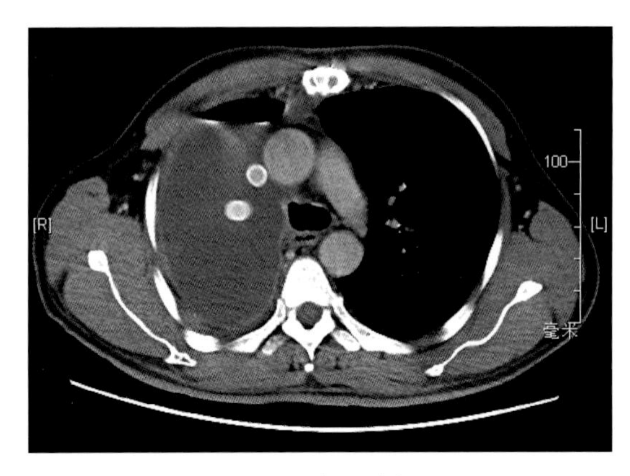

图 11-2-2 术后胸部 CT

四、病例讨论

右肺上叶癌侵及心脏大血管分期为 T_4，常被认为无法切除，患者失去手术机会。既往不断有尝试切除并获得较好预后的报道，但手术难度大、围手术期死亡率高仍是主要问题。患者临床表现以上腔静脉阻塞综合征为主（头面部肿胀、静脉曲张、呼吸困难），成功切除肿瘤才能得到缓解。

五、专家点评

胸腔局部晚期肿瘤常累及心脏大血管、神经、肺脏等重要结构，根治性切除手术难度极高。对手术团队，尤其是主刀医师的手术技术、临床决策能力、体力都是极大的考验。术者需具备坚实的胸外科和心血管外科手术技巧，同时能够周密地进行术前规划，全面地安排术后管理，才能取得理想的治疗效果。

肺癌手术多经肋间入路，对于明显侵犯纵隔结构的局部晚期患者，胸骨正中切开是另一种可选择的手术入路。

病例 3　胸腔镜治疗纵隔迷走神经鞘瘤

一、病历摘要

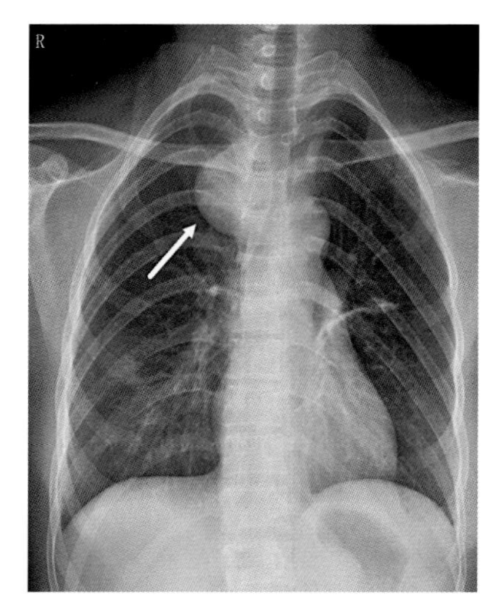

图 11-3-1　胸片中白箭头所示为肿物

1 名 35 岁的女性，因泌尿系结石术前胸片检查发现右上纵隔占位（如图 11-3-1 箭头所示），进一步的胸部增强 CT 检查提示右上纵隔可见一边界清楚的肿物，大小约 40mm×43 mm×46 mm，质地均一，CT 值约 23 Hu，动静脉期有不均质强化（图 11-3-2）。患者没有不适症状，术前检查未见异常 . 患者接受了胸腔镜下右上纵隔肿物切除术 . 术中发现肿物起源于右侧迷走神经，距离右侧喉返神经发出点非常近，最终成功切除肿物（离断右侧迷走神经）并完整保留了右侧喉返神经（图 11-3-3），患者术后恢复顺利，无声音嘶哑。切除的肿物包膜完整，最大径约 40 mm ，质地韧，呈灰

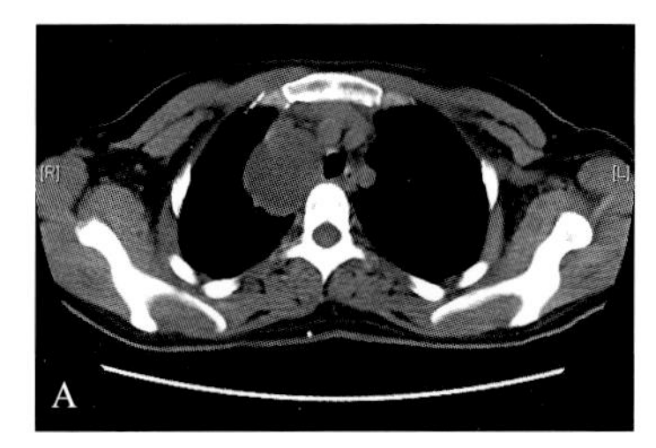

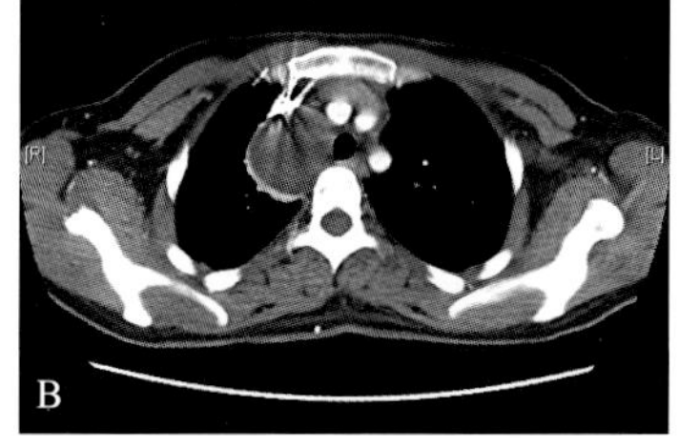

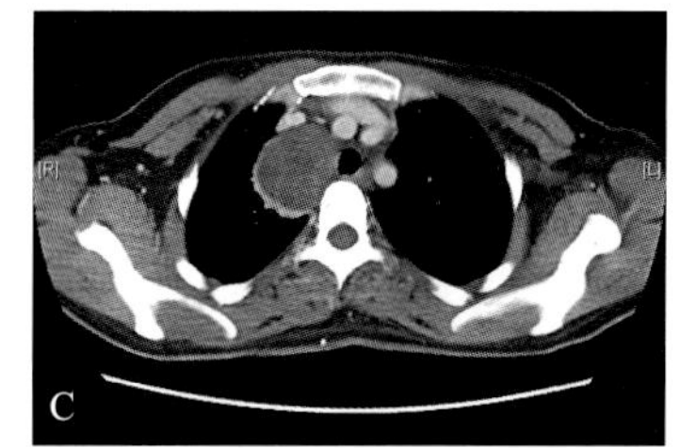

图 11-3-2　胸部增强 CT

A. 平扫；B. 动脉期；C. 静脉期

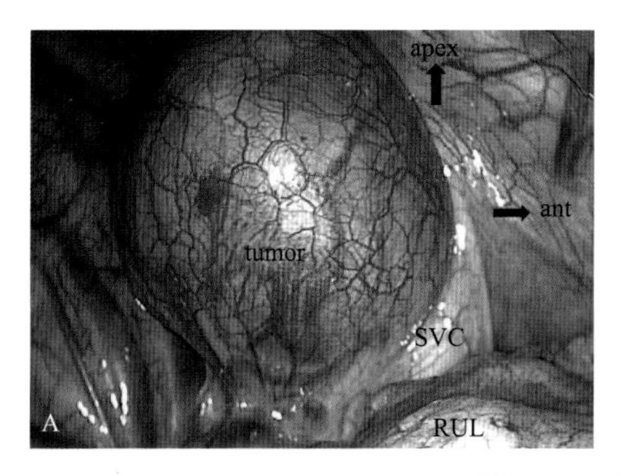

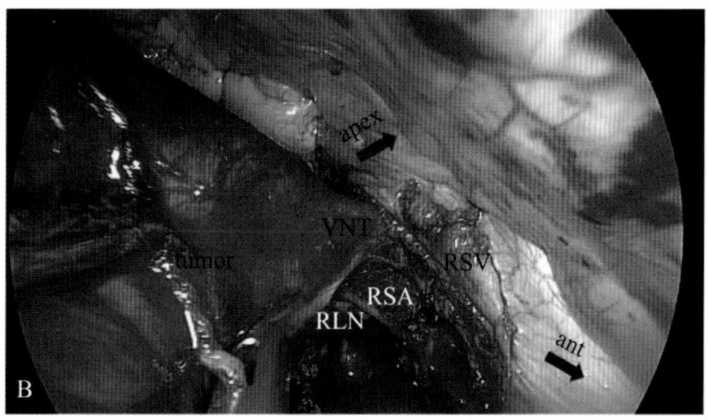

图 11-3-3　胸腔镜镜手术（A～D）

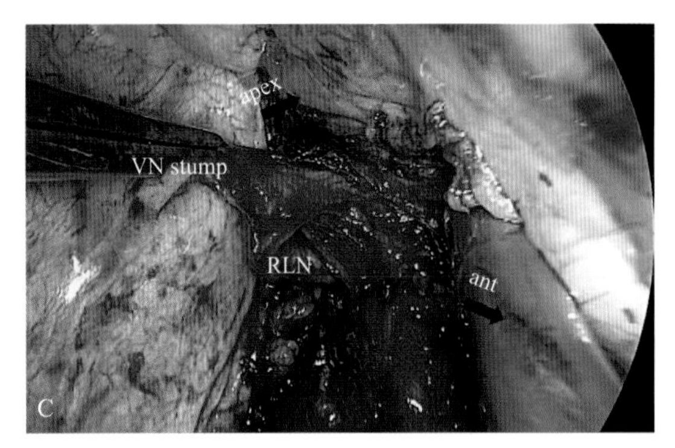

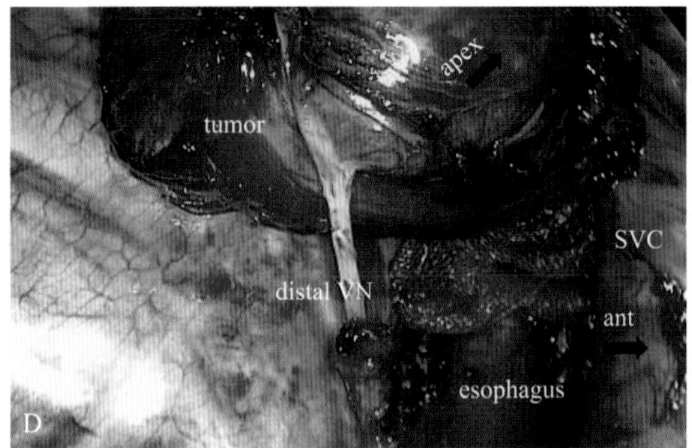

图 11-3-3（续）

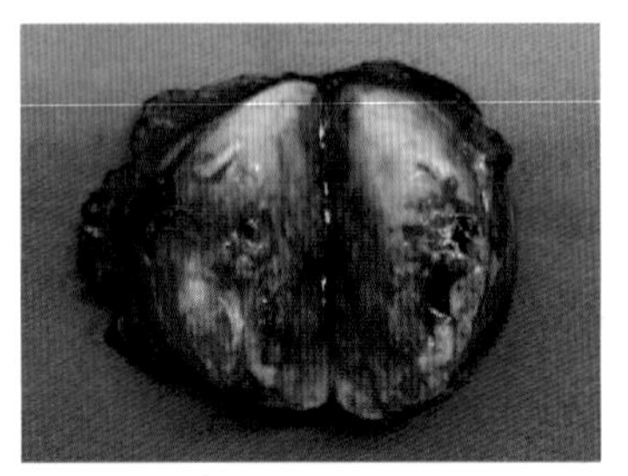

图 11-3-4　肿瘤剖面

黄色（图 11-3-4）。显微镜检查发现肿瘤梭形细胞呈束状排列，含有 Antoni A 和 B 区特点，S-100 染色呈强阳性，最终病理诊断为迷走神经良性神经鞘瘤（图 11-3-5）。

二、讨论

施旺细胞瘤，也叫神经鞘瘤，是一类起源于外周神经施旺细胞的肿瘤。发生于纵隔内的神经鞘瘤不足 9%。虽然神经鞘瘤是最常见的胸内神经源性肿瘤，但大多起源于交感神经或肋间神经，起源于胸内迷走神经是罕见的。

纵隔迷走神经鞘瘤发生率左侧是右侧的两倍，可能是由于左侧迷走神经干较粗且距离发出喉返神经处较长的缘故，男女性别没有差异。在一些罕见的病例，它可能发生于食管肌层的神经末梢，导致于食管肿瘤难以鉴别，往往需要手术切除以明确。神经鞘瘤大多是孤立的，但是多发良性神经鞘瘤也有报道。这类肿瘤生长缓慢，患者多无症状，但是当肿瘤较大时，可能回产生占位效应导致一些症状，如胸痛，咳嗽，吞咽困难等，极个别情况可能还会威胁生命，如心脏压塞或气道梗阻。

神经鞘瘤大部分都是良性的，手术切除治疗效果理想，但也有少数报道恶性神经鞘瘤，预后不良，对这类患者，新辅助放化疗加手术可能更能获益。

CT 和 MR 检查只能确定肿瘤的大小和与周围器官的关系，PET 检查准确性较低，细针穿刺除了风险较高，不易穿刺外，少量组织的活检也不能确定诊断。

胸腔镜微创行肿瘤剥除或切除都是可选的治疗手段，这取决于肿瘤与神经的关系，虽然前者看起来损伤更小，但，Kayano K 报道了 4 例迷走神经神经鞘瘤行肿瘤剥除的患者，术后均发生了声音嘶哑。对于喉返神经近端发生的肿瘤，如何在切除过程中保护喉返神经至关重要，可以利用喉返神经监测仪达到更精准的切除，术中还需密切监测，谨防心动过缓甚至心搏骤停的发生。

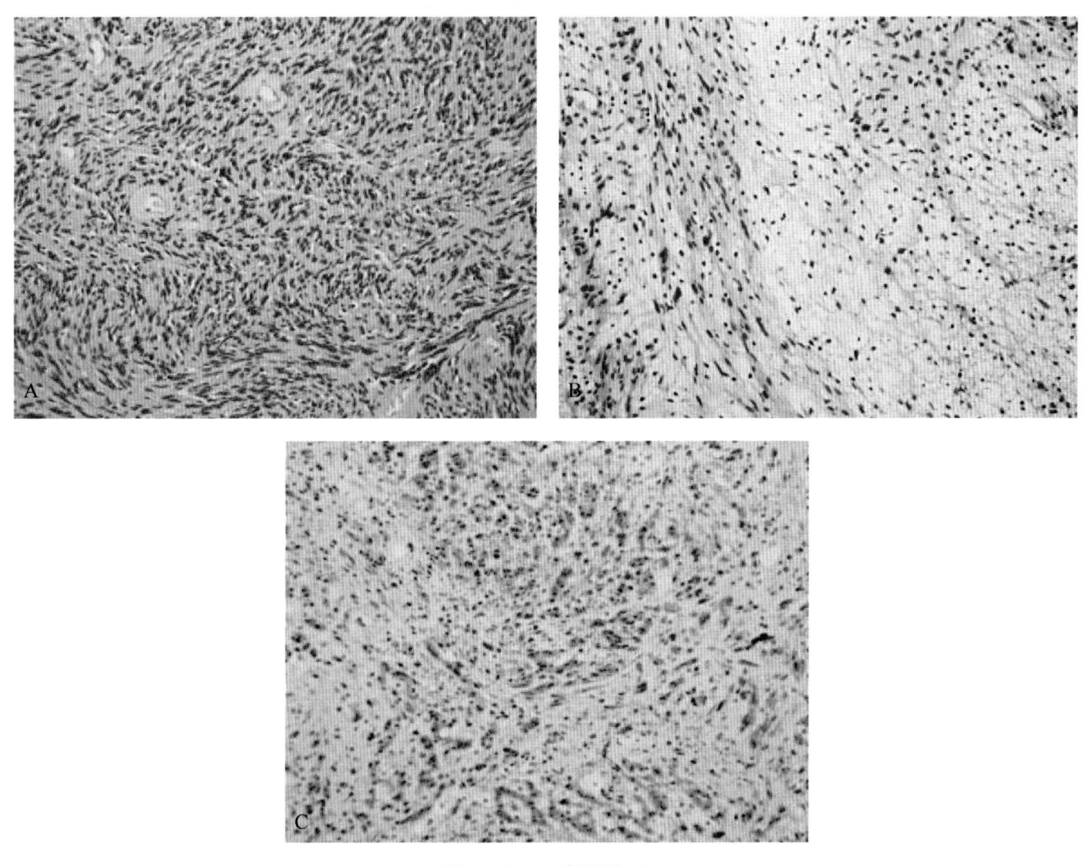

图 11-3-5 病理检查

A. Antoni A 区；B. Antoni B 区；C. S-100 染色

参 考 文 献

DAS G T, BRASFIELD R D, STRONG E W, et al. Benign solitary Schwannomas (neurilemomas) [J] . Cancer, 1969, 24: 355-366.

EGUCHI T, YOSHIDA K, KOBAYASHI N, et al. Multiple schwannomas of the bilateral mediastinal vagus nerves [J]. Ann Thor Surg, 2011, 91: 1280-1281.

KATO M, SHIOTA S, SHIGA K, et al. Benign giant mediastinal schwannoma presenting as cardiac tamponade in a woman: a case report [J]. J Med Case Rep, 2011, 5: 61.

KAYANO K, HIGASHI R, NOMARA S, et al. An operative case of benign schwannoma originating in the intrathoracic vagal nerve [J]. Kyobu Geka, 1990, 43: 553-555.

PARK B J, CARRASQUILLO J, BAINS M S, et al. Giant benign esophageal schwannoma requiring esophagectomy [J]. Ann Thor Surg, 2006, 82: 340-342.

ROGER P A, BERNA P, MERLUSCA G, et al. Schwannoma of the vagus nerve: diagnostic strategy and therapeutic approach [J]. Revue Des Maladies Respiratoires, 2012, 29: 70-73.

SHOJI F, MARUYAMA R, OKAMOTO T, et al. Malignant schwannoma of the upper mediastinum originating

from the vagus nerve [J]. World J Surg Oncol, 2005, 3: 65.
SINGER R L. Thoracoscopic excision of a malignant schwannoma of the intrathoracic vagus nerve [J]. Ann Thor Surg, 1995, 59: 1586-1587.
TAKEDA S, MIYOSHI S, MINAMI M, et al. Intrathoracic neurogenic tumors--50 years' experience in a Japanese institution [J]. Eur J Cardiothorac Surg, 2004, 26: 807-812.
TOMONO A, NAKAMURA T, OTOWA Y, et al. A case of benign esophageal schwannoma Causing life-threatening tracheal obstruction [J]. Ann Thorac Cardiovasc Surg, 2015, 21: 289-292.
WU Z, SHI M, WAN H, et al. Thoracoscopic resection of a vagal schwannoma in the superior mediastinum: A case report [J]. Oncol Lett, 2014, 8: 461-463.

（朱伟鹏　陈东红）

病例 4　交感神经切断术治疗多形性室速

一、病历摘要

患者 15 岁青年男性，因“发作性意识丧失 3 次，再发 3d”于 2019 年 3 月 25 日就诊，患者表现为反复运动、情绪激动后出现心悸、黑矇，随后出现意识丧失、呼之不应，持续数秒至 2 min 后意识自行恢复。此后意识丧失共发作 2 次，外院可见运动后多形性室速，予以口服普萘洛尔治疗，3 天前再发意识丧失 1 次。

既往史、个人史、家族史：佝偻病病史 8 年，多次就诊胸外科建议保守治疗；否认药物及食物过敏史；弟弟曾诊断为“癫痫”，否认早发心血管疾病史及猝死家族史。

查体：体温 36.2℃，脉搏 61 次 /min，呼吸 18 次 /min，血压 115/63mmHg。神清，精神可。未见颈静脉怒张，肝颈静脉回流征阴性。佝偻胸，双肺呼吸音清，未闻及干湿啰音。心律齐，心音有力，心脏各瓣膜听诊区未及病理性杂音、心包摩擦音。腹软，无压痛、反跳痛及肌紧张，肝脾未触及。双下肢无水肿。

辅助检查：平板运动试验：可见运动后多形性室速。动态心电图：①窦性心律（总心搏数 89819 次，平均心率 63 次 /min，最慢心率 41 次 /min，发生于 03：31：24，最快心率 119 次 /min，发生于 12：02：42）。②偶发多形室性期前收缩，可见短阵二联律（集中出现在 12：02）。超声心动图：未见结构异常。心电图见图 11-4-1。

二、临床决策

男性患儿，慢性病程，急性再发。反复运动、情绪激动后出现心悸、黑矇，随后出现意识丧失、呼之不应，持续数秒至 2 min 后意识自行恢复。意识丧失反复发作，运动后多形性室速，予以口服普萘洛尔治疗，3 天前因不规律服药再发意识丧失 1 次，结合基因检测结构可见 RyR2 基因突变，儿茶酚胺敏感性多形性室速诊断成立，因患者服药状

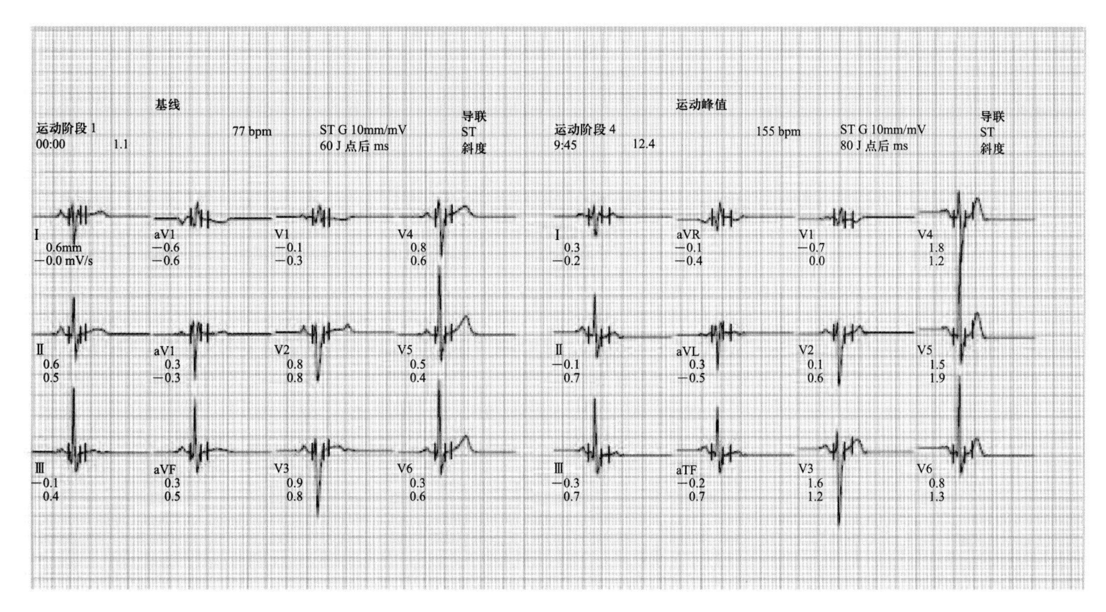

图 11-4-1　术前运动心电图

态下再发意识丧失，猝死风险极高，建议行胸交感神经切断术，根据患者体重将普萘洛尔加量至 20mg tid、复查运动试验心电图监测有无运动后心律失常；患者既往有漏斗胸，行胸部 CT 可见心脏受压情况，PSI 不足 3.25，向患者及家属沟通病情后表示，暂不行漏斗胸修复手术。

患者于全麻下行胸交感神经节切除术，全麻成功后患者取右侧卧位，腋下第 3 雷剑单孔胸腔镜手术（VATS），置入电钩，切开交感神经表面胸膜，暴露星状神经节及 T2～4 交感神经节。电钩及剪刀配合离断星状神经节下 1/3 及 T2～4 交感神经节。术中情况见图 11-4-2。患者术后未出现心动过缓、Horner 征、代偿性多汗等并发症。

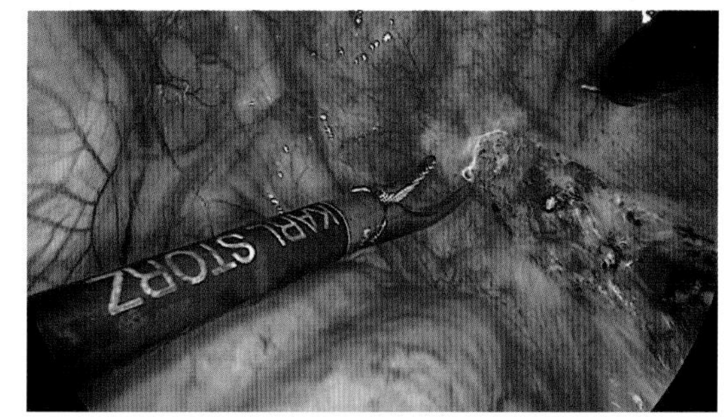

图 11-4-2　胸交感神经节切断术中图片

三、讨论与总结

儿茶酚胺敏感性室性心动过速（catecholaminergic polymorphic ventricular tachycardia，CPVT）是一种少见却严重的遗传性心律失常，表现为无器质性心脏病的个体在运动或激发时发生双向性、多形性室性心动过速导致发作性晕厥；当这些心律失常自行停止时，可自发性恢复；另一些情况下，室速转为心室颤动，若未及时心肺复苏可导致猝死。CPVT 的致死率很高，未经治疗的患者 80% 在 40 岁之前会发生晕厥、室速、室颤，总病死率为 30%～50%，其为运动平板可重复诱发的室性心律失常，另一特征为心电图出现表现各异的双向性、多形性室速。

CPVT 的治疗有β受体阻滞剂、植入心律转复除颤器等方法，2008 年 Wilde 等（Schwartz 团队）第一次报道了 LCSD 对于 CPVT 患者的有效性。由于 CPVT 发病率较低，目前尚缺乏大样本的长期有效性的研究数据及随机对照试验，故还未被接受为标准治疗方案。最近发表的 HRS/EHRA/APHRS 关于遗传性原发心律失常综合征诊治指南中，LCSD 在 CPVT 的治疗中被推荐为 Ⅱb 类适应证，即诊断 CPVT 的患者在应用β-受体阻滞剂过程中仍有反复晕厥，或多形性/双向性室速，或数次 ICD 适当放电，以及无法耐受β-受体阻滞剂或β-受体阻滞剂的禁忌证患者，可以施行 LCSD 治疗。

最初的 LCSD 采取的术式是左侧星状神经节切除，但是，该方法带来的心脏保护有限，并且引起 Horner 综合征。后来技术逐步改进，采取颈胸交感神经切除术，将整个左侧星状节和左侧前 4 或 5 个胸神经节切除，心脏保护效果有进一步改善，但依然引起 Horner 综合征。近来建议采用高位左胸交感神经切除技术（HTLS），仅切除左侧星状神经节的下半部分和前 4 或 5 个左胸神经节，充分保护心脏，且 Horner 综合征发生率极低。目前多数中心都采用此种方法（图 11-4-3）。

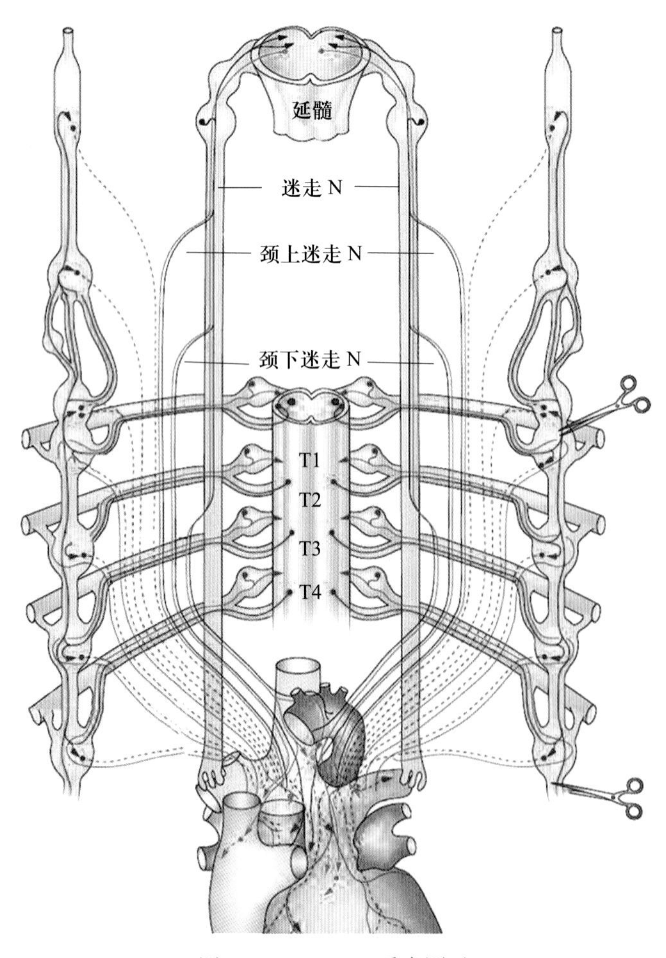

图 11-4-3 LCSD 手术图示

参考文献

AJIJOLA O A, LELLOUCHE N, Bourke T, et al. Bilateral cardiac sympathetic denervation for the management of electrical storm [J]. J Am Coll Cardiol, 2012, 59: 91-92.

AJIJOLA O A, VASEGHI M, MAHAJAN A, et al. Bilateral cardiac sympathetic denervation: why, who and when [J]. Expert Rev Cardiovasc Ther, 2012, 10: 947-949.

CHO Y. Left cardiac sympathetic denervation: An important treatment option for patients with hereditary ventricular arrhythmias [J]. J Arrhythm, 2016, 32: 340-343.

DE FERRARI G M, DUSI V, SPAZZOLINI C, et al. Clinical management of catecholaminergic polymorphic ventricular tachycardia: the role of left cardiac sympathetic denervation [J]. Circulation, 2015, 131: 2185-2193.

ESTES EH JR, IZLAR HL. Recurrent ventricular tachycardia: a case successfully treated by bilateral cardiac sympathectomy [J]. Am J Med, 1961, 31: 493-497.

MOSS A J, MCDONALD J. Unilateral cervicothoracic sympathetic ganglionectomy for the treatment of long QT interval syndrome [J]. N Engl J Med, 1971, 285: 903-904.

NARAYANAN K, CHUGH S S. Sympathectomy for Patients With Catecholaminergic Polymorphic Ventricular Tachycardia: Should We Have the Nerve [J]. Circulation, 2015, 131: 2169-2171.

PRIORI S G, WILDE A A, HORIE M, et al. HRS/EHRA/APHRS expert consensus statement on the diagnosis and management of patients with inherited primary arrhythmia syndromes [J]. Heart Rhythm, 2013, 10: 1932-1963.

SAENZ L C, CORRALES F M, BAUTISTA W, et al. Cardiac sympathetic denervation for intractable ventricular arrhythmias in Chagas disease [J]. Heart Rhythm, 2016, 13: 1388-1394.

SCHNEIDER H E, STEINMETZ M, KRAUSE U, et al. Left cardiac sympathetic denervation for the management of life-threatening ventricular tachyarrhythmias in young patients with catecholaminergic polymorphic ventricular tachycardia and long QT syndrome [J]. Clin Res Cardiol, 2013, 102: 33-42.

SCHWARTZ P J, LOCATI E H, MOSS A J, et al. Left cardiac sympathetic denervation in the therapy of congenital long QT syndrome: a worldwide report [J]. Circulation, 1991, 84: 503-511.

SCHWARTZ P J, PRIORI S G, CERRONE M, et al. Left cardiac sympathetic denervation in the management of high-risk patients affected by the long-QT syndrome [J]. Circulation, 2004, 109: 1826-1833.

SCHWARTZ P J. Cardiac sympathetic denervation to prevent life-threatening arrhythmias [J]. Nat Rev Cardiol, 2014, 11: 346-353.

THOLAKANAHALLI V N, KELLY R F. Cardiac sympathectomy: Expanding indications and surgical techniques [J]. Heart Rhythm, 2016, 13: 1386-1387.

TURKER I, AI T. Bilateral cardiac sympathetic denervation: The last resort Heart Rhythm, 2014, 11: 367-368.

VASEGHI M, GIMA J, KANAAN C, et al. Cardiac sympathetic denervation in patients with refractory ventricular arrhythmias or electrical storm: intermediate and long-term follow-up [J]. Heart Rhythm, 2014, 11: 360-366.

ZIPES D P, FESTOFF B, SCHAAL S F, et al. Treatment of ventricular arrhythmia by permanent atrial pacemaker and cardiac sympathectomy [J]. Ann Inter Med, 1968, 68: 591-597.

（杨　帆　陈东红）

病例 5　原发于肺部的 NUT 中线癌

一、病历摘要

患者男性，48 岁，以“痰中带血 1 个月、气短 1 周”为主诉入院。无发热，无体重降低。入院查体双锁骨上淋巴结未及肿大。CT 提示右肺门一大小为 7.7cm×7.4cm 肿物，动脉期可见明显增强，肺门多发肿大淋巴结（图 11-5-1）。头颅 MR、骨扫描、腹部超声提示未见远处转移。气管镜下未见明显气道内新生物。

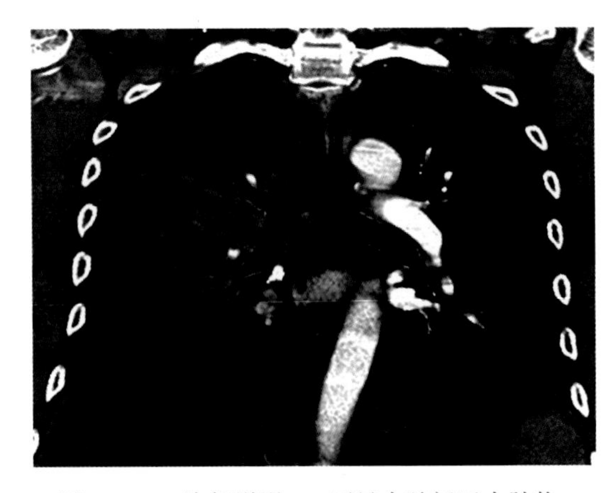

图 11-5-1　胸部增强 CT 可见右肺门巨大肿物，7.7cm×7.4cm，边缘尚规整，局部可见钙化灶。纵隔多发淋巴结肿大

二、手术过程

胸腔镜辅助下经保护肋间神经的小切口手术，术中完整切除右全肺，彻底清扫纵隔淋巴结。

三、术后情况

术后病理提示：（右全肺）肺低分化恶性肿瘤，肿瘤细胞间见突然角化，伴大量坏死，肿瘤大小为 7cm×6cm，癌组织侵透叶支气管壁，于管腔内形成癌结节，侵及周围肺组织，肺膜表面可见癌结节，可见脉管内癌栓及神经侵犯，肺门血管断端及另送（支气管残端）均未见肿瘤浸润（图 11-5-2）。免疫组化染色：P63（＋）、CD34（－）、CK5/6（灶＋）、TTF-1（－）、P40（－）、CD117（－）、CD5（－）、CD34（－）、NapsinA（－）、Syn（－）、CgA（－）、CD56（－）。综上，考虑 NUT 癌（图 11-5-3）。淋巴结可见转移癌：支气管周围淋巴结（3/8）及（上纵隔淋巴结）2/9，（隆突下淋巴结）1/7。

NUT-C52 单抗免疫组化染色阳性，可确定诊断（图 11-5-4）。

术后 1 周患者顺利出院，随访 3 个月出现骨转移，6 个月死亡。

四、病例讨论

NUT 中线癌是一类以涉及睾丸核蛋白 15q14 基因的染色体重排为特征的上皮源性恶性肿瘤，常起源于人体中线组织器官。Kees 和 Kubonishi 分别于 1991 年首先报道这一疾病。此后，陆续出现数例的报道。因十分罕见，真实的发病率尚无法统计。其高发于青少

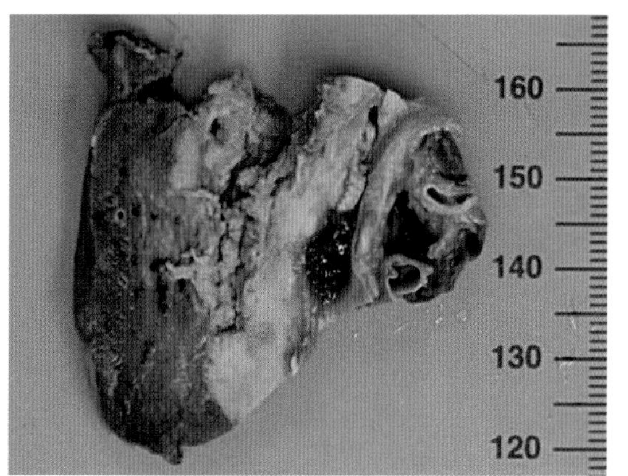

图 11-5-2　大体标本，可见肿瘤为灰白鱼肉样外观，紧密围绕支气管，与正常肺组织似乎存在界限，肿瘤坏死明显

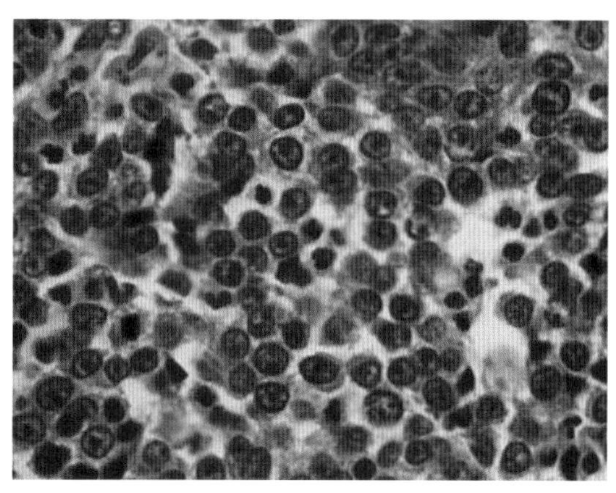

图 11-5-3　镜下可见肿瘤细胞核为小圆形及裸核

年，在发病时常已出现远处转移而无法完全手术切除。其中位生存期不足 9 个月。2015 年，Lynette 报道了最大的一组数据，包含 9 例患者，中位年龄 30 岁，最常见发病症状为咳嗽，几乎所有患者在发病时均有胸膜受累或远处转移。其中一例进行了单侧肺全切手术及辅助化疗，但 2 个月后死亡。7 例只接受了化疗。中位生存期 2.2 个月。

目前，NUT 中线癌的诊断因 NUT 特异性的单克隆抗体 C52 出现而明显简便。相对于金标准的 FISH 检测，其特异性可达 100%。

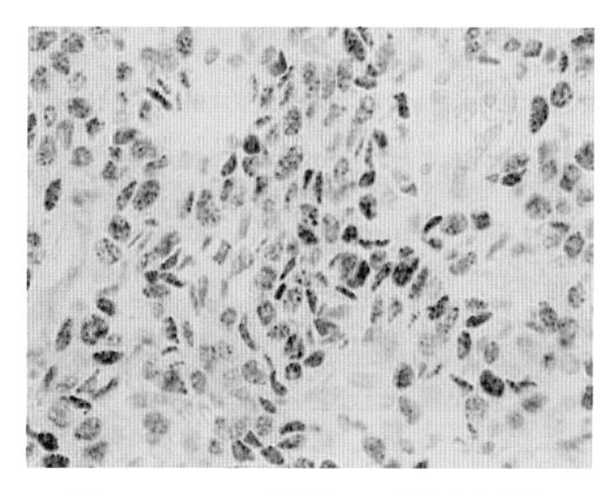

图 11-5-4　NUT 特异性 C52 单抗染色阳性

五、专家点评

本病例帮助我们认识到了 NUT 中线癌的一些生物学特征。即便通过手术完全切除，其预后仍然很差。术后仍需要更有效的辅助治疗。针对于特定的基因突变，靶向药物也许可以有所帮助。基于此，NUT 相关的分子水平的探索研究仍有待展开。

参 考 文 献

BELLIZZI A M, BRUZZI C, FRENCH C A, et al. The cytologic features of NUT midline carcinoma [J]. Cancer, 2009, 117: 508-515.

DANG T P, GAZDAR A F, VIRMANI A K, et al. Chromosome 19 translocation, overexpression of Notch3, and human lung cancer [J]. J Natl Cancer Inst, 2000, 92: 1355-1357.

FRENCH C A, KUTOK J L, FAQUIN W C, et al. Midline carcinoma of children and young adults with NUT rearrangement [J]. J Clin Oncol, 2004, 22: 4135-4139.

FRENCH C A, RAMIREZ C L, KOLMAKOVA J, et al. BRD-NUT oncoproteins: a family of closely related nuclear proteins that block epithelial differentiation and maintain the growth of carcinoma cells [J]. Oncogene, 2008, 27: 2237-2242.

FRENCH C A. Demystified molecular pathology of NUT midline carcinomas [J]. J Clin Pathol, 2010, 63: 492-496.

GRAYSON A R, WALSH E M, CAMERON M J, et al. MYC, a downstream target of BRD-NUT, is necessary and sufficient for the blockade of differentiation in NUT midline carcinoma [J]. Oncogene, 2014, 33: 1736-1742.

KEES U R, MULCAHY M T, WILLOUGHBY M L. Intrathoracic carcinoma in an 11-year-old girl showing a translocation t (15; 19) [J]. Am J Pediatr Hematol Oncol, 1991, 13: 459-464.

KLIJANIENKO J, LE TOURNEAU C, RODRIGUEZ J, et al. Cytological features of NUT midline carcinoma arising in sino-nasal tract and parotid gland: Report of two new cases and review of the literature [J]. Diagn Cytopathol, 2016, 44: 753-756.

KUBONISHI I, TAKEHARA N, IWATA J, et al. Novel t (15; 19) (q15; p13) chromosome abnormality in a thymic carcinoma [J]. Cancer Res, 1991, 51: 3327-3328.

SCHWARTZ B E, HOFER M D, LEMIEUX M E, et al. Differentiation of NUT midline carcinoma by epigenomic reprogramming [J]. Cancer Res, 2011, 71: 2686-2696.

STATHIS A, ZUCCA E, BEKRADDA M, et al. Clinical response of carcinomas harboring the BRD4-NUT oncoprotein to the targeted bromodomain inhibitor OTX015/MK-8628 [J]. Cancer Discov, 2016, 6: 492-500.

STELOW E B. A review of NUT midline carcinoma [J]. Head Neck Pathol, 2011, 5: 31-35.

VARGAS S O, FRENCH C A, FAUL P N, et al. Upper respiratory tract carcinoma with chromosomal translocation 15; 19: evidence for a distinct disease entity of young patients with a rapidly fatal course [J]. Cancer, 2001, 92: 1195-1203.

WATANABE S, HIRANO S, MINE S, et al. A case of endobronchial NUT midline carcinoma with intraluminal growth [J]. Anticancer Res, 2015, 35: 1607-1612.

（曹加顺　陈东红）

第 12 章　神经外科疾病

病例 1 “腊肠样”终丝室管膜瘤病例

一、病历摘要

患者为 23 岁青年女性，以“双下肢麻胀不适 4 年，加重 1 个月”为主诉就诊。患者 4 年前无明显诱因出现双下肢麻胀不适，于当地医院诊断为腰椎间盘突出，行针灸、理疗、按摩治疗后症状有所好转。1 个月前出现双下肢麻胀加重，劳累及久坐后加重，休息可好转，不伴有下肢的疼痛及二便功能障碍。于当地医院行腰椎 MRI 检查提示腰椎管内占位病变。既往史及个人史无特殊。查体：四肢肌力及肌张力无明显异常。双下肢麻胀不适伴不同程度感觉减退，四肢腱反射正常，病理反射未引出。入院复查腰骶椎增强 MRI 如图 12-1-1。

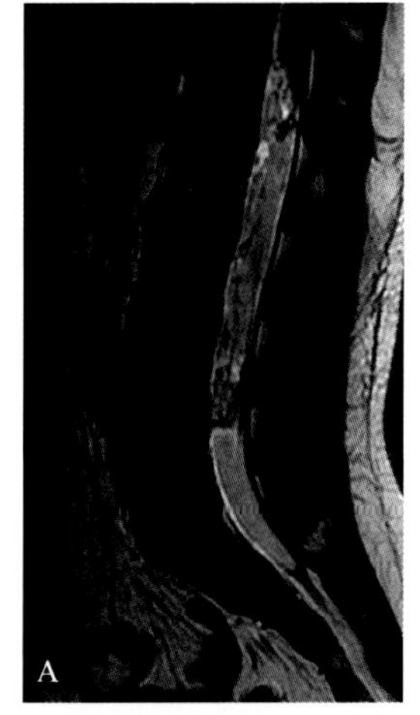

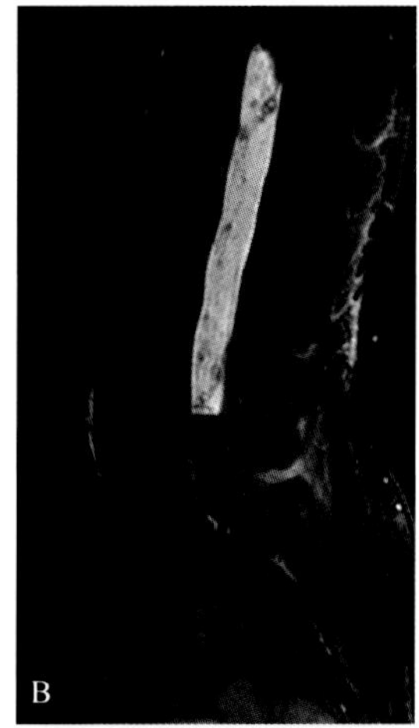

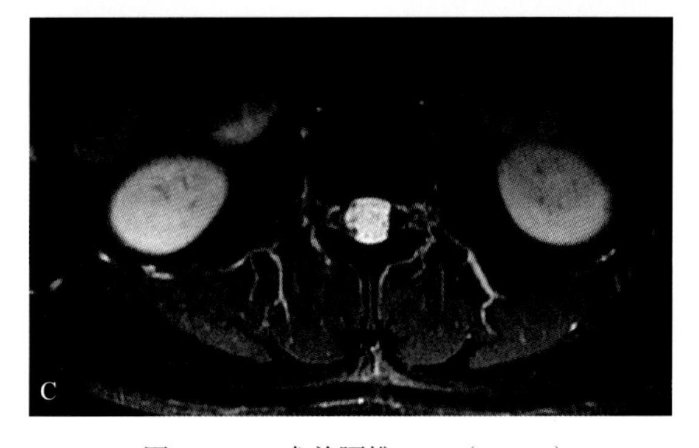

图 12-1-1　术前腰椎 MRI（A～C）

二、临床决策

1. 诊断

椎管内占位病变（L1～S2），室管膜瘤可能性大。依据：患者双下肢麻木不适 4 年，1 个月前加重，查体双下肢麻胀不适伴不同程度感觉减退，MRI 检查提示椎管内占位，故椎管内占位病变（L1～S2）诊断明确，根据患者 MRI 平扫及增强的表现，T2 序列不均匀高信号，不均匀强化，伴有囊变等，考虑室管膜瘤可能性大。

2. 鉴别诊断

（1）胆脂瘤：胆脂瘤一般病程较长，多位于胸腰段、脊髓圆锥、马尾处，临床表现上神经受损症状较轻，常合并其他畸形如脊柱皮毛窦、脊髓低位等，MRI 可显示为 T1 高信号或等信号，边界清楚密度混杂，无强化。

（2）神经鞘瘤：神经鞘瘤为髓外病变，可位于硬脊膜下或硬脊膜外，呈实行或囊性，椭圆形，与脊髓分界清楚。起源于神经根，好发于颈膨大和腰膨大处，可经椎间孔向外呈哑铃型生长。影像学检查可见肿瘤边界清楚，质地均匀，均匀强化。

3. 治疗经过

完善相关检查后于全麻下行椎管内占位切除术。手术取左侧俯卧位，将 L1～L4 节段椎板取下，可见硬脊膜菲薄，膨隆，张力较高，打开硬脊膜后见肿瘤组织充满整个蛛网膜下腔，仔细分离辨认可见肿瘤组织起自脊髓圆锥末端，向下生长。肿瘤质软，色灰红，血供较丰富，局部有卒中出血，沿肿瘤尾部小心切除肿瘤，切除肿瘤后的空腔用明胶海绵及棉条填塞，防止肿瘤细胞沿脑脊液播散，切除到肿瘤头端，即终丝部位时，低频双极热灼终丝起点并剪断。患者术后恢复良好，麻胀感减轻明显，术后第 5 日可佩戴腰围下地轻微活动；术后第 10 日拔除尿管，小便力量稍差，有便秘；术后 2 周拆线出院。术后病理提示黏液乳头型室管膜瘤，WHO Ⅰ级。

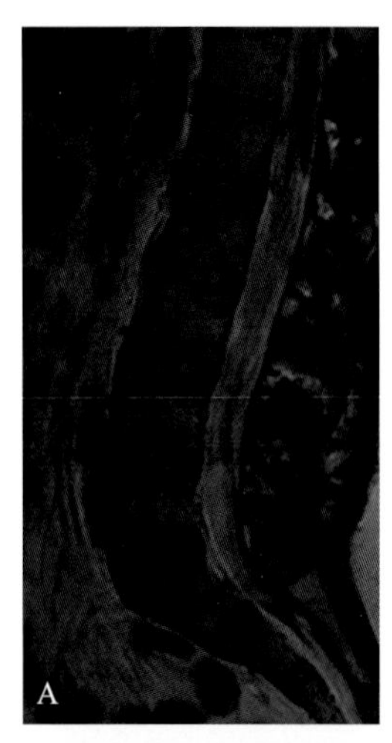

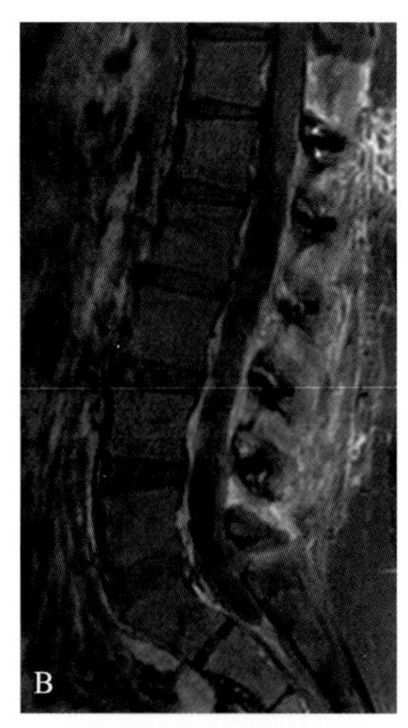

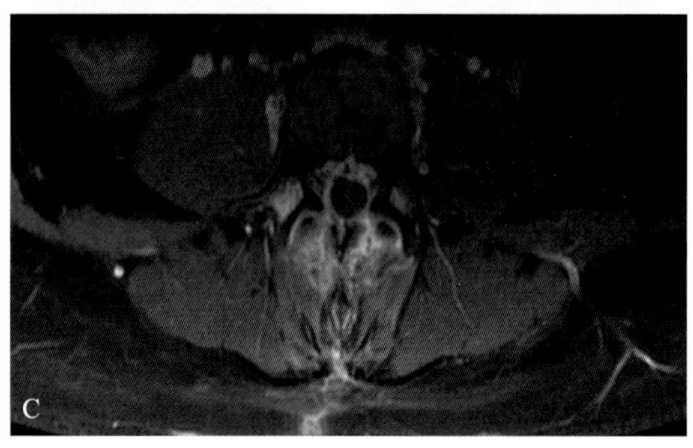

图 12-1-2 术后 1 年复查（A～C）

术后 3 个月复查患者恢复良好，原先双下肢麻胀感基本消失，已脱离腰围活动，小便力量稍微差一些，仍有便秘，平时需要借助通便药物。复查全脊柱及头部 MRI 提示肿瘤切除满意，未见复发及其他地方播散转移，腰骶椎复查增强 MRI 见图 12-1-2。

三、讨论与总结

1. 临床表现

终丝室管膜瘤位于终丝或圆锥部，常表现为髓外硬膜下占位，肿瘤沿终丝生长呈梭形或圆形病灶，推移邻近马尾神经，多数为单发，少数有多个病灶。当肿瘤生长较大时，可呈腊肠样充满椎管，导致椎管扩大，椎体后缘受压变形。临床表现上常有腰痛、下肢无力病史，易误诊为腰椎间盘病变而延误治疗。

2. 影像学诊断与鉴别诊断

MRI 是终丝室管膜瘤的首选检查方法，可以观察肿瘤的位置、性状及其与周围圆锥、马尾、终丝的关系等。终丝室管膜瘤在 T1 像呈等或稍低信号，但均稍高于脑脊液的信号强度，部分瘤体可出现片状高信号；T2 像呈高信号，合并瘤内出血或囊变时，信号强度不均匀；增强后明显强化。

3. 病理

本病的最终确诊需依靠病理学检查，病理类型中最为常见的类型是黏液乳头型室管膜瘤。黏液乳头型室管膜瘤组织学形态以肿瘤细胞被拉长、神经胶质突起放射状排列于血管、黏液和纤维血管轴心为特点。典型病理表现为拉长的肿瘤细胞以乳头放射状排列于透明样变的血管间质轴心周围。

4. 治疗

外科手术切除仍然为首选治疗办法，应在最大程度保护脊髓和神经根的前提下尽可能全切。对于术后辅助放、化疗，目前尚未达成统一的认识。有学者认为黏液乳头型室管膜瘤无论是否全切，术后均应常规放疗，能够提高患者生存率以及降低肿瘤的复发率。但有学者认为术后放疗并无辅助作用。也有学者不提倡放疗，因为效果难以确定，反而存在脊髓损伤的风险，而且放疗后会破坏正常组织结构，假如肿瘤复发会使后面的手术变得很困难。

四、专家点评

（1）此类肿瘤从外科手术角度来说属于髓外的肿瘤，从肿瘤来源上讲更加倾向将其归为髓内肿瘤，但是终丝是否有室管膜细胞存在争论。

（2）外科手术为首选治疗办法，目前更多学者推荐单纯外科手术，术后无需放化疗。

参 考 文 献

陈晟，刘从国，徐昌林，等．显微外科手术联合术后放疗治疗脊髓髓内胶质瘤的临床疗效［J］．中国肿瘤临床与康复，2016，23（6）：708-710.

LEE S H, CHUNG C K, KIM C H, et al. Long term outcomes of surgical resection with or without adjuvant radiation therapy for treatment of spinal ependymoma: a retrospective multi center study by the Korea Spinal Oncology Research Group [J]. Neuro Oncol, 2013, 15: 921-929.

RAMASWAMY V, HIELSCHER T, MACK S C, et al. Therapeutic impact of cytoreductive surgery and irradition of posterior fossa ependymoma in the molecular era: a retrospective multicohort analysis［J］. Clin Oncol, 2016, 34: 2468-2477.

（张晓磊）

病例 2 脑血管性疾病

一、病历摘要

患者杨××，男，41 岁，主因“间断头晕，发现颅内动脉瘤 3 周”于 2019 年 4 月 19 日入院。患者临床主要表现为头晕，伴行走不稳及左侧耳鸣，否认头痛、恶心呕吐，否认视物障碍、肢体麻木及意识丧失。既往史：乙型病毒性肝炎携带者。无家族史。查体：神清、语利，咽反射减弱，左耳鸣，听了粗侧正常，双侧巴宾斯基征（－），肌反射引出对称，共济可，脑膜刺激征（－）、Romberg 征（－），余无神经系统阳性体征。辅助检查：头颅 MR（外院 2019 年 4 月 6 日）示：左侧脑干周围类圆形占位伴留空影，伴附壁血栓形成。DSA（外院 2019 年 4 月 8 日）：左椎动脉 V4 段巨大动脉瘤；右椎动脉 V4 段，右侧小脑后下动脉（PICA）开口近端小动脉瘤伴载瘤动脉狭窄。

二、临床决策

1. 诊断与鉴别诊断

① 颅内动脉瘤（多发，双侧椎动脉）；②椎动脉狭窄。鉴别诊断：主要与颅内占位相鉴别如脊索瘤，多以展神经、动眼神经以及后组颅神经功能障碍为首发表现，影像学磁共振呈长 T1 长 T2 信号影，强化明显，多侵蚀斜坡骨质，血管影像 CTA、MRA、DSA 等可将其与血管性疾病相鉴别。该患者 DSA 证实为双侧椎动脉动脉瘤伴椎动脉狭窄诊断明确。

2. 治疗决策

该患者诊断明确，目前主要有以下三种治疗方式：保守观察、外科手术、介入治疗；患者及家属要求手术治疗。外科手术主要采取载瘤动脉闭塞＋远外侧血管搭桥术，手术操作难度与手术风险极大，预后不佳。

介入治疗主要有：单纯弹簧圈栓塞、支架辅助弹簧圈栓塞、血流导向装置（flow diverter，FD）植入。对于该患者依据磁共振考虑夹层动脉瘤，根据术者经验及大综文献报道，手术计划：一期首选 Pipeline Embolization Device，PED 血流导向装置（密网支架）置入，以期重建左侧椎动脉，择期行对侧小脑后下动脉近段椎动脉（小动脉瘤）栓塞及闭塞椎动脉。器材准备：8F 动脉鞘；8F 导引导管；5F Navien（125cm）颅内中间导管；Traxcess0.014 微导丝；Marksman（125cm）支架微导管；PipelineFlex4.25mm×35mm 支架；术后回 ICU。可能存在的并发症：动脉瘤相关性出血及动脉瘤非相关性脑出血；动脉瘤囊内快速血栓形成的占位效应；被覆盖穿支血管的闭塞问题。围手术期管理：术后患者回 ICU 密切监护，甘露醇 125ml，每 8 小时 1 次，甲泼尼龙 80mg，每日 2 次，抑酸预防应激性溃疡；根据病情变化复查头颅 CT。该患者术后恢复良好，无新发神经系统阳性体征，术后3天出院。术后3个月脑CTA随访、术后6个月DSA随访。

三、讨论与总结

综合文献报道，后循环动脉瘤大多为夹层动脉瘤，并常包含丰富的穿支血管，而且位于后颅窝，位置深在。此外，与前循环动脉瘤相比，其年出血率、病残率和死亡率均较高。因此，后循环动脉瘤的治疗，无论对神经外科医师还是对神经介入医师来说都是一个严峻的考验。

PED是血流导向装置之一，其具有金属覆盖率高、孔率低的特征。美国食品药品监督管理局在2011年批准PED应用于临床。置入PED后可以减少进入动脉瘤内的血液，并可以促进血管内膜化进而修复并重塑载瘤动脉。其适应证为：成年人（≥22岁）的岩骨段到床突上段的大或巨大宽颈的颈内动脉动脉瘤。由于其治疗前循环动脉瘤安全有效，故目前在许多中心将其治疗的适应证扩展至后循环动脉瘤。虽然多项研究表明PED治疗后循环动脉瘤栓塞率高，并发症低。但是因PED治疗后循环动脉瘤是其超适应证，一直以来存在较大的争议。然而，PED的血管内重建及血流导向的特性非常适合于治疗后循环的夹层动脉瘤。

综合文献报道，对于椎动脉巨大夹层动脉瘤的治疗，围手术期风险：主要有术后动脉瘤囊内血流动力学及病理变化、覆盖的穿支血管是否通畅问题。血流导向装置置入后，金属覆盖率增加，致使动脉瘤囊内血流速度减慢、瘤囊内血流量减少，继发瘤囊内血栓形成、无菌性炎性反应；在上述一系列反应中，瘤囊血栓形成致使动脉瘤体积增大形成占位效应压迫延髓呼吸、循环中枢，致使呼吸、心搏骤停；动脉瘤囊快速无菌性炎性反应的发生致使动脉瘤壁过度炎性反应分解，致使动脉瘤破裂出血可能。对于覆盖穿支血管后，是否仍保持通畅的问题，大多文献报道是肯定的，认为穿支血管与动脉瘤不同的是，穿支血管内的血流是持续流动性的（“流水不腐”）而动脉瘤囊内的血流是“死”的，因此穿支血管一般不会发生闭塞。

四、专家点评

姜除寒教授主任医师点评：该手术的操作难点主要在于：①由于动脉瘤囊较大已经没有明确的载瘤动脉体结构，术中微导丝能否顺利通过动脉瘤体至远端载瘤动脉是该类巨大型动脉瘤术中操作的第一个关键难点，要求微导丝的塑形结合不同具体病例有一定的特点，该病例微导丝塑形稍“直”，充分分析动脉瘤的血流动力的流入道、瘤出道结构有助于微导丝的顺利通过。②由于动脉瘤体较大、较宽，一枚PED置入后既要考虑载瘤动脉两端的锚定是否牢固，决定了支架释放后是否会向动脉瘤囊内“塌陷”，同时又要考虑支架的长度是否能完全覆盖动脉瘤颈并保证支架贴壁性良好。必要时可能需要“桥接”另一枚PED。同时该类手术的开展也意味着我院神经外科在疑难复杂脑血管病的治疗方面达到国际先进、国内领先水平。

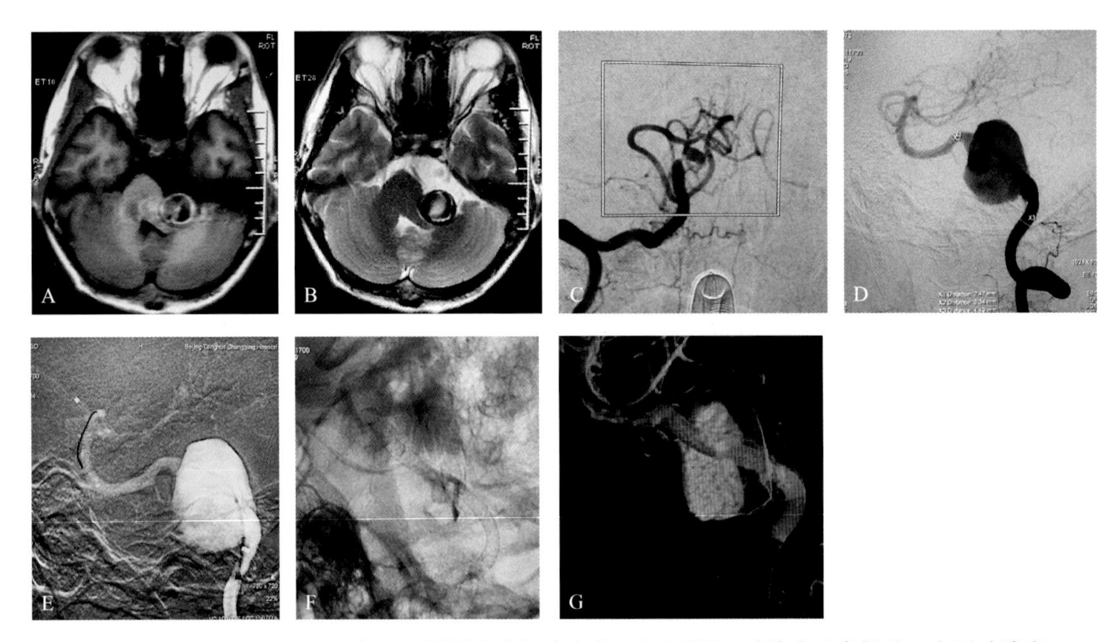

图 12-2-1 A、B 示 MR 显示左侧脑干周围占位性病变伴“留空影”，动脉瘤壁真假腔，夹层动脉瘤；C 示右侧椎动脉小动脉瘤伴载瘤动脉近段狭窄；D 示左侧椎动脉巨大动脉瘤，流入道与流出道及载瘤动脉瘤远端、近端直径大小；E、F 示 PED 密网支架释放过程及释放后透视可见支架影；G 示 DynaCT 融合血管图像重建后示支架（紫色）与动脉瘤及囊内血栓关系，贴壁性良好

参考文献

ALBUQUERQUE F C, PARK M S, ABLA A A, et al. A reappraisal of the Pipeline embolization device for the treatment of posterior circulation aneurysms [J]. J Neurointerv Surg , 2015, 7: 641-645.

BENDER M T, COLBY G P, JIANG B, et al. flow diversion of posterior circulation cerebral aneurysms: A single-institution series of 59 Cases [J]. Neurosurgery, 2018.

CORLEY J A, ZOMORODI A, GONZALEZ L F. Treatment of Dissecting Distal Vertebral Artery (V4) Aneurysms With Flow Diverters [J]. Oper Neurosurg (Hagerstown) , 2018, 15: 1-9.

DEBETTE S, COMPTER A, LABEYRIE M A, et al. Epidemiology, pathophysiology, diagnosis, and management of intracranial artery dissection [J]. Lancet Neurol, 2015, 14: 640-654.

FISCHER S, PEREZ M A, KURRE W, et al. Pipeline embolization device for the treatment of intra-and extracranial fusiform and dissecting aneurysms: initial experience and long-term follow-up [J]. Neurosurgery, 2014, 75: 364-374; discussion 374.

LIANG F, ZHANG Y, GUO F, et al. Use of pipeline embolization device for posterior circulation aneurysms: Single-center experiences with comparison with anterior circulation aneurysms [J]. World Neurosurg , 2018.

MAUS V, MPOTSARIS A, DORN F, et al. The use of flow diverter in ruptured, dissecting intracranial aneurysms of the posterior circulation [J]. World Neurosurg , 2018, 111: e424-e433.

（姜除寒　梁士凯　吕宪利）

病例3 以脊柱侧弯为首发表现的儿童Chiari畸形伴严重脊髓空洞病例

一、病历摘要

患儿4岁零4月，女孩，以“发现脊柱侧弯50余日”入院。患儿家属于50余日前给患儿洗澡时无意发现其脊柱有侧弯，就诊于当地医院，行胸部正位片检查提示脊柱侧弯。进一步行胸椎MRI和颈椎MRI检查提示小脑扁桃体下疝畸形，颈髓占位，胸髓占位，脊髓空洞不除外。患儿在此期间不伴有高热、头痛、恶心、呕吐、癫痫发作、意识障碍等不适。既往史及出生史无特殊。查体：脊柱侧弯，左侧弯畸形，两侧椎旁肌肉有不同程度萎缩，左侧明显；神经系统查体阴性。辅助检查：胸部正位片见图12-3-1，颈椎和胸椎MRI见图12-3-2。

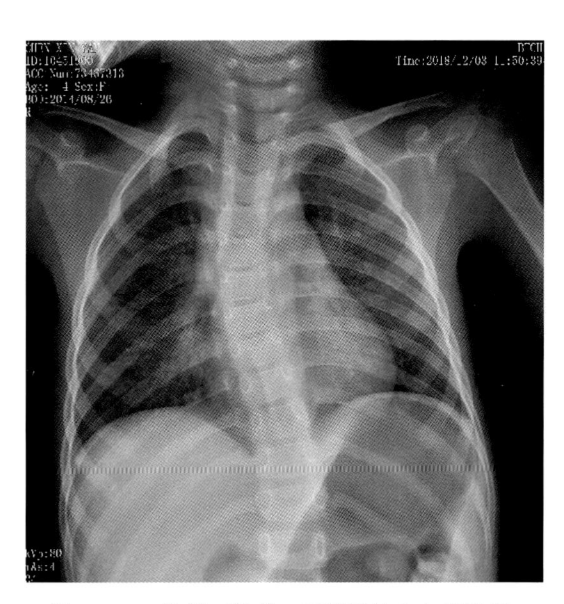

图12-3-1 胸部正位片，可见脊柱向左侧侧弯

二、临床决策

1. 诊断

Chiari畸形，Ⅰ型；脊髓空洞；脊柱侧弯。MRI上囊长T1长T2信号影内的斑片状T2低信号影考虑为空洞在脊髓内形成分割后脑脊液的涡流所致，结合患者脊柱侧弯的病史、查体发现及小脑扁桃体下缘位于Chamberlain线下方约6mm，故考虑脊髓内异常信号为Chiari畸形所致的脊髓空洞。

2. 鉴别诊断

（1）脊髓炎症性疾病：脊髓炎症性疾病一般有发热、感冒、腹泻等前驱症状；起病急，病史短，病变范围广；常伴有脊髓的水肿、肿胀，较少伴有囊变或空洞；增强不明显或片状强化。

（2）脊髓占位性疾病：脊髓占位性疾病根据良恶性不同病史可长可短，根据占位位于脊髓的位置可出现相应的脊髓或神经根受累症状（肢体无力、疼痛、感觉障碍、二便问题等）；可伴有脊髓的水肿、囊变或空洞，一般会有不同程度的强化。

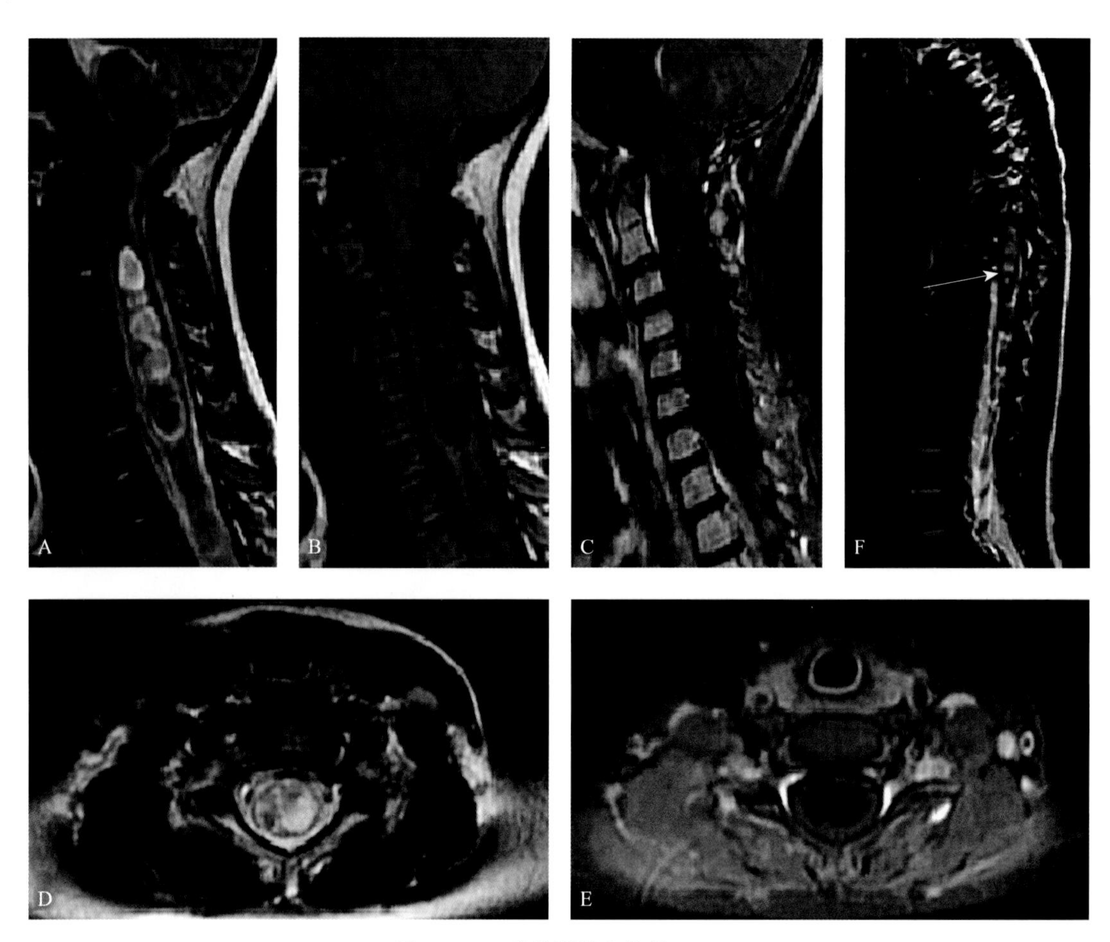

图 12-3-2 术前颈椎和胸椎 MRI

A 为颈椎矢状位 T2；B 为颈椎矢状位 T1；C 为颈椎矢状位增强；D 为颈椎轴位 T2；E 为颈椎轴位增强；F 为胸椎矢状位 T2。可见 C1-7 脊髓增粗，C2 以下见条片状、囊状长 T1 长 T2 信号影，部分囊内可见斑片状 T2 低信号影，增强扫描未见明确强化。小脑扁桃体略变尖，下缘位于 Chamberlain 线下方约 6mm。胸髓内多发条片状、囊状长 T1 长 T2 信号影（红色剪头所指）

3. *治疗经过*

患者入院常规检查均无明显异常，也进一步与炎症性疾病和占位性疾病相鉴别。后于全麻下行单纯枕下减压术，手术取左侧俯卧位，咬除枕骨大孔后缘骨质，骨窗大小约 2.5cm×2.5cm，同时咬除寰椎后弓骨质。显微镜下硬脑膜行“Y”字切开，打开蛛网膜，探查第四脑室正中孔和侧孔，将局部粘连蛛网膜予以松解，观察到小脑扁桃体的搏动后予以人工硬脑膜补片严密缝合扩大修补枕大孔区。

患儿术后恢复良好，无手术并发症，7 天拆线出院。

术后 3 个月复查患者恢复良好，家属觉脊柱侧弯较前有好转，因患者配合程度欠佳未查胸椎正位片，颈椎 MRI 提示下疝的小脑扁桃体较前有所上移，形状由原来的尖锐变为顿圆，脊髓空洞较前明显缩小（图 12-3-3）。

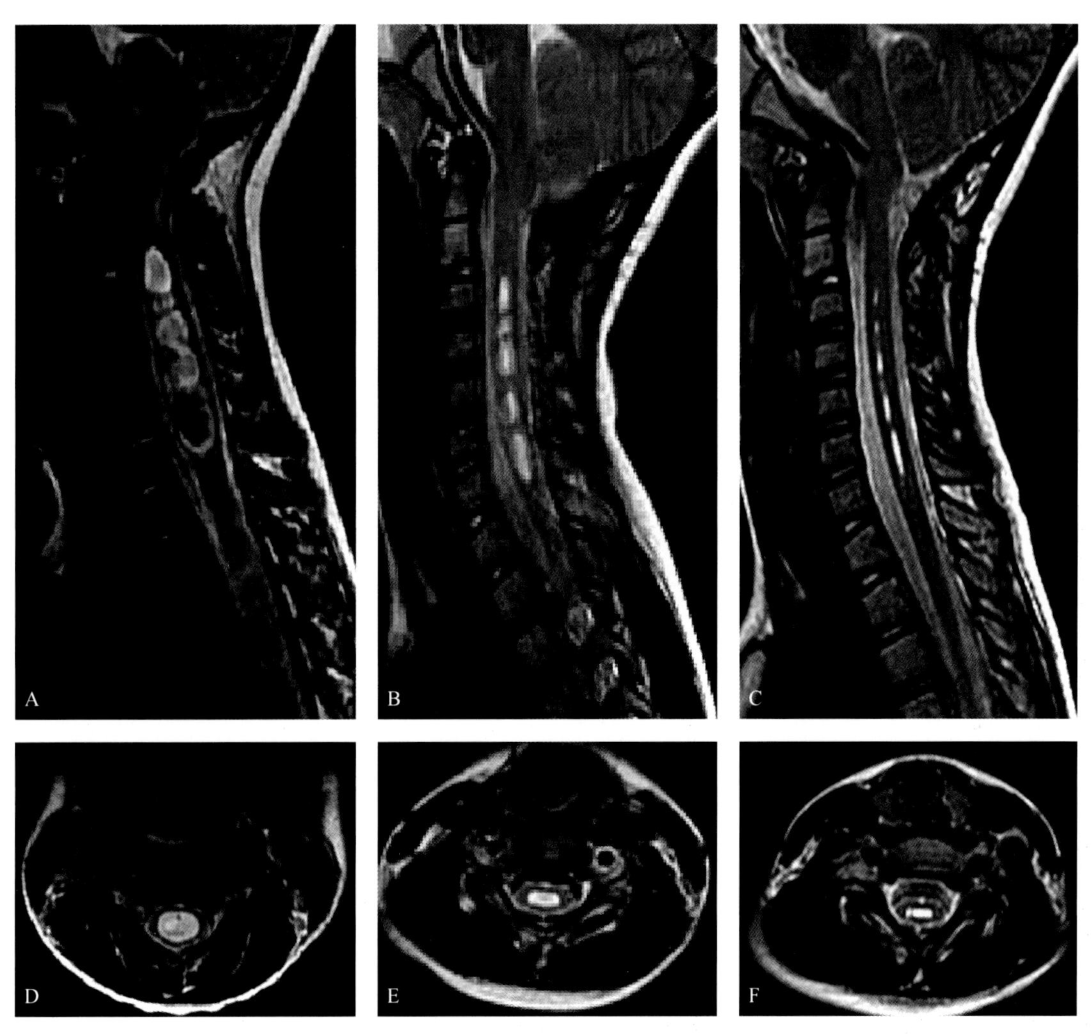

图 12-3-3　术前术后对比图（A～F）

三、讨论与总结

1. 定义与流行病学

小脑扁桃体下疝畸形，又叫 Arnold-Chiari 畸形、Chiari 畸形，主要是由于颅后窝中线结构在胚胎时期的发育异常，造成延髓下端、第四脑室、小脑扁桃体等结构疝入颈椎管内致后致脑干、小脑及后组颅神经受挤压牵拉导致的一系列功能障碍。

据统计，人群中有症状的 Chiari 畸形Ⅰ型患者发病率约为 0.1 %，这些患者中 50%～75% 合并脊髓空洞症。在儿童患者群体中，Chiari 畸形Ⅰ型同时合并脊髓空洞症很少见，尤其是低龄儿童。本例患儿年龄较小，Chiari 畸形Ⅰ型合并脊髓空洞症，并且脊髓空洞较严重，临床上较少见。

2. 病因、病理与影像分型

目前关于 Chiari 畸形的病因没有统一的定论，比较流行的学说为胚胎中胚层枕骨发育不良，发育滞后，而小脑、脑干发育正常，出现后颅窝过度拥挤，一边是狭小的后颅窝，一边是正常发育的小脑组织，从而导致部分小脑组织疝入椎管内，引起脑脊液循环障碍，使颅内压进一步提高，形成恶性循环。

Chiari 畸形导致脊髓空洞的成因目前公认的有两种解释：即 Gardner 的水锤效应和 Williams 的颅颈压力梯度分离学说，这两种学说均强调了枕大孔区脑脊液循环障碍对脊髓空洞形成所起的作用。

按照 Chiari 的观点 Chiari 畸形分为四型，Ⅰ型：小脑扁桃体及小脑蚓疝入椎管内；Ⅱ型：第四脑室疝入椎管内；Ⅲ型：在Ⅰ型或Ⅱ型基础上，合并脊椎裂、脊膜膨出；Ⅳ型：小脑发育不全。在 MRI 影像上小脑扁桃体下缘低于枕大孔边缘 5 mm 以上是 Chiari 畸形Ⅰ型公认的诊断标准。

3. 临床特点

Chiari 畸形的临床症状和体征主要是由于脑干、上颈髓、颅神经、颈神经、小脑受压，甚至缺血而表现出来的症状、脑脊液循环受阻的表现以及继发性脊髓空洞所带来的症状。

（1）延髓、上颈髓受压症状：偏侧或四肢的运动感觉不同程度障碍，二便功能障碍，腱反射亢进，病理征阳性等。

（2）颅神经、颈神经受累症状：面部麻木、耳鸣、听力障碍、发音和吞咽困难、颈部疼痛等。

（3）小脑症状：眼球震颤、步态不稳等。

（4）颅内压增高征：因脑脊液循环受阻而造成颅内压增高症状。

（5）脊髓空洞相关症状：分离性感觉障碍；上肢、躯干肌肉萎缩无力等运动障碍及肌张力增高、腱反射亢进、病理征阳性等椎体束征；营养性障碍等。

Chiari 畸形伴发脊柱侧凸的原因可能主要为 Chiari 畸形造成的脑脊液循环异常导致脊髓空洞的产生，而脊髓空洞进一步加重神经功能损害，造成两侧椎旁肌的继发性不对称萎缩，最终导致脊柱侧凸。本例患者查体时发现两侧椎旁肌肉有不同程度萎缩，左侧更明显，临床验证了 Chiari 畸形 - 脊髓空洞 - 脊柱侧弯的关系。

4. 手术方式与疗效

（1）手术方式：Chiari 畸形Ⅰ型主要手术方式有两类。①后颅窝减压术：包括单纯后颅窝骨性减压术和单纯后颅窝减压术（骨性减压后硬膜扩大修补术）；②后颅窝减压并小脑扁桃体下疝切除术。目前的临床指南更推荐单纯后颅窝减压术（骨性减压后硬膜扩大修补术），该术式相对简单，手术时间短，术后恢复快，术后脑脊液漏、皮下积液等并发症少。

（2）手术疗效

下疝的小脑扁桃体：大量的文献报道均认为后颅窝减压术后小脑扁桃体有不同程度的回缩，并指出枕大孔水平处脑脊液循环通道存在的狭窄也能得到明显改善。对小脑扁桃体形态学的研究认为 81%（39/48）的患者受压变尖的小脑扁桃体在术后变为钝圆状，表明受压变形的小脑扁桃体在压力解除后能够通过下端的上移及形状的变圆恢复为正常形态。

脊髓空洞：既往的文献报道 Chiari 畸形患者后颅窝减压术后对脊髓空洞转归的有利因素有：女性患者、术前脊髓空洞大、小脑扁桃体下疝程度重、手术年龄小等。可能是因为后颅窝减压术后后颅窝骨性结构的去除及小脑扁桃体的上移增加了后颅窝的容积，枕大孔区蛛网膜下腔梗阻的解除及脑脊液循环通路的重建为空洞的转归提供了有利条件。

脊柱侧弯：有报道认为 Chiari 畸形后颅窝减压术后脊柱侧凸预后良好的年龄条件应为小于 10 岁，但也有报道认为应小于 8 岁。他们的理论依据为：年幼患者后颅窝体积在随后的生长发育过程中会进一步加大，从而获得更好的减压效果；年幼的患者具有较强的神经修复功能，在去除病因后损伤的神经功能可以得到更大程度的恢复。年龄，脊柱侧凸术前状态，神经系统症状、体征与脊髓空洞的状态均能够从不同方面预测并影响 Chiari 畸形患者术后脊柱侧凸的预后。但是目前的报道大多为基于少量患者的临床资料，仍缺乏大样本的临床研究加以证实。

四、专家点评

（1）少见病例：Chiari 畸形Ⅰ型同时合并严重脊髓空洞症少见，尤其是低龄儿童。

（2）影像学诊断：常规的 Chiari 畸形伴有脊髓空洞通过 MRI 较容易得到诊断，该患者 MRI 上囊状长 T1 长 T2 信号影内的斑片状 T2 低信号影考虑为空洞在脊髓内形成分割后脑脊液的涡流所致，此种表现比较少见，判读需要一定的经验，同时也要注意鉴别诊断。

（3）脊柱侧弯：儿童以脊柱侧弯就诊的应该常规考虑到脊髓空洞可能。

（4）手术要点：探查第四脑室正中孔和侧孔，松解增厚粘连的蛛网膜，重建脑脊液循环通路。

（5）长期随访：该例患者仅有术后 3 个月的随访，长期的随访应继续跟进，观察患者症状、体征及影像学上变化。

参 考 文 献

吴涛，邱勇．青少年 Chiari 畸形后颅窝减压术后脊柱侧凸的转归［J］．中华骨科杂志，2012，32（1）：86-88.

朱泽章，谢丁丁，沙士甫，等．低龄儿童 Chiari 畸形Ⅰ型后颅窝减压术后小脑位置及形态的变化对脊髓空洞转归的影响［J］．中国骨与关节杂志，2015，4（10）：737-741.

ELHADJI CHEIKH NDIAYE S Y, TROUDE L, AL-FALASI M, et al. Chiari malformations in adults: A single center surgical experience with special emphasis on the kinetics of clinical improvement [J]. Neurochirurgie, 2019.

ELSTER A D, CHEN M Y M. Chiari Ⅰ malformations: Clinical and radiologic reappraisal [J]. Radioogy, 1992, 183: 347-353.

GEORGE TIMOTHY M, HIGGINBOTHAM NICOLE H. Defining the signs and symptoms of Chiari malformation type I with and without syringomyelia [J]. Neurol Res, 2011, 33 (3): 240-246.

GREENBERG J K, MILNER E, YARBROUGH C K, et al. Outcome methods used in clinical studies of Chiari malformation type Ⅰ: a systematic review [J]. J Neurosurg, 2015, 122 (2): 262-272.

LOUKAS MARIOS, SHAYOTA BRIAN J, Oelhafen Kim, et al. Associated disorders of Chiari Type I malformations: a review [J]. Neurosurg Focus, 2011, 31 (3): E3.

MCVIGE JENNIFER W, LEONARDO JODY. Imaging of Chiari type Ⅰ malformation and syringohydromyelia [J]. Neurol Clin, 2014, 32 (1): 95-126.

MENEZES ARNOLD H, GREENLEE JEREMY D W, Dlouhy Brian J. Syringobulbia in pediatric patients with Chiari malformation type I [J]. J Neurosurg Pediatr, 2018, 1-9.

SINGHAL G D, SINGHAL S, AGRAWAL G, et al. Surgical experience in pediatric patients with Chiari- Ⅰ malformations aged ≤18 Years [J]. J Neurosci Rural Pract, 2019, 10 (1): 85-88.

（张晓磊）

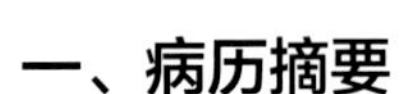

病例 4 颈椎管脊膜瘤

一、病历摘要

患者，女性，55 岁，主因“脊膜瘤术后 3 年余，右上肢疼痛麻木 7 个月”入院。患者 3 年余前因“脊膜瘤”于外院行“椎管内肿瘤切除术”，术后恢复可，未定期复查。7 个月前患者出现右上肢疼痛麻木，偶有左下肢抽搐，就诊于我院神经外科门诊，行 MRI 检查，诊断考虑“脊膜瘤复发”，患者为进一步手术治疗入院。

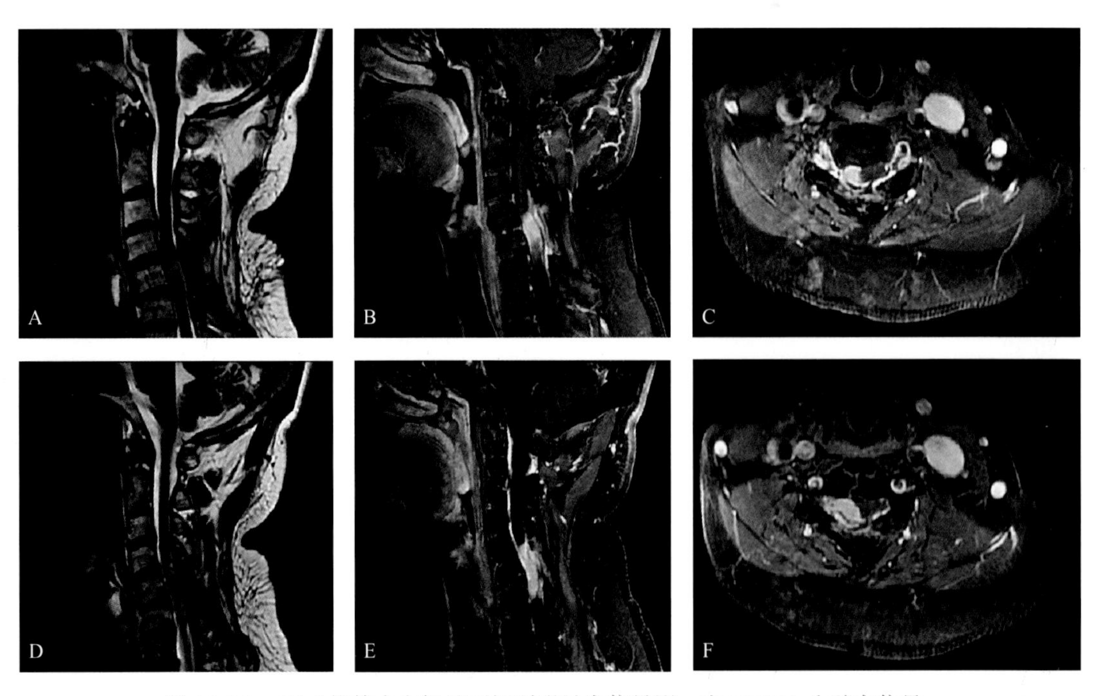

图 12-4-1 C5-6 椎管内右侧见不规则形异常信号影，在 T2W 上为稍高信号，增强扫描明显均匀强化，脊髓受压（A～F）

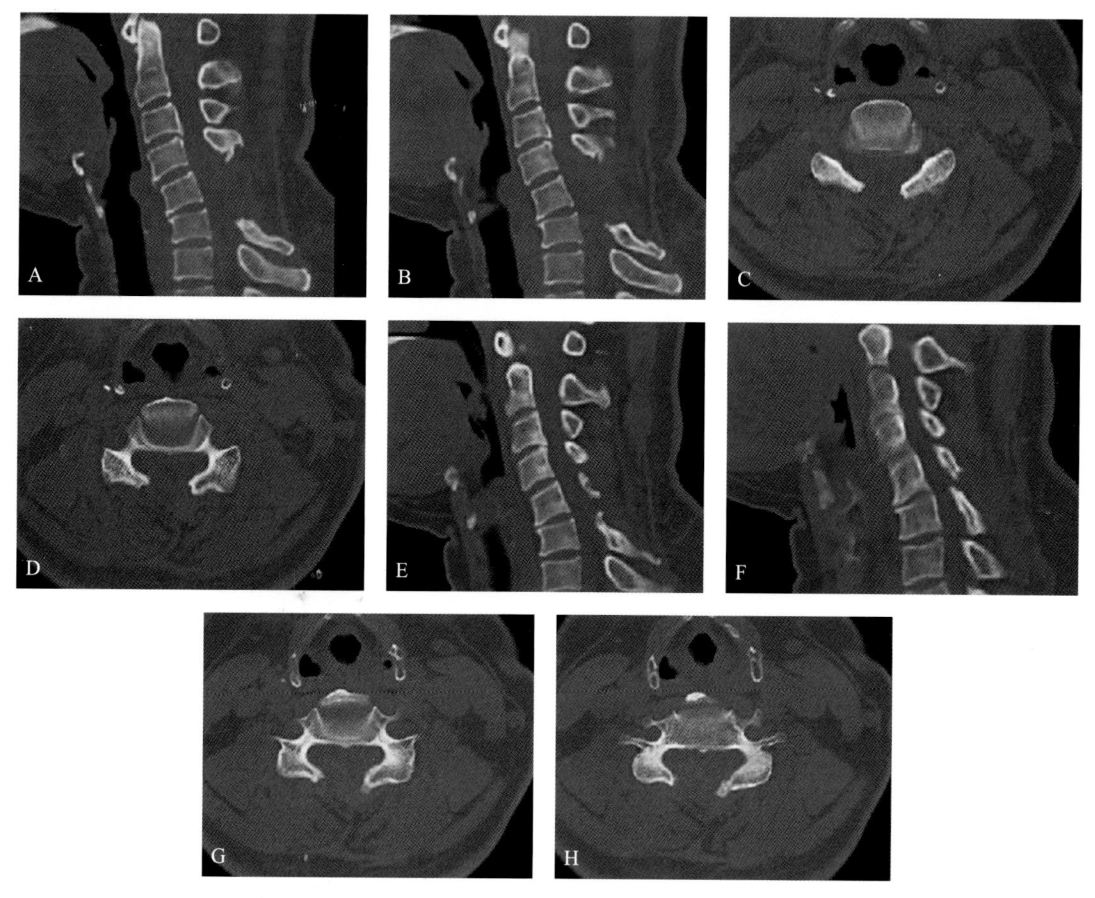

图 12-4-2　颈椎轻度反曲，C5-6 部分附件骨质缺损，C3 椎体略向后移位，
部分椎体缘及椎小关节骨质增生硬化（A～H）

二、诊疗经过

患者入院体检示右上肢肌力Ⅳ级，余肢体肌力Ⅴ级，右侧 Hoffmann 征（＋）。予患者完善术前检查后行后正中入路椎管内肿瘤切除＋颈椎融合固定术，术中见肿瘤主体位于第 5、6 颈椎水平，位于脊髓右侧，大小约 5cm×1.5cm 大小，质韧，色黄，包膜完整。神经剥离子分离肿瘤周围与脊髓界面，完整切除肿瘤，刮勺刮除硬脊膜内膜，电凝烧灼硬脊膜，Simpson Ⅰ级切除。止血满意，人工硬膜修补缝合硬脊膜。C4-6 侧块植入螺钉（强生 Synapse），连接棒固定。

三、最终诊断

术后病理回报：肿瘤细胞排列呈漩涡样，瘤细胞密集，伴大量沙砾体形成，结合临床及免疫组化染色结果（Vimentin＋、EMA＋、P53-、S100 少许弱＋、GFAP 少许＋、PR＋、Ki67 5%＋），符合砂砾体型脊膜瘤，WHO Ⅰ级。

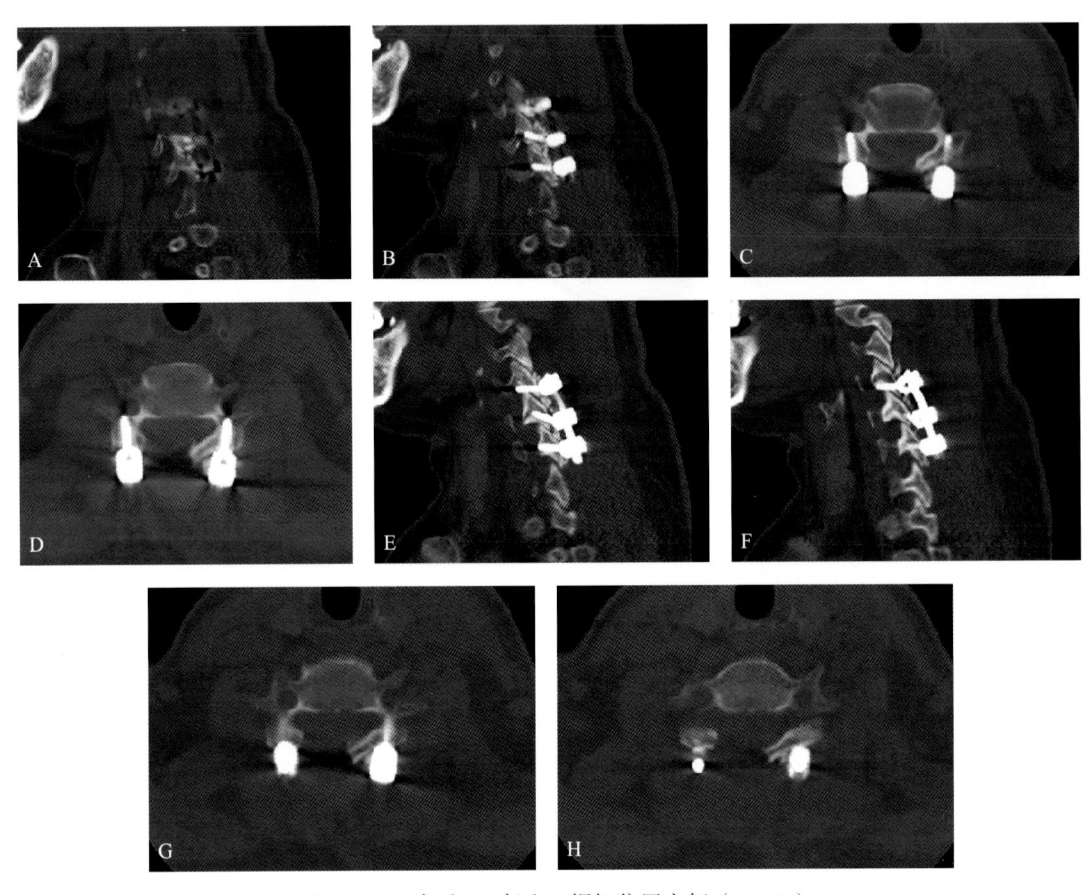

图 12-4-3 术后 CT 复查，螺钉位置良好（A～H）

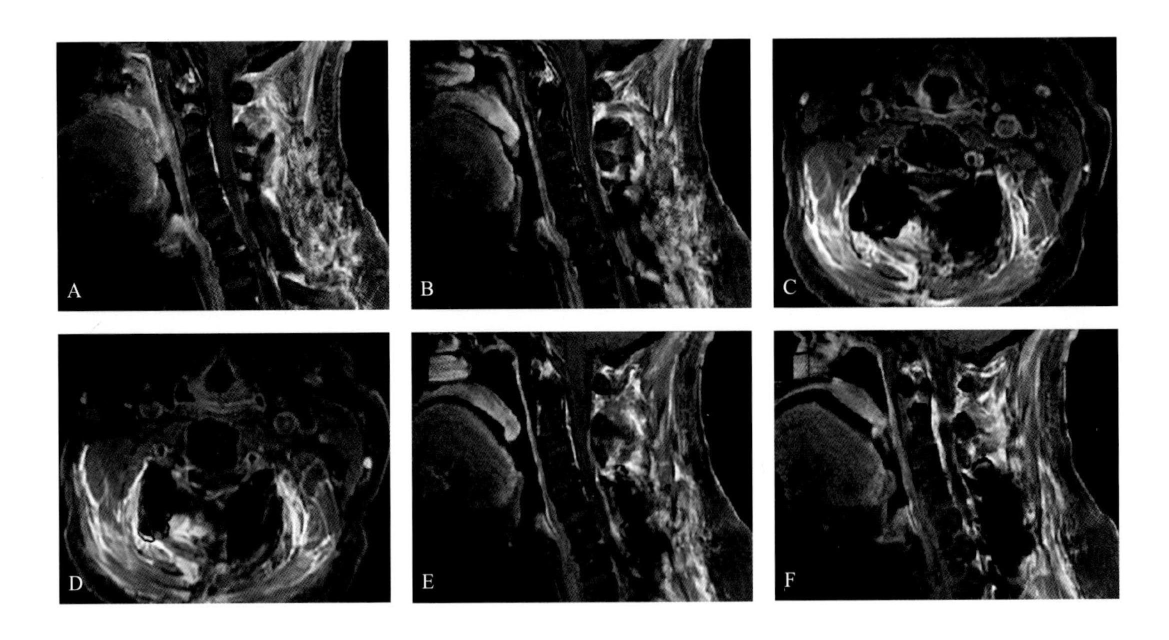

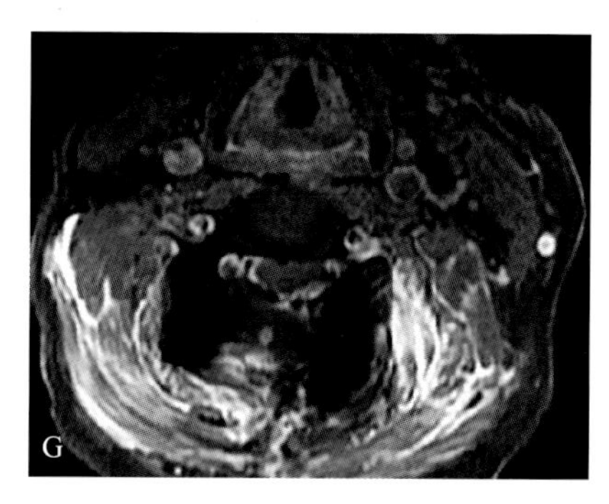

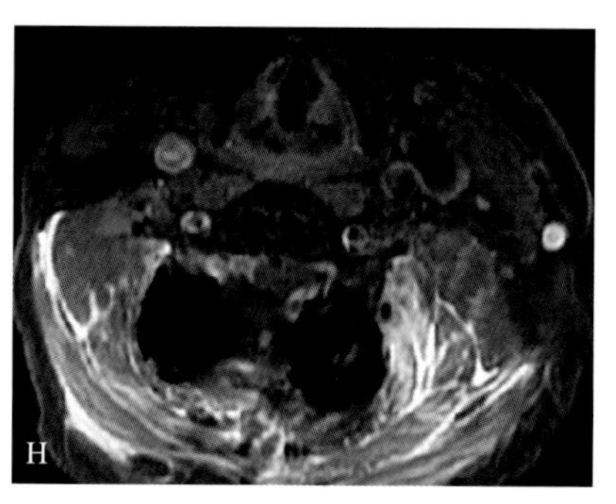

图 12-4-4 术后 MRI 复查，肿瘤切除满意（A～H）

术后 1 个月随访，患者右上肢麻木，肌力Ⅳ级，余肢体肌力正常，大小便正常，返当地医院积极康复治疗。

四、讨论

脊膜瘤也被称为脑膜瘤，起源于沿神经轴任何部位的蛛网膜细胞，大约 90% 的肿瘤发生于颅内，有报道称脊（脑）膜瘤与神经纤维瘤病有关。

椎管内脊膜瘤最常发生于胸椎，肿瘤往往紧贴硬脊膜，手术中需要切除硬脊膜才能达到全切，它也可沿神经根向硬膜内和硬膜外生长。脊膜瘤通常生长缓慢、为侵袭性病变，并且可能破坏骨质。病理学上，椎管内脊膜瘤表现出与颅内病变具备同样的特征，钙化灶可能提示脊膜瘤的组织学诊断。脊膜瘤可有细胞数量或血管供应增多的区域及出血区域。对于有复发倾向的肿瘤，临床考虑其存在恶性或具有侵袭性。

脊膜瘤首选手术切除，对于脊膜瘤起源的硬膜通常采取烧灼术，偶尔采取切除。为实现全切有时需牺牲胸段脊神经根，颈段和腰段神经根在手术中应尽可能保留。对于次全切除的患者需定期随访，以确定是否出现再生，对于有症状的复发性肿瘤仍建议手术治疗。对于不能接受进一步手术的复发患者，可以采用放疗。

参考文献

ANTINHEIMO J, SANKILA R, CARPÉN O, et al. Population-based analysis of sporadic and type 2 neurofibromatosis-associated meningiomas and schwannomas [J]. Neurology, 2000, 54: 71.

CRÉANGE A, ZELLER J, ROSTAING-RIGATTIERI S, et al. Neurological complications of neurofibromatosis type 1 in adulthood [J]. Brain, 1999, 122 (Pt 3): 473.

DOW G, BIGGS N, EVANS G, et al. Spinal tumors in neurofibromatosis type 2. Is emerging knowledge of genotype predictive of natural history? [J] J Neurosurg Spine, 2005, 2: 574.

GERSZTEN P C, BURTON S A, OZHASOGLU C, et al. Radiosurgery for benign intradural spinal tumors [J]. Neurosurgery, 2008, 62: 887.

LEE J W, LEE I S, CHOI K U, et al. CT and MRI findings of calcified spinal meningiomas: correlation with pathological findings [J]. Skeletal Radiol, 2010, 39: 345.

SACHDEV S, DODD R L, CHANG S D, et al. Stereotactic radiosurgery yields long-term control for benign intradural, extramedullary spinal tumors [J]. Neurosurgery, 2011, 69: 533.

（张培海）

病例 5 骶尾部脊索瘤

一、病历摘要

患者，女性，52 岁，主因“脊索瘤术后 5 年，二便障碍伴左下肢麻木 4 年余”入院。患者 5 年前因“骶尾部脊索瘤”于外院行手术治疗，患者术后二便障碍及左下肢麻木 4 年余，具体表现为小便困难，尿不尽，反复出现泌尿系感染，大便困难，开塞露及通便药物辅助。术后定期复查，肿瘤复发，持续增大，为行手术治疗门诊以“骶尾部脊索瘤复发”为诊断入院。

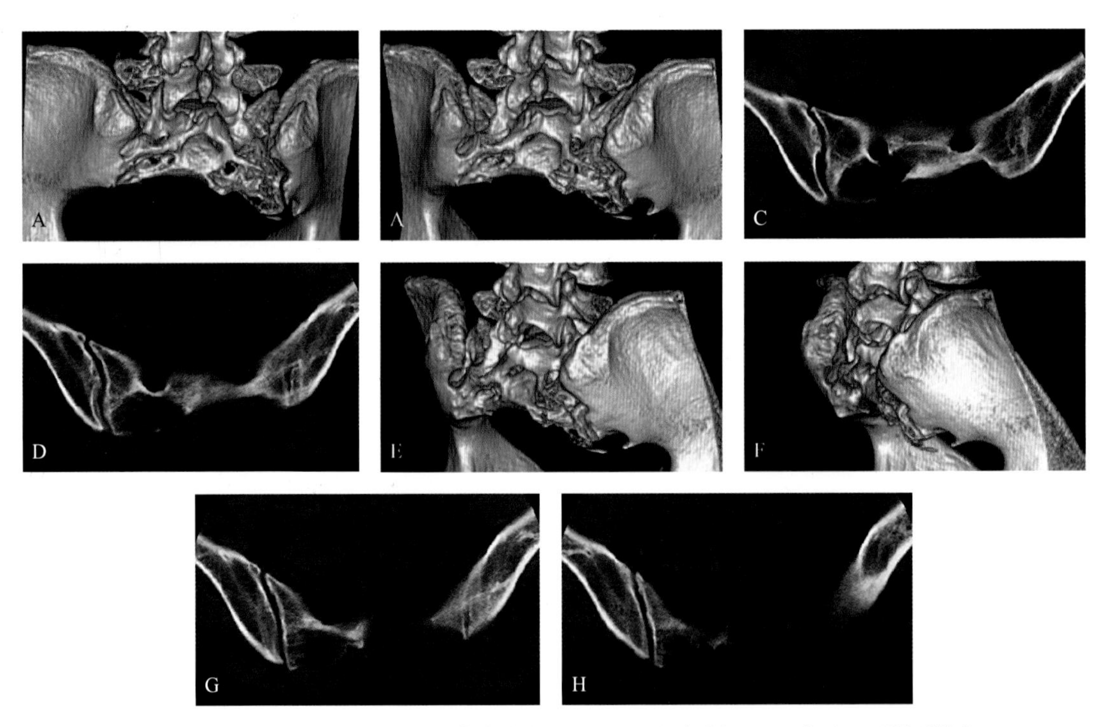

图 12-5-1 骶尾部 CT 提示骶尾部脊索瘤术后，S2 见骨质破坏，S2 水平以下骨质缺如，骶尾部、左臀部见多发软组织肿块（A～H）

二、诊疗经过

患者入院体检示双下肢肌力 IV 级，肌张力尚可。左侧 T12 水平以下浅感觉减退，左

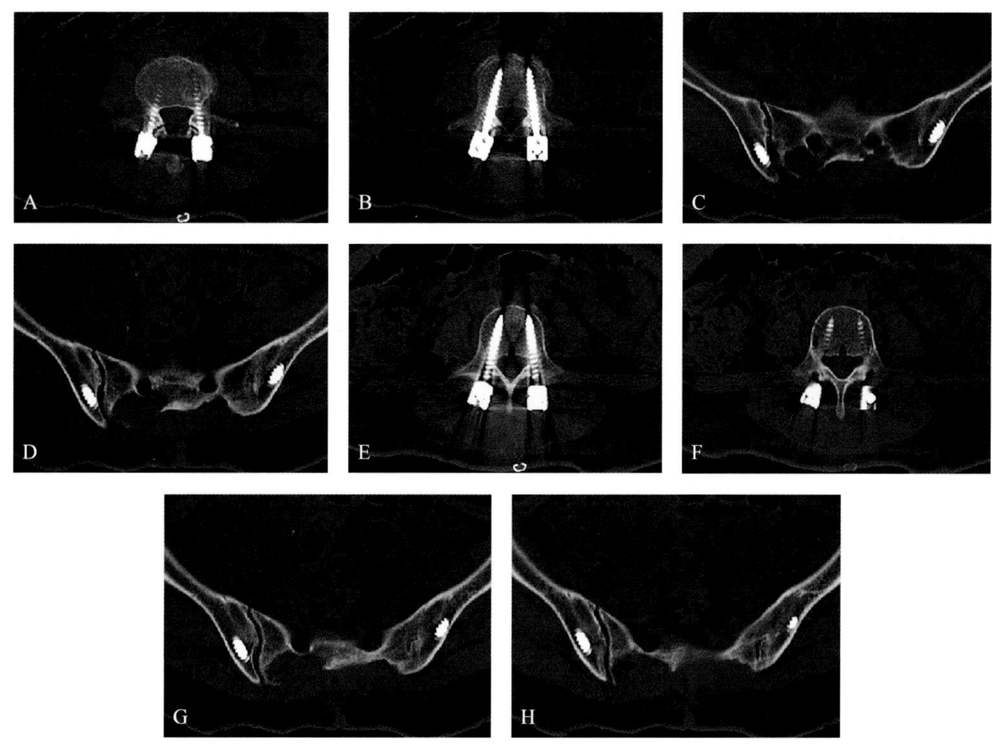

图 12-5-2　术后 CT 复查示，螺钉位置满意（A～H）

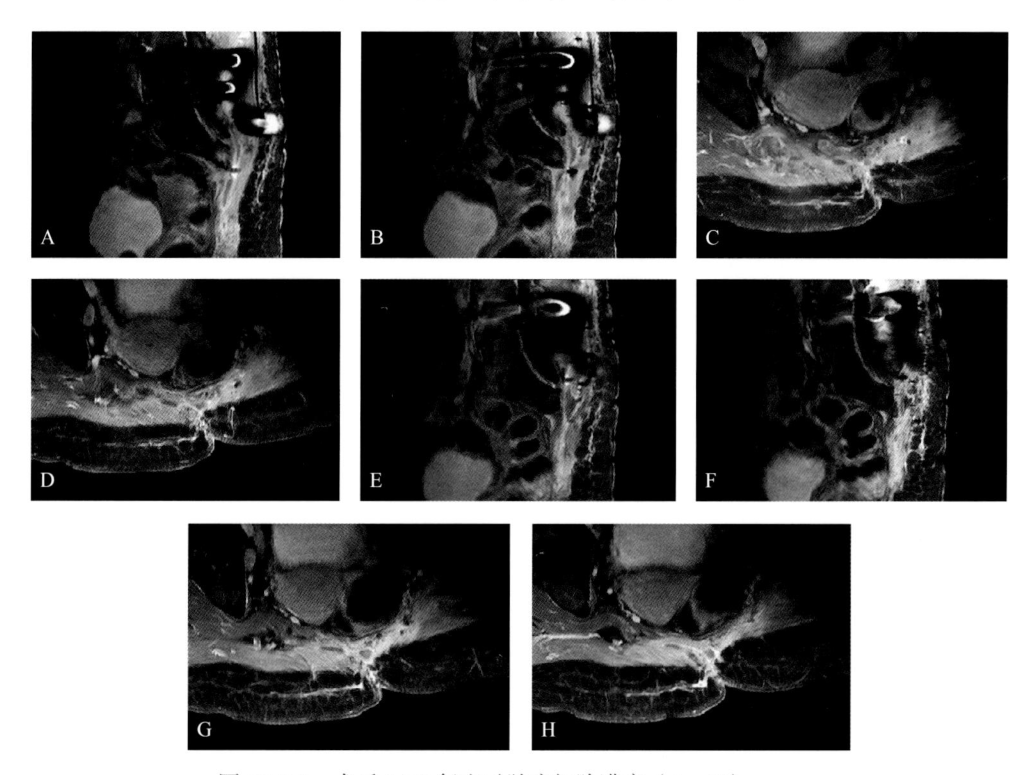

图 12-5-3　术后 MRI 复查示肿瘤切除满意（A～H）

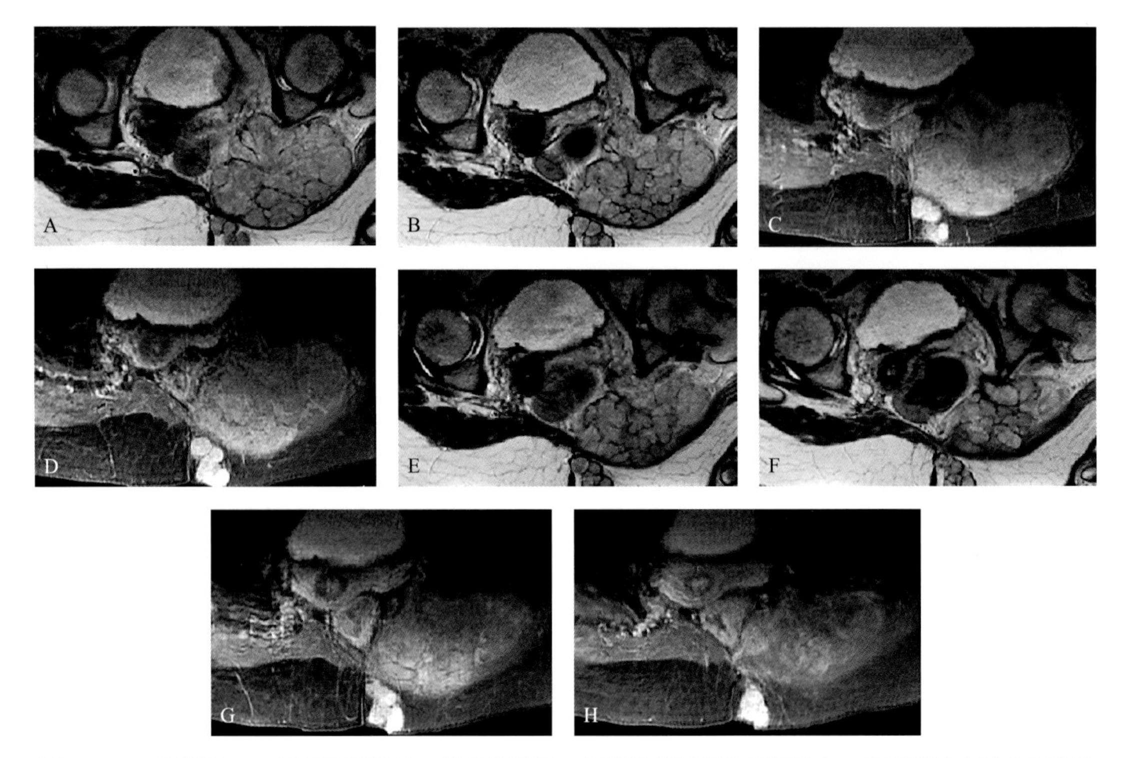

图 12-5-4 骶尾部 MRI 提示双侧髂骨、骶骨及周围、左臀部骶管旁及竖脊肌内、皮下脂肪内可见多发团块状长 T1 长 T2 信号，边界清楚，增强扫描病变明显强化（A～H）

臀部可及 10cm 左右肿物，质韧，活动度差，既往手术引流口处可及肿物，双侧 Babinski 征（－）。予患者完善术前检查后行椎管内肿瘤切除＋脊柱融合固定术，术中见左侧骶 1 水平左右筋膜层可及质韧肿物，大小约 3cm×3cm，完整切除。探查左侧腰 5 椎间孔区，可见肿瘤组织，累及腰 5 椎体附件，完整刮除后单极灼烧。继续向下逐层分离左侧臀部肿物，可及大小约 8cm×10cm 左右质韧肿物，穿透臀大肌深面至结肠背侧，术中全切肿瘤。探查右侧骶 1～2 椎体，亦存在肿瘤累及，予刮勺局部刮除后单极灼烧。

肿瘤全部切除彻底止血后，行 O-arm 扫描，图像传输至导航系统，制定导航计划后，遵导航指引，双侧腰 4 椎弓根置入螺钉 2 枚，右侧腰 5 椎弓根置入螺钉 1 枚，双侧髂骨置入螺钉 2 枚，置入连接棒 2 枚，术中 O-arm 再次扫描，确认螺钉位置，逐层缝合。

三、最终诊断

术后病理回报：肿瘤组织富含黏液，黏液样间质中见团片状排列的肿瘤细胞，瘤细胞立方形，胞质淡染，部分胞质内可见空泡，细胞轻 - 中度异型性，可见片状出血坏死，较多淋巴细胞浸润。

免疫组化染色：AE1/AE3（＋）、EMA（＋）、CK8/18（＋）、Vimentin（＋）、S100（－）、D2-40（－）、GFAP（－）、CEA（－）、Ki-67（8%）。

综上：结合病史符合脊索瘤复发。另见游离皮肤组织，真皮及皮下组织内可见肿瘤。

术后1个月随访，患者自主下地活动，腰骶部疼痛，尿频尿急，偶有尿失禁，便秘，双下肢肌力Ⅳ级，返当地医院积极康复治疗。

四、讨论与总结

脊索瘤是一种罕见的、生长缓慢的局部侵袭性骨肿瘤，起源于胚胎残余的脊索组织。脊索瘤好发于中轴骨，以颅底蝶枕区和骶骨区最常见，在成人中，50%的脊索瘤累及骶尾区，35%发生于颅底，15%见于脊柱的其他部位。

脊索瘤是具有囊性和实性区域的凝胶状粉红色或灰白色包块。脊索瘤的初次治疗建议局部扩大切除术，虽然全切是理想治疗，许多情况下由于手术入路的解剖学限制以及肿瘤与邻近的关键正常结构相靠近，实际临床工作中往往不可行。因此，常采用术后放疗。

全身性治疗，以最大化手术和/或放疗后复发脊索瘤的治疗，目前主要集中于分子靶向治疗。一项前瞻性Ⅱ期研究和多项观察性病例系列研究显示了伊马替尼显著的抗肿瘤活性。对于表达PGFRB和/或PDGFB的进行性、晚期或转移性脊索瘤可使用伊马替尼，对于早期有效后期耐药的患者可联合其他化疗药。

参考文献

CASALI P G, MESSINA A, STACCHIOTTI S, et al. Imatinib mesylate in chordoma [J]. Cancer, 2004, 101: 2086.

CHORDOMA. In: Bone tumors: Diagnosis, treatment and prognosis [M]. 2nd ed. Philadelphia: WB Saunders, 1991. 599.

HARBOUR J W, LAWTON M T, CRISCUOLO G R, et al. Clivus chordoma: a report of 12 recent cases and review of the literature [J]. Skull Base Surg, 1991, 1: 200.

HEFFELFINGER M J, DAHLIN D C, MACCARTY C S, et al. Chordomas and cartilaginous tumors at the skull base [J]. Cancer, 1973, 32: 410.

OSAKA S, KODOH O, SUGITA H, et al. Clinical significance of a wide excision policy for sacrococcygeal chordoma [J]. J Cancer Res Clin Oncol, 2006, 132: 213.

Pathology and genetics of tumours of the nervous system. In: World Health Organization Classification of Tumours of the Nervous System, Editorial and Consensus Conference Working Group, Louis DN, Ohgaki H, Wiestler OD, et al [M]. Lyon: IARC Press, 2007.

PERZIN K H, PUSHPARAJ N. Nonepithelial tumors of the nasal cavity, paranasal sinuses, and nasopharynx. A clinicopathologic study. XⅣ: Chordomas [J]. Cancer, 1986, 57: 784.

RICH T A, SCHILLER A, SUIT H D, et al. Clinical and pathologic review of 48 cases of chordoma [J]. Cancer, 1985, 56: 182.

STACCHIOTTI S, CASALI P G, LO VULLO S, et al. Chordoma of the mobile spine and sacrum: a retrospective analysis of a series of patients surgically treated at two referral centers [J]. Ann Surg Oncol, 2010, 17: 211.

STACCHIOTTI S, LONGHI A, FERRARESI V, et al. Phase II study of imatinib in advanced chordoma [J]. J Clin Oncol, 2012, 30: 914.

STACCHIOTTI S, MARRARI A, TAMBORINI E, et al. Response to imatinib plus sirolimus in advanced chordoma [J]. Ann Oncol, 2009, 20: 1886.
VOLPE R, MAZABRAUD A. A clinicopathologic review of 25 cases of chordoma (a pleomorphic and metastasizing neoplasm) [J]. Am J Surg Pathol, 1983, 7: 161.
YORK J E, KACZARAJ A, ABI-SAID D, et al. Sacral chordoma: 40-year experience at a major cancer center [J]. Neurosurgery, 1999, 44: 74.

（张培海）

病例 6　颈椎管神经鞘瘤

一、病历摘要

患者，女性，55 岁，主因“颈部不适 2 年，加重伴肢体麻木乏力 1 个月”入院。患者 2 年前无明显诱因出现颈部不适，未系统治疗，近 1 个月患者症状加重明显，伴双手麻木、力量下降，双下肢乏力，远距离行走困难，走路踩棉花感，伴体位性头晕，双下肢放射性疼痛，右侧较重，就诊于当地医院，行颈椎 MRI 检查，提示“枕骨大孔至颈 2 水平椎管内占位性病变”，为手术治疗以“椎管内占位性病变”为诊断入院。

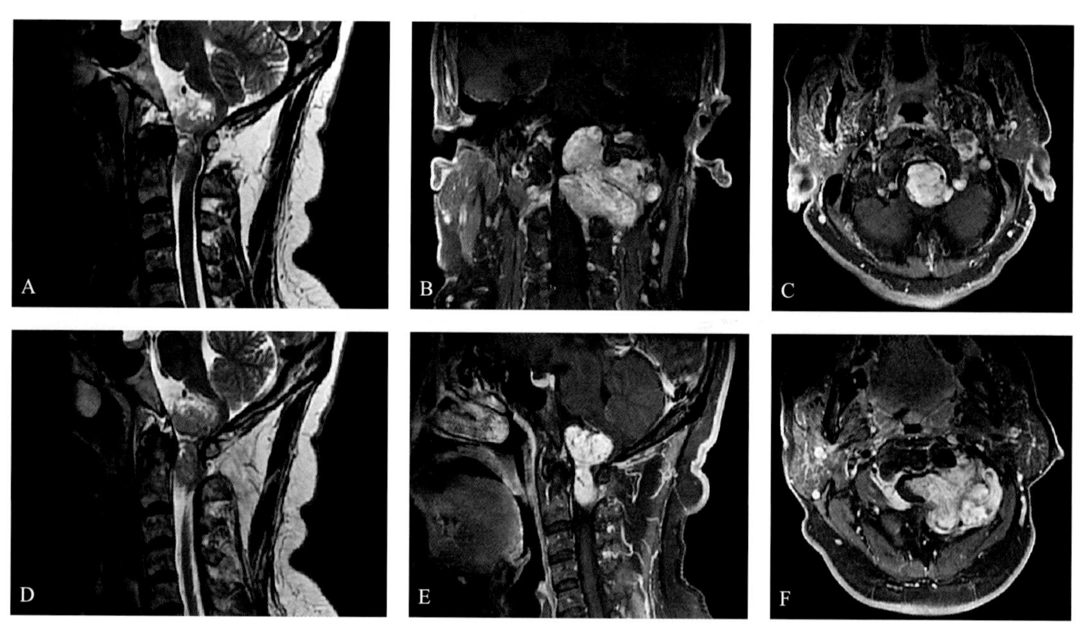

图 12-6-1　颅底至 C2 椎体后方占位明显不均匀强化，邻近延髓及脊髓明显受压移位，病变向左侧椎间孔及左侧咽旁间隙凸入（A～F）

二、诊疗经过

患者入院体检示双上肢肌力Ⅳ级，右下肢肌力Ⅳ级，左下肢肌力Ⅲ级，肌张力尚可。生理反射存在，双侧 Babinski 征可疑（＋），Hoffmann 征（－）。予患者完善术前检查后行左远外侧入路颅底及椎管内肿瘤切除术，术中见肿瘤自寰椎上下生长突出至枕下肌肉间隙内，肿瘤边界清晰，有完整包膜，将左侧寰椎后弓包裹，显微镜下电凝切开肿瘤包膜，瘤内切除部分肿瘤，见肿瘤起源自左侧 C1、C2 神经根，镜下分块切除肿瘤。探查颅底病变，见肿瘤发自舌下神经，神经增粗，舌下神经孔扩大，予以电凝切断左侧舌下神经，切除肿瘤。

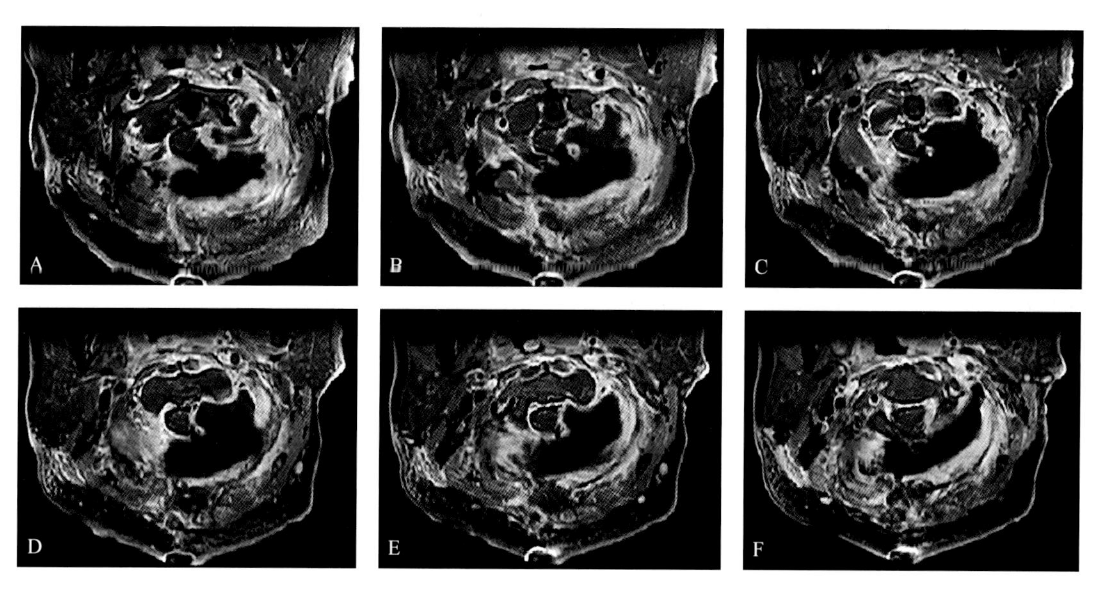

图 12-6-2 术后 MRI 复查，肿瘤切除满意，术区积液（A～F）

三、最终诊断

术后病理回报：梭形细胞肿瘤，细胞排列疏密不均，可见 AntoniA 区及 AntoniB 区，可见栅栏状结构，间质血管丰富，灶状出血，部分管壁玻璃样变性，散在少量淋巴细胞浸润。免疫组化染色：S-100（＋）、Vimentin（＋）、MBP（－）、NF（－）、SMA（－）、EMA（局灶弱＋）、Ki-67（2-3%＋）。综上，神经鞘瘤。

术后 1 月随访，患者左侧后枕部麻木，伸舌左偏，双上肢肌力Ⅴ级，双下肢肌力Ⅳ级，大小便正常，返当地医院积极康复治疗。

四、讨论

神经鞘瘤属于神经鞘膜肿瘤（nerve sheath tumors，NSTs），后者起源于硬膜内髓外间隙，约占脊髓肿瘤的25%。NST可能是散发性的，也可以由以下任一遗传性疾病导致：1型神经纤维瘤病（neurofibromatosis type 1，NF1）、2型神经纤维瘤病（neurofibromatosis type 2，NF2）及施万细胞瘤病（也称神经鞘瘤病）。

神经鞘瘤起自肉眼可辨的神经，通常以生长物出现，与神经密切相关，但界限相对清楚。S-100蛋白免疫化学染色显示，肿瘤增生组织中几乎都是施万细胞。神经丝染色证实，肿瘤增生组织中极少有或没有轴突。

神经鞘瘤的临床症状取决于受累的脊髓水平，患者常有疼痛表现，一般在夜间或清晨加重，白天缓解。神经鞘瘤起源于背侧感觉神经根，可能表现为神经根性感觉改变。有运动障碍表现的患者并不常见，除非病变巨大，脊髓受压明显。

一旦瘤体生长到临界大小并压迫脊髓，脊髓受累的症状和体征便可迅速进展。临床上需要与其他疾病鉴别，包括：椎间盘突出、肌萎缩侧索硬化症、多发性硬化、横贯性脊髓炎以及其他硬膜外和硬膜内脊髓肿瘤。增强MRI是临床常用的诊断方法之一，增强扫描时病变多呈弥散性增强，但存在肿瘤内囊肿、出血或坏死时可呈不均匀性增强。

手术切除是大多数神经鞘瘤患者的首选治疗。对于散发性肿瘤患者，预后通常较好；对于神经纤维瘤病患者，则有显著的多发肿瘤风险。

参考文献

GERSZTEN P C, CHEN S, QUADER M, et al. Radiosurgery for benign tumors of the spine using the Synergy S with cone-beam computed tomography image guidance [J]. J Neurosurg, 2012, 117 Suppl: 197.

LEVY W J, LATCHAW J, HAHN J F, et al. Spinal neurofibromas: a report of 66 cases and a comparison with meningiomas [J]. Neurosurgery, 1986, 18: 331.

MCCORMICK P C. Surgical management of dumbbell and paraspinal tumors of the thoracic and lumbar spine [J]. Neurosurgery, 1996, 38: 67.

NITTNER K. Spinal meningiomas, neurinomas and neurofibromas, and hourglass tumours. In: Handbook of Clinical Neurology, Vinken PH, Bruyn GW (Eds) [M]. New York: Elsevier, 1976. 177.

Pathology and genetics of tumours of the nervous system. In: World Health Organization Classification of Tumours of the Nervous System, Editorial and Consensus Conference Working Group, Louis DN, Ohgaki H, Wiestler OD, et al [M]. Lyon: IARC Press, 2007.

SACHDEV S, DODD R L, CHANG S D, et al. Stereotactic radiosurgery yields long-term control for benign intradural, extramedullary spinal tumors [J]. Neurosurgery, 2011, 69: 533.

（张培海）

第13章　整形外科疾病

病例1　唇腭裂术后鼻畸形

一、病历摘要

患儿女性，主因“左侧唇裂12年，唇裂术后继发畸形10余年”入院。患儿出生时伴左侧完全性唇裂，裂隙至鼻底部。1岁时于当地医院行唇裂修复手术。术后继发畸形，遗留有上唇及鼻翼畸形。否认进食、发音等方面的问题。本次入院为行进一步手术治疗改善外形。

查体：唇裂术后继发畸形，左侧鼻基底塌陷，左侧鼻翼略低、鼻孔扁平，鼻尖圆顿。上唇可见手术瘢痕，唇红可见切迹（见图13-1-1）。

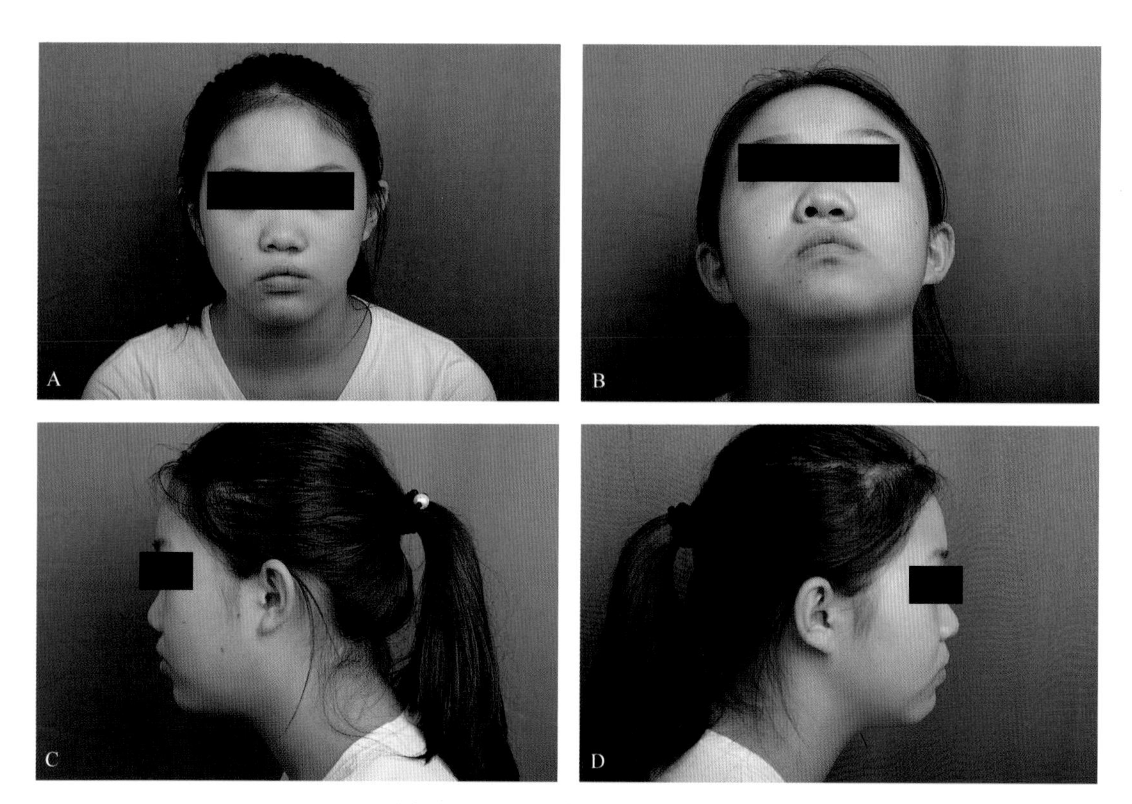

图13-1-1　患儿术前照片（A～F）

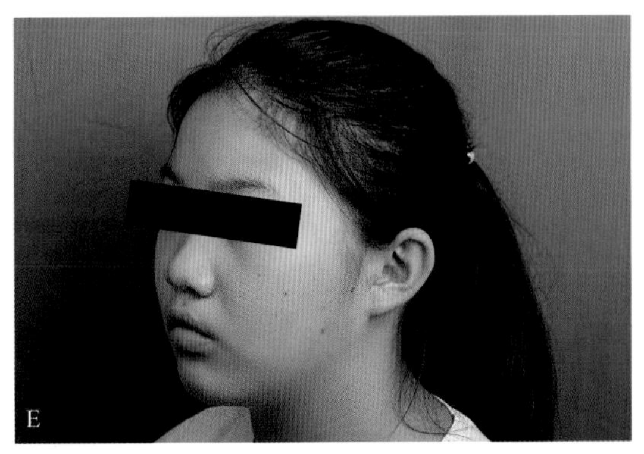

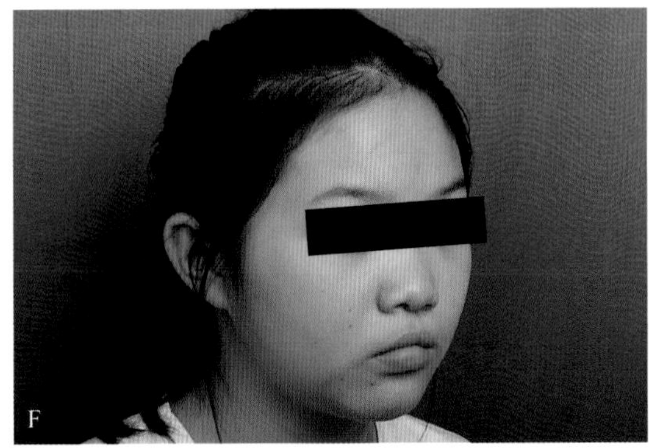

图 13-1-1（续）

二、临床决策

1. 诊断

①先天性唇裂；②先天性唇裂术后继发畸形。

2. 治疗决策

患儿唇裂术后鼻畸形主要表现为患侧鼻翼低、鼻基底塌陷，以及上唇部手术瘢痕，遂决定行唇裂瘢痕修复＋鼻畸形矫正术。

3. 手术过程

（1）患者取平卧位。

（2）常规消毒，铺无菌巾单。

（3）亚甲蓝沿上唇原瘢痕周缘设计切口，左侧鼻翼基底及左侧鼻翼下极设计切口，左侧红唇设计 W 切口，红唇正中设计 V-Y 切口。

（4）0.5% 利多卡因局部麻醉术区。

（5）15# 圆刀沿切口线切开皮肤全层，并沿皮下层分离，完整切除增生性瘢痕。切开口轮匝肌，折叠缝合重建人中嵴，切开左侧鼻翼处切口，分离至骨面，放置硅胶块，抬高左侧鼻翼基底。3-0 pds 固定。

（6）0.9%NS 冲洗术区，彻底电凝止血。

（7）将左侧鼻翼内旋，6-0 可吸收及 7-0 尼龙分层缝合切口。

（8）上唇 6-0 可吸收，7-0 尼龙分层缝合关闭切口，红唇 W 型切口分层缝合，红唇正中 V-Y 推进缝合切口。

4. 术后

患儿术后 3 个月可见左侧鼻基底塌陷较前缓解，鼻翼较前对称（见图 13-1-2）。

三、讨论与总结

唇裂（伴或不伴腭裂）是最常见的先天性畸形，发病率为 0.2‰～2.3‰，男孩较多见，左侧唇裂∶右侧唇裂∶双侧唇裂发生率大致接近于 6∶3∶1。胚胎发育过程中，唇部

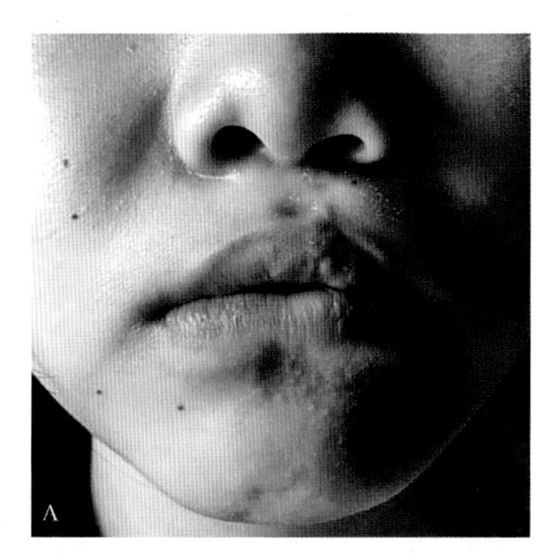

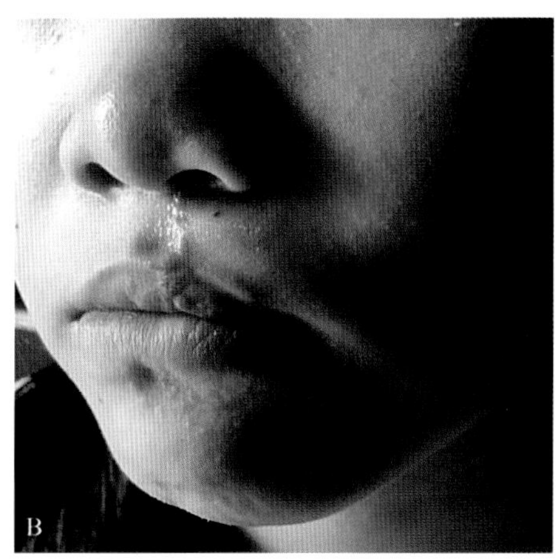

图 13-1-2　术后照片（A、B）

的形成发生在妊娠的第 4～7 周。原口是口腔与鼻腔的基础，原口周围有 5 个突起，分别为顶部的鼻突、第一腮弓形成的一对上颌突和一对下颌突，其中双侧上颌突和鼻突最终融合成上唇，在此过程中，如有一侧或者双侧仅有部分连接或者是不连接，就出现了单侧或者双侧不完全性（唇裂的裂隙未达鼻底）或者完全性唇裂（唇裂的裂隙达到鼻底）。完全性唇裂较不全完型唇裂对鼻部形态影响大。

唇裂的发病机制尚未完全研究清楚，一般认为唇裂的发生原因有两方面，遗传因素和非遗传因素，后者主要包括营养缺乏、药物影响、病毒感染、孕妇不良情绪及孕早期接触射线有关。

该患儿为先天性单侧完全性唇裂，此类畸形由于唇裂裂隙的存在，口轮匝肌失去正常的环形结构，断裂的肌纤维由原来的水平方向转为垂直，附着于患侧鼻小柱的根部及裂隙两侧的鼻底，裂隙侧的口轮匝肌及梨状孔骨膜沿着鼻翼基部异常插入，形成了横向的拉力。最终使得患侧鼻小柱过短、鼻小柱偏斜、鼻翼塌陷、鼻翼外侧脚外移、鼻孔扁平、双侧鼻孔不对称等鼻部畸形。

唇裂鼻畸形整复的最终目标是恢复唇鼻部解剖学特征、唇部功能和 / 或鼻部功能，恢复正常的中面部解剖关系并获得长期对称性。唇裂鼻畸形修复包括初期唇裂修复和继发性鼻畸形整复术。初期修复时因患儿年龄太小，耐受手术能力有限，手术主要目的为恢复唇部功能，尽可能最大化鼻腔，并产生有利的瘢痕形状，减少继发鼻整形术的次数及手术复杂程度。在可能的情况下，将继发性鼻畸形修复手术延迟到青春期后是最佳的，女孩面部生长完成的时间大约为 16 岁，男孩为 18 岁左右，在此年龄阶段及以后实行确定性鼻整形手术认为是安全的。此时可以进行更为积极的鼻中隔成形术、截骨术和软骨移植手术而不用担心影响鼻和中面部生长发育。但具体手术方式的选择上应个体化，没有公认的适合所有患者的手术方法。

四、专家点评

唇裂修复术后遗留的鼻畸形约占唇鼻畸形的 84%，是整形外科常见病之一。造成唇裂术后继发畸形的常见原因主要为初次修复手术患者年龄小、操作者手术水平参差不齐、技术水平局限性、畸形复杂难以通过一次手术完全矫正以及随着生长发育过程出现新的畸形。

对于唇裂术后继发鼻畸形的患者，术前除需评估一般情况及手术耐受能力外，需重点评估鼻部畸形特点，有无明显骨性畸形、严重鼻中隔偏曲、阻塞性通气症状等，上述因素均会影响手术器械的准备及手术方式的选择，也将影响手术最终效果及患者满意程度。单侧唇裂术后继发鼻畸形整形手术方式不一，多使用自体软骨、假体等移植物协助畸形矫正，以期获得完美的鼻背、鼻尖、鼻小柱及鼻槛等鼻部形态。手术应充分分离鼻翼软骨或者同期悬吊鼻翼软骨，可选择自体软骨作为改善鼻尖形态及鼻小柱偏曲的移植物，依据鼻翼基底凹陷程度是否使用自体软骨、假体移植等移植物填充患侧鼻槛，提高患者满意率。

近年来，生物仿生学、力学原理、解剖亚单位等概念在文献中很常见到，利用生物力学原理，重构唇鼻肌肉生物力学复合体，无需自体软骨及假体移植，即可达到解剖学修复效果，这可能成为接下来唇裂鼻畸形修复的热点，但其效果仍缺乏大样本随机对照试验的长期疗效评估。

五、亮点精粹

唇鼻部的胚胎发育及解剖特点决定先天性唇裂必然伴随鼻部畸形，其整复手术的最终目的为恢复唇鼻部解剖学特征及功能。幼儿时期所行初次修复手术主要目的为恢复唇部形态及功能，尽可能最大化鼻腔，并产生有利的瘢痕形状。青春期后再行二期修复手术则以最终恢复鼻部美学及功能为目标。由于鼻部形态和功能的复杂性以及初期手术瘢痕的遗留，唇裂鼻裂畸形修复仍然是一个具有挑战性的问题，唇裂鼻畸形手术方式的多样化也进一步验证了这种修复的难度。完全纠正一些鼻子的所有缺陷仍然是许多人难以实现的目标，彻底了解畸形及其矫正方法是成功重建的基础。

（陈鹿嘉　李薇薇）

病例 2　恶性黑色素瘤

一、病历摘要

患者 36 岁男性，因“黑色素肿物”就诊于我科。患者右侧下唇外侧大小约 1cm×1.5cm 的皮肤黑色素肿物，边界尚清，肿物突出于皮面约 1mm，表面色素不均，颗粒状突起，患者自觉近 2 个月左右肿物颜色加深，偶感刺痒（见图 13-2-1）。

二、临床决策

诊断：皮肤黑色素肿物。

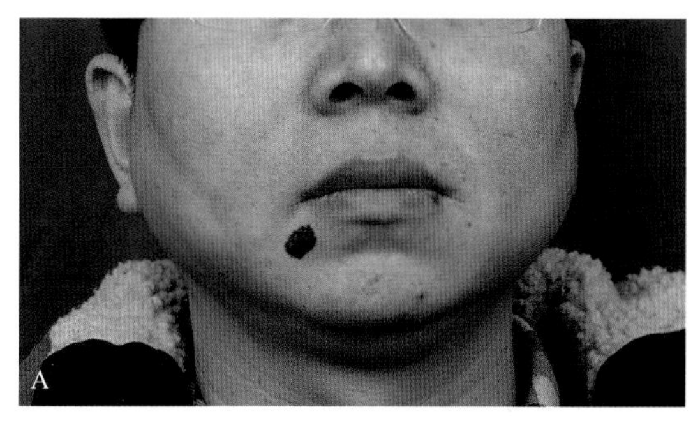

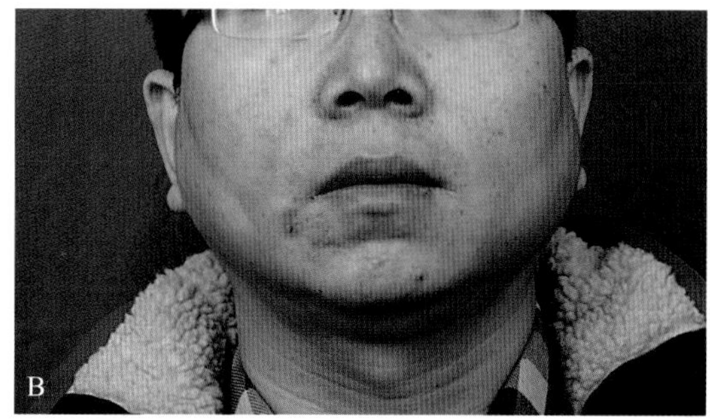

图 13-2-1 术前与术后 7 天拆线即刻对比照（A、B）

治疗方案：患者皮损形状不规则，边界尚清，颜色不均匀，且根据患者描述刺痒症状，不排除恶性黑色素瘤可能，采取皮肤肿物切除术＋口角外菱形皮瓣转移修复术，标本送病理（见图 13-2-2，图 13-2-3）。

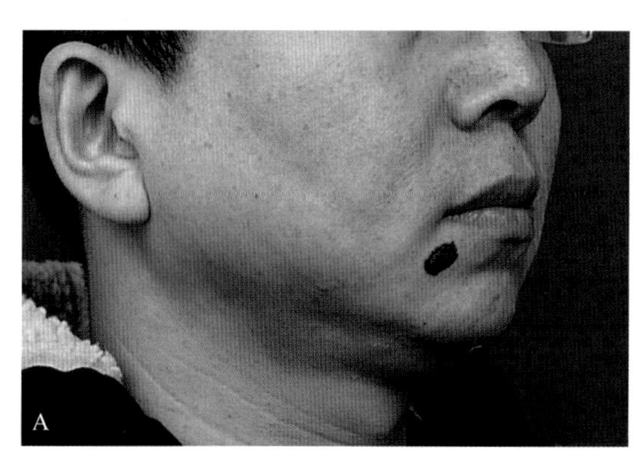

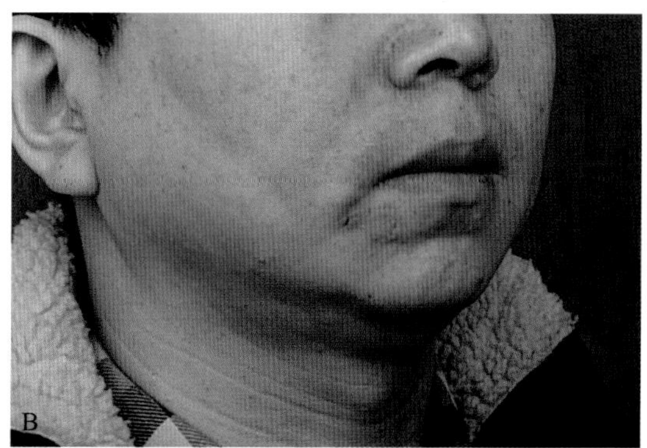

图 13-2-2 术前与术后 7 天拆线即刻对比照（A、B）

三、讨论与总结

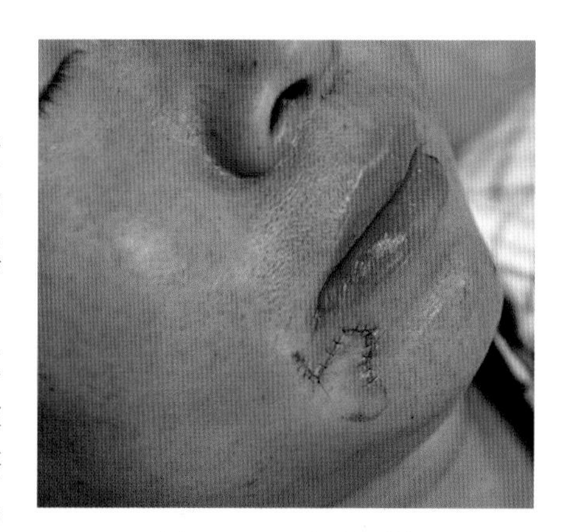

图 13-2-3 术后即刻

皮肤恶性黑色素瘤是源于神经嵴表皮黑色素细胞转化而成的肿瘤，发病率为全身恶性肿瘤的 1%～2%，每年发病率都在持续增长，高转移性是黑色素瘤最重要的特征，多数患者在 10 年内死亡。

主要临床表现为色素性皮损在数月或数年中发生明显变化，包括出血、瘙痒、压痛、溃疡等；一般来讲，症状与发病年龄相关，年轻患者一般表现为瘙痒、皮损颜色变化和界限变大，老年患者一般表现为皮损出现溃疡，通常提示预后不良。

临床组织学分型采用 Clark 分型，分四型：恶性雀斑痣样黑色素瘤（LMM）、浅表扩散性黑色素瘤、肢端雀斑样黑色素瘤 / 黏膜黑色素瘤、结节性黑素瘤（NM）。有资料显示皮肤恶性黑色素瘤的发生与紫外线、先天性痣密切相关，有色人种多发生在肢端、预后差。在所有恶性黑色素瘤的亚洲人中，发生于较少日照部位的肢端部位占72%，目前的数据统计表明近20年间肢端发病比例降低而头面颈部发病率升高。与先天性痣的相关性没有准确可靠的量化标准因其诊断标准特异性不强所致：黑色素细胞累及真皮下部甚至皮下，散在分布于胶原束间，可累及附属器，但多数小痣不具备上述特点（巨痣基本符合），文献数据显示15.8%的皮肤恶性黑色素瘤患者原发部位曾有先天性小痣。

诊断方面，对于可疑皮损可采用ABCDE标准进行判断。A（asymmey）代表不对称，B（border irregularity）代表边界不规则，C（color variegation）代表色彩多样化，D（diameter＞6mm）代表直径大于6mm，E（elevation、evolving）代表皮损隆起、进展。如果皮损符合ABCDE标准高度怀疑恶性黑素瘤，需取活检进行组织病理学检查进一步确诊。病理分级：

1. 根据侵袭深度分为5级。分级越高预后越差

Ⅰ级：瘤细胞限于基底膜以上的表皮内。

Ⅱ级：瘤细胞突破基底膜侵犯到真皮乳头层。

Ⅲ级：瘤细胞充满真皮乳头层，并进一步向下侵犯，但未到真皮网状层。

Ⅳ级：瘤细胞已侵犯到真皮网状层。

Ⅴ级：瘤细胞已穿过真皮网状层，侵犯到皮下脂肪层。

2. 根据垂直厚度（目镜测微器测量从颗粒层到黑瘤最深处的厚度）分为5级

Ⅰ期，黑素瘤病变＜1.5 mm；Ⅱ期，病变厚度＞1.5 mm，两期均无淋巴结转移；Ⅲ期有局部淋巴结转移或局部播散转移；Ⅳ期有远处转移。

对早期未转移的损害应手术切除，如果是指（趾）恶性黑素瘤，可采用截指（趾）术。应切除受累淋巴结，但预防性淋巴结切除仍有争议。对于发生广泛转移者可采用联合化疗、放射及生物治疗。

局部、无淋巴结及远处转移者预后较好。Ⅰ/Ⅱ期女性生存率高于男性，躯干、头颈部原发黑色素瘤比四肢的差。高龄与黑色素瘤存活率成反比，Ⅲ期黑色素瘤具有明显不同的预后：溃疡和淋巴结转移数量多提示预后差，Ⅳ期黑色素瘤重要的预后因素是远处转移的位置，内脏转移比非内脏（皮肤及远端淋巴结）转移预后差。

四、专家点评

恶性黑色素瘤早期诊断是关键，早期完整手术切除是首选治疗方法，手术方式根据分期选择。对于无转移的局部原发病变，先进行包括全部深度病变的切取活检，再根据Breslow厚度行广泛切除。若原位病变切除范围为0.5 cm，＜1 mm切除范围为1 cm，1～4mm切除范围为2 cm，＞4 mm切除范围为2～3 cm。病变厚度虽＜1 mm但有溃疡、穿透水平Ⅳ或Ⅴ、或由于部分退化而无法确定深度则手术切除后应进一步分期或诊断。因需要保证切缘阴性，往往且要在原皮损基础上进行扩切，导致创面皮肤缺损较大，原病灶切除后的创面修复常采取创周皮瓣转移修复的方法完成。

五、亮点精粹

患者术前可疑病灶位于右侧口角下侧，大小约 1cm×1.5cm，原病灶扩切后的创面约 1.5cm×2cm，直接拉拢缝合会导致口角变形影响容貌，因此选用口角外菱形皮瓣对创面进行覆盖修复，以保证术后双侧口角的对称性。完整切除病灶的情况下，采用整形外科皮瓣转移技术完成创面修复以求达到美观是越来越多人的诉求，各个部位的皮瓣设计是技术难点及重点。

（胡　娟　李薇薇）

病例 3　肩部巨大非典型性脂肪性肿瘤

一、病历摘要

患者男，75 岁，山西省人。50 年前无明显诱因发现左肩背部肿块，无疼痛、发热，活动不受限；随时间肿块缓慢增大，长至似“小西瓜”大小，影响患者平卧休息；1 个月前皮肤表面出现小面积破溃，创面外露，间断结痂不完全愈合；当地医院给予抗生素、换药处理，破溃无明显好转，且伴明显疼痛，为行进一步治疗于 2017 年 12 月入住清华大学附属北京清华长庚医院整形外科。既往慢性阻塞性肺疾病、慢性心功能不全 6 年，高血压 10 年。专科查体：左侧肩背部巨大肿物，15cm×12cm×10cm，近似长球形，形态规整，与周边皮肤边界清。肿物表面皮肤可见多条充盈的静脉曲张血管，顶部可见类圆形皮肤破溃创面，直径约为 5.0cm，创面其间散在分布黄色痂皮，伴少许脓性分泌物，表面粗糙干燥。肿物质地韧，可移动，移动性差（见图 13-3-1A）。辅助检查（见图 13-3-2）：左肩部肿块增强 MRI：左颈肩部皮下占位，考虑脂肪瘤，局部肉瘤间变待除外，必要时穿刺活检。颈动脉 CT 三维成像（增强）：左侧肩背部巨大脂肪瘤，供血动脉源于甲状颈干。

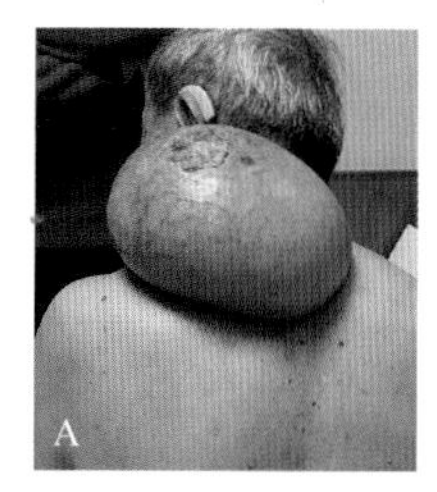
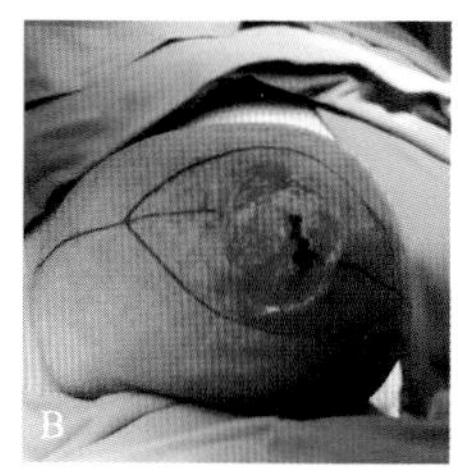
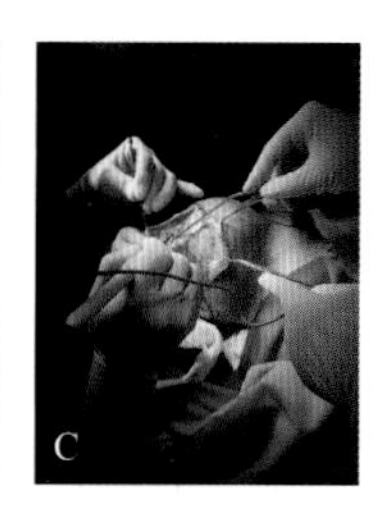
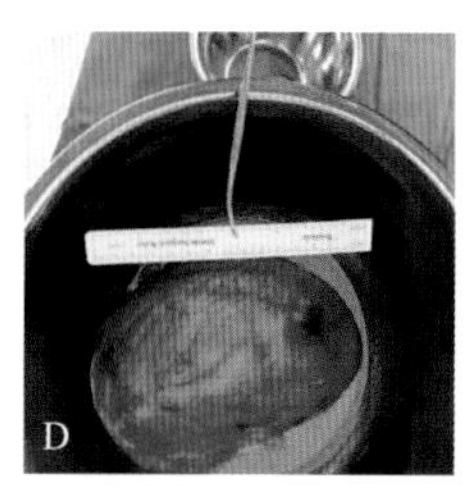
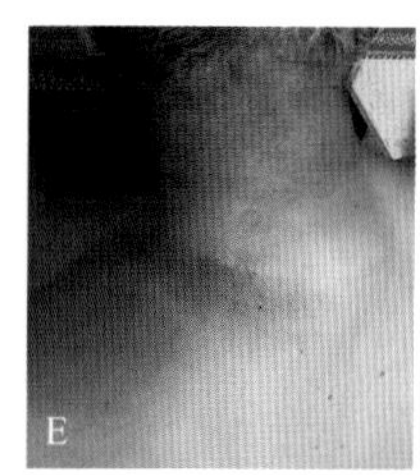

图 13-3-1　A. 术前外观；B. 切口设计；C. 剥离肿物；D. 标本大小；E. 术后 16 个月外观

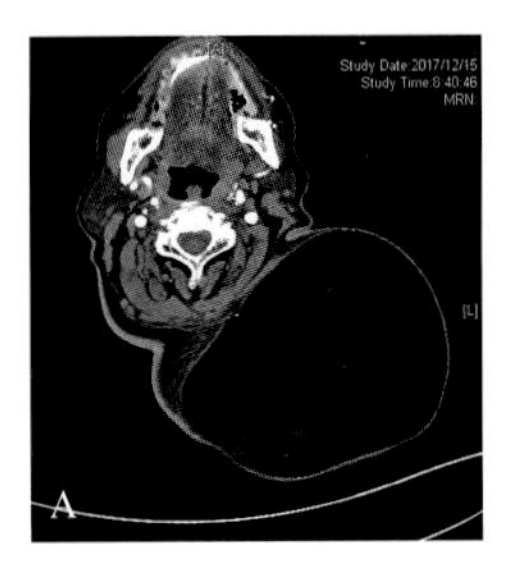
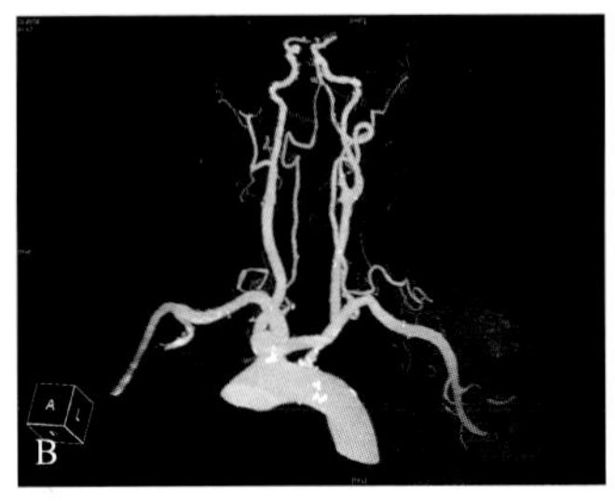
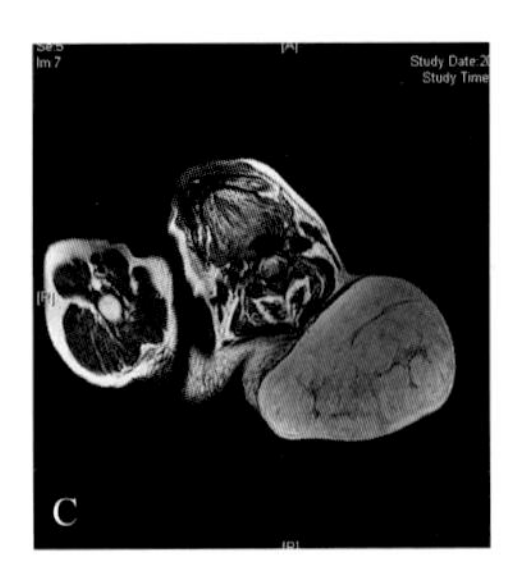
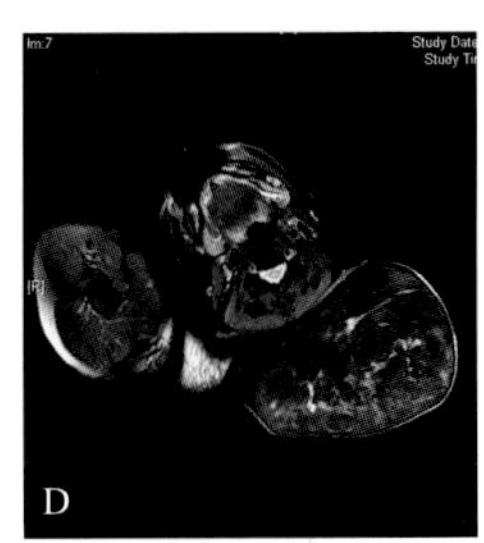

图 13-3-2 A. 颈部增强 CT 轴位：左侧颈后部皮下可见一巨大脂肪密度占位，边界清楚，其前缘可见一肿瘤性血管（红色箭头所示）；B. 颈部血管 CTA：肿物供血血管起自左侧甲状颈干（红色箭头所示）；C. 轴位 T1WI：左侧颈后部皮下可见一巨大 T1 高信号肿块，边界清楚，内可见低信号分隔；D. 轴位压脂 T2WI：左侧颈后部肿块压脂后 T2WI 成低信号，内可见不规则条状高信号

二、临床决策

依据患者肩部缓慢生长增大的肿块、专科查体及增强 MRI、增强 CT，主要诊断明确“肩部肿物 性质待定”“慢性阻塞性肺疾病、慢性心功能不全、高血压”根据既往史可明确诊断。从增强 MRI 来看肿物内部主要是以脂肪组织为主，但不除外局部间变可能。此类疾病相关的鉴别诊断包括：①纤维脂肪瘤：为良性脂肪瘤的一种亚型，多发于浅表或皮下，多有菲薄完整包膜，镜下表现为肿瘤主要由成熟脂肪细胞组成，当脂肪细胞之间含有较多胶原纤维时，称为纤维脂肪瘤。 ②纤维瘤：是发生于纤维结缔组织的良性肿瘤，由纤维母细胞及交错排列的粗大胶原纤维组成。③间叶性错构瘤：大多有自限性，大小多＜5cm，由多种分化成熟的间叶组织组成；ALT/WD 脂肪肉瘤一般＞5cm，有明显复发性，可找到有一定异型性之细胞。④血管平滑肌脂肪瘤 是一种良性间叶性肿瘤，多发于肾脏或肾周围软组织，由比例不等的成熟脂肪组织、厚壁血管及平滑肌束成分混合组成，血管壁厚薄不均，常扭曲、扩张、怪异；平滑肌束围绕血管并向周围脂肪组织延伸。⑤去分化脂肪肉瘤 是原发性或继发性恶性脂肪细胞性肿瘤，显示从 ALT/WD 脂肪肉瘤向不同分化程度的非脂肪细胞性肉瘤的移行。特征是分化良好的和分化差的瘤组织在瘤内同时存在。⑥梭形细胞 / 多形性脂肪瘤 为发生于体表皮下的良性脂肪瘤的特殊亚型，发生于深部组织未见报告。由良性梭形细胞、花环状多核巨细胞、成熟脂肪细胞和绳索状胶原混合组成，CD34 强阳性。ALT/WD 脂肪肉瘤缺乏花环状多核巨细胞和绳索状胶原，CD34 阴性。专科诊断及鉴别诊断明确，对于此类疾病，手术切除是首要的治疗方案，但患者肿物巨大，肿物侵犯的层次、血液供应等情况难以确定，因此术前需要结合影像学手段进行准确的术前评估。从增强 MRI 来看肿物内部主要是以脂肪组织为主，但不除外局部间变可能；增强 CT 则很好地展示了肿物的供血动脉源于甲状颈干。

此外，患者高龄、基础疾病较多，术前联合多学科进行讨论，调整心肺功能及一般状态。于 2017 年 12 月 22 日全麻下行肩背部肿物切除术＋局部皮瓣转移修复术（图 13-3-1B、C、D）：以溃疡创面为中央，设计梭形皮肤切口及两侧延长附加切口。术中探查供血血管位于肿物基底，完整切除肿物，称重 1.41kg，送病理。彻底止血、冲洗创面，留置皮下引流管一根。手术出血 50ml。术后给予抗感染等治疗，第 3 天拔出引流管，第 5 天出院。术后 16 个月随访，患者外形满意，未见复发迹象。术后病理（见图 13-3-3）：（项背部肿物）脂肪来源的肿瘤，镜下为相对成熟的脂肪组织增生，有包膜，脂肪细胞大小不一，可见少数核异型间质细胞及脂肪母细胞，其间可见增生的纤维束，结合临床，非典型性脂肪性肿瘤（atypical lipomatous tumor）。

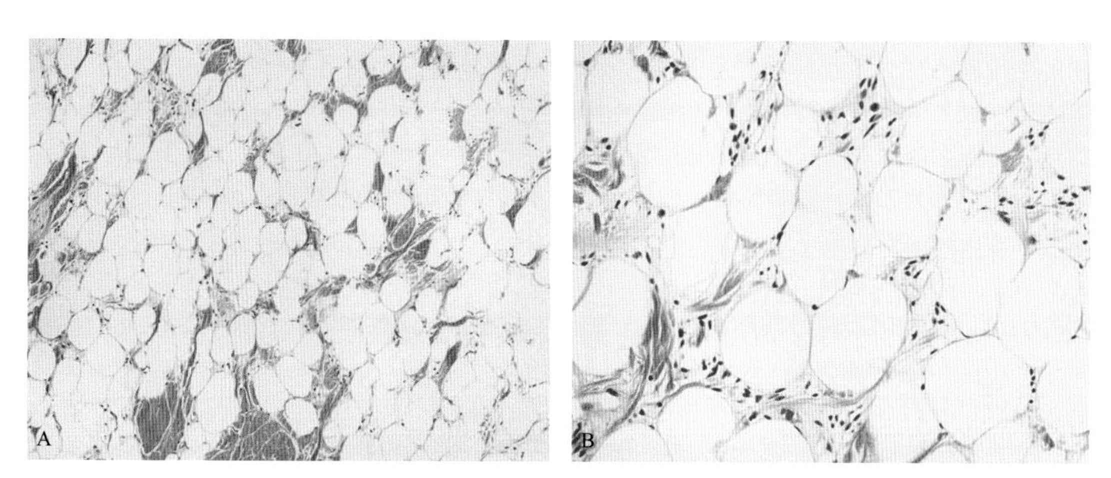

图 13-3-3 A. 低倍镜下可见肿瘤由大小不一、相对成熟的脂肪样细胞构成；
B. 高倍镜下可见大量形态各异的脂肪母细胞以及核异型间质细胞

三、讨论与总结

患者肩部巨大肿物诊断明确，术前性质难以确定，主要考虑以脂肪组织为主的软组织肿物，手术切除为其首要方案。鉴于患者肿物巨大，术前对于肿物进行了充分的 MRI/CT 评估，确定了其大小、范围、累及层次、与局部周围血管组织的关系、血供情况，对于指导手术完整精准切除、减少出血起到了至关重要的作用。同时患者基础疾病加多，经过联合会诊调整患者心肺功能，为手术的顺利进行及术后康复保驾护航。完整切除肿物、彻底止血、利用局部皮瓣覆盖创面，术后恢复顺利，如期出院，回访 16 个月，未见复发迹象，效果满意。患者肩部肿物病理回报非典型性脂肪性肿瘤，进一步查阅文献，做如下综述。

软组织良恶性肿瘤的比例约为 150∶1，其中脂肪肉瘤约占全部软组织恶性肿瘤的 20%，多见于四肢、腹膜后、纵隔。基于脂肪肉瘤形态学和细胞学的特点，将其分为非典型脂肪瘤样 / 高分化型、黏液型、圆细胞型、多形性型、去分化型脂肪肉瘤。非典型脂肪瘤性肿瘤（atypical lipomatous tumor/well differentiated liposarcoma，ALT/WDL）是脂肪肉瘤中最常见的一种类型，占 40%～45%，是交界恶性间叶组织肿瘤，较其他类型脂肪肉瘤存活率高且复发率低，5 年存活率高达 75%～100%。WH0（2002）软组织肿瘤分类认为非典型性脂肪瘤和高分化脂肪肉瘤基本上是同一种肿瘤，只是由于发生部位不同，生物学行为取决于手术能否切净，故新分类中将非典型脂肪瘤性肿瘤 / 高分化脂肪肉瘤列为具有局部侵袭性的中间性脂肪细胞肿瘤。非典型性脂肪瘤生长缓慢，肿瘤内的脂肪组织经常占肿瘤体积的75%以上，肿瘤生长缓慢压迫周围组织，形成假包膜，实性部分与周围脂肪成分分界清楚，即使肿瘤较大也很少引起疼痛，通常表现为肿块局部的压迫症状。

MRI可明确显示脂肪肉瘤的位置、形态、浸润范围与周围组织的解剖关系，根据脂肪肉瘤的MRI表现可以推测肿瘤的组织学分化程度，为临床提供准确、可靠的信息。对于本例中的巨大肿物，考虑其血供丰富可能给手术带来困难，因此术前我们进行了颈部CTA的检查，明确其右前部供血动脉起自左侧锁骨下动脉近段，为甲状颈干的分支，位于肿物前缘基底处，指导我们术前准备及术中减少出血；术前通过肿物MRI的检查明确了本例中颈部肿块对于周围组织存在一定程度的压迫，但与周围肌肉、神经无明显粘连，对于指导切除范围及剥离层次有很大帮助。

该病主要与去分化脂肪肉瘤、梭形细胞/多形性脂肪瘤等相鉴别。大体和低倍镜下观察与普通的脂肪瘤相似，但仔细的检查显示其特征性的肿瘤细胞，这些不典型的细胞可散在于成熟的脂肪细胞间，或集中在脂肪组织小叶的纤维间隔内。脂肪细胞通常S100蛋白阳性，可以显示出脂肪母细胞，且S100蛋白、vimentin阳性，支持脂肪肉瘤的诊断。正常脂肪组织和脂肪瘤中P53表达均阴性，只有在脂肪肉瘤中p53表达的阳性率为47.62%，CD34阴性可排除梭形细胞/多形性脂肪瘤。

非典型脂肪瘤性肿瘤/高分化脂肪肉瘤评价预后最重要的因素是解剖部位，发生于肢体或躯干部位的广泛切除一般可治愈；而位于深部组织的（如腹膜后、纵隔和精索）则有反复复发的倾向。肿瘤具有局部侵袭性，存在一定的复发率，几乎不转移，但可进展为高度恶性的去分化脂肪肉瘤，从而获得转移能力最终导致患者死亡。目前对于非典型性脂肪性肿瘤术后是否需要放疗存在争议。在合并以下情况时需考虑放射治疗：高龄患者、巨大肿瘤、切缘阳性、难以切除的部位，从非典型性脂肪性肿瘤的整体预后来看，放射治疗并不能缩短其再次复发的时间，但是对于复发的患者则应考虑进行放射治疗。而有些学者则认为放疗对于非典型性脂肪性肿瘤无效。

此外，对于非典型的体表肿物，因其表现不典型，存在较高的误诊率。对于本例患者，术中见肿块包膜完整、层次清晰，无明显局部侵犯迹象，遂沿包膜外则完整切除肿物，切缘干净。结合患者意愿，术后未行放射治疗，随访16个月未见复发迹象。但是我们仍然建议：对于临床表现不典型的肿物，特别是再次复发、边界不清、具有短时间内肿块突然增大、破溃等侵袭迹象的肿物，术前行活检术或术中送快速冰冻明确病理性质应列为常规检查，对于进行更为完善的术前评估和术中精准切除意义重大，避免可能存在的二次扩大切除，减少手术难度及患者的时间、经济成本。非典型性脂肪性肿瘤虽然几乎不转移，但容易复发并存在向恶性程度更高的未分化脂肪肉瘤转变的可能，因此术后的定期随访非常重要，建议术后定期行MRI软组织检查，前3年每半年随访一次，此后可1年随访一次，应坚持终生。

参考文献

翠君，李丽红，黄春榆，等. 脂肪肉瘤的CT、MRI表现与病理学对照［J］. 中国CT和MRI杂志，

2015，13（8）：109-110.

CREYTENS, DAVID. A contemporary review of myxoid adipocytic tumors [J]. Semin Diagn Pathol, 2019, 36 (2): 129-141.

KUHNEN C, MENTZEL T, FISSELER-ECKHOFF A, et a1.Atypical lipomatous tumor in a 14 year-old patient: distinclion from lipoblastoma using FISH analysis [J].Virchows Arch, 2002, 441 (3): 299-302.

LIAKAKOS T D, TROUPIS T G, TZATHAS C, et al.Primary liposarcoma of esophagus: A case report [J].World Gastroenterol, 2006, 12 (7): 1149-1152 .

MAYERSON J L, SCHARSCHMIDT T J, LEWIS V O, et al. Diagnosis and management of soft-tissue masses [J]. Instr Course Lect, 2015, 64: 95-103.

（陈 强 杨建民）

病例 4 巨大黑毛痣

一、病历摘要

患者女，29 岁，患者出生时左侧腰背部有一 2cm 大小黑色痣，表面粗糙，周围有毛发，随生长发育逐渐增大至 15cm×15cm 大小，高出皮面 0.4cm，自觉 2 年前表面逐渐不平整，无肿痛瘙痒。查体左侧腰背部 15cm×15cm 大小黑色痣，高出皮面 0.4cm，表面粗糙，颗粒状，周缘有毛发和皮下卫星痣，与正常皮肤界限清晰，无破溃、渗出、出血，质地中等，无压痛（见图 13-4-1）。

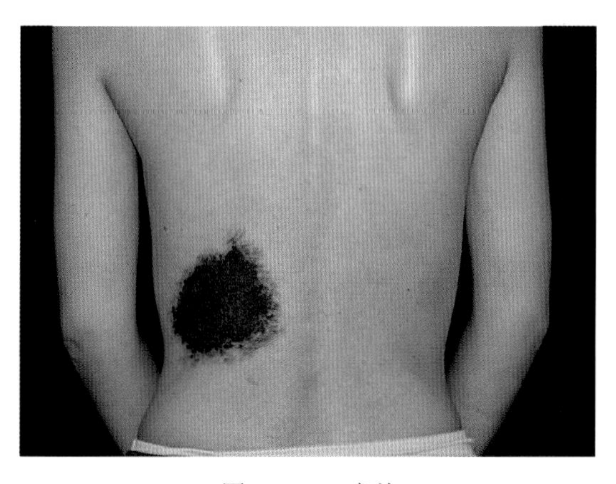

图 13-4-1 术前

二、临床决策

1. 诊断

巨大黑毛痣。

病灶在患者出生时既有，后随生长发育逐渐增大，呈黑褐色，粗糙肥厚，有毛发生长，外周可见许多散在小卫星灶，考虑为巨型先天性黑色素细胞痣，病理类型常较复杂，多为混合痣、皮内痣、神经痣或蓝痣等多种成分混合，需术后病理确定。巨痣的恶变率，已有的报道在 1%～12% 不等，可恶变为恶性黑色素瘤，因此众多学者认为巨痣应尽早切除，以防恶变。

2. 治疗方案

患者腰背部巨大黑毛痣，影响美观，有潜在的恶变风险，有手术指征，行一期一期皮肤软组织扩张器置入术，间断扩张器注水，二期皮肤扩张器取出术＋黑痣切除术＋扩张皮瓣转移修复术（见图 13-4-2）。

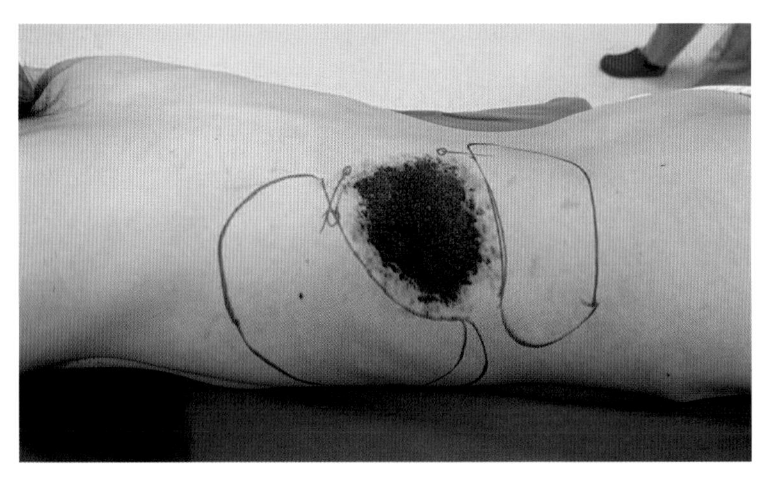

图 13-4-2　术前设计的扩张器置入位置

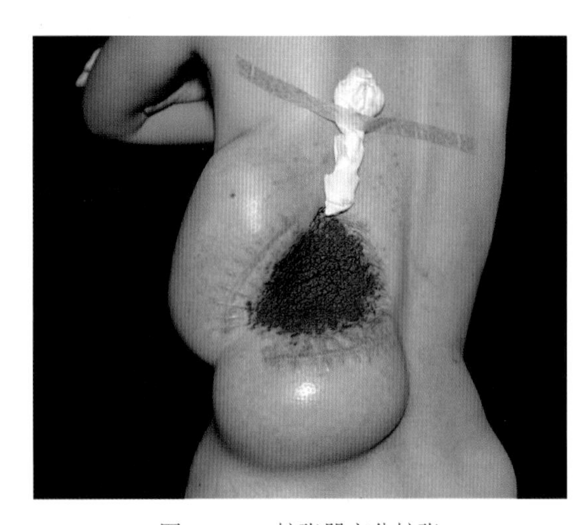

图 13-4-3　扩张器充分扩张

皮肤软组织扩张器的置入：病灶位于躯干，因此选择长方形扩张器；病灶大小约 225cm^2，1cm^2 缺损约需要 4ml 容量，共需 900ml 容量；病灶位于左腰部，内上方接近肩胛区及后肋，内侧接近脊柱区域，而外上方和下方皮肤扩张潜力较大，因此设计在病灶外上方和下方分别置入 600ml 和 350ml 长方形皮肤软组织扩张器，患者于局麻下接受了一期皮肤软组织扩张器置入术，术中沿皮下层钝性分离范围较大，操作过程中患者疼痛较为明显，此手术虽在局麻下可进行，若为提高患者的舒适度，可全麻下进行（见图 13-4-3）。

3. 黑毛痣的切除

待扩张器扩张良好，皮瓣扩张充足后行二期皮肤扩张器取出术＋黑痣切除术＋扩张皮瓣转移修复术。完整切除黑毛痣，距离黑痣边缘 3～5mm，切除组织送病理；设计扩张器取出切口，以保留重要血管蒂及完整覆盖创面为原则，根据扩张器皮瓣大小及张力，设计旋转推进皮瓣、Z 改形皮瓣；严格无菌操作，避免黑痣种植性转移；创面彻底止血，避免血肿形成。术后腹带加压包扎，限制局部剧烈活动；对症止痛、止血治疗；继续预防性使用抗生素至术后 48h；密切观察患者引流量及性质，警惕活动性出血；密切监测炎性指标及体温，警惕感染。患者术后恢复良好，于术后第 6 天出院，嘱患者 1 个月内限制剧烈活动，穿弹力衣；10～14 天视伤口愈合情况拆除缝线；拆线后 1 周可外用抗瘢痕药物。术后病理回报符合先天性混合痣，见图 13-4-4。

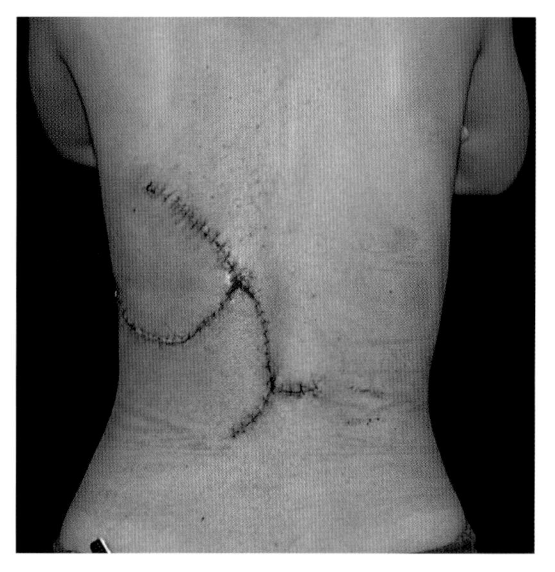

图 13-4-4　黑毛痣切除术后

三、讨论与总结

巨大黑毛痣是一种先天性黑色素细胞痣，亦是一种错构瘤，在胚胎发育时期由良性的黑色素细胞增殖而成。先天性黑痣与基因突变有关，体细胞 BRAFV600E 突变与小型先天性黑痣有关，而 70%～95% 的大型和巨型的先天性黑色素细胞痣有 NRAS 突变。一般认为黑痣面积大于 $144cm^2$，或直径大于 20cm，或躯干、肢体黑痣面积大于 $900cm^2$ 就是巨大型黑痣。先天性黑色素细胞痣随着患儿的生长而长大，并呈一定比例，从婴儿到成年，头部一般为 1.7 倍，躯干四肢为 2.8 倍，下肢为 3.3 倍。在外观方面，通常一开始为扁平、色素均匀的斑片，然后逐渐隆起，表面变成鹅卵石状、疣状或脑回状，颜色可以加深、变浅或不均匀。中小型的先天性黑痣，有文献报道恶变风险小于 1%，大型先天性黑痣恶变发病更早，位置更深。大型先天性黑痣恶变风险相对较高，且影响美观，对儿童心理发育产生影响，所以因早期手术切除，通常需使用皮肤软组织扩张器分期手术，有时还需进行皮肤移植。当无法手术时还可通过刮除术、磨削术、激光剥脱等方法改善外观。

四、专家点评

患者患巨大黑毛痣，影响美观，且存在潜在恶变风险，有手术适应证。巨痣切除后存在局部皮肤软组织缺损，需要运用皮瓣进行转移修复，皮瓣来自扩张皮瓣，需要应用到皮肤转组织扩张术，这是整形外科非常重要的技术，皮肤软组织扩张器通过扩张囊体积的不断膨胀，使得扩张器表面的皮肤被拉伸、延长，从而获得“额外”的皮肤组织，能用来修复其他部位的皮肤缺损或进行器官再造。可以用在头皮、面颈部、四肢、躯干瘢痕的修复，色素痣、血管瘤、肿瘤等病变切除后创面的修复，耳、鼻、乳房等器官再造。使用皮肤扩张术“制造”的皮肤不仅在质地、厚度和色泽等方面与缺损部位相近，而且又不必在患者其他部位取材而造成新的创面，是一项大有用途的整形外科技术。

（张世红　杨建民）

病例 5　下睑袋松弛

一、病历摘要

患者 53 岁男性，因“下睑袋松弛、泪沟凹陷”就诊于我科。患者双侧下睑皮肤松弛，眼轮匝肌松弛，眶隔脂肪膨出，双侧下睑眶下界明显的弧形凹陷；患者诉日常饮水多或休息差时水肿严重，苍老、萎靡不感面容（见图 13-5-1）。

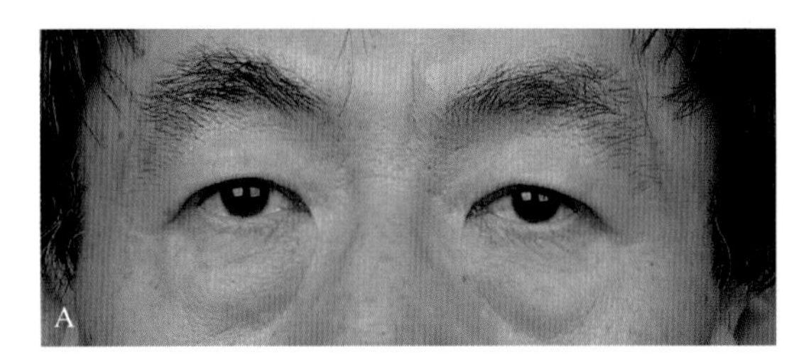

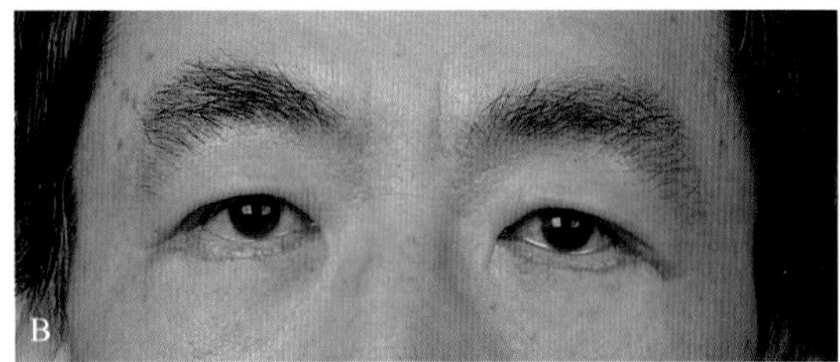

图 13-5-1　术前与术后 7 天拆线即刻对比照（一）（A、B）

二、临床决策

1. *诊断*

双侧下睑袋松弛、泪沟凹陷。

2. *治疗方案*

患者中年男性，考虑出现下睑袋松弛和泪沟凹陷的主要原因是下睑皮肤老化、眼轮匝肌松弛及下睑眶隔脂肪移位引起，行下睑袋矫正术＋眶隔脂肪释放术（见图 13-5-2，图 13-5-3）。

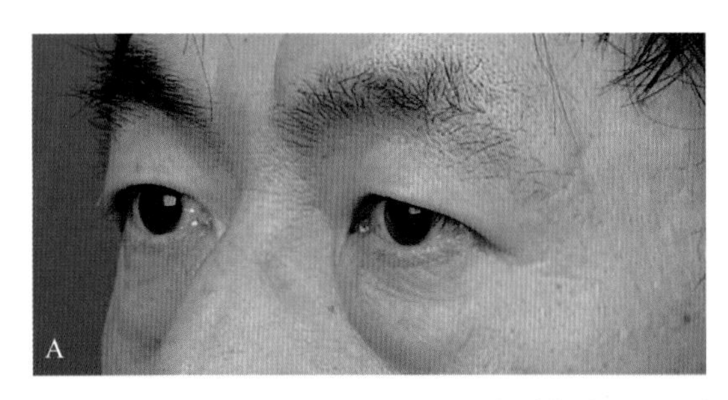

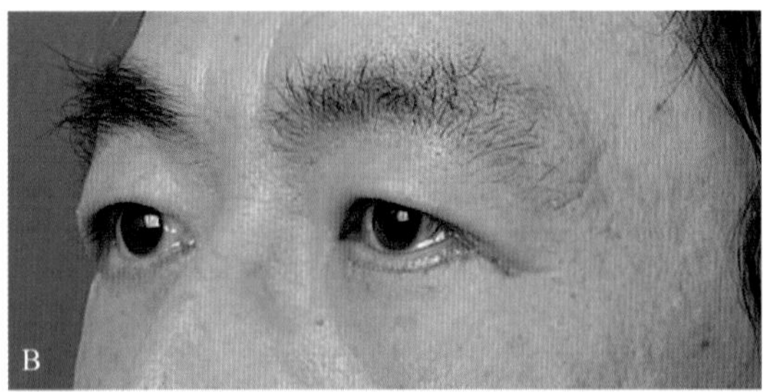

图 13-5-2　术前与术后 7 天拆线即刻对比照（二）（A、B）

三、讨论与总结

下睑松弛是面部最初老化的主要部位，是该处组织的松弛与萎缩，临床常表现为眼袋

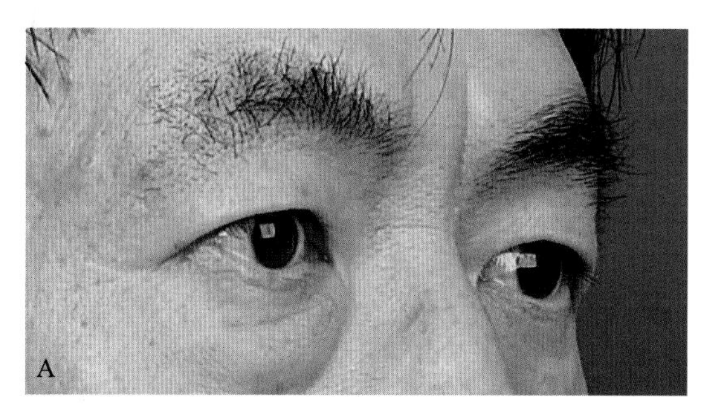

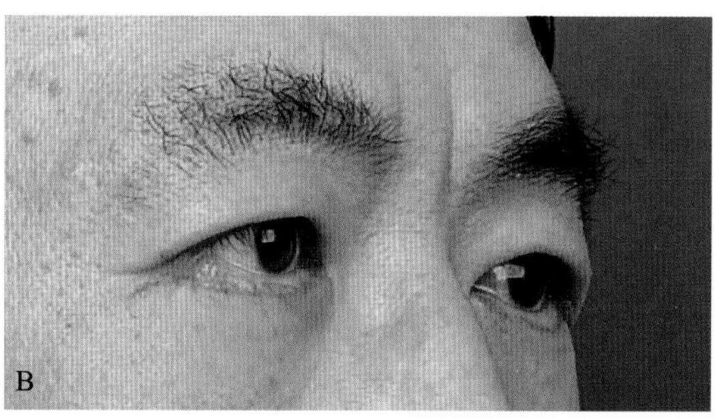

图 13-5-3　术前与术后 7 天拆线即刻对比照（三）（A、B）

的形成。

主要因素有：皮肤的老化松弛；眼轮匝肌肌张力减退；眶隔筋膜的薄弱松弛；眶脂膨出及眶下缘骨性结构的发育不良或萎缩。以上不同原因都将使眼睑呈袋状，给人以苍老、萎靡不振的感觉。眼袋可分如下 4 种类型。①单纯脂肪膨出型：患者年轻，表现为眶内脂肪膨出，皮肤、眼轮匝肌不松，眶周无明显皱纹。对该类患者可采用经结膜切口入路，切除适量眶隔脂肪。优点是下睑皮肤无瘢痕，无睑外翻并发症。②皮肤眼轮匝肌松弛型：常见为中年或老年人，患者皮肤松弛、有细密皱纹，眼轮匝肌松垂，有明显皱褶或眶下界成弧形，无眶脂膨出。对该型可采用睑缘下皮肤切口入路，分离眶下区皮肤及眼轮匝肌下两个平面，对眼轮匝肌进行折叠悬紧或切除，切除适量皮肤。不必打开眶隔筋膜，倘若去除眶脂过多，易出现眶区塌陷的外观。③肤肌层松弛合并眶脂膨出型：通常出现在 40 岁以上的中年人，该型皮肤松弛，眶周有较密集皱纹，肌层松垂，眶下界呈弧形，眶隔筋膜松弛，眶内脂肪膨出明显。膨出脂肪并非眶内脂肪增多，而是因为眶前壁压力减弱，与眶内脂肪压力失去平衡所致。手术方法是去除适量眶内脂肪，束紧眶隔筋膜，再切除或折叠缝紧眼轮匝肌，去除适量皮肤。④混合型或严重型：该型除皮肤、眼轮匝肌、眶隔筋膜松弛，眶脂膨出明显外，尚存在眶周软组织筋膜松弛、外眦移位、眶骨或骨膜萎缩等各种表现，整个眶区老化严重。该类型患者除采用束紧眶区皮肤、肌层，去除脂肪外，尚需对睑板、睑韧带及眶周结构进行相应的调整与修复。

1. 下睑松弛与眼袋的异同

我们认为眼袋是下睑松弛的最常见表现，但是眼袋不能与下睑松弛作为同一概念。下睑松弛是颜面部局部下垂的表现，因此只有把下睑松弛从整体来考虑才能收到更好的美容效果。眼袋仅是指眶下区的袋状外观，其原因多是由下睑松弛所致。

2. 皮肤、眼轮匝肌、眶隔脂肪在眼袋形成中的作用不同

手术中对其处理应有所不同，针对病因处理是手术能取得满意效果的关键。在眼袋形成的病因中，只因皮肤这一解剖层次松弛而形成的眼袋几乎没有。我们认为在手术中对皮肤和肌层的处理以肌肉皮肤复合瓣为好，皮下有分离面但小于眼轮匝肌下的分离平面，肌下分离至眶下缘。

3. 准确预估下睑不同组织的松弛程度是术后达满意效果的关键

手术的成功在于对重要并发症的防治，而手术的优劣都在于掌握“度”。预估的前提

是对患者皮肤弹性、眼轮匝肌的松弛程度及眶隔脂肪量作出一个评估，对临床经验的要求高。

目前下睑袋矫正术根据患者的症状及要求已发展出各种不同的术式。大致分为内入路和外入路，其中外入路又分为皮瓣法、肌皮瓣法、皮瓣＋肌瓣法等多种术式，各种术式皆有其适用范围。

四、专家点评

下睑松弛患者由于面部老化，下睑支撑结构呈退行性变，具体表现为眶隔筋膜及相关支持结构松弛，眶隔脂肪疝出移位；眼轮匝肌及眦韧带松弛萎缩导致下睚缘下移，角膜下缘和巩膜外露过多，若术前不及时发现，下睑袋矫正术后因局部水肿或重力等因素会出现不同程度的睑球分离，严重者下睑外翻；下睑皮肤松弛下垂。因此行下睑袋矫正术应特别注意下睑支持结构的恢复，将眼轮匝肌及皮肤部分切除，眶隔脂肪的释放重置，适量填充于凹陷的泪沟处，眶隔筋膜的缝合加固。

评估部分：对于下睑皮肤弹性可采用掐捏试验，估计皮肤切除量可采用患者张口眼向上看或者闭目测点连线；眼轮匝肌松弛度检查一般采用迅拉快发试验；对于脂肪量的估计一是术前观察下睑袋形状大致确定位置和量，二是操作中嘱患者向上看同时轻压下睑看有无脂肪突出为准。在术中运用眶隔脂肪重置法填充泪沟时关键点是：分离的肌肉要足够，一般剥离至过眶骨缘 1～2cm，将疝出脂肪展开平铺于下睑，睑面沟明显者要将脂肪固定于眶骨膜下。

五、亮点精粹

患者为中年男性，下睑袋松弛严重，泪沟明显，术前评估此类属于肌肤层松弛合并眶隔脂肪膨出型。适合此阿勇睑缘下皮肤切口入路，分离眶下区皮肤及睑轮匝肌下两个平面，去除适量眶隔脂肪并填充于泪沟处，同时对眼轮匝肌进行切除及悬紧，切除适量皮肤。术中要求对组织处理的度要精准把握，任一错误的估量都会造成后期术后效果不满意，甚至下睑外翻的严重并发症。

（胡　娟　杨建民）

病例 6　额部自体脂肪移植术后上睑下垂

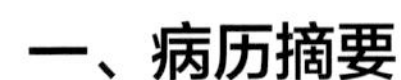

一、病历摘要

青年女性。8 个月前于外院行自体脂肪抽取＋额部填充术，术后出现右眼睑肿胀，肿胀逐渐消退后，患者可于眼睑外侧触及结节，近2月右眼睑肿胀加重，出现右侧上睑下垂，结节增大，无视力下降、疼痛等不适。

查体：右眼睑肿胀伴轻度上睑下垂，可触及眼睑内、外侧数个结节，最大者直径约0.7cm，位于右眼睑外侧，活动度欠佳，无明显压痛，双眼对光反射灵敏，粗测视力正常，无结膜充血或异常分泌物（见图13-6-1）。

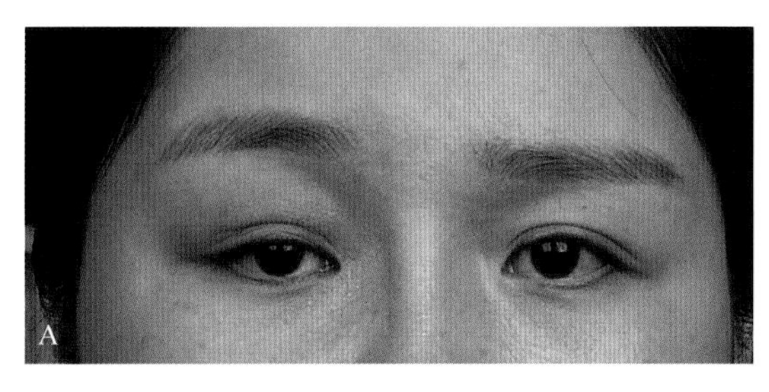

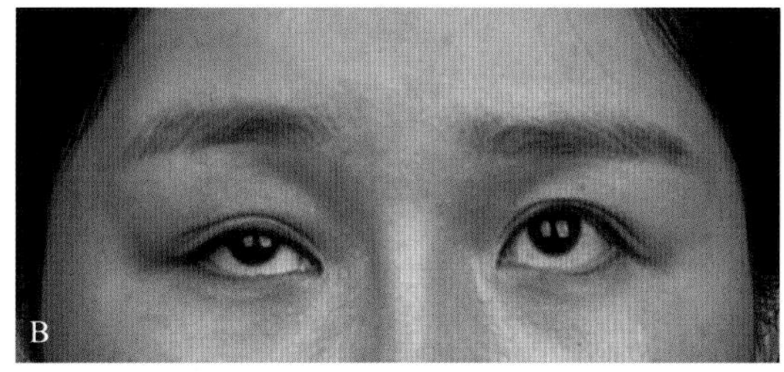

图13-6-1 术前查体（A、B）

辅助检查：头颅增强MRI（2018年6月21日，我院）："面部脂肪植入术后"改变，右眼眶及眶内异常信号，考虑脂肪坏死并炎性改变可能（见图13-6-2）。

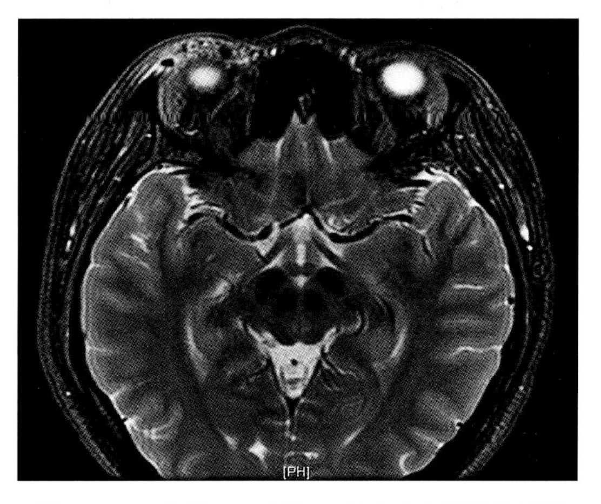

图13-6-2 术前MRI平扫：右上睑内脂肪信号影

二、临床决策

1. 诊断

右侧轻度上睑下垂；右侧上睑皮下结节；脂肪填充术后。

2. 鉴别诊断

患者自体脂肪填充术后出现右侧眼睑肿胀、皮下结节，伴上睑下垂，患者由于全麻手术，不能明确是否直接上睑内脂肪填充，患者明确额部进行脂肪填充。目前考虑上睑结节：①填充额部脂肪移位至上睑，而上睑皮肤薄弱所致。②局部感染：患者术后出现右眼睑肿胀期较长，需考虑感染或局部炎症反应所致，但患者眼睑无明显红热、疼痛等表现。③无菌性的肉芽肿结节：目前临床尚不清楚发生机制，即面部非填充部位出现肉芽结节，考虑与坏死碎片等物质通过淋巴回流等方式转移并引起炎症反应相关。

3. 治疗方案

患者目前上睑下垂的症状考虑与结节粘连、压迫相关，手术指征明确。

4. 手术方案

右侧上睑肿物切除＋右侧上睑下垂矫正术。术中照片（见图13-6-3）。

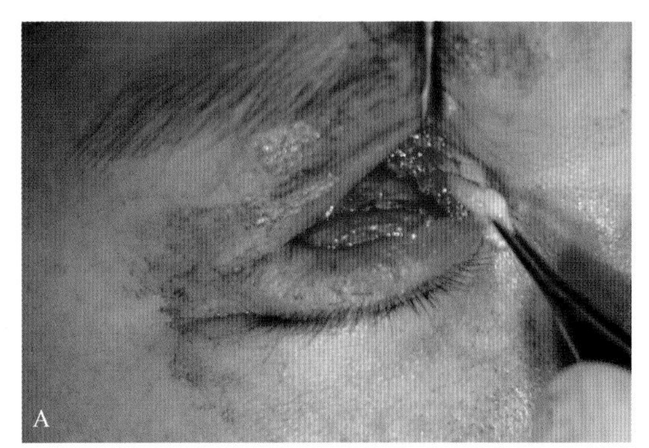

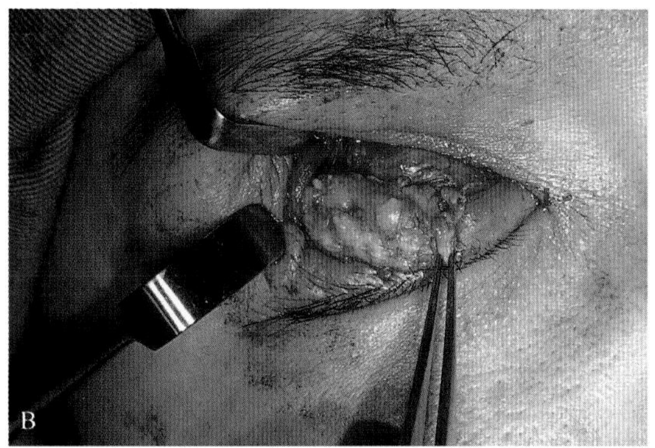

图 13-6-3　术中分离右侧内侧、外侧的结节（A、B）

三、讨论与总结

自体脂肪移植是吸出自身腰、腹、大腿等部位多余脂肪，采用低速离心、静置法、棉垫过滤法等提纯、净化处理后，选择完整的脂肪细胞颗粒，提高脂肪细胞成活率，采用多点多层次多隧道的注射技术，进行太阳穴、苹果肌、面颊等面部填充，以改善面部轮廓。手术缺陷：①脂肪填充后有一定程度的被吸收，为了更好的效果可以进行再次手术；②脂肪的用量过多或注射过于集中，大量脂肪堆积会因供血不足导致脂肪坏死、溶解、吸收，极易引发感染，出现纤维化或钙化、脂肪坏死等后遗症；③填补区的血液循环必须良好，不宜有过多的瘢痕组织以免影响移植的脂肪细胞生存；④如果手术医生对面部血管解剖不熟悉，或注射技术未遵循原则，可能导致脂肪注射入血管，而引起相应的血管栓塞相应器官功能受损。

而该患者的术后并发症，根据术后病理（见图 13-6-4）：纤维血管脂肪组织中见大量嗜酸性粒细胞、淋巴细胞、浆细胞及组织细胞浸润，多核巨细胞反应，局灶淋巴滤泡形成，血管增生，扩张充血伴片状出血，厚壁血管囊性扩张。我们认为引起上睑下垂症状的

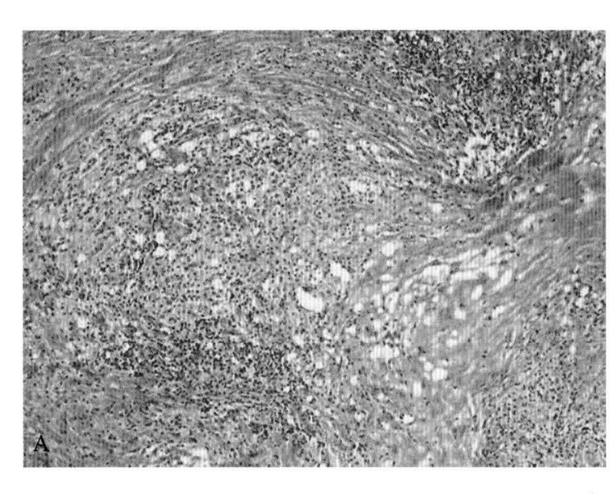

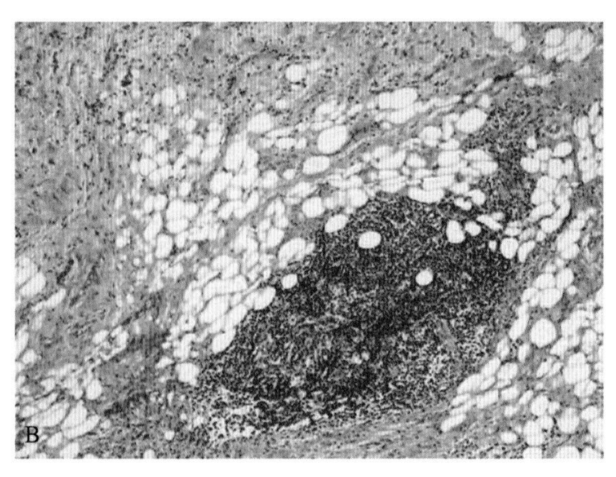

图 13-6-4　病理结果（A、B）

纤维血管脂肪组织中见大量嗜酸性粒细胞、淋巴细胞、浆细胞及组织细胞浸润，多核巨细胞反应，局灶淋巴滤泡形成，血管增生，扩张充血伴片状出血，厚壁血管囊性扩张。

结节为肉芽肿结节，而肉芽肿结节形成的机制目前尚不明确。针对上睑下垂的并发症，修复手术指征明确。

四、专家点评

自体脂肪移植已被用于矫正面部或身体的各种轮廓缺陷。与其他软组织填充物相比，自体脂肪的主要优点是不存在过敏或异物反应的风险。因此，自体脂肪移植被更多的患者接受。然而，自体脂肪移植运用于临床的十年来，并发症的报告越来越多，包括感染、长期水肿、轮廓不规则、注射脂肪的钙化或坏死和脂肪栓塞导致中风和视力下降。但是据报道，上睑下垂是一种罕见的与上睑自体脂肪移植相关的并发症。该患者明确额部、可疑上睑自体脂肪移植术后 8 个月，查体可见右眼轻度上睑轻度下垂，左眼基本正常，右眼裂明显窄于左侧，右眼上抬受限，右上睑内可触及数枚结节。术中根据结节位置取重睑线切口，取出结节组织后，根据右眼眼裂恢复程度，考虑进行了提上睑肌腱膜短缩术。上睑下垂并发症处理方面，自体脂肪移植物取出后，双侧眼裂仍有轻度不对称，下一步治疗可以考虑行提上睑肌前徙或缩短术。根据少量的个案报道，我们考虑如因自体脂肪移植出现上睑下垂，应尽早手术取出，否则可能因为肿物压迫粘连等原因，影响提上睑肌功能，导致增加修复手术的复杂性，降低预后的效果（见图 13-6-5）。脂肪移植技术方面，需遵循“三低三多”原则，即低压抽吸、低速离心、低容量注射、多隧道、多平面和多点注射。低压收获和低速离心保护脂肪细胞不在抽脂和纯化的过程中被破坏。低容量、多水平、隧道式和穴位注射有助于移植脂肪的分布和血液供应的平衡。并且我们建议低压注射和正确的注射方向可以避免移植脂肪的迁移。

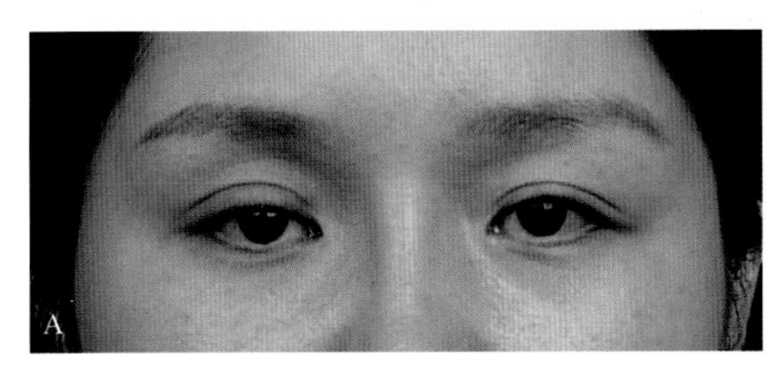

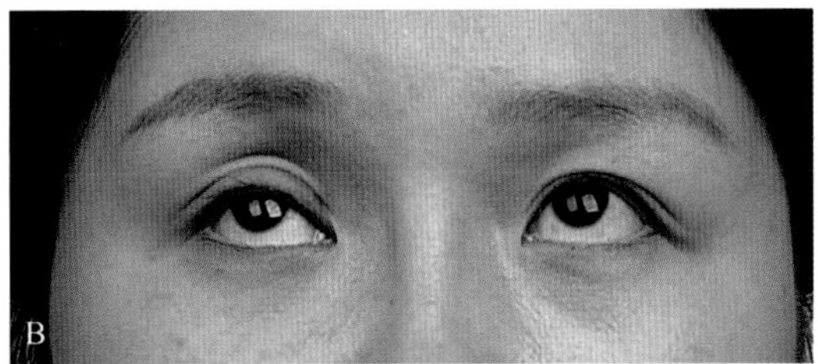

图 13-6-5 术后 2 周照片（A、B）

五、亮点精粹

我科已收治了两例相似病史及症状的患者，对于这样少见并发症的案例，可以利用我院综合医院的优势，进行整形外科、眼科、神经内科、影像科和病理科等多学科合作去了解、解决这类并发症，积累更多临床的资料以及转归规律。

（汤洁莹 李薇薇）

病例 7 烧伤

一、病历摘要

患者青年男性，因“左下肢烧伤 16 天”住入我科。患者 16d 前因施工现场塌方砸伤全身多处，至右髋关节疼痛伴活动受限，电焊工具烧伤左大腿内侧，面积约 20cm×10cm，表皮剥脱，基底红白相间至发白、焦黑色，无明显渗出，疼痛不明显，自述电焊工具温度约 80℃，接触时间约 5min。患者未予特殊处理，急至我院急诊外科就诊，我院骨科以“右股骨转子间骨折，全身多发伤”收入院。入院后完善相关检查，待各项生命体征平稳后在全麻下行“左大腿清创＋VSD 负压吸引＋右股骨转子间骨折闭合复位髓内钉固定术”，患者目前 VSD 负压引流已 1 周，引流液清亮。患者既往史、个人史和家族史无特殊。

二、临床决策

1. 诊断

①左下肢烧伤（热接触，2%TBSA，深Ⅱ度 1%，Ⅲ度 1%）；②右股骨转子间骨折术后；③全身多处软组织损伤；④软组织感染。患者目前深Ⅱ度～Ⅲ度左下肢烧伤诊断明确，深Ⅱ度烧伤一般 4 周左右自愈，且多有瘢痕遗留，换药期间若发生创面感染，则会导致创面愈合时间延长，愈合后瘢痕增生严重，Ⅲ度烧伤创面一般难以自愈，需植皮或皮瓣覆盖。本例患者创面较深，但不伴有骨骼、肌腱、神经、血管等的外露，VSD 负压吸引 1 周（图 13-7-1、图 13-7-2），待创面肉芽组织新鲜后采用植皮治疗是最为合适的治疗方法。

2. 治疗方案

左大腿外侧取皮＋左大腿内侧清创植皮术。患者平仰卧位全麻，常规碘伏消毒铺无菌巾单后，于左大腿外侧用滚轴取皮刀取约 20cm×10cm 薄中厚皮片，用湿生理盐水纱布包裹备用，削除左大腿内侧烧伤创面坏死失活组织至新鲜肉芽组织，双氧水、碘伏、生理盐水冲洗创面后，将上述薄中厚皮片移植于烧伤部位，3 个 0 丝线固定，油纱、碘伏纱布覆盖供皮区和受皮区，多层纱布加压包扎。术后见图 13-7-3、图 13-7-4。

三、讨论与总结

皮肤由表皮、真皮和皮下组织构成，并含有附属器官（毛发、汗腺、皮脂腺、指甲、趾甲）以及血管、淋巴管、神经等。烧伤深度按热力损伤组织的层次的不同分为Ⅰ度、浅Ⅱ度、深Ⅱ度和Ⅲ度。

Ⅰ度烧伤：仅伤及表皮浅层，生发层健在，局部呈现红肿，有疼痛和烧灼感，皮温稍增高，无渗出和水泡，一般 3～5 天可自愈而不留瘢痕。

浅Ⅱ度烧伤：伤及真皮浅层，创面有大小不等的水泡形成，渗液明显，局部肿胀发

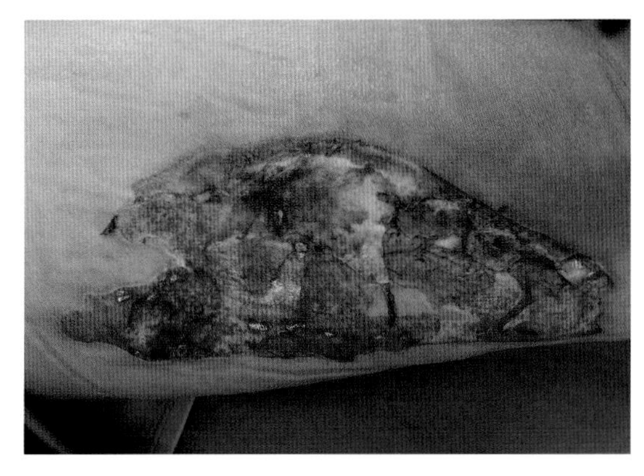

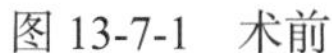

图 13-7-1 术前

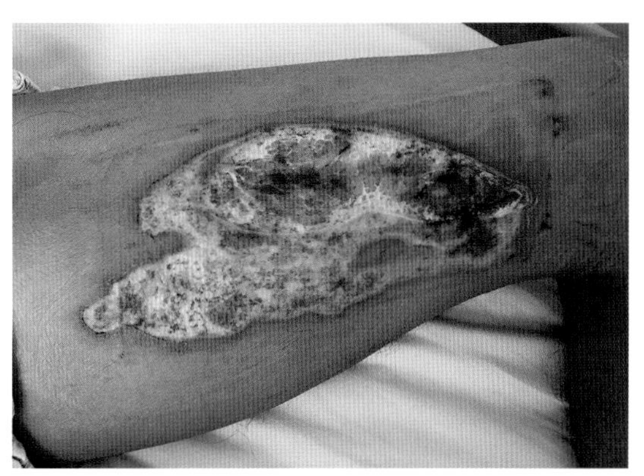

图 13-7-2 一期清创＋VSD 后

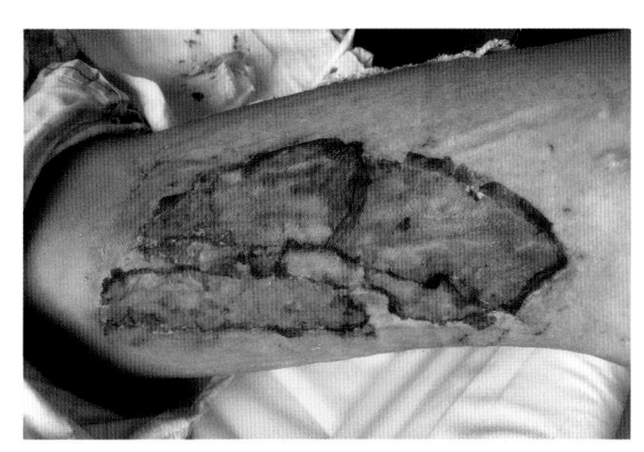

图 13-7-3 植皮术后 2 周

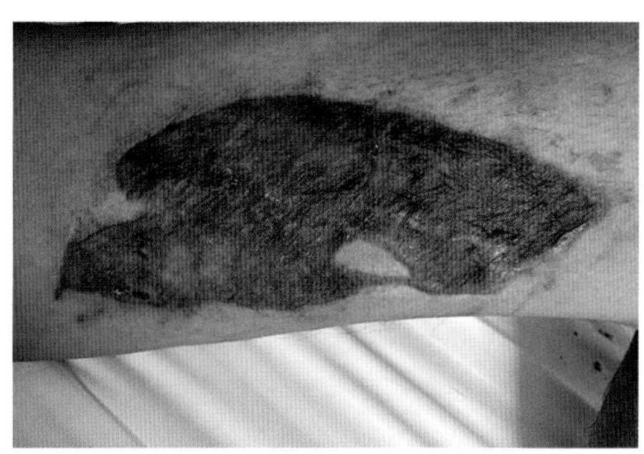

图 13-7-4 植皮术后 3 月

红，基底红润，有剧痛和感觉过敏，若无感染等并发症，约 2 周可自愈，愈后不留瘢痕，短期内可有色素沉着。

深Ⅱ度烧伤：伤及真皮深层，尚残留部分皮肤附件。局部肿胀，水泡较小或较扁薄，渗出少，感觉稍迟钝，皮温也可稍低，创面基底多呈红白相间，或可见网状栓塞血管，若无感染等并发症，3～4 周可自愈，愈后多留有瘢痕。

Ⅲ度烧伤：伤及皮肤全层甚至皮下、肌肉、骨骼及内脏等。创面无水泡，呈蜡白、焦黄或焦黑色，常可见树枝状栓塞血管，感觉消失，皮温低。创面自愈缓慢，一般需植皮或皮瓣修复愈合。

烧伤的治疗主要包括维持机体内环境的稳定和创面修复两个方面，机体内环境的稳定可以保证机体在更好的条件下有更充分的时间来进行创面修复，同时，创面能否及时修复又直接影响机体内环境的稳定和病情的进展、愈合和转归。烧伤创面深度不同，其受损的皮肤结构也不同，因此处理原则也不尽相同。浅Ⅱ度烧伤创面的处理原则是预防和控制感染，尽可能的保护上皮组织，为皮肤的再上皮化提供一个适合的愈合环境。深Ⅱ度烧伤和Ⅲ度烧伤创面处理原则是尽早的去除坏死组织，同时及时覆盖创面，维持内环境稳定，促进创面早日愈合。

四、专家点评

烧伤的治疗要根据患者烧伤面积、烧伤深度以及全身状况的不同进行个性化治疗。大面积烧伤以抗休克、控制感染、维持患者生命体征为主要治疗，在患者生命体征稳定的情况下尽早进行清创术，解除焦痂压迫，分期进行植皮或皮瓣转移术，修复创面。小面积的浅Ⅱ度烧伤以控制感染、换药治疗为主，深Ⅱ度烧伤和Ⅲ度烧伤应尽早行清创植皮术，另外，如若烧伤创面累及肌腱、神经、关节等部位，则尽可能选择皮瓣修复，避免产生残余创面以及后期瘢痕挛缩，影响功能。此例患者烧伤面积不大，但合并全身多处软组织损伤、右股骨转子间骨折，最先解决的是维持患者各项生命体征，骨折内固定，烧伤创面先行清创＋VSD 负压吸引，待创面新鲜后再行植皮术不失为一种比较稳妥的方法。

五、亮点精粹

负压创面引流技术是用内含有引流管的泡沫敷料覆盖或填充皮肤、软组织缺损的创面，再用贴膜覆盖形成一个密闭的空间，将引流管接通负压装置，调节压力至治疗所需要的负压。封闭后的空间一方面可以使负压得以维持，另一方面可以使外界与引流区隔绝，有效地防止创面污染和交叉感染。负压治疗能够持续引流创面渗出液、坏死组织碎片和细菌，减轻创周水肿，增加创面的血流供应，诱导血管再生，刺激肉芽组织生长。

（王　川　李薇薇）

病例 8　瘢痕

一、病历摘要

患者 15 岁，女性，因“双上肢瘢痕 1.5 年余”住入我科。患者 1.5 年前因车祸致肋骨骨折、左前臂骨折、全身多处皮肤软组织损伤，在当地医院治疗后创伤恢复，现遗留双上肢及双手多处皮肤瘢痕，伴腕部和手部轻度活动障碍。患者半年前在我院行右前臂及手背部扩张器植入术，总共植入 3 枚扩张器，术后规律注水，扩张器扩张良好，现为行二期手术住入我科。患者既往史、个人史和家族史无特殊，月经规律，上次月经半月前。患者目前左前臂和左手部可见多发增生瘢痕，凸出皮肤表面，色红，最大者约 5cm×1.5cm，可见蜈蚣样针眼瘢痕，右前臂片状增生性瘢痕，约 10cm×3cm 大小，凸出皮肤表面，色红，腕部活动轻微受限，右侧虎口处瘢痕挛缩，拇指活动受限，右手背片状增生性瘢痕，约 5cm×4cm 大小，凸出皮肤表面，色红，右前臂及手部可见三个扩张器，呈扩张状态，充盈良好，可见毛细血管，表面皮肤无破溃。

二、临床决策

1. *诊断*

①双侧前臂及手背部瘢痕；②右前臂及手背部扩张器植入术后；③左前臂骨折术后。患者目前双前臂和手部瘢痕增生挛缩，患者自感增生瘢痕瘙痒、疼痛且影响美观，右手腕活动轻微受限，右手虎口部位瘢痕影响拇指活动（图 13-8-1、图 13-8-2）。

2. *治疗方案*

左上肢条索状瘢痕予以瘢痕切除＋W 改形。右上肢瘢痕切除＋扩张皮瓣转移修复术＋Z 改形（图 13-8-3、图 13-8-4）。

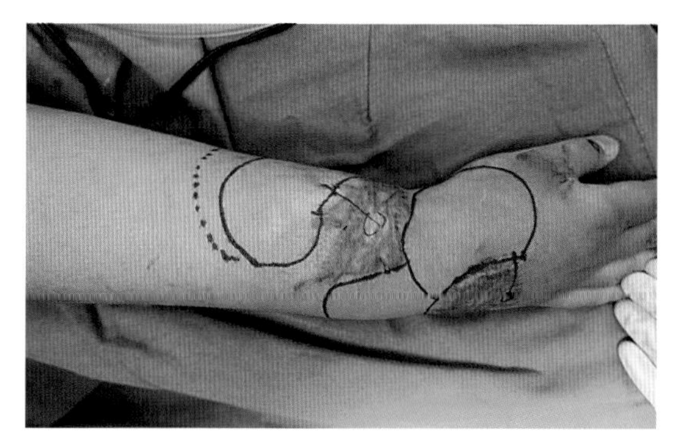

图 13-8-1 右上肢术前

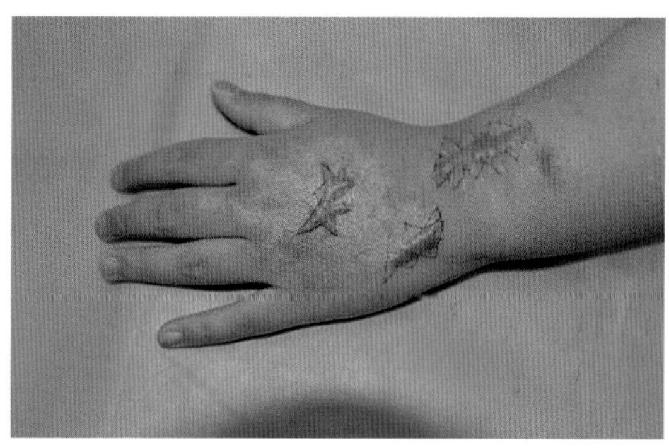

图 13-8-2 左上肢术前

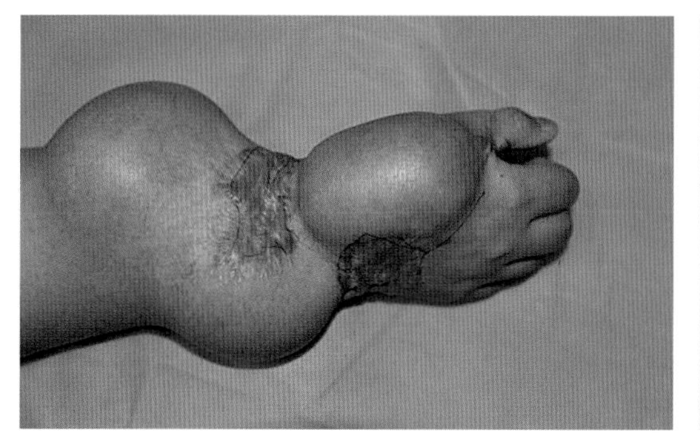

图 13-8-3 右上肢皮肤扩张后

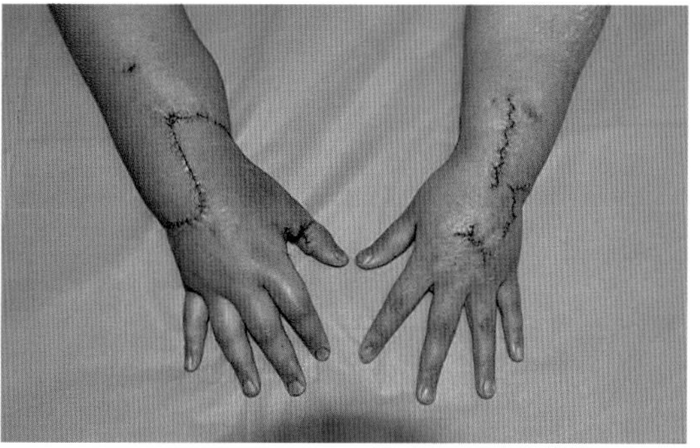

图 13-8-4 术后 1 周

三、讨论与总结

凡皮肤损伤深度累及真皮深层，均可能导致增生性瘢痕，其临床表现为：瘢痕明显高于周围正常皮肤，局部增厚变硬，早期瘢痕表面呈红色或紫红色，伴痒痛，后期瘢痕可逐渐变软，痒痛症状减轻。瘢痕组织的成熟至少需要半年，过早地在未成熟的瘢痕部位进行手术会造成比较明显的纤维组织增生，因此，瘢痕的整形手术一般在创面愈合后的 6 个月到 1 年或者更长的时间，待瘢痕充血、增生反应稳定后进行。但是，如果瘢痕影响患者重要部位功能或生活质量时，如瘢痕导致的小口畸形影响患者进食，眼睑瘢痕导致结膜暴露，儿童功能部位瘢痕影响患儿生长发育等，可予以尽快手术。手术原则为切除瘢痕，充分松解，矫正畸形，以皮片或皮瓣覆盖创面。本例患者瘢痕已 1.5 年余，且部分增生的瘢痕影响患者手腕及拇指的活动，符合手术指征，但本例患者右上肢瘢痕面积较大，直接切除或局部皮瓣转移张力偏大，术后瘢痕仍较重，故采用皮肤扩张术扩张正常组织后进行修复，既实用又美观。

四、专家点评

目前瘢痕形成的机制尚未完全明确，目前的研究认为瘢痕的形成是由机体的炎症反应、胶原的合成和降解失调、成纤维细胞的异常增殖以及异常黏多糖的出现等因素造成。从理论上讲，瘢痕一旦形成，即使采用最精细的手术方法，也只能使其尽可能地改善，而不能彻底根除。目前瘢痕的非手术治疗包括压力疗法、药物疗法、激光疗法等，手术疗法包括瘢痕切除植皮、皮瓣转移等。压力疗法属于一种机械性压迫的物理疗法，其作用机制是在一定的压力下，瘢痕组织中的毛细血管闭塞，数量减少，进而造成瘢痕组织缺氧使成纤维细胞增殖和合成胶原纤维的速度降低。压力治疗增生性瘢痕时间越早效果越好，本例患者瘢痕增生已有 1 年余，压力疗法不会有特别好的效果。药物治疗是非手术方法防止瘢痕增生的有效方法之一，在临床上已得到广泛的应用。药物治疗一般适用于创面愈合后的早期，增生时间超过半年者，药物治疗的疗效会发生明显的降低。近年来，激光技术的发展，为创伤愈合后瘢痕的增生、色素沉着等提供了新的治疗选择。激光能够损伤并抑制瘢痕内的血管，祛除瘢痕组织，抑制纤维组织生成和过度增生，诱导成纤维细胞凋亡。激光适用于没有明显功能障碍的点、片状瘢痕，对面积较大的瘢痕或挛缩性瘢痕疗效欠佳。对于物理疗法、药物疗法和激光治疗不能很好治疗的增生性瘢痕，可以采用外科手术切除瘢痕，然后行植皮或皮瓣转移的方法来进行治疗。本例患者瘢痕增生 1 年余，同时影响部分关节功能，压力疗法、药物疗法和激光都不会有太好的治疗效果，而瘢痕切除后植皮会产生色泽不一，同时带来新的创伤等缺点，因此我们使用扩张器来一期进行皮瓣扩张，二期行皮瓣转移修复瘢痕切除后的创面。

五、亮点精粹

皮肤扩张术是指将皮肤软组织扩张器植入正常皮肤软组织下面，通过注射壶向扩张囊内注射液体，通过增加扩张囊的体积来对表面皮肤软组织产生压力，增加皮肤软组织的表面积，进而利用新增加的皮肤软组织进行组织修复和器官再造的一种方法。皮肤扩张术目前在瘢痕性秃发、皮肤软组织缺损、色素痣、较大面积的瘢痕增生、血管瘤、耳鼻乳房等器官再造等方面都得到了广泛的应用。

（王 川 李薇薇 杨建民）

病例9 小乳自体脂肪隆乳术

一、病历摘要

患者5年前一孩停止哺乳后双侧乳房逐渐萎缩下垂，3个月前二孩停止哺乳后，双侧乳房萎缩下垂进一步加重。患者及家属要求行自体脂肪移植改善乳房外观。否认高血压病、糖尿病、心脑血管疾病、呼吸系统疾病及肾病病史，否认肝炎、结核等传染病史，2012、2016年行剖宫产术，阑尾切除术10余年，节育环置入术2个月。近一个月患“胃肠炎”。否认外伤、输血史，否认药物、食物过敏史，预防接种史不详。生于原籍，久居当地，否认疫区、疫水居住史，否认牧区、矿山、高氟区、低碘区居住史，否认化学性物质、放射物、毒物接触史，无毒品接触史，否认吸烟饮酒嗜好。初潮年龄12岁、月经天数5～6天、月经周期天数28～30天、育龄期末次月经2018年7月30日。适龄结婚，G4P2，配偶及子女体健。否认家族性遗传病及传染病史。查体：心肺腹未见明显异常。双侧乳房下垂松弛，双侧乳房上极未触及乳腺组织。双侧大腿脂肪堆积。辅助检查：血常规、感染四项：(－)；胸片、乳腺超声未见明确异常。

二、临床决策

依据患者病史、专科查体结合辅助检查，“双侧小乳”诊断明确。手术指征明确，术前各项化验检查无绝对手术禁忌证，目前隆乳可选择假体植入或者自体脂肪移植，经与患者沟通，希望能够利用自体组织进行利用自体脂肪移植进行隆乳。于2018年8月8日行“腹部吸脂＋自体脂肪移植注射隆乳术”，手术过程顺利，共计吸出脂肪颗粒590ml，液体3000ml。左侧乳房注射295ml，右侧乳房注射295ml，观察外观满意，双侧对称，形态改善满意。术后予抗感染、补液对症治疗。术后恢复顺利，第5天出院。嘱患者腹部穿弹力衣3个月。术后2个月回访，虽然自体脂肪有一定的吸收，但效果依然较满意（图13-9-1～图13-9-6）。

三、讨论与总结

患者小乳诊断明确，有隆乳需求，手术指征明确，术前各项检查化验无绝对手术禁忌证。目前隆乳可选择假体植入或者自体脂肪移植，经与患者沟通，希望能够利用自体组织进行利用自体脂肪移植进行隆乳，具有无排异反应、损伤小的特点。患者大腿具有较多可

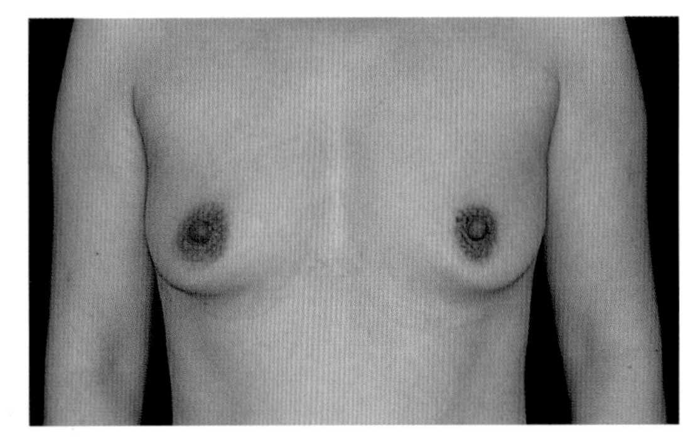

图 13-9-1 术前正位

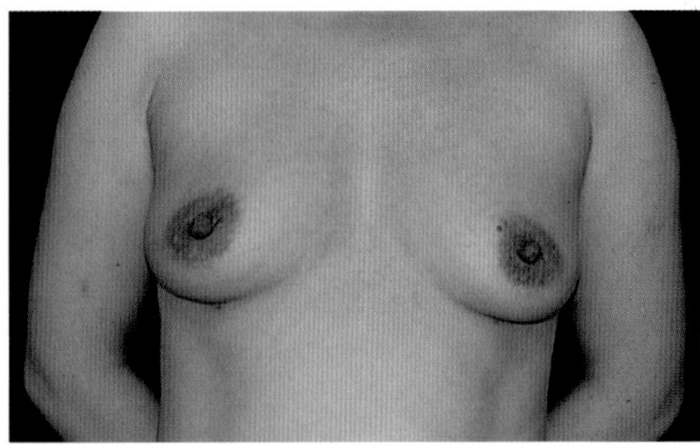

图 13-9-2 术后 2 个月正位

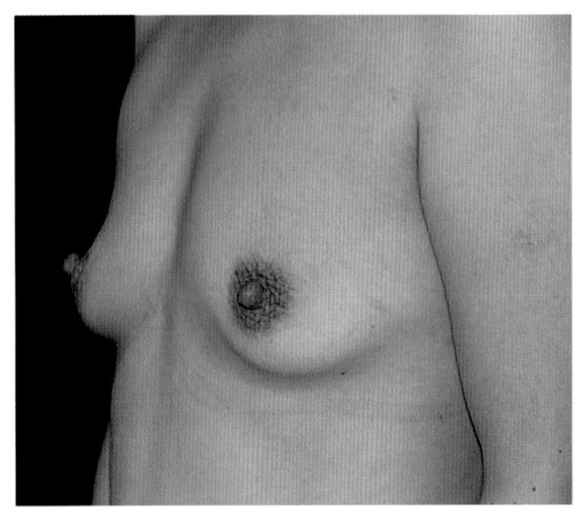

图 13-9-3 术前左侧 45°

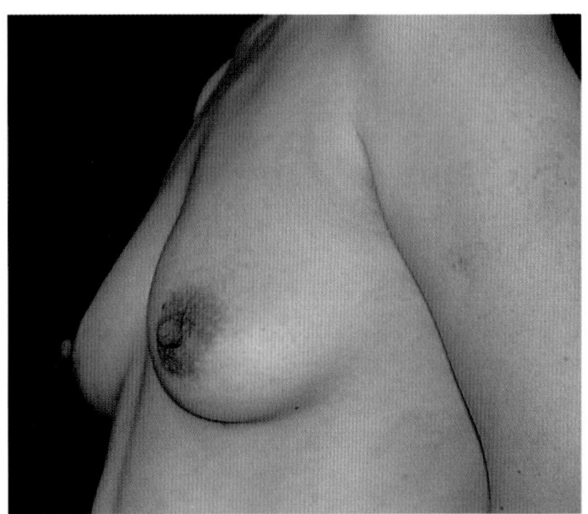

图 13-9-4 术后 2 个月左侧 45°

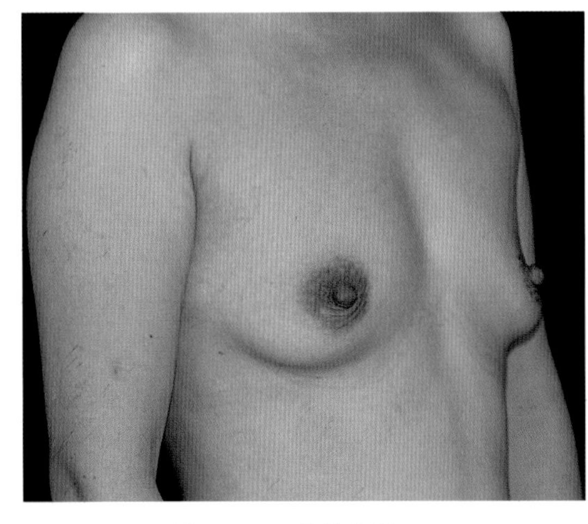

图 13-9-5 术前右侧 45°

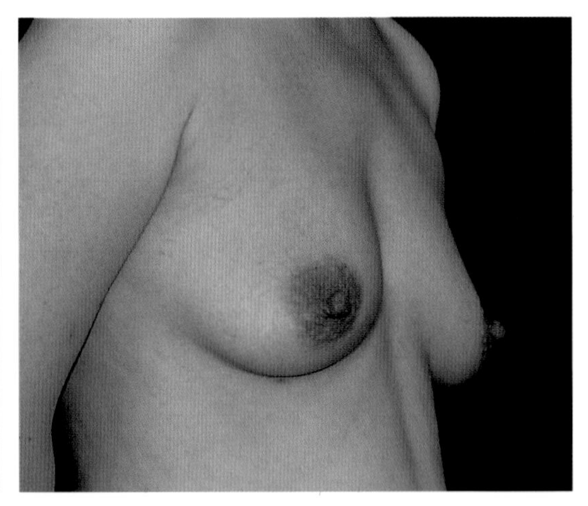

图 13-9-6 术后 2 个月右侧 45°

以利用的脂肪，因此从大腿吸脂获取脂肪，经过静置沉淀注射到双侧乳房，取得了较好的效果。

自体脂肪移植隆乳是一项成熟的技术，许多临床中心都有类似的案例报道，自体脂肪颗粒移植不仅可以用来隆乳，也可以用于纠正双侧面部发育不对称、创伤后遗留的软组织缺损畸形、萎缩性瘢痕以及填充面部凹陷、隆鼻、隆颏、丰臀等美容外科手术，具有取材方便、操作简单、微创、无组织排异等优点，不仅可以起到软组织填充的效果，还可以改善皮肤的色泽、质地。近年来自体脂肪颗粒移植的临床应用日益广泛，越来越受到爱美者的青睐。然而，脂肪移植后存活率较低，存在30%～60%的吸收率，如何提高移植脂肪组织的成活率及成活质量，是目前国内外脂肪移植研究亟待解决的关键性问题。对于脂肪移植的各个环节，尚缺乏金标准。通过复习文献，对于如何提高自体脂肪移植存活率做各个环节的总结。

1. 脂肪颗粒的供区

临床中，脂肪的获取部位多源于臀部、下腹部、大腿内外侧。Rohrich等通过对身体4个部位的脂肪应用体外比色法检测细胞增殖的数量来分析细胞活力，发现腹部、大腿、躯干和膝关节的脂肪细胞活性相同。国内部分学者认为从大腿外侧区域获得的脂肪颗粒均匀、致密、纤维条索少，纯度高，是首选的脂肪移植供区。Li等从6位女性的5个不同部位（侧腹部、上腹部、下腹部、大腿内侧、大腿外侧）抽吸脂肪，均匀注射到裸鼠皮下，12周后取出移植脂肪，发现移植脂肪的体积、重量及病理学各项指标无显著差异，不存在最理想的脂肪供区，并且认为临床医生应该根据获取脂肪的方便性、安全性结合患者的诉求综合评价选择脂肪供区。Kouidhi等发现颏部及膝盖的脂肪具有不同的基因编码，其胚胎起源不同，两处的ADSCs拥有不同的表型，颏部的ADSCs拥有向棕色脂肪分化的潜能，而膝盖部的ADSCs拥有向白色脂肪分化的潜能。这些结果提示，不同部位来源的脂肪细胞具有不同的特性，脂肪供区对于提高脂肪存活率是一个重要的因素。

2. 脂肪颗粒的提取

取脂过程对脂肪细胞的损伤程度是决定脂肪细胞远期是否成活的重要因素之一。目前获取脂肪的方法主要有吸脂机抽吸法和注射器抽吸法，更多的学者倾向于选择负压较小的注射器抽吸法。Coleman技术是国际上认可的自体脂肪移植技术，通过直径2mm的顿头吸脂管连接一个10ml的注射器抽吸脂肪，Pu等认为注射器负压抽脂所得的脂肪细胞的活性及其功能比传统抽脂更佳，应该作为一个标准的抽脂方式。雷华等提出使用葡萄糖转移实验来检测脂肪颗粒活性，并将60ml注射器（26～40kPa）、吸脂机（70～80kPa）分别连接相同的吸管抽取脂肪颗粒进行葡萄糖转移实验及病理切片检查，结果显示两种方法获取的脂肪颗粒的葡萄糖转移量差异不显著，病理切片完整细胞数差异也不显著，认为注射器负压和吸引器常用负压对脂肪颗粒活性的影响无差异，在脂肪移植术中，可用负压吸脂机获取脂肪，这样可以缩短手术时间，提高手术效率。

3. 脂肪颗粒的纯化

目前应用较多的纯化方法有静置法、过滤法、离心法。术中要对获取的脂肪颗粒进行纯化，去除其中游离脂肪内混杂的血液、肿胀液、脂肪碎片和纤维条索，以保证移植脂肪的纯度。Zhu等认为在一个密闭的系统装置里清洗过滤脂肪比静置法和离心法所纯化的脂肪存活率更高，污染更少。离心法争议最多，反对者认为过快的离心速度反而会破坏脂肪细胞和脂肪干细胞的完整性。Xie 等通过葡萄糖转移实验检测出经过离心处理后的脂肪移植物要比未离心的活性明显降低，并且随着离心速度的增大移植物的活性呈现线性下降。Asilian 等分别采用“3400r/min，1min”及过滤盐水洗涤法纯化两组脂肪，结果显示两组脂肪存活率无显著性差异。而 Conde-Green 等比较了静置法和离心法，发现前者存活细胞数目较多，但含有大量血细胞，且干细胞数目较少；离心组能很好地将血液残留物分离，干细胞比例较高。抽吸出来未经处理的脂肪其杂质和存活的脂肪细胞数量最多；抽吸的脂肪经离心后其杂质含量最少，存活的脂肪细胞数量也较少。因此，移植脂肪应该用生理盐水轻柔地洗涤，或者辅以离心法以去除杂质，但离心速度不应该超过 1000r/min（400*g*），以保护移植物。离心后所得到得高密度脂肪比低密度脂肪更易存活。3000r/min（1200*g*）是一个最佳的离心力，超过此离心力会导致较多的细胞受损。Kim 等推荐“3000r/min，3min”为最佳离心参数，与 Coleman 技术应用的参数一致，但 Li 等提出的“3L3M”技术应用的是“1000r/min，2min”。

4. 脂肪颗粒的注射

移植后的脂肪组织将处于严重的缺血缺氧状态，在移植物和宿主建立充足的血供之前，脂肪组织只能依靠周围组织液的浸润和渗透来维持营养供应，供应的距离一般是 150～20μm，而宿主的新生血管长入移植物一般要在移植后 5d，并且只能侵入移植物的周边部位。因此，丰富的血供是移植脂肪成活的最重要的关键因素之一。面部的血运丰富，相对于其他部位作为脂肪移植受区，可为脂肪细胞存活提供较好的受床，面部的脂肪移植量相对较少，也有利于脂肪的血管化和成活。关于面部脂肪注射填充的层次，颞部选择在皮下层、骨膜浅层、颞肌浅层呈扇形注射；额部选择额肌与骨膜间层次和皮下与额肌间层次；眶外缘选择皮下与眼轮匝肌间层次，并注意保护外眦部凹陷的立体感，在凹陷区的外侧进行填充；鼻唇沟部位选择皮下浅层与 SMAS 层之间注射。另外，在脂肪组织缺乏的部位，脂肪组织移植后不易存活，可能的原因是缺乏成熟的脂肪细胞和细胞外基质对移植脂肪细胞的调节作用。Xie 等采用“3Ls 和 3Ms”技术，即应用三低（低压抽吸、低速离心、低容量注射）三多（多隧道、多平面、多点注射）技术对 83 例颞部、颊部、眼周、面部老化或脸型不对称的患者行自体脂肪注射，经过脂肪移植后面部轮廓都有明显改善，超过了 73.5% 的患者被评估为满意，其中 12.0%～21.7% 的患者最为满意，只有少于 4.8% 的患者不满意。脂肪注射操作时，脂肪应被注射呈扇形线状小粒，避免注射成较大的团块状。这种技术可以使脂肪均匀分散在组织内，不仅可以尽可能多地保证脂肪的存活率，更重要的是使不能存活的脂肪获得充分的吸收，避免出现硬块、脂肪液化和钙化等并发症。每个隧道注射量不超过 3.0ml，每次穿刺避免路线重复，防止脂肪细胞堆积成团，减少硬结的发生。关于注射脂肪的管径大小，一般用较细的针头进行抽吸，用较粗的针头注射。李发成等将获取的脂肪经 20ml 注射器（乳头内经 2.0mm）、16 号针头（内径 1.5mm）、12 号针头（内径 1.1mm）分别等量注射于培养皿中，同时进行葡萄糖转移实验，结果显示注射的脂肪颗粒活性依次降低，且有显著性质差异。针管越细，脂肪颗粒的活性越低。

5. 脂肪颗粒移植的辅助技术

（1）细胞辅助脂肪移植技术（cell-assisted lipotransfer，CAL）：无论是大块脂肪组织移植还是脂肪细胞移植，老化的脂肪细胞会因缺乏再生能力而逐渐被吸收。因此，提高颗粒脂肪存活率的关键是加速移植体的血管重建和促进前脂肪细胞的分化。CAL 就是将新抽取脂肪组织分成两部分（1∶1），1 份用胶原酶消化法提取 SVF，血管基质片段细胞（stromal vasvular fraction，SVF）是由 37% 血液来源的细胞、35% 的 ADSCs、15% 的内皮细胞及其他细胞组成。另一份抽取的脂肪作为生物支架，将包含有 ASCs 的新鲜分离 SVF 加入到抽取的脂肪中进行混合移植，通过补充 SVF 增加 ASCs 数量，提高 ASCs/ 脂肪细胞比例。CAL 技术的关键点在于移植脂肪组织中加入 ADSCs 等有活性的成分，以利于移植组织血管化，达到提高脂肪移植成活率的作用。Yoshimura 等通过对传统 ADSCs 功能的总结与相关实验的概括认为，ADSCs 在 CAL 中可能主要通过以下几个方面发挥作用：①可以分化成脂肪细胞并在脂肪组织中起到再生的作用；②可以分化成内皮细胞和血管壁细胞等多种血管组成成分，促进血管再生，提高移植脂肪的成活率；③可以在缺氧和其他条件下释放血管生长因子，诱导移植脂肪周围的组织血管发生；④作为新生脂肪组织中的原始 ADSCs，在脂肪组织凋亡时进行替代。

CAL 技术已成功应用于隆乳、隆臀、面部脂肪萎缩的治疗等方面，与传统的单纯自体脂肪颗粒移植相比，其术后效果有明显的提高。2013 年，Kolle 等在《Lancet》发表了世界第一例关于 CAL 的人体单中心、随机双盲对照试验，来源于腹部添加 ADSCs 的脂肪组和单纯脂肪组注射至受试者双上臂后部，结果发现移植后 3 个月，ADSCs 组剩余脂肪容量为 80.9%，而单纯脂肪组为 16.3%。切除两组移植的脂肪组织后发现 ADSCs 组在 ADSCs 含量、新形成的连接组织方面均高于对照组，而意外的是血管密度低于对照组，这一结论与其他实验有较大出入，作者认为部分的原因是由于操作及试验条件的差别。尽管如此，这一级别较高的循证医学证据为下一步的临床应用提供了非常有价值的依据。关于 CAL 的临床应用，目前最大的问题之一是缺乏标准化研究，许多研究无法提取纯的 ADSC，而用 ADSC 与脂肪组织的混合液替代。需要将纯 ADSC 的移植效果和混合液进行比较，以此来说明问题。有学者认为，考虑到干细胞的无限增殖潜力，ADSC 有增加恶性肿瘤发生及转移风险。尽管关于 ASCs 在自体脂肪移植治疗的安全性和有效性尚存在争议，相信正在进行的临床试验研究在不久的将来能够说明这些问题。

（2）富血小板血浆（platelet-rich plasma，PRP）和富血小板纤维蛋白（platelet-rich fibrin，PRF）：富血小板血浆简称为 PRP，是一种经由自体全血离心处理后，得到的富含高浓度血小板源性生长因子的血浆，如 PDGF、TGF-b1、VEGF、EGF，能够明显改善移植物的血管化程度，降低纤维化比率，减少囊肿和空泡形成，促进脂肪移植的存活，减少移植后脂肪组织的坏死，为提高脂肪移植存活提供了一种新方法。在各种原因导致缺损乳房的重建过程中分别辅以 SVF 和 PRP 进行游离脂肪移植，1 年后的体积保持率可达到 63% 和 69%，而对照组单纯脂肪移植仅为 39%。然而，也有学者报报道，添加 PRP 的脂肪移植效果并不优于单纯使用 Coleman 技术移植，不应被推荐。PRP 用于自体脂肪移植仍存在不足和局限性，缺乏大量临床对照研究观察其效果。2001 年，J Choukroun 等提取制备了 PRF，它是通过自体外周血一次离心获得的富含白细胞和血小板纤维蛋白的生物材料。作为新一代的血小板浓缩剂，PRF 与第一代的 PRP 相比具有更多的优势，制备简单便捷，成本低廉，无须添加任何外源性的生物制剂，完全源于自体组织，避免了免疫排斥反应和过敏反应的可能。PRF 以其富含具有调节组织修复能力的血小板及其活化后释放的多种细胞因子的特点，可有效地促进移植脂肪血管化，延缓或抑制移植脂肪细胞的凋亡，达到提高移植脂肪成活率的目的。Sclafani 和 Saman 认为 PRF 比 PRP 更适合用于面部美容手术，因为 PRF 比 PRP 作用更稳定和持久，一旦聚合形成硬度如人类完整皮肤一般，其支架结构能够抵抗生理压力，使植入部位更精确，留存更长久。

（3）生长因子和瘦素：许多学者认为移植脂肪颗粒时适当加入生长因子，可以提高颗粒脂肪移植的成活率，目前，对生长因子研究较多的是血管内皮细胞生长因（vascular endothelial growth factor，VEGF），VEGF 可以促进血管的增殖分化。瘦素（leptin）是一种由脂肪组织分泌的物质，瘦素对颗粒脂肪移植的活性有促进作用，其机制是通过作用于血管内皮细胞上的瘦素受体，促进血管内皮细胞增殖，加快局部血管增生、增加局部血供，从而促进颗粒脂肪存活。此外，文献报道的具有促进脂肪移植存活的物质还有血管生成素 1、碱性成纤维细胞生长因子（basic fibroblast growth factor，bFGF）、胰岛素及胰岛素样生长因子、血小板衍生生长因子及转化生长因子、肝细胞生长因子、白细胞介素 8、肾上腺素及异丙肾上腺素、前列腺素类药物。国内外的研究都表明生长因子及瘦素的应用有利于脂肪组织的生长，但是该方面国内临床应用病例较少，是否存在潜在风险和具有明确的临床效果还有待进一步观察。

四、小结

随着对脂肪移植后存活机制、脂肪移植关键环节及辅助技术的研究不断深入，自体脂肪移植后的脂肪存活率已经取得了显著提高，其临床应用范围也在逐渐扩大，临床效果得到了一致的肯定。但脂肪移植技术目前还存在两个颇具争议的问题，一是移植过程中在脂肪获取、处理、注射和储存方面缺乏一套规范化的流程和金标准；另一方面脂肪细胞移植后究竟存活了多少，是以何种形式存活的仍不明确。相信随着更大规模的基础实验研究和临床循证医学证据的不断探索，这些问题能够有一个更为明确的阐述。

参考文献

李雅进，马桂娥．提高自体脂肪颗粒成活率的研究进展［J］．中国美容医学，2012，21（10）：1881-1883.

穆大力．提高自体脂肪移植隆乳效果及减少并发症的策略［J］．中华医学美学美容杂志，2013，19（5）：321-322.

LI K, GAO J H, ZHANG Z D, et al. Selection of donor site for fat grafting and cell isolation [J]. Aesth Plast Surg, 2013, 37 (1): 153-158.

MAGALI KOUIDHI, PHI VILLAGEOIS, CARINE M, et al. Characterization of human knee and chin adipose-derived stromal cells [J]. Stem Cells Int, 2015: 592090: 1-10.

ROHRICH R J, SOROKIN E S, BROWN S A. In search of improved fat transfer viability: a quantitative analysis of the role of centrifugation and harvest site [J]. Plast Reconstr Surg, 2004, 113 (1): 391-397.

VIARD R, BOUGUILA J, VOULLIAUME D, et al. Fat grafting in facial burns sequelae [J]. Ann Chir Plast Esthet, 2012, 57 (3): 217-229.

（陈　强　杨建民）

病例10　腋臭

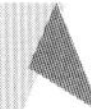

一、病历摘要

患者青年女性，主因“双侧狐臭10余年”门诊就诊。患者自觉从青春期后出现双侧狐臭，自觉气味明显，伴腋下多汗。夏天、运动后及进食油腻食物后可加重。

查体：双侧腋下毛发生长浓密，伴明显异味。

二、临床决策

1. 诊断

腋臭。

2. 治疗决策

小切口大汗腺剪除术。

3. 手术过程

（1）患者剔除腋毛后，平卧，双上肢外展，屈肘，抱头。

（2）常规皮肤消毒，铺无菌巾单。

（3）使用亚甲蓝在腋毛分布区域的中央位置沿腋皱纹设计切口，长约2cm，标记剥离范围为腋毛分布范围外1.5cm，0.5%利多卡因局部浸润麻醉切口，术区局部肿胀麻醉。

（4）15#圆刀沿切口线切开皮肤全层，沿皮下脂肪层与浅筋膜之间的疏松间隙进行分离，后翻出皮瓣内面，直视下剪除毛囊及大汗腺。对于不能直视的汗腺，以左手食指指腹在皮瓣外面紧贴伸进皮下的剪刀头，并同步引导剪刀行进将皮下汗腺剪除。直至外翻皮瓣可见内面成为瓷白色“鸡皮样”改变。

（5）0.9%生理盐水反复冲洗术区，除去游离组织，彻底电凝止血。

6.6/0尼龙线缝合关闭术区切口。3-0丝线打包加压包扎。外用弹力绷带行肩关节“8”字加压包扎。

患者术后7天回诊复查，打开外层敷料检视剥离区，可见皮瓣贴合良好（图13-10-1）。

三、讨论与总结

腋臭（axillary osmidrosis，AO）是人类腋部产生的特殊异味，俗称狐臭或体味，主要与

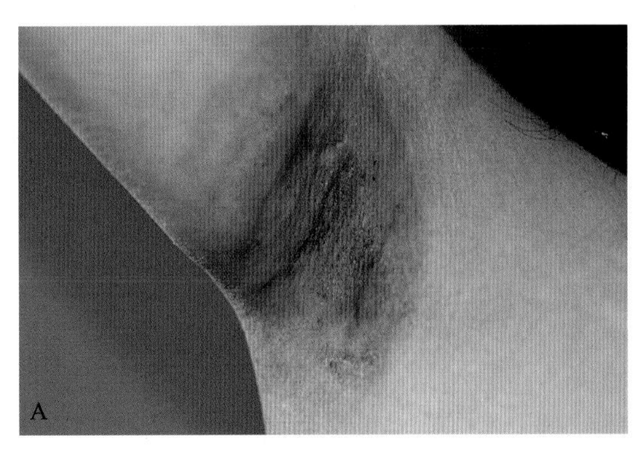

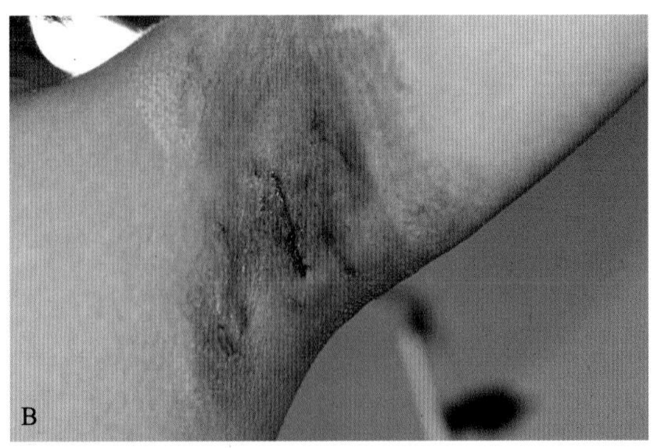

图 13-10-1 小切口大汗腺剪除术后第 7 天，打开辅料后检视剥离区（A、B）

大汗腺的分泌活动相关。哺乳动物大汗腺所分泌的气味在群居生活、性行动中是一种重要的“信息素”。人类在进化过程中对大汗腺功能的依靠逐渐减弱，大汗腺随之退化，但在腋部、会阴、乳晕仍有分布，以腋部最为丰富，其分泌物被细菌分解后产生有特殊辛辣刺鼻气味的不饱和脂肪酸，气味达到或超过人的嗅觉阈值，引起不悦的嗅觉体验。不同种族的大汗腺发达程度具有明显差异。我国的腋臭发病率为 4%～8%，西方国家腋臭的发病率高达 95% 以上。

大多数腋臭患者具有家族史，大多起始于青春期，若未予任何治疗，到中年以后异味随年龄增长逐渐减轻、消失。这些现象提示腋臭与性激素水平有关。同时食物对腋臭的轻重也有影响，肉类饮食可加重原有腋臭的程度。腋臭可极大影响日常生活和人际交往，给患者带来心理负担。

腋臭的临床诊断分为主观标准和客观标准。主观标准为：有两名医生可闻及明显异味；青年患者，加重因素（运动、食物等）；患者往往有家族遗传史。根据异味的严重程度，腋臭可以分为 4 级：0 级，在任何情况下，都无法闻到异味；1 级，剧烈活动后，仅自己才能闻到轻微臭味；2 级，轻微活动后，可闻及较强烈的臭味，但仅在 30cm 内可闻到；3 级，休息状态下，可闻及强烈的臭味，30cm 外也可以闻到。

治疗腋臭的策略是阻断气味的产生过程，包括手术及非手术疗法。非手术治疗主要为口服或外用药物（抗胆碱能药、抑菌药等）、皮下注射治疗（A 型肉毒素、消痔灵）以及各种物理治疗手段。手术治疗的原则为彻底去除及破坏腋窝部的大汗腺腺体、腺管、毛囊等组织结构。方法包括传统的腋窝下汗毛区全层皮肤切除术，以及目前常用的小切口大汗腺剪除术、小切口皮下搔刮术、微创负压抽吸术等微创手术。

四、专家点评

小切口方法治疗腋臭在临床应用已 20 余年，该方法采用沿腋皱纹方向小切口，术中不去除皮肤，伤口无张力，愈后瘢痕不明显且比较隐蔽不易发现。术中采用肿胀浸润麻醉，减少出血，易于分离。翻转皮瓣剪除毛囊根部及周围的大汗腺，可以减少汗腺的分泌，阻断汗腺的排泄通道，从而达到了根治腋臭的目的。该方法操作较易掌握，并发症少，成为目前最常用的手术方式。但手术处理不当也易导致术后血肿、伤口感染、伤口裂开等并发症。对常见并发症及预防与处理方法归纳如下。

血肿：多见于术后24～48h，表现为术区渗血、纱布有血性液体浸湿，患者自觉术区有疼痛、压迫感，如发现血肿和积液，要高度重视，必须立即处理，否则直接影响到手术的成败。为避免血肿发生，术中需注意剥离层次，皮下脂肪浅层无大穿支血管，于该层次剥离术中出血少。术中及缝合伤口前需彻底止血，必要时可放置引流。术后打包、弹力绷带固定有加压止血的作用，嘱患者双臂尽量制动。术后如发现血肿和积液，量少可用注射器将积血抽吸干净，加压包扎；量大的或有血块的，必须马上拆开术口，予血肿清除，仔细检查，是否有活动性出血，放置引流片，重新缝合，加压包扎固定，给予止血药治疗。

积液：术后皮下持续渗液可形成积液。多发生在切口附近，挤压或抽吸可见淡黄色血清样液体，影响皮瓣的愈合。应于缝合前，将剪除的组织冲洗干净，并打包固定时，将皮瓣贴紧缝合固定，尽量消除腔隙。

皮瓣坏死：小切口大汗腺剪除术后，局部皮肤成为超薄皮瓣甚至呈全厚皮状态，其血供有两个来源：残存的真皮下血管网；纱布团加压包扎后使分离的皮肤贴在创面上，可从创面上直接获取营养。皮瓣坏死的主要原因为：血肿、积液使皮瓣与皮下组织分离，导致皮瓣缺血性坏死；剪除大汗腺时，真皮下毛细血管网破坏过多，致皮瓣血运障碍坏死；打包加压过紧，致皮瓣血运障碍坏死；上肢过度活动，皮瓣表皮磨破。为避免发生，手术中动作要轻柔，修剪幅度不宜过大，把握好剪除的层次，打包加压及弹力绷带固定松紧度要适中，并要求患者术后配合，除正常生活外，尽量避免上肢活动。

伤口感染：腋窝部位隐蔽，出汗较多，不易通风，容易造成感染。我们应着重注意以下几点：小切口腋臭清除术方法比较简单，部分术者重视不够，甚至在换药室穿刷手服进行手术，我们认为术前应按照植皮手术的标准消毒铺巾；缝合前，应用生理盐水皮下反复冲洗，残余的游离汗腺、毛球及脂肪颗粒容易液化，促成和加重感染。

异味残留：临床中部分患者自觉有异味感，或者在活动后出汗时有异味感。原因主要为手术剥离范围不足，或剥离层次不对，大汗腺剪除不彻底。大汗腺的分布可以超过腋毛边缘外3cm，术中皮下剥离的范围为腋毛边缘外1.5cm。大汗腺位于皮下脂肪浅层，手术剥离层次要正确。剪除大汗腺一定要彻底，要冲洗干净，防止剪除后复发。

五、亮点精粹

腋臭是一种与基因、性别、性激素、神经及饮食运动均相关的，极大影响社会交往的疾病。临床诊断主要通过患者主诉与医生嗅觉，根据气味的严重程度可分为轻、中、重度。药物治疗适用于轻度腋臭患者，皮下注射A型肉毒素对于轻、中度患者的治愈率与手术无明显差异，但对于重度腋臭患者，手术是唯一的根治方法。传统方法需切除腋窝下汗毛区全层皮肤，创伤大，术后恢复慢且并发症较多，如皮肤坏死、瘢痕挛缩、上肢活动受限等。

目前临床常用的方法为小切口微创手术。此类方法术中不去除皮肤，伤口无张力，愈后瘢痕不明显且比较隐蔽、不易发现。术后的并发症包括血肿、积液、感染、皮瓣坏死等，其发生都是紧密相关的。作为医生，应认真对待术前、术中及术后每一个细节。同时，术前应跟患者充分交流，讲明手术的风险，要求患者严格遵照医嘱。

（陈鹿嘉　杨建民）

病例 11　创面修复

一、病历摘要

患者男，44 岁，转入我科前 50 余天遭遇刀砍伤，致肠破裂，右肩部、胸部、腹部广泛创伤。于外地行剖腹探查清创＋肠破裂修补术＋肩部、胸部、腹部伤口清创缝合术，术后右肩部和腹部伤口裂开合并伤口感染，发生脓毒性休克，腹部手术切口形成肠瘘，予开放腹部伤口行 VSD 负压吸引，继发腹腔感染，给予腹腔双套管冲洗、VSD 引流、抗生素抗感染治疗，右肩部 VSD 引流处换药，病情好转，腹部伤口经多次换药后肉芽已长出，查体胸部、腹部可见多处伤口缝合瘢痕，右肩部可见一 5cm×5cm 开放性伤口，深达肌层（图 13-11-1）。右侧胸壁可见 8cm×8cm 黑色痂皮（图 13-11-2）。腹部平坦，无肠型，无蠕动波，腹式呼吸存在，腹壁静脉无曲张，脐右侧可见一约 15cm×15cm 开放性创口，肠管已不可见，表面肉芽新鲜，右上腹可见 1cm×4cm 和 1cm×3cm 两处伤口，见少量分泌物。腹壁柔软，无压痛，腹肌无紧张，无反跳痛。

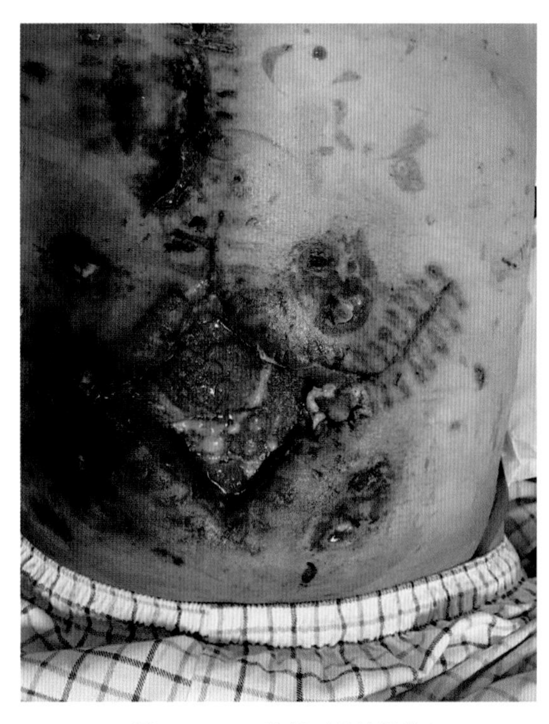
图 13-11-1　腹部开放性损伤

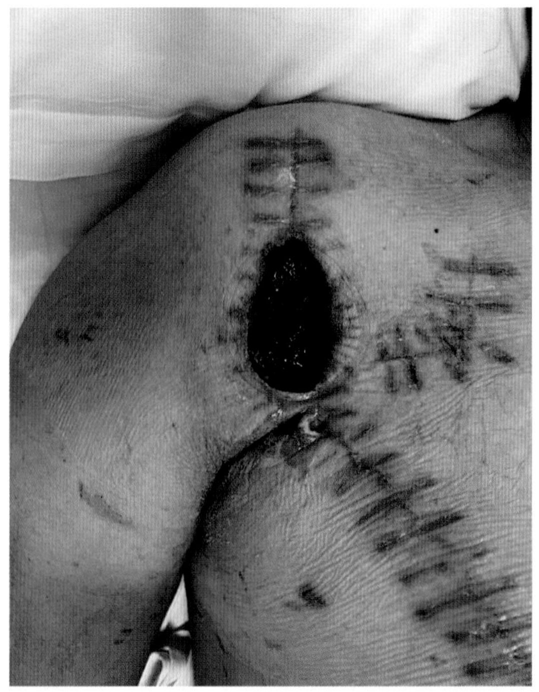
图 13-11-2　肩部开放性损伤

二、临床决策

主要诊断：腹部开放性损伤、肩部开放性损伤。

患者外伤史明确，腹部、肩部开放性损伤一期缝合后伤口裂开继发感染，腹部手术切口形成肠疝，继发腹腔感染，经过胃肠外科的诊治，患者腹腔感染已被控制，外露肠管已不可见，腹部伤口经多次换药后肉芽已长出，右肩部伤口裂开后持续 VSD 引流换药，为进一步封闭腹部、肩部创面患者转入我科，主要诊断考虑腹部开发性损伤、肩部开放性损伤。

治疗方案：患者腹部开放性损伤面积较大，经胃肠外科治疗后外露肠管已不可见，表面肉芽较为新鲜，考虑植皮封闭创面。右侧肩部伤口 VSD 引流液仍较多，考虑继续予负压吸引，定期更换 VSD，待引流液减少，由浑浊变清淡后尝试缝合创面。

腹部创面植皮：左侧胸壁设计 8cm×12cm 大小供皮区，切除 12cm×8cm 薄中厚皮片备用，腹部创面肉芽区清创，双氧水，生理盐水交替冲洗，至新鲜肉芽创面。将薄中厚皮片修剪成邮票皮植于腹部肉芽区，3-0 堆包加压包扎。术毕纱布覆盖，腹部腹带加压包扎。

肩部开放损伤经 VSD 引流后，引流液减少，颜色变清亮，考虑伤口内感染坏死已被清除，可进一步清创并封闭创面。术中沿伤口修剪皮缘，除去坏死失活组织，刮除陈旧肉芽，发现伤口两侧皮肤转组织张力尚可，组织缺损较少，考虑经皮瓣旋转后可以关闭创面，遂设计局部皮瓣，切开皮瓣，皮下分离，旋转关闭术区，术毕纱布覆盖包扎，加压包扎。

术后患者腹部皮片存活良好，肩部伤口愈合良好，上肢无活动受限（图 13-11-3、图 13-11-4）。

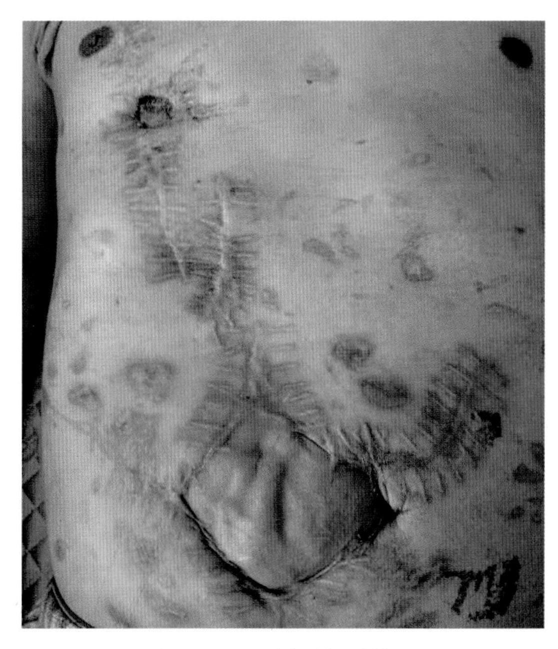

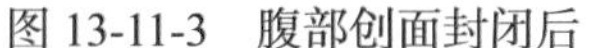

图 13-11-3 腹部创面封闭后

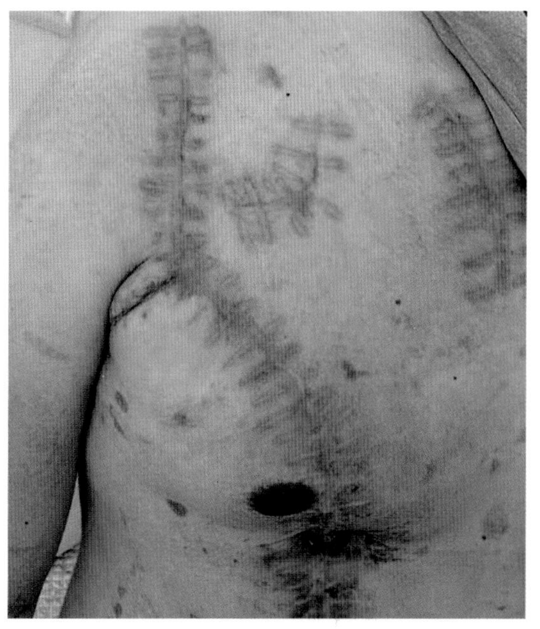

图 13-11-4 肩部创面封闭后

三、讨论与总结

在创面修复中，负压创面治疗技术大大提高了治愈率，缩短了治疗时间，除了出血性和恶性病变，多数急慢性创面都可以使用。一方面，通过负压吸引，清除了创面上的过量液体渗出，减少了细菌的繁殖，覆膜也阻止了外来细菌的侵入，减少感染；另一方面，负压刺激细小动脉扩张，促进了血管新生和肉芽组织的生长，促进了创面愈合。

如果通过创面的大小和深度判断创面难以自行愈合，则需要皮片或皮瓣移植术来关闭创面。皮片移植可以修复基地血运丰富的无感染创面，中厚皮片和全厚皮片作为基础的生物敷料可以进行植皮而用于封闭创面，以防止液体和电解质丢失、减少感染的发生。根据移植皮的真皮厚度，可分为中厚皮片移植或全厚皮片移植。不同中厚皮片真皮的厚度不同，而全厚皮片含有全部真皮。含有的真皮越厚越接近正常皮肤的特征。但越厚的移植皮对血运重建的要求越高，所以对创面床的要求也越高。选择中厚还是全厚皮片取决于创面的状况、部位、大小和美容需求。更严重和复杂的创面还可以利用各种皮瓣、肌瓣、肌皮瓣、筋膜瓣等的移植来治疗。

四、专家点评

患者主要诊断为腹部和肩部开放性损伤，整形外科治疗重点为腹部和肩部创面和伤口的封闭。患者腹部创面为肉芽创面，面积较大，靠创面周缘皮肤难以自行愈合，需使用植皮技术封闭创面，患者为腹部感染后面积较大的肉芽创面，适合薄中厚皮片移植，抗感染能力强，容易生长。肩部伤口特点与腹部不同，伤口面积虽不大，但较深，且感染坏死尚未完全消除，故先使用负压引流技术促进局部伤口感染坏死组织的引流，然后根据组织张力、功能部位特点决定伤口封闭的方法，本患者肩部伤口缺损并不大，张力尚可，考虑使用旋转皮瓣封闭伤口，效果较好。

（张世红　李薇薇）